Ginecologia da infância e adolescência

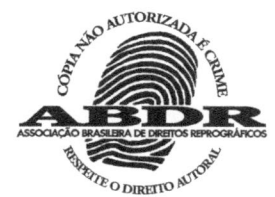

| R375g | Reis, Rosana Maria dos.
Ginecologia da infância e adolescência / Organizadoras, Rosana Maria dos Reis, Flávia Raquel Rosa Junqueira, Ana Carolina Japur de Sá Rosa-e-Silva. – Porto Alegre : Artmed, 2012.
448 p. : il. color. ; 23 cm.

ISBN 978-85-363-2734-1

1. Ginecologia – Infância. 2. Ginecologia – Adolescência. I. Junqueira, Flávia Raquel Rosa. II. Rosa-e-Silva, Ana Carolina Japur de Sá. III. Título.

CDU 618-053.2/.6 |
|---|---|

Catalogação na publicação: Ana Paula M. Magnus – CRB 10/2052

Ginecologia da infância e adolescência

Rosana Maria dos Reis
Flávia Raquel Rosa Junqueira
Ana Carolina Japur de Sá Rosa-e-Silva

organizadoras

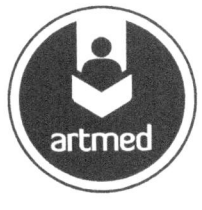

2012

© Artmed Editora Ltda., 2012

Capa: *Paola Manica*

Imagem da capa: *iStockphoto – Colaborador: MG & co*

Preparação de originais: *Carina de Lima Carvalho e Mariana Pedro de Góis*

Leitura final: *Mariana de Viveiros e Silvia Spada*

Coordenadora editorial: *Juliana Lopes Bernardino*

Gerente editorial – Biociências: *Letícia Bispo de Lima*

Projeto gráfico: *Tatiana Pessoa*

Editoração: *Know-How*

Ilustração: *Altemar Domingos*

Reservados todos os direitos de publicação à
ARTMED EDITORA LTDA., uma empresa do GRUPO A EDUCAÇÃO S.A.
Av. Jerônimo de Ornelas, 670 – Santana
90040-340 – Porto Alegre – RS
Fone: (51) 3027-7000   Fax: (51) 3027-7070

É proibida a duplicação ou reprodução deste volume, no todo ou em parte, sob quaisquer formas ou por quaisquer meios (eletrônico, mecânico, gravação, fotocópia, distribuição na Web e outros), sem permissão expressa da Editora.

São Paulo
Av. Embaixador Macedo Soares, 10.735 – Pavilhão 5
Cond. Espace Center – Vila Anastácio
05095-035 – São Paulo – SP
Fone: (11) 3665-1100   Fax: (11) 3667-1333

SAC 0800 703-3444 – www.grupoa.com.br

IMPRESSO NO BRASIL
PRINTED IN BRAZIL
Impresso sob demanda na Meta Brasil a pedido de Grupo A Educação.

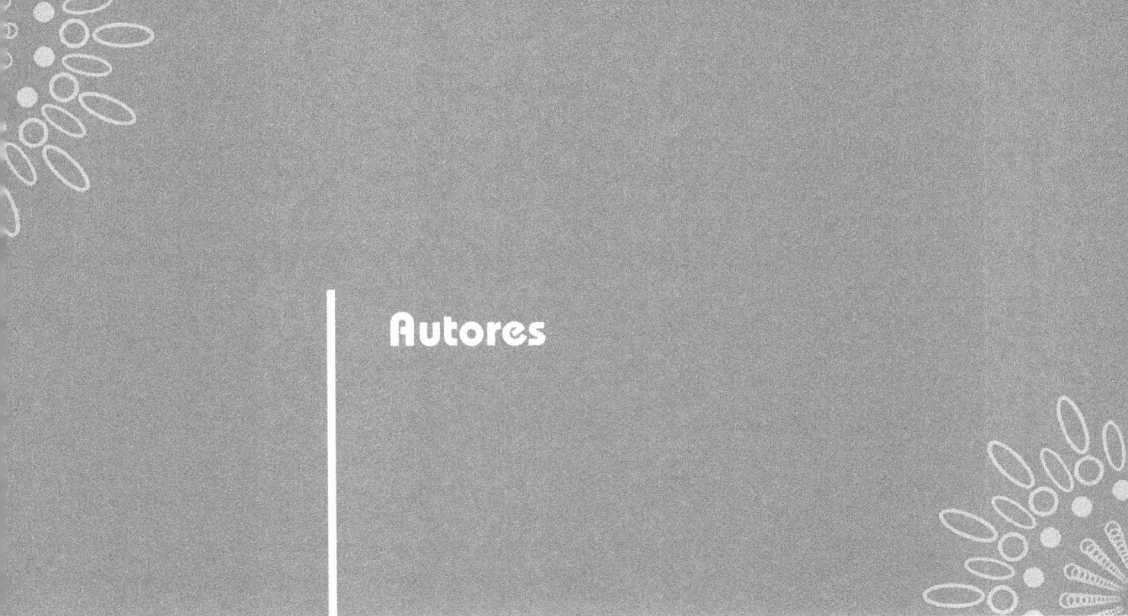

Autores

Rosana Maria dos Reis
Médica ginecologista. Professora associada do Departamento de Ginecologia e Obstetrícia da Faculdade de Medicina de Ribeirão Preto da Universidade de São Paulo (FMRP/USP). Coordenadora do Ambulatório de Ginecologia Infantopuberal do Hospital das Clínicas da FMRP/USP. Mestre e Doutora em Ginecologia e Obstetrícia pela FMRP/USP. Pós-doutora em Reprodução Humana pela University of South Florida, EUA.

Flávia Raquel Rosa Junqueira
Médica assistente do Setor de Reprodução Humana do Departamento de Ginecologia e Obstetrícia da FMRP/USP. Professora do Curso de Medicina do Centro Universitário Barão de Mauá, SP. Mestre em Tocoginecologia pela FMRP/USP.

Ana Carolina Japur de Sá Rosa-e-Silva
Médica ginecologista. Professora do Departamento de Ginecologia e Obstetrícia da FMRP/USP. Mestre e Doutora em Ginecologia e Obstetrícia pela FMRP/USP. Pós-doutora em Reprodução Humana pelo Instituto Valenciano de Infertilidade, Espanha.

Adriana Lúcia Carolo
Mestre e Doutora em Ciências Médicas pela FMRP/USP.

Adriana Peterson Mariano Salata Romão
Psicóloga e terapeuta sexual. Mestre e Doutoranda em Ginecologia pela FMRP/USP.

Anderson Sanches de Melo
Médico assistente do Setor de Reprodução Humana do Departamento de Ginecologia e Obstetrícia da FMRP/USP. Mestre em Tocoginecologia pelo Departamento de Ginecologia e Obstetrícia da FMRP/USP.

Antonio Alberto Nogueira
Médico ginecologista. Professor do Departamento de Ginecologia e Obstetrícia da FMRP/USP. Doutor em Tocoginecologia pela FMRP/USP.

Areana Diogo Nascimento Mendonça
Mestre em Tocoginecologia pela FMRP/USP.

Bruno Ramalho de Carvalho
Médico ginecologista do Centro de Assistência em Reprodução Humana Genesis, DF. Especialista em Ginecologia e Obstetrícia pela Federação Brasileira das Associações de Ginecologia e Obstetrícia (Febrasgo). Mestre em Ciências Médicas pelo Programa de Pós-graduação em Ginecologia e Obstetrícia da FMRP/USP.

Carolina Sales Vieira
Médica ginecologista e obstetra. Professora do departamento de Ginecologia e Obstetrícia da FMRP/USP. Especialista em Reprodução Humana pela FMRP/USP. Mestre e Doutora em Ginecologia e Obstetrícia pela FMRP/USP.

Daniela Michelazzo
Médica assistente do Hospital das Clínicas da FMRP/USP. Mestre em Ginecologia e Obstetrícia pela FMRP/USP.

Erciliene Moraes Martins Yamaguti
Médica assistente do Centro de Referência de Saúde da Mulher de Ribeirão Preto (Mater). Médica assistente do Centro de Saúde Escola Sumarezinho da FMRP/USP. Mestre em Tocoginecologia pela FMRP/USP.

Ester Silveira Ramos
Médica com residência em Genética Médica pelo Hospital das Clínicas da FMRP/USP. Coordenadora da Equipe Multidisciplinar de Estudos da Determinação e da Diferenciação Sexuais do Hospital das Clínicas da FMRP/USP. Doutora em Genética pela FMRP/USP.

Geraldo Duarte
Médico ginecologista e obstetra. Professor titular do Departamento de Ginecologia e Obstetrícia da FMRP/USP.

Helio Humberto Angotti Carrara
Médico ginecologista. Professor Doutor do Departamento de Ginecologia e Obstetrícia da FMRP/USP. Especialista em Mastologia pela Sociedade Brasileira de Mastologia.

Júlio Cesar Rosa e Silva
Médico assistente do Departamento de Ginecologia e Obstetrícia da FMRP/USP. Mestre e Doutor em Ginecologia e Obstetrícia pela FMRP/USP.

Laura Ferreira Santana
Médica assistente do Departamento de Ginecologia e Obstetrícia da FMRP/USP. Especialista em Endocrinologia Ginecológica e Reprodução Humana pela FMRP/USP. Mestre e Doutora em Ginecologia e Obstetrícia pela FMRP/USP.

Lucia Alves da Silva Lara
Médica assistente do Departamento de Ginecologia e Obstetrícia da FMRP/USP. Coordenadora do Serviço de Medicina Sexual da FMRP/USP. Especialista em Sexualidade Humana, Mestre e Doutora em Ginecologia e Obstetrícia pela FMRP/USP.

Márcia Neves de Carvalho
Médica pela Escola Bahiana de Medicina e Saúde Pública. Mestre e Doutora em Ginecologia e Obstetrícia pela USP. Pós-doutora em Ciências Reprodutivas pela Oregon Health and Science University, EUA.

Marcos Felipe Silva de Sá
Médico ginecologista. Professor titular da FMRP/USP. Mestre e Doutor em Ginecologia e Obstetrícia pela FMRP/USP. Pós-doutor pela Universidade de San Diego, EUA.

Maria Célia Mendes
Professora do Departamento de Ginecologia e Obstetrícia do Hospital das Clínicas da FMRP/USP. Mestre e Doutora em Ginecologia e Obstetrícia pela FMRP/USP.

Maristela Carbol
Professora da área de Saúde da Mulher do Departamento de Medicina da Universidade Federal de São Carlos (UFSCar). Doutora em Tocoginecologia pelo Departamento de Ginecologia e Obstetrícia da FMRP/USP.

Marta Edna Holanda Diógenes Yazlle
Médica ginecologista. Professora do Departamento de Ginecologia e Obstetrícia da FMRP/USP. Doutora em Ginecologia e Obstetrícia pela FMRP/USP.

Milena Bastos Brito
Mestre e Doutoranda em Ginecologia e Obstetrícia pelo Departamento de Ginecologia e Obstetrícia da FMRP/USP.

Paula Andrea Navarro
Médica ginecologista. Professora do Setor de Reprodução Humana do Departamento de Ginecologia e Obstetrícia da FMRP/USP. Mestre e Doutora em Ginecologia e Obstetrícia pela FMRP/USP.

Paulo Meyer de Paula Philbert
Professor do Departamento de Ginecologia da FMRP/USP.

Ricardo de Carvalho Cavalli
Médico ginecologista e obstetra. Professor associado do Departamento de Ginecologia e Obstetrícia da FMRP/USP.

Rodrigo Alves Ferreira
Médico ginecologista. Professor adjunto do Departamento de Medicina da UFSCar. Mestre e Doutor em Ginecologia e Obstetrícia pela FMRP/USP.

Rodrigo Coelho Franco
Médico assistente do Departamento de Ginecologia e Obstetrícia da FMRP/USP.

Rosane Pilot Pessa Ribeiro
Nutricionista. Professora associada do Departamento de Enfermagem Materno-Infantil da Escola de Enfermagem de Ribeirão Preto-USP. Vice-coordenadora do Grupo de Assistência em Transtornos Alimentares (Grata) do Hospital das Clínicas da FMRP/USP.

Rui Alberto Ferriani
Médico ginecologista. Professor titular de Ginecologia e Obstetrícia da FMRP/USP. Chefe do Setor de Reprodução Humana do Hospital das Clínicas da FMRP/USP. Mestre e Doutor pela FMRP/USP. Pós-doutor pela Universidade de Cambridge, Inglaterra.

Sílvio A. Franceschini
Ginecologista do Centro de Saúde Escola (CSE) da FMRP/USP. Membro do Centro de Pesquisa Clínica do CSE da FMRP/USP. Mestre em Ginecologia pela FMRP/USP.

Wellington de Paula Martins
Médico assistente do Departamento de Ginecologia e Obstetrícia da FMRP/USP. Professor da Pós-graduação da FMRP/USP e da Escola de Ultrassonografia e Reciclagem Médica de Ribeirão Preto (EURP). Especialista em Endocrinologia Ginecológica e Reprodução Humana pela FMRP/USP. Mestre e Doutor em Ginecologia e Obstetrícia pela FMRP/USP.

Apresentação

A adolescência é uma fase com muitas transformações biológicas, psicológicas e sociais. É o momento de buscar identidade, autonomia, independência e vocação. Nessa fase, as mulheres experimentam diversas modificações endócrinas, com repercussões emocionais que muitas vezes prejudicam seu bem-estar. Felizmente, embora ainda não sejam numerosos, já há centros de assistência ginecológica à criança e ao adolescente e centros de assistência pré-natal e ao parto de adolescente, o que confere um atendimento focado a esse tipo de clientela. Entretanto, é preciso capacitar os profissionais que possam ter contato com mulheres nessa faixa etária para que tenham uma visão holística e cuidadosa, visando um melhor atendimento.

Nesse contexto, um livro prático que forneça subsídios específicos aos colegas ginecologistas vai ao encontro de uma necessidade e pode melhorar a assistência médica em geral. Nesta obra, a ampla abordagem de questões que envolvem a fisiologia da puberdade propicia um conhecimento detalhado que facilita o entendimento das morbidades relacionadas ao período puberal. Mas vai além da abordagem de questões médicas, e tem capítulos específicos sobre aspectos comportamentais, nutricionais, hábitos de vida e sexualidade. A postura do ginecologista diante de crianças e adolescentes deve ser cuidadosa e empática, e peculiaridades desse atendimento são aqui discutidas.

A edição deste livro foi uma iniciativa feliz das responsáveis pelo Ambulatório de Ginecologia Infantopuberal do Hospital das Clínicas de Ribeirão Preto, SP, que aqui partilham toda a experiência acumulada ao longo de anos. Esse ambulatório, ligado ao nosso Setor de Reprodução Humana, surgiu da necessidade de um atendimento mais direcionado a crianças e adolescentes, com enfoque multidisciplinar. Anteriormente, o atendimento era feito em nosso Ambulatório de Ginecologia Endócrina, mas com uma visão mais médico-cirúrgica, e foi a partir desse desmembramento que ele pôde ser direcionado, conferindo-lhe peculiaridades que muito o diferenciam. Com isso, a população atendida foi privilegiada, pois conta com abordagem e local específicos, e diversas pesquisas dali surgiram, sempre no sentido de melhorar as condições de saúde.

É uma honra apresentar esse árduo trabalho, resultante de experiência e dedicação, que divide com os leitores aspectos bastante práticos e elucidativos, os quais no fim proporcionarão um atendimento melhor e mais global à mulher nesse seu período de vida tão peculiar. Parabéns às colegas pela iniciativa, e que os frutos surjam com a leitura e o aprendizado por parte de nossos colegas.

Rui Alberto Ferriani
Professor titular de Ginecologia e Obstetrícia da
Faculdade de Medicina de Ribeirão Preto/Universidade de
São Paulo (FMRP/USP). Chefe do Setor de Reprodução
Humana do Hospital das Clínicas da FMRP/USP.

Prefácio

Embora a pirâmide populacional brasileira esteja se modificando ao longo dos últimos anos – com notável tendência para aumentar a proporção de idosos –, crianças e adolescentes ainda constituem uma grande fatia da nossa população. Em 2010, segundo dados do IBGE, a população de até 17 anos somava quase 78 milhões de crianças e jovens, praticamente o dobro da população da Argentina ou da Espanha.

Portanto, dentro desse contexto, muita atenção precisa ser dada a esse segmento populacional, não só nos seus aspectos socioeducativos e culturais, mas principalmente para a sua saúde física e mental. É sabido que o crescimento e o desenvolvimento são eventos geneticamente programados, porém sofrem influências, não só inerentes ao próprio indivíduo, mas também de fatores socioeconômicos, nutricionais, climáticos, psicossociais e ambientais, que podem induzir grandes modificações nesse processo.

A evolução social das mulheres, que cada vez mais ocupam seu espaço na sociedade, aliada à grande revolução cultural que o mundo moderno atravessa, globalizado e informatizado, tem influenciado sobremaneira o comportamento de crianças e adolescentes, e isso tem reflexos importantes sobre a saúde dos jovens. O início precoce da atividade sexual entre adolescentes ocorre, na maioria das vezes, clandestinamente, sem qualquer orientação ou proteção contra doenças sexualmente transmissíveis (DST) e desprovido do uso de qualquer método contraceptivo. O resultado pode ser uma gravidez indesejada ou uma DST não tratada ou tratada erroneamente, com todas as suas consequências, não só para a vítima, mas também para toda a sua família. Tais episódios ocorrem em todas as classes sociais, porém com nítida prevalência entre as jovens mais carentes; e as altas taxas de gravidez na adolescência, encontradas em todas as regiões, constituem uma verdadeira chaga social do Brasil de hoje.

Essas são situações extremas que nos chamam a atenção por seu alto impacto médico-social, mas, na rotina diária dos profissionais da saúde, inúmeras outras condições mórbidas acometem crianças e adolescentes e merecem atenção. São as malformações genitais congênitas, incluindo as situações de intersexualidade, as alterações do crescimento e do desenvolvimento puberal e os distúrbios menstruais nas suas diferentes manifestações, da amenorreia ao sangramento uterino disfuncional, entre outros.

Tais agravos à saúde das crianças e adolescentes têm despertado a atenção dos profissionais da saúde. Serviços especializados para atender essa clientela específica passaram a ser uma necessidade nos dias de hoje. Entretanto, é muito importante que os profissionais que cuidam da saúde reprodutiva de crianças e adolescentes tenham uma formação especializada, considerando que, para lidar com pacientes tão dependentes e sensíveis do ponto de vista emocional, é necessário um alto grau de preparo. Um atendimento inadequado ou uma intervenção inoportuna em uma criança pode causar um mal maior do que a própria morbidade que a acomete.

Temas relacionados à saúde reprodutiva da população têm sido, ainda que de forma tímida, progressivamente inseridos nas políticas públicas governamentais. Os Programas de Saúde da Mulher hoje fazem parte das políticas públicas, porém muito pouco se faz em relação à preservação do futuro da saúde reprodutiva de crianças e jovens. Por essa razão, poucos são os serviços existentes em nosso país com pessoal qualificado para atendimento de crianças e adolescentes do ponto de vista ginecológico. A maioria se insere nas instituições e hospitais universitários.

Preocupado com a formação de recursos humanos voltados para esta área de atendimento, o Departamento de Ginecologia e Obstetrícia da Faculdade de Medicina de Ribeirão Preto da Universidade de São Paulo implantou no Hospital das Clínicas de Ribeirão Preto (HCRP), em 2001, um ambulatório especializado em Ginecologia da Infância e Adolescência, sob a coordenação da Profa. Dra. Rosana Maria dos Reis. Com excelente formação técnico-acadêmica em ginecologia, particularmente na área de reprodução humana, a Profa. Rosana logo tratou de organizar o Serviço, com o apoio de outros docentes do Departamento e médicos assistentes do HCRP. Estabelecendo parceria com outras especialidades médicas e não médicas, como pediatria, genética, cirurgia pediátrica, urologia, endocrinologia clínica, psicologia, assistência social, fisioterapia, entre outras, e com uma infraestrutura hospitalar adequada para os procedimentos médicos, o Serviço rapidamente se tornou referência regional para o atendimento de crianças e adolescentes.

A experiência adquirida ao longo dos anos motivou a Profa. Rosana a transformar os conhecimentos teóricos e práticos em material didático que pudesse ajudar na formação de profissionais da saúde interessados na área. Daí nasceu a ideia da edição de um livro em que pudessem ser abordados os temas mais relevantes da atualidade e que dizem respeito à promoção da saúde e prevenção de doenças nas crianças e adolescentes, valendo mencionar a importância, por exemplo, da orientação quanto aos métodos contraceptivos, à prevenção de DST, à sexualidade, à obesidade e à gestação.

Mereceu atenção especial a propedêutica ginecológica neste segmento de pacientes, tendo em vista as peculiaridades de jovens e crianças e as doenças mais prevalentes nesta faixa etária. Estas, por sua vez, foram abordadas por grandes especialistas e pesquisadores em temas relevantes, como os desvios do desenvolvimento, a síndrome dos ovários policísticos e seus desequilíbrios metabólicos, os distúrbios menstruais e outros transtornos associados à menstruação, como a dismenorreia e a tensão pré-menstrual.

A ginecologia da infância e adolescência ainda tem poucos adeptos no Brasil, porém está em franco crescimento em nosso meio. Não é uma especialidade na qual o ginecologista possa caminhar isoladamente; ao contrário disso, uma boa atenção à saúde reprodutiva de crianças e adolescentes deve amparar-se em uma abordagem multiprofissional, envolvendo diferentes segmentos de profissionais da saúde. Enfim, o resultado deste trabalho poderá ser aquilatado na leitura dos diversos capítulos deste livro que, sem dúvida, traz uma grande contribuição aos conhecimentos em ginecologia da criança e da adolescente e em muito poderá ajudar na formação de novos profissionais para o Brasil.

Marcos Felipe Silva de Sá
Professor titular da Faculdade de Medicina de
Ribeirão Preto/Universidade de São Paulo (FMRP/USP).

Sumário

- **PARTE 1 | FISIOLOGIA, SEMIOLOGIA E EXAMES SUBSIDIÁRIOS NA GINECOLOGIA DA INFÂNCIA E ADOLESCÊNCIA**

CAPÍTULO 1 | O desenvolvimento puberal normal 21
Márcia Neves de Carvalho e Marcos Felipe Silva de Sá

CAPÍTULO 2 | Semiologia ginecológica na infância e adolescência 35
Ana Carolina Japur de Sá Rosa-e-Silva

CAPÍTULO 3 | Testes endocrinológicos de uso clínico 47
Rosana Maria dos Reis e Flávia Raquel Rosa Junqueira

CAPÍTULO 4 | Ultrassonografia em ginecologia infantopuberal 61
Wellington de Paula Martins

CAPÍTULO 5 | Tomografia computadorizada e ressonância magnética em ginecologia infantopuberal 73
Bruno Ramalho de Carvalho e Rosana Maria dos Reis

■ PARTE 2 | ALTERAÇÕES DO DESENVOLVIMENTO

CAPÍTULO 6 | Puberdade precoce ... 81
Flávia Raquel Rosa Junqueira e Rosana Maria dos Reis

CAPÍTULO 7 | Estados intersexuais ... 95
Ester Silveira Ramos

CAPÍTULO 8 | Malformações müllerianas ... 119
Rodrigo Alves Ferreira, Bruno Ramalho de Carvalho e
Flávia Raquel Rosa Junqueira

CAPÍTULO 9 | Tratamento da agenesia vaginal ... 131
Bruno Ramalho de Carvalho, Flávia Raquel Rosa Junqueira e
Rosana Maria dos Reis

CAPÍTULO 10 | Alterações mamárias na infância e adolescência ... 141
Helio Humberto Angotti Carrara

■ PARTE 3 | DOENÇAS ENDÓCRINAS E GINECOLÓGICAS

CAPÍTULO 11 | Amenorreia primária ... 159
Milena Bastos Brito e Paula Andrea Navarro

CAPÍTULO 12 | Anovulação crônica hipotalâmica ... 169
Anderson Sanches de Melo e Marcos Felipe Silva de Sá

CAPÍTULO 13 | Hiperprolactinemia na adolescência ... 179
Erciliene Moraes Martins Yamaguti, Carolina Sales Vieira e
Marcos Felipe Silva de Sá

CAPÍTULO 14 | A síndrome dos ovários policísticos e a adolescência ... 193
Laura Ferreira Santana, Flávia Raquel Rosa Junqueira e
Rosana Maria dos Reis

CAPÍTULO 15 | Hirsutismo ... 209
Rosana Maria dos Reis e Laura Ferreira Santana

CAPÍTULO 16 | Sangramento uterino disfuncional na adolescência ... 223
Anderson Sanches de Melo e Carolina Sales Vieira

CAPÍTULO 17 | Dismenorreia ... 239
Paulo Meyer de Paula Philbert

CAPÍTULO 18 | Síndrome de tensão pré-menstrual 255
Paulo Meyer de Paula Philbert

CAPÍTULO 19 | Endometriose na adolescência 265
Júlio Cesar Rosa e Silva e Antonio Alberto Nogueira

CAPÍTULO 20 | Vulvovaginites em meninas 277
Areana Diogo Nascimento Mendonça, Flávia Raquel Rosa Junqueira e
Rosana Maria dos Reis

■ PARTE 4 | SEXUALIDADE E CONSEQUÊNCIAS REPRODUTIVAS

CAPÍTULO 21 | Sexualidade na infância e na adolescência 289
Lucia Alves da Silva Lara, Adriana Peterson Mariano Salata Romão e
Flávia Raquel Rosa Junqueira

CAPÍTULO 22 | Contracepção na adolescência 311
Maristela Carbol, Bruno Ramalho de Carvalho,
Rui Alberto Ferriani e Carolina Sales Vieira

CAPÍTULO 23 | Doenças sexualmente transmissíveis 329
Maria Célia Mendes e Marta Edna Holanda Diógenes Yazlle

CAPÍTULO 24 | Gravidez na adolescência 353
Ricardo de Carvalho Cavalli e Geraldo Duarte

CAPÍTULO 25 | Repercussões psicossociais da gravidez na adolescência .. 361
Adriana Peterson Mariano Salata Romão e Ricardo de Carvalho Cavalli

■ PARTE 5 | OUTROS TEMAS

CAPÍTULO 26 | Obesidade, anorexia e bulimia 371
Adriana Lúcia Carolo e Rosane Pilot Pessa Ribeiro

CAPÍTULO 27 | Aspectos epidemiológicos e reprodutivos da
adolescente na comunidade 395
Marta Edna Holanda Diógenes Yazlle, Rodrigo Coelho Franco,
Daniela Michelazzo e Maria Célia Mendes

CAPÍTULO 28 | Vacinação na infância e adolescência 405
Flávia Raquel Rosa Junqueira e Sílvio A. Franceschini

ANEXOS

ANEXO 1 | Estádio de Tanner e Marshal 419

ANEXO 2 | Escore semiquantitativo de Ferriman e Gallwey modificado .. 420

ANEXO 3 | Tabelas de Bayley e Pinneau: porcentagens e estaturas finais estimadas para meninas utilizando a idade óssea 422

ANEXO 4 | Curvas de velocidade de crescimento 434

ANEXO 5 | Apresentações de estrogênios e progestagênios passíveis de serem utilizados como TH, disponíveis no Brasil 436

ANEXO 6 | Protocolo de diagnóstico e acompanhamento de puberdade precoce do AGIP 437

ÍNDICE 439

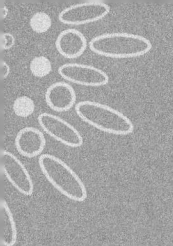

PARTE 1
Fisiologia, semiologia e exames subsidiários na ginecologia da infância e adolescência

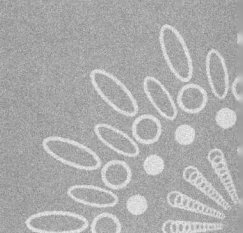

CAPÍTULO 1 | O desenvolvimento puberal normal
Márcia Neves de Carvalho e Marcos Felipe Silva de Sá

CAPÍTULO 2 | Semiologia ginecológica na infância e adolescência
Ana Carolina Japur de Sá Rosa-e-Silva

CAPÍTULO 3 | Testes endocrinológicos de uso clínico
Rosana Maria dos Reis e Flávia Raquel Rosa Junqueira

CAPÍTULO 4 | Ultrassonografia em ginecologia infantopuberal
Wellington de Paula Martins

CAPÍTULO 5 | Tomografia computadorizada e ressonância magnética em ginecologia infantopuberal
Bruno Ramalho de Carvalho e Rosana Maria dos Reis

capítulo 1 | O desenvolvimento puberal normal

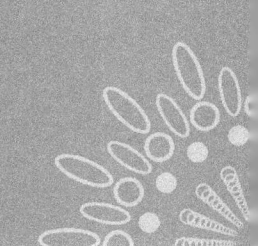

Márcia Neves de Carvalho
Marcos Felipe Silva de Sá

Introdução	21
Cronologia da puberdade	21
Alterações físicas na puberdade	23
Regulação hormonal	25
Mecanismos postulados no desencadeamento da puberdade	27
Considerações finais	31

■ INTRODUÇÃO

A puberdade é o período de transição biológica entre a infância e a vida adulta e tem como objetivo alcançar a maturidade sexual. É caracterizada pelo amadurecimento dos caracteres sexuais primários (genitais e gonádicos), pelo surgimento e amadurecimento dos caracteres sexuais secundários (mamas, pelos pubianos e axilares) e pelo estirão de crescimento. Fisiologicamente, a puberdade pode ser definida não como um evento isolado e sim como uma fase no *continuum* do desenvolvimento do eixo hipotálamo-hipófise-gonadal (HHG), que tem sua função iniciada durante a vida fetal, entra em quiescência durante a infância e sofre uma reativação no início da puberdade.[1]

■ CRONOLOGIA DA PUBERDADE

A puberdade é considerada normal quando iniciada após os 8 anos de idade em meninas.[2] Entretanto, esse conceito tem sido questionado após a publicação de um grande estudo americano que observou que um número significativo de meninas normais inicia o desenvolvimento puberal antes dos 8 anos de idade. Foi também observada diferença no desenvolvimento puberal quanto à raça, pois meninas negras apresentaram desenvolvimento em uma idade mais precoce que meninas brancas. Assim, o desenvolvimento de mamas e/ou pelos pubianos em meninas negras a partir dos 6 anos de idade e em meninas brancas a partir dos 7 anos de idade poderia ser considerado normal.[3]

As conclusões desse estudo geraram muita polêmica na literatura, principalmente pela preocupação de alguns autores com a falta de encaminhamento de pacientes com sinais de puberdade antes dos 8 anos de idade, o que pode resultar na omissão diagnóstica de importantes doenças.[4]

Outro estudo evidenciou desenvolvimento puberal precoce no nosso país nos últimos anos. Foi observada tendência à redução da idade da menarca, de 13,07 para 12,40 anos, em mulheres brasileiras nascidas entre 1920 e 1979, e a essa tendência foram atribuídos fatores ambientais, como melhora das condições de vida e acesso mais fácil aos serviços de saúde.[5]

Entretanto, um estudo dinamarquês observou que na Dinamarca a idade para investigação de puberdade precoce em meninas deveria ser elevada de 8 para 8,7 anos e não diminuída, como sugerido pelo estudo americano.[6] Essa diferença pode ser justificada pelo estilo de vida e dieta americanos, que estariam favorecendo o início precoce da puberdade naquela população.[7]

Vários fatores estão envolvidos na cronologia da puberdade, sendo o principal deles o fator genético. No entanto, pouco se conhece a respeito dos genes envolvidos nesse processo. Tanner, em 1962, já havia observado correlação direta entre a idade da menarca de mães e filhas e entre irmãs.[8] Quanto à etnia, um estudo realizado recentemente nos EUA observou que meninas negras entram na puberdade mais cedo que meninas de origem latina, que, por sua vez, entram mais cedo que meninas brancas.[9]

Um fator associado ao desencadear da puberdade bastante estudado ao longo dos últimos anos é o nutricional. A obesidade tem sido associada ao início fisiológico precoce da puberdade em várias sociedades. Observa-se a ocorrência de menarca precoce em meninas com obesidade de leve a moderada, enquanto o baixo peso corporal pode retardar a puberdade.[10] Um estudo brasileiro confirmou a associação entre obesidade e menarca precoce, pois mostrou que a idade média da menarca na população em geral foi de 12 anos e 3 meses, enquanto nas meninas com sobrepeso foi de 11 anos e 5 meses.[11]

Frisch e McArthur relataram ser necessário pesar aproximadamente 47 kg para início da produção de gonadotrofinas, um mínimo de 17% de gordura corporal para ocorrência da menarca e de 22% para o estabelecimento de ciclos ovulatórios.[12]

Alguns estudos, dentre vários relacionando restrição de crescimento intrauterino (CIUR) e desenvolvimento puberal feminino, têm encontrado início precoce e progressão mais rápida da puberdade nos casos de CIUR. Porém, o papel do CIUR no desencadeamento da puberdade é ainda indefinido.[13]

ALTERAÇÕES FÍSICAS NA PUBERDADE

A sequência de eventos da puberdade usualmente segue o padrão: crescimento acelerado, telarca, pubarca e menarca, cobrindo um período de em média 4,5 anos (de 1,5 a 6 anos). Em 20% das meninas, a pubarca antecede a telarca.[14]

Nas meninas, o primeiro sinal visível de maturação sexual é o surgimento do broto mamário, geralmente em torno dos 10 a 11 anos de idade. O desenvolvimento mamário completo leva de 3 a 4 anos, finalizando-se geralmente aos 14 anos. A adrenarca, ou o início da esteroidogênese adrenal, predominantemente de androgênios, precede a pubarca, iniciando-se bioquimicamente ao redor dos 6 anos de idade. A manifestação clínica da adrenarca, ou seja, a pubarca, entretanto, acontece cerca de 6 a 12 meses após a telarca.[14] Os pelos pubianos levam cerca de 3 anos para completar seu desenvolvimento. A menstruação geralmente ocorre aos 12,8 anos (11 a 13 anos). Em 75% das meninas, a menarca acontece em M4, enquanto em 25% delas acontece em M3. Os ciclos menstruais, inicialmente, são anovulatórios, associados a menstruações irregulares. Cerca de um a dois anos após a menarca, os ciclos menstruais tornam-se ovulatórios e regulares (Quadro 1.1).[14]

Quadro 1.1. Desenvolvimento puberal

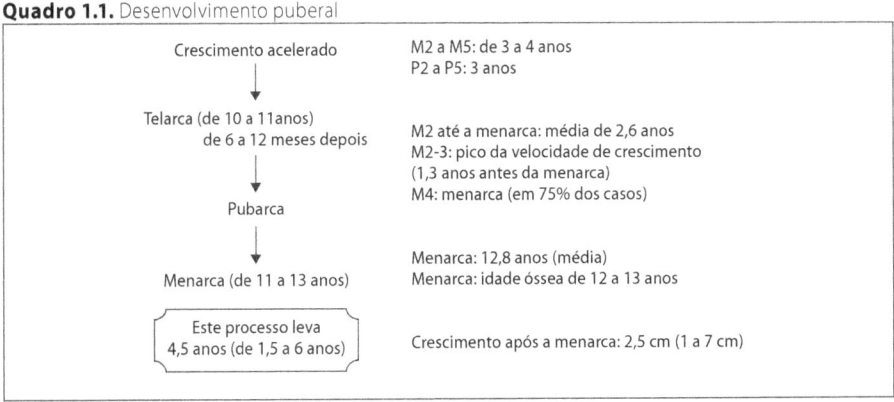

Estirão de crescimento

A taxa de crescimento ósseo é acelerada na puberdade, sendo que 45% da massa esquelética total do adulto é desenvolvida entre 11 e 18 anos de idade.

A duração total da fase de crescimento puberal é o principal fator determinante da estatura final do adulto. Importante também é o tempo de início da puberdade. O início precoce leva a uma menor estatura final, enquanto o início mais tardio resulta em maior estatura. Essa correlação dá-se pela fase em que ocorre o fechamento das epífises ósseas.

O estirão de crescimento puberal foi dividido por Tanner em três estágios:[8]

1. **Estágio inicial:** velocidade mínima de crescimento (peripuberal);
2. **Pico da velocidade de crescimento (PVC):** aceleração rápida do crescimento;
3. **Estágio final:** diminuição da velocidade e interrupção do crescimento, por ocasião da fusão epifisária.

O estirão de crescimento constitui a primeira manifestação da puberdade na maioria das meninas, apesar de o aparecimento do broto mamário ser o primeiro sinal notado. Contribui para isso o crescimento lento da fase inicial do estirão. O PVC, fase clinicamente mais visível, ocorre entre os estádios M2 e M3, cerca de 1,3 anos antes da menarca, o que limita o potencial de crescimento depois desse evento. Após a menarca, a maioria das meninas cresce apenas 2,5 cm (1 a 7 cm) de altura.[15] Tanner observou uma média de crescimento de 25 cm nas meninas entre o início e o final do estirão de crescimento (Fig. 1.1).

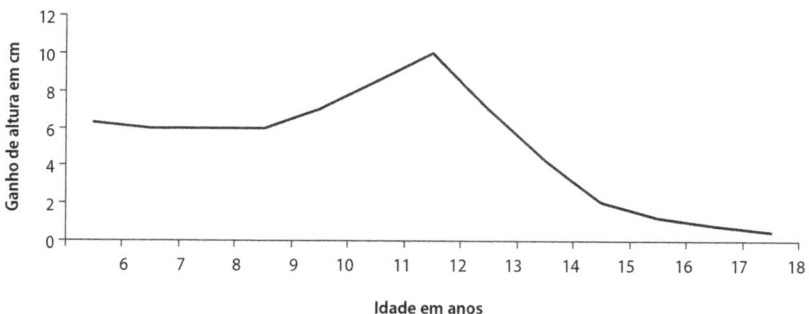

Figura 1.1. Ganho de altura durante a puberdade. Fonte: Tanner.[8]

Caracteres sexuais secundários

O desenvolvimento dos caracteres sexuais secundários se constitui em dois diferentes fenômenos: o desenvolvimento das mamas (telarca) e o crescimento dos pelos pubianos (pubarca), que foram cuidadosamente estudados e classificados por Tanner e Marshal (Anexo 1).[16]

A classificação de Tanner para a mama inicia-se no estágio 1, no qual é possível observar apenas uma elevação da papila (fase pré-puberal). No estágio 2 ocorre uma elevação da mama e da papila como um pequeno montículo (broto mamário), além de um aumento do diâmetro areolar. No estágio 3 há um aumento adicional da mama e da aréola, sem separação dos contornos. O estágio 4 caracteriza-se por uma elevação secundária da aréola e da papila acima do nível da mama, enquanto no estágio 5 observa-se uma projeção apenas da papila e uma recessão da aréola ao contorno geral da mama.

O estágio 1 de Tanner para os pelos pubianos corresponde à ausência de pelos (fase pré-puberal). No estágio 2 aparecem pelos pigmentados, longos, escassos, principalmente na região dos grandes lábios. No estágio 3 os pelos tornam-se escuros, grossos, encaracolados e espalhados de forma dispersa sobre o monte pubiano. Pelos do tipo adulto, abundantes, mas limitados ao monte pubiano, aparecem no estágio 4, enquanto no estágio 5 eles se espalham sobre as coxas.

Caracteres sexuais primários

A mucosa vaginal torna-se progressivamente espessa e enrugada, e uma secreção clara aparece, aumentando de volume nos meses que antecedem a menarca. O pH vaginal diminui devido ao aumento da produção de ácido lático pelo lactobacilos. Ocorre depósito de gordura subcutânea no monte pubiano e nos grandes lábios, espessamento do epitélio vulvar e os pequenos lábios e clitóris tornam-se mais proeminentes.[17]

O útero e os ovários apresentam um aumento progressivo de volume. O útero apresenta um aumento maior do corpo em relação ao colo e tem a sua forma tubular modificada para a forma característica de pera.[18]

Menarca

A menarca, definida como a primeira menstruação, constitui um evento marcante no desenvolvimento puberal e sinaliza a obtenção da capacidade reprodutiva. Os ciclos menstruais são irregulares nos dois primeiros anos após a menarca devido à alta prevalência de anovulação, cerca de 55%.[19]

■ REGULAÇÃO HORMONAL

Regulação hormonal do crescimento

O estirão de crescimento ocorre pela ação de três principais fatores hormonais: estrogênio, hormônio de crescimento (GH) e fator de crescimento insulina-símile 1 (IGF-1).

O estrogênio atua no processo do crescimento por meio de dois efeitos: aumenta a secreção de GH e, consequentemente, a produção de IGF-1, e age diretamente na cartilagem e no osso, estimulando a produção de fatores locais, como o próprio IGF-1. Além dos efeitos promotores do crescimento, o estrogênio também leva à maturação dos condrócitos e osteoblastos, sendo essa ação responsável pela fusão das epífises ósseas e consequente parada do crescimento linear.

A secreção de GH é estimulada, principalmente, pelo hormônio liberador de GH (GHRH) produzido no hipotálamo. Com o início da puberdade, ocorre aumento gradual dessa secreção, que exerce a sua ação por meio do IGF-1. O GH pode também estimular diretamente o crescimento da cartilagem epifiseal. O GH estimula a produção de IGF-1 não só na cartilagem, mas também em outros tecidos, especialmente no fígado, que é a principal fonte de IGF-1 circulante.[20]

Os hormônios tireoidianos e os glicocorticoides também participam da regulação do crescimento, tendo papel secundário nesse processo.

Regulação hormonal dos caracteres sexuais secundários

O desenvolvimento dos caracteres sexuais secundários resulta do aumento da secreção de esteroides sexuais pelo ovário (gonadarca) e pela adrenal (adrenarca). Apesar de a adrenarca e a gonadarca serem processos temporalmente relacionados, eles parecem ser independentemente regulados, podendo um ocorrer na ausência do outro.

Gonadarca

Os fatores que induzem a gonadarca no período pré-puberal final incluem a reativação do pulso gerador de hormônio liberador de gonadotrofinas (GnRH) em nível hipotalâmico, a progressiva responsividade da hipófise anterior ao GnRH e a reatividade folicular ao hormônio folículo-estimulante (FSH) e hormônio luteinizante (LH). Como resultado final, temos a produção dos esteroides sexuais ovarianos.

A capacidade hipotálamo-hipofisária de induzir ativação gonadal desenvolve-se na vida fetal. Durante a fase de lactância, o eixo HHG permanece ativado, entrando em quiescência após esse período, até que se inicie a puberdade ("pausa pré-puberal").

Com o desencadear da puberdade ocorre aumento constante na amplitude dos pulsos de gonadotrofinas, inicialmente à noite, levando a um aumento do nível diurno de estradiol. Esse aumento da secreção pulsátil de gonadotrofinas à noite é o principal marcador neuroendócrino do início da puberdade (Fig. 1.2).[15]

Como consequência final da ativação do eixo HHG, o nível de estradiol sofrem um aumento constante durante a puberdade. Na fase puberal tardia, quando produzido em quantidade suficiente, o estradiol irá exercer o seu efeito de *feedback* positivo em nível hipofisário, induzindo o pico de LH no meio do ciclo e, consequentemente, a ovulação.

Adrenarca

Os fatores que induzem a adrenarca permanecem desconhecidos. Entretanto, tem sido sugerido que a adrenarca não representa um evento específico e sim um processo gradual de maturação da glândula adrenal, que se inicia na infância.[22] O controle posterior da secreção androgênica adrenal ocorre sob a regulação do hormônio adrenocorticotrófico (ACTH), produzido na hipófise.

Com a adrenarca, ocorre aumento progressivo nos níveis plasmáticos dos androgênios adrenais, que se inicia antes dos 8 anos de idade, continua durante a puberdade, atinge o pico entre os 20 e os 30 anos de idade e, então, diminui gradualmente.

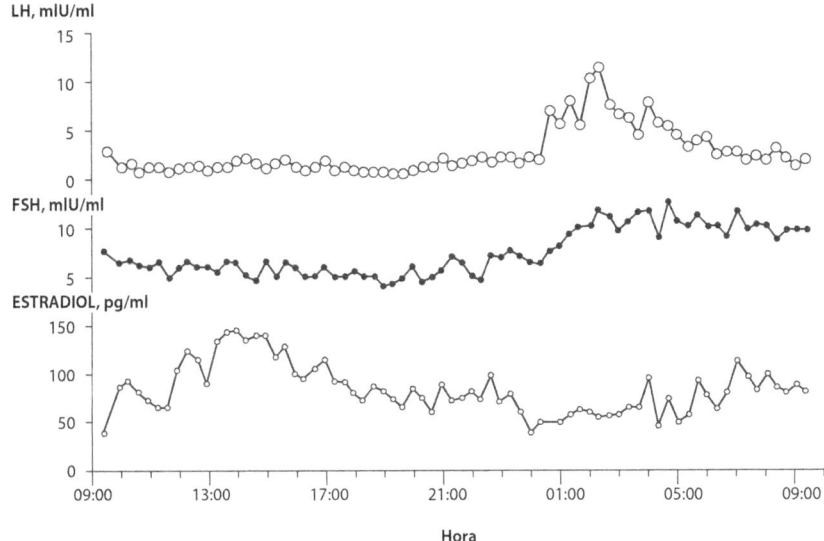

Figura 1.2. Fase puberal inicial – Aumento dos níveis noturnos de gonadotrofinas, levando ao aumento dos níveis diurnos de estradiol.
Fonte: Boyar e colaboradores.[21]

Os principais androgênios secretados pelo córtex adrenal são androstenediona, deidroepiandrosterona (DHEA) e sua porção sulfatada (DHEA-S), sendo o último o melhor marcador bioquímico da adrenarca.[15]

■ MECANISMOS POSTULADOS NO DESENCADEAMENTO DA PUBERDADE

A reativação do eixo HHG consiste no principal evento neuroendócrino associado ao desencadeamento da puberdade, porém os mecanismos que levam a essa reativação permanecem desconhecidos. Algumas hipóteses têm sido propostas para explicar esse processo e estão apresentadas a seguir.

Hipótese do gonadostato humoral (*feedback* negativo dos esteroides sexuais)

Essa teoria é baseada na observação de que o eixo HHG apresenta alta sensibilidade ao *feedback* negativo dos esteroides ovarianos na fase pré-puberal. Sendo assim, esses esteroides, mesmo em níveis mínimos, são capazes de manter o eixo bloqueado no período compreendido entre o final da lactância e os 8 anos de idade, aproximadamente. Com a proximidade da puberdade, ocorre diminuição dessa sensibilidade, de forma que o baixo nível dos esteroides sexuais torna-se incapaz de inibir a secreção de GnRH, havendo, então, o desencadeamento da puberdade. Todavia, estudos em crianças agonádicas e macacos rhesus castrados questionam a validade dessa teoria, pois nesses casos não há produção alguma de esteroides ovarianos e, mesmo assim, os níveis de gonadotrofinas encontrados são baixos na pré-puberdade. Conclui-se, então, que a sensibilidade do eixo HHG ao *feedback* negativo dos esteroides sexuais não seria o único mecanismo responsável pelo desencadeamento da puberdade.

Hipótese da inibição neural (mecanismo inibitório intrínseco do SNC)

Segundo essa teoria, a secreção de GnRH é suprimida durante o período da infância devido à atividade de fatores inibidores de origem central, e quando estes têm a sua atividade diminuída levam ao desencadeamento da puberdade. Essa teoria poderia explicar a ocorrência de puberdade precoce em crianças com lesão cerebral ou hidrocefalia. Nesses casos, haveria um comprometimento da via neural inibitória com consequente desinibição e reativação do pulso gerador de GnRH.[23]

Vários estudos têm buscado identificar esse fator inibidor, mas até o momento não foi estabelecido nenhum conceito definitivo. O ácido gama-aminobutírico (GABA) é o mais importante neurotransmissor inibitório conhecido no cérebro primata. Estudos em macacos observaram que a infusão de um bloqueador do receptor GABA na eminência média levou à liberação de GnRH na pré-puberdade, mas não na puberdade. Ao contrário, a infusão do próprio GABA suprimiu a liberação de GnRH na puberdade, mas não na pré-puberdade, provavelmente devido aos altos níveis locais de origem endógena.[24] Além disso, a liberação do GABA endógeno é maior e a do GnRH é menor nos macacos pré-puberais em comparação aos puberais. Esses estudos sugerem que, no primata, o GABA é um potente inibidor hipotalâmico na pré-puberdade, provavelmente por causar efeito direto no neurônio gerador do pulso de GnRH.[15]

O neuropeptídeo Y (NPY) é outro neurotransmissor inibitório que tem uma possível participação no desencadeamento da puberdade.[25]

* Interação entre os mecanismos 1 e 2: dentre os mecanismos inibidores do pulso gerador de GnRH, o *feedback* negativo exerce papel primordial no início da infância, enquanto o fator inibidor central torna-se dominante, do ponto de vista funcional, do meio da infância até o início da puberdade. Com a aproximação da puberdade, o mecanismo inibitório central tem a sua função gradualmente diminuída e o eixo HHG torna-se menos sensível ao *feedback* negativo dos esteroides sexuais. No decorrer da puberdade, o mecanismo de *feedback* negativo dos esteroides amadurece, atingindo o padrão adulto, e volta a ser o fator principal no controle da secreção gonadotrófica, juntamente com a inibina.[15]

Hipótese da estimulação neural

Por essa hipótese, a pausa pré-puberal de secreção de gonadotrofinas é causada pela ausência de um fator estimulante do neurônio GnRH. Nesse modelo, a atividade do neurônio GnRH no período da infância é suficiente para manter o potencial biossintético e pequenas quantidades de liberação de GnRH, mas falta um estímulo necessário para uma maior secreção. Esse estímulo aparece no início da puberdade para aumentar ou sincronizar a produção existente, assim como para desencadear uma atividade neuronal coordenada, com consequente produção e secreção de grandes quantidades de GnRH.

Aminoácidos excitatórios, como o glutamato, foram sugeridos por serem considerados importantes para o início da puberdade, devido ao seu efeito estimulatório sobre a secreção de GnRH em macacos juvenis, e porque o bloqueio de seu receptor, N-metil-D-aspartato (NMDA), em ratos juvenis, pode retardar a primeira ovulação e prevenir o pico pré-ovulatório de gonadotrofinas causado pelo estradiol.[26] Todavia, esse atraso na primeira ovulação é apenas temporário, sugerindo que existem outros mecanismos excitatórios durante o bloqueio do receptor NMDA que permitem o início da secreção de GnRH. Uma observação interessante é que, nos ratos, receptores NMDA em tecido hipotalâmico contendo neurônio GnRH apresentam-se transitoriamente ativados ao tempo esperado do desencadeamento da puberdade.[27]

A kisspeptina emergiu recentemente como importante fator excitatório para o desencadeamento da puberdade. A kisspeptina é um peptídeo codificado pelo gen KiSS-1 e que se liga a um receptor acoplado à proteína G, o GPR54.[28] Estudos iniciais mostraram que o KiSS-1 é um gene supressor de metástases que produz uma série de peptídeos denominados kisspeptinas (kisspeptina -54, 14, 13, 10), que inibem a progressão tumoral. Por esse motivo, a kisspeptina-54 foi também chamada de metastina.[29]

Em 2003, estudos em camundongos e humanos identificaram mutações do receptor GPR54 em casos de hipogonadismo hipogonadotrófico, sugerindo que o sistema kisspeptina-GPR54 tem um papel fundamental na regulação do desenvolvimento puberal.[30-32] Os camundongos machos GPR54 -/- apresentavam falha na espermatogênese e as fêmeas não apresentavam o ciclo estral, alterações atribuídas aos níveis séricos reduzidos de FSH e LH. Entretanto, foi observado que o retardo puberal podia ser corrigido com a administração exógena de GnRH. Foi então sugerido que o GPR54 tem um papel sinalizador no hipotálamo, regulando o processamento ou a secreção de GnRH.[31] Estudos subsequentes demonstraram que a kisspeptina é um potente estimulador de gonadotrofinas quando administrada perifericamente ou centralmente a roedores, carneiros e macacos, e esse efeito é provavelmente mediado via liberação de GnRH.[33]

Em humanos, uma série de mutações inativadoras do gene GPR54 foi identificada em casos de hipogonadismo hipogonadotrófico idiopático (HHI).[30,31,34-36] A administração exógena de gonadotrofinas ou GnRH, nesses casos, levou à maturidade sexual, sugerindo que, assim como nos camundongos, a inativação do GPR54 em humanos causa a secreção deficiente de GnRH, provavelmente pela ausência de um fator regulador em um nível acima do neurônio GnRH.[31]

Assim como as mutações inativadoras do gene GPR54 causam HHI, foi proposto que as mutações ativadoras desse gene poderiam causar puberdade precoce. Essa proposição foi confirmada pelo achado de mutações que levavam a sinalização aumentada do GPR54 em crianças com puberdade precoce verdadeira.[37]

Em resumo, o sistema kisspeptina-GPR54 parece ter um papel fundamental na regulação do eixo HHG em humanos, particularmente no desencadeamento da puberdade.

- Interação entre os mecanismos 2 e 3: com o início da puberdade, ocorre a reativação do pulso gerador de GnRH, como resultado de uma queda na neurotransmissão inibitória e um concomitante aumento dos neurotransmissores excitatórios. Atualmente, essa é a teoria mais aceita para explicar o desencadeamento da puberdade.

Hipótese somatométrica

Segundo essa hipótese, o início da puberdade seria determinado por um mecanismo sinalizador do crescimento ou somatômetro, capaz de revelar o sinal necessário para a ativação do sistema neuronal GnRH.

A existência de um sinal metabólico que levaria ao desencadeamento dos eventos puberais é uma hipótese postulada há alguns anos. A leptina é um hormônio secretado pelos adipócitos[38] que provê informação para o SNC acerca do estado nutricional e da massa gordurosa corpórea.[39] Sendo um bom indicador do desenvolvimento somático, a leptina emergiu no final da década de 1990 como uma forte candidata ao tão buscado fator desencadeador da puberdade.

O papel da leptina na puberdade humana começou a ser elucidado a partir da realização de estudos clínicos e da identificação de alterações do gene da leptina (gene ob) em humanos. Em 1997, realizou-se o primeiro estudo longitudinal da leptina plasmática em meninos e foi sugerido que existia um leve aumento da leptina circulante que precedia a evidência hormonal de início da puberdade.[40] Posteriormente, dois grandes estudos transversais[41,42] e um estudo longitudinal[41] dos níveis séricos de leptina em meninos e meninas mostraram que a leptina aumenta gradualmente durante os anos pré-puberais nos dois sexos;[43] ela continua a aumentar nas meninas durante toda a puberdade, enquanto nos meninos aumenta inicialmente,[41,42] mas diminui com o decorrer da puberdade.[44,45]

Alguns estudos, no entanto, lançaram questionamentos sobre o papel da leptina na função reprodutiva humana. Foi observada a ocorrência de desenvolvimento puberal normal em casos de hipoleptinemia relativa[46] e até de hipoleptinemia severa, como em duas mulheres portadoras de diabetes lipoatrófico.[47]

Apesar de não serem claros ou precisos os mecanismos pelos quais a leptina exerce seus efeitos no desencadeamento da puberdade, uma hipótese plausível é que esses efeitos sejam mediados por neurotransmissores como o GABA, NPY, glutamato e kisspeptina, que têm sido propostos como potenciais reguladores da atividade do neurônio GnRH durante a puberdade. Entretanto, as evidências sugerem que a leptina tem um papel permissivo e não desencadeador da puberdade humana.

* Interação leptina-kisspeptina

Como os neurônios GnRH não expressam receptores de leptina, postula-se a ação de sinais intermediários entre a leptina e esses neurônios. Evidências experimentais sugerem que a leptina modula o desencadeamento da puberdade pela regulação da expressão do gene KiSS-1 no hipotálamo.[48-50] Entretanto, resta a dúvida de se a leptina é o único fator agindo no KiSS-1 para o controle central do GnRH, ou se existem outros fatores periféricos que interferem na expressão desse gene.

Em conclusão, a reativação do eixo HHG consiste no principal evento neuroendócrino associado ao desencadeamento da puberdade, porém os mecanismos que levam a essa reativação permanecem desconhecidos. A teoria mais aceita atualmente para explicar esse processo inclui a diminuição da atividade de neurotransmissores inibidores do neurônio GnRH, como o GABA, e o aumento da atividade de neurotransmissores estimuladores do neurônio GnRH, como o glutamato e a kisspeptina.

■ CONSIDERAÇÕES FINAIS

A cronologia do desenvolvimento puberal é, provavelmente, o mais importante e fundamental conhecimento a ser adquirido pelo médico ginecologista. Somente assim esse profissional estará apto a avaliar os problemas e orientar corretamente a família – muitas vezes ansiosa – das pacientes. Além disso, avaliar a normalidade ou não desses eventos que se sucedem é passo fundamental para o correto encaminhamento ao especialista, quando necessário.

■ REFERÊNCIAS

1. Grumbach MM. Onset of puberty. In: Berenberg SR, editor. Puberty, biologic and social components. Leiden: Stenfert Kroese; 1975. p. 1-21.
2. Largo RH, Prader A. Pubertal development in Swiss girls. Helv Paediatr Acta. 1983;38(3):229-43.
3. Herman-Giddens ME, Slora EJ, Wasserman RC, Bourdony CJ, Bhapkar MV, Koch GG, et al. Secondary sexual characteristics and menses in young girls seen in office practice: a study from the Pediatric Research in Office Settings network. Pediatrics. 1997;99(4):505-12.
4. Midyett LK, Moore WV, Jacobson JD. Are pubertal changes in girls before age 8 benign? Pediatrics. 2003;111(1):47-51.
5. Kac G, Auxiliadora de Santa Cruz C, Velasquez-Melendez G. Secular trend in age at menarche for women born between 1920 and 1979 in Rio de Janeiro, Brazil. Ann Hum Biol. 2000; 27(4): 423-8.
6. Juul A, Teilmann G, Scheike T, Hertel NT, Holm K, Laursen EM, et al. Pubertal development in Danish children: comparison of recent European and US data. Int J Androl. 2006;29(1):247-55; discussion 286-90.
7. Slyper AH. The pubertal timing controversy in the USA, and a review of possible causative factors for the advance in timing of onset of puberty. Clin Endocrinol (Oxf). 2006;65(1):1-8.

8. Tanner JM. Growth at adolescence. 2nd ed. Oxford: Blackwell Scientific; 1962.
9. Wu T, Mendola P, Buck GM. Ethnic differences in the presence of secondary sex characteristics and menarche among US girls: the Third National Health and Nutrition Examination Survey, 1988-1994. Pediatrics. 2002;110(4):752-7.
10. Adair LS, Gordon-Larsen P. Maturational timing and overweight prevalence in US adolescent girls. Am J Public Health. 2001;91(4):642-4.
11. Fonseca VM, Sichieri R, Veiga GV. Fatores associados à obesidade em adolescentes. Rev Saúde Pública. 1998;32(6):541-9.
12. Frisch RE, McArthur JW. Menstrual cycles: fatness as a determinant of minimum weight for height necessary for their maintenance or onset. Science. 1974;185(4155):949-51.
13. Voordouw JJ, van Weissenbruch MM, Delemarre-van de Waal HA. Intrauterine growth retardation and puberty in girls. Twin Res. 2001;4(5):299-306.
14. Pinyerd B, Zipf WB. Puberty-timing is everything! J Pediatr Nurs. 2005;20(2):75-82.
15. Grumbach MM, Styne DM. Puberty: ontogeny, neuroendocrinology, physiology, and disorders. In: Wilson JD, Foster DW, editors. Williams textbook of endocrinology. 9th ed. Philadelphia: Saunders; 2003. p. 1115-286.
16. Marshall WA, Tanner JM. Variations in pattern of pubertal changes in girls. Arch Dis Child. 1969; 44(235):291-303.
17. Farage M, Maibach H. Lifetime changes in the vulva and vagina. Arch Gynecol Obstet. 2006; 273(4):195-202.
18. Holm K, Laursen EM, Brocks V, Müller J. Pubertal maturation of the internal genitalia: an ultrasound evaluation of 166 healthy girls. Ultrasound Obstet Gynecol. 1995;6(3):175-81.
19. Metcalf MG, Mackenzie JA. Incidence of ovulation in young women. J Biosoc Sci. 1980;12(3):345-52.
20. Speroff L, Fritz MA. Abnormal puberty and growth problems. In: Weinberg RW, Murphy J, Pancotti R, editors. Clinical gynecologic endocrinology and infertility. 7th ed. Philadelphia: Lippincott Williams & Wilkins; 2005. p. 361-99.
21. Boyar RM, Wu RH, Roffwarg H, Kapen S, Weitzman ED, Hellman L, et al. Human puberty: 24-hour estradiol in pubertal girls. J Clin Endocrinol Metab. 1976;43(6):1418-21.
22. Palmert MR, Hayden DL, Mansfield MJ, Crigler JF Jr, Crowley WF Jr, Chandler DW, et al. The longitudinal study of adrenal maturation during gonadal suppression: evidence that adrenarche is a gradual process. J Clin Endocrinol Metab. 2001;86(9):4536-42.
23. Grumbach MM, Kaplan SL. The neuroendocrinology of human puberty: an ontogenetic perspective. In: Grumbach MM, Sizonenko PC, Aubert ML, editors. Control of the onset of puberty. Philadelphia: Lippincott Williams & Wilkins; 1990. p. 1-68.
24. Mitsushima D, Hei DL, Terasawa E. Gamma-Aminobutyric acid is an inhibitory neurotransmitter restricting the release of luteinizing hormone-releasing hormone before the onset of puberty. Proc Natl Acad Sci U S A. 1994;91(1):395-9.
25. El Majdoubi M, Sahu A, Ramaswamy S, Plant TM. Neuropeptide Y: a hypothalamic brake restraining the onset of puberty in primates. Proc Natl Acad Sci U S A. 2000;97(11):6179-84.
26. Urbanski HF, Ojeda SR. A role for N-methyl-D-aspartate (NMDA) receptors in the control of LH secretion and initiation of female puberty. Endocrinology. 1990;126(3):1774-6.
27. Bourguignon JP, Gerard A, Mathieu J, Mathieu A, Franchimont P. Maturation of the hypothalamic control of pulsatile gonadotropin-releasing hormone secretion at onset of puberty. I. Increased activation of N-methyl-D-aspartate receptors. Endocrinology. 1990;127(2):873-81.
28. Kotani M, Detheux M, Vandenbogaerde A, Communi D, Vanderwinden JM, Le Poul E, et al. The metastasis suppressor gene KiSS-1 encodes kisspeptins, the natural ligands of the orphan G protein-coupled receptor GPR54. J Biol Chem. 2001;276(37):34631-6.
29. Lee JH, Miele ME, Hicks DJ, Phillips KK, Trent JM, Weissman BE, et al. KiSS-1, a novel human malignant melanoma metastasis-suppressor gene. J Natl Cancer Inst. 1996;88(23):1731-7. Erratum in: J Natl Cancer Inst 1997;89(20):1549.
30. de Roux N, Genin E, Carel JC, Matsuda F, Chaussain JL, Milgrom E. Hypogonadotropic hypogonadism due to loss of function of the KiSS1-derived peptide receptor GPR54. Proc Natl Acad Sci U S A. 2003;100(19):10972-6.
31. Seminara SB, Messager S, Chatzidaki EE, Thresher RR, Acierno JS Jr, Shagoury JK, et al. The GPR54 gene as a regulator of puberty. N Engl J Med. 2003;349(17):1614-27.
32. Funes S, Hedrick JA, Vassileva G, Markowitz L, Abbondanzo S, Golovko A, et al. The KiSS-1 receptor GPR54 is essential for the development of the murine reproductive system. Biochem Biophys Res Commun. 2003;312(4):1357-63.
33. Smith JT, Clifton DK, Steiner RA. Regulation of the neuroendocrine reproductive axis by kisspeptin-GPR54 signaling. Reproduction. 2006;131(4):623-30.
34. Pallais JC, Bo-Abbas Y, Pitteloud N, Crowley WF Jr, Seminara SB. Neuroendocrine, gonadal, placental, and obstetric phenotypes in patients with IHH and mutations in the G-protein

coupled receptor, GPR54. Mol Cell Endocrinol. 2006; 254:70-7.
35. Semple RK, Achermann JC, Ellery J, Farooqi IS, Karet FE, Stanhope RG, et al. Two novel missense mutations in g protein-coupled receptor 54 in a patient with hypogonadotropic hypogonadism. J Clin Endocrinol Metab. 2005; 90(3):1849-55.
36. Lanfranco F, Gromoll J, von Eckardstein S, Herding EM, Nieschlag E, Simoni M. Role of sequence variations of the GnRH receptor and G protein-coupled receptor 54 gene in male idiopathic hypogonadotropic hypogonadism. Eur J Endocrinol. 2005;153(6):845-52.
37. Teles MG, Bianco SC, Brito VN, Trarbach EB, Seminara SB, Arnhold IJ, et al. An activating mutation in GPR54 gene causes gonadotrophin-dependent precocious puberty. In: The Endocrine Society 88TH Annual Meeting; 2006; Boston. Boston: American Endocrine Society Meeting; 2006.
38. Zhang Y, Proenca R, Maffei M, Barone M, Leopold L, Friedman JM. Positional cloning of the mouse obese gene and its human homologue. Nature. 1994;372(6505):425-32. Erratum in: Nature 1995;374(6521):479.
39. Elmquist JK. Anatomic basis of leptin action in the hypothalamus. Front Horm Res. 2000;26:21-41.
40. Mantzoros CS, Flier JS, Rogol AD. A longitudinal assessment of hormonal and physical alterations during normal puberty in boys. V. Rising leptin levels may signal the onset of puberty. J Clin Endocrinol Metab. 1997;82(4):1066-70.
41. Clayton PE, Gill MS, Hall CM, Tillmann V, Whatmore AJ, Price DA. Serum leptin through childhood and adolescence. Clin Endocrinol (Oxf). 1997;46(6):727-33.
42. Blum WF, Englaro P, Hanitsch S, Juul A, Hertel NT, Müller J, et al. Plasma leptin levels in healthy children and adolescents: dependence on body mass index, body fat mass, gender, pubertal stage, and testosterone. J Clin Endocrinol Metab. 1997;82(9):2904-10.
43. Ahmed ML, Ong KK, Morrell DJ, Cox L, Drayer N, Perry L, et al. Longitudinal study of leptin concentrations during puberty: sex differences and relationship to changes in body composition. J Clin Endocrinol Metab. 1999;84(3):899-905.
44. Palmert MR, Radovick S, Boepple PA. The impact of reversible gonadal sex steroid suppression on serum leptin concentrations in children with central precocious puberty. J Clin Endocrinol Metab. 1998;83(4):1091-6.
45. Clayton PE, Trueman JA. Leptin and puberty. Arch Dis Child. 2000;83(1):1-4.
46. Farooqi IS. Leptin and the onset of puberty: insights from rodent and human genetics. Semin Reprod Med. 2002;20(2):139-44.
47. Andreelli F, Hanaire-Broutin H, Laville M, Tauber JP, Riou JP, Thivolet C. Normal reproductive function in leptin-deficient patients with lipoatropic diabetes. J Clin Endocrinol Metab. 2000;85(2):715-9.
48. Castellano JM, Navarro VM, Fernández-Fernández R, Nogueiras R, Tovar S, Roa J, et al. Changes in hypothalamic KiSS-1 system and restoration of pubertal activation of the reproductive axis by kisspeptin in undernutrition. Endocrinology. 2005;146(9):3917-25.
49. Navarro VM, Fernández-Fernández R, Castellano JM, Roa J, Mayen A, Barreiro ML, et al. Advanced vaginal opening and precocious activation of the reproductive axis by KiSS-1 peptide, the endogenous ligand of GPR54. J Physiol. 2004; 561(Pt 2):379-86.
50. Smith JT, Acohido BV, Clifton DK, Steiner RA. KiSS-1 neurones are direct targets for leptin in the ob/ob mouse. J Neuroendocrinol. 2006; 18(4):298-303.

capítulo 2 | Semiologia ginecológica na infância e adolescência

Ana Carolina Japur de Sá Rosa-e-Silva

Introdução	35
Abordagem ginecológica da recém-nascida	36
Abordagem ginecológica da menina pré-púbere	37
Abordagem ginecológica da menina na puberdade	40
Abordagem ginecológica da adolescente	40
Considerações finais	46

■ INTRODUÇÃO

Embora a ginecologia na infância e adolescência apresente características comuns à ginecologia da mulher adulta, a abordagem desse grupo de pacientes é peculiar tanto em relação ao exame físico quanto aos distúrbios que acometem essa faixa etária específica. Sendo assim, o conhecimento das particularidades torna-se imprescindível para uma adequada assistência, de modo a permitir identificar quais são as modificações fisiológicas de cada idade e o que deve ser investigado como distúrbio.

Neste capítulo, abordaremos a anamnese dirigida para a faixa etária em questão, considerando as causas mais recorrentes nas consultas ginecológicas de crianças e adolescentes, além de também descrever o diferencial no exame físico, principalmente da menina pré-púbere e púbere. As adolescentes com desenvolvimento completo dos caracteres sexuais secundários apresentam exame físico semelhante ao da mulher adulta após os 19 anos; entretanto, as comorbidades prevalentes nessa faixa etária são particulares, merecendo especial atenção principalmente no que diz respeito às doenças sexualmente transmissíveis (DST) e à anticoncepção.

Sem dúvida alguma, devemos estar atentos para as queixas mais frequentes em serviços que atendem esse grupo de pacientes. A Tabela 2.1 apresenta a incidência de diagnósticos realizados no Ambulatório de Ginecologia Infantopuberal (Agip) do Hospital das Clínicas da Faculdade de Medicina de Ribeirão Preto, Universidade de São Paulo (FMRP-USP), durante o ano de 2008; vale ressaltar que se trata de um serviço terciário de atendimento, o que interfere no perfil das pacientes atendidas.

■ ABORDAGEM GINECOLÓGICA DA RECÉM-NASCIDA

O exame físico geral da recém-nascida, ainda no berçário, é indispensável. A situação de ambiguidade genital, em que se coloca em dúvida o sexo fenotípico e genotípico, é uma urgência médica a ser resolvida após o nascimento, antes mesmo da alta hospitalar, tamanho o problema social que pode advir de um diagnóstico inadequado. Dessa forma, nesse exame deve ser inspecionada a genitália externa, a presença de vagina pérvia e de preferência certificar-se de que existe uma vagina, o que pode ser comprovado pela introdução de uma sonda nasogástrica fina (p. ex., nº 4).

Durante a inspeção, pode-se encontrar a genitália bastante ingurgitada, com pequenos e grande lábios proeminentes e secreção vaginal, a denominada "crise

Tabela 2.1. Incidência dos diagnósticos realizados no Agip durante o ano de 2008

DIAGNÓSTICO	Nº	%
Síndrome dos ovários policísticos	63	19,8
Puberdade precoce	52	16,4
Distúrbios do desenvolvimento sexual (DDS)	45	14,2
Malformações müllerianas	35	11
Hiperprolactinemia	6	1,9
Outras anovulações	25	7,9
Pubarca precoce	5	1,5
Telarca precoce	8	2,5
Sinéquia de pequenos lábios	8	2,5
Vulvovaginites	5	1,5
Hipertrofia de pequenos lábios	5	1,5
Dismenorreia	9	2,9
Deficiência isolada de gonadotrofinas	7	2,2
Anticoncepção em pacientes com comorbidades	7	2,2
Sangramento uterino anormal	7	2,2
Eutrofia	14	4,4
Outros	17	5,4
TOTAL	318	100

genital".[1] Esta pode cursar com sangramento vaginal em 5 a 10% dos casos, por descamação das células hipertróficas e hiperplásicas do endocérvice. A crise genital ocorre em resposta aos esteroides sexuais maternos que chegam até o feto, ainda no intraútero. Em poucos dias tais características desaparecem. Assim como a vulva, as mamas podem exibir sinais de ação hormonal, podendo ser identificado broto mamário uni ou bilateral, o qual também tende a desaparecer em alguns dias.

Também faz parte da avaliação a identificação de hérnias inguinais, uni ou bilaterais, que podem eventualmente revelar casos de distúrbios do desenvolvimento sexual (DDS), em que a genitália externa isoladamente não apresenta ambiguidade, por exemplo, na insensibilidade androgênica completa.[2] Nesses casos, o fenótipo da genitália externa é completamente feminino, embora o cariótipo seja XY e as gônadas sejam testículos normais, os quais podem apresentar-se intracavitários ou no canal inguinal.

■ ABORDAGEM GINECOLÓGICA DA MENINA PRÉ-PÚBERE

É desejável que o ambiente de um consultório ginecológico que atende ao público infantil esteja adaptado para recebê-lo.[3] A criança sente-se mais acolhida e isso pode facilitar uma aproximação na ocasião da consulta. Conversar diretamente com a criança no momento de sua chegada, e não somente com os pais, pode causar empatia e melhorar a relação médica com a pequena paciente.

Ao atender meninas com idade superior a 2 anos, além do consentimento do responsável, deve haver também o consentimento da criança. No exame físico não deve ser empregada força, pois nessa idade a criança já consegue memorizar o episódio ocorrido e a consulta pode se tornar um trauma. Portanto, pode ser que em uma primeira consulta o exame físico completo não seja possível e, salvo em casos nos quais a queixa trazida pelo responsável requeira conduta mais imediata, um segundo encontro deve ser proposto; principalmente em caso de criança maior de 3 anos, quando ela já é capaz de compreender explicações simples e permitir que o exame seja realizado. A presença do acompanhante transmite segurança para a criança e para a mãe, que geralmente fica bastante apreensiva em relação à abordagem da genitália da filha.

Após a regressão das características da crise genital, o período pré-puberal normal costuma ser isento de intercorrências ginecológicas. Entretanto, como podemos ver na Tabela 2.1, alguns distúrbios ginecológicos são relativamente comuns nessa idade. A puberdade precoce, as vulvovaginites e a sinéquia de pequenos lábios são as causas mais frequentes de consulta ao ginecologista nessa faixa etária; assim, algumas características do desenvolvimento puberal normal devem ser bem conceituadas.

A inspeção da genitália visa a avaliar a anatomia da vulva, a presença de distorções ou malformações, bem como de processos inflamatórios e secreção vaginal anormal. Os grandes lábios costumam ser entreabertos, já que são de pequeno volume e os pequenos lábios bastante finos, de forma que o vestíbulo fique entreaberto; muitas vezes pode-se observar o meato uretral e o hímen já na inspeção estática (Fig. 2.1).

Nos casos em que isso não for possível, uma suave tração na base dos grandes lábios permite a abertura do introito e a visualização completa do hímen, que pode

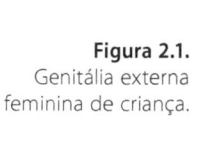

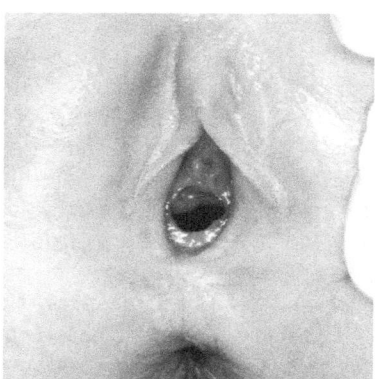

Figura 2.1.
Genitália externa feminina de criança.

se apresentar de formas variadas (Figs. 2.2 e 2.3).[4] Nos raros casos em que isso não ocorrer, pode ser necessária a exploração das bordas do hímen com cotonete, lembrando sempre de comunicar à criança antes de qualquer manipulação e de lhe mostrar o material que será usado, para não assustá-la.

O hímen pode ser:

- **Anular:** circular, ocupando todo o contorno no introito vaginal (é o mais frequentemente visto);
- **Rim posterior:** ocupa apenas a porção posterior do introito;
- **Redundante:** apresenta mucosa excedente que pode dificultar a visualização do introito vaginal;
- **Cribriforme:** com microperfuração em toda a sua superfície, não impedindo, mas dificultando a saída do fluxo menstrual;
- **Septado:** pérvio, porém com uma trave de tecido geralmente longitudinal;
- **Imperfurado:** introito vaginal obstruído por uma membrana himenal contínua, que impede completamente a passagem do fluxo menstrual (Fig. 2.3).

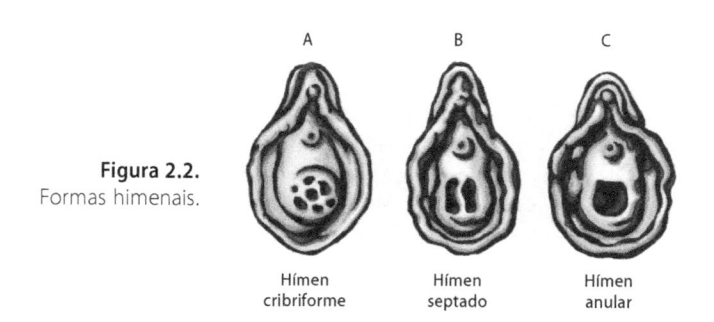

Figura 2.2.
Formas himenais.

A — Hímen cribriforme
B — Hímen septado
C — Hímen anular

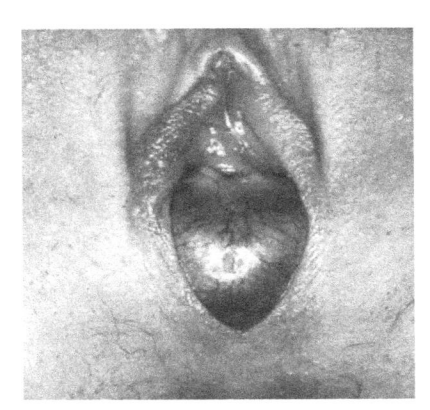

Figura 2.3.
Hímen imperfurado com retenção de fluxo menstrual (hematocolpo).

Uma característica bastante importante da genitália infantil é que o aspecto avermelhado é normal e não necessariamente indica processo inflamatório. Por ser desprovida de ação estrogênica, a mucosa vaginal é bastante delgada, com reduzido número de camadas epiteliais; o que se vê é o vermelho dos vasos sanguíneos no tecido submucoso. É comum que o ginecologista menos acostumado ao exame da genitália infantil atribua a vermelhidão a processos inflamatórios e conduza o caso como vulvovaginite. Para diferenciar a hiperemia real da vermelhidão fisiológica, a inspeção sob boa iluminação é suficiente. Se for possível a identificação da trama capilar na mucosa vaginal, trata-se de vermelhidão normal; se isso não for possível é porque há edema na mucosa e a coloração pode ser atribuída a hiperemia por processo inflamatório.

A formação do conteúdo vaginal fisiológico, constituído de células descamadas, transudato vaginal e muco cervical, só deverá ocorrer após o início do desenvolvimento puberal, quando os níveis séricos de estradiol começam a se elevar. Essa secreção normalmente tem coloração amarelo-clara, sem odor, e não vem acompanhada de hiperemia vulvar; características diferentes destas devem ser investigadas. Nos casos em que há suspeita de processo infeccioso, a investigação deve ser realizada conforme o processo descrito no Capítulo 20 – Vulvovaginites em meninas. Nos casos de diagnóstico de infecções vulvovaginais, caracterizadas como DST, tais como *Trichomonas hominis*, *Neisseria gonorrhoeae* e *Chlamydia trachomatis*, deve-se sempre suspeitar de abuso sexual. A abordagem da criança e da família deve ser sempre cautelosa, com cuidado para não levantar suspeitas infundadas ou, ao contrário, subestimar a presença de agressão. O atendimento nesses casos, mesmo que ainda não se tenha a confirmação da agressão, deve ser sempre multidisciplinar, com participação de psicólogo e assistente social.

A formação de sinéquias de pequenos lábios ocorre em crianças pré-púberes, hipoestrogênicas, na vigência de processo inflamatório vulvovaginal, infeccioso ou não. Sendo a mucosa dos pequenos lábios delgada, pela ausência da ação dos estrogênios, o processo inflamatório local cursa com a formação de transudato que propicia a adesão entre os lábios, e que poderá ser mais ou menos densa de acordo com a cronicidade do processo.

Algumas características anatômicas da vulva da criança propiciam a contaminação genital e a instalação de infecções (Fig. 2.1): a vulva é mais anteriorizada; os grandes lábios são praticamente desprovidos do coxim orduroso, o que faz com que o vestíbulo fique entreaberto, permitindo maior exposição do introito vaginal; além da ausência de pelos, que funcionariam como fator protetor. Além disso, a proximidade da vagina com o ânus propicia a ascensão de germes do ânus para a vagina. Uma vez iniciada a puberdade, o aumento do número de camadas epiteliais da mucosa vulvar, por ação dos estrogênios, inibe esse processo.

■ ABORDAGEM GINECOLÓGICA DA MENINA NA PUBERDADE

O desenvolvimento dos caracteres sexuais secundários acontece normalmente a partir dos 8 anos de idade nas meninas; situações diferentes desta podem até ser fisiológicas, mas devem sempre ser investigadas, como será abordado no Capítulo 6 – Puberdade precoce. Estão incluídos nesse desenvolvimento: as mamas, os pelos pubianos e axilares, a distribuição de gordura com deposição em quadris e coxas e o estirão de crescimento.

O desenvolvimento puberal segue uma ordem cronológica determinada, que pode apresentar variações ainda assim consideradas normais. Usualmente, o estirão de crescimento é o primeiro evento da puberdade, associado ao início da produção estrogênica. O pico da velocidade de crescimento ocorre cerca de 1 a 2 anos após a telarca, chegando a 10 cm por ano. A telarca, ou desenvolvimento das mamas, costuma ser o evento seguinte antes da pubarca, que é o desenvolvimento dos pelos pubianos e axilares. A adrenarca, ou o início da esteroidogênese adrenal, predominantemente de androgênios, precede a pubarca, iniciando-se bioquimicamente ao redor dos 6 anos de idade. A manifestação clínica da adrenarca, ou seja, a pubarca, acontece 6 a 12 meses após a telarca. A menarca é o evento final do processo puberal.

O desenvolvimento de mamas e pelos ocorre, segundo Marshal e Tanner,[5] de M1 a M5 para mamas e de P1 a P5 para pelos (Anexo 1) (Tab. 2.2).

■ ABORDAGEM GINECOLÓGICA DA ADOLESCENTE

Na faixa etária dos 12 aos 19 anos, principalmente antes da menarca, as intercorrências ginecológicas estão mais relacionadas a infecções vaginais e aos atrasos do desenvolvimento puberal. Uma vez iniciado o desenvolvimento dos caracteres sexuais secundários, a não ocorrência da primeira menstruação, conhecida como amenorreia primária, é causa importante de procura por atendimento ginecológico. Este tema será abordado no Capítulo 11 – Amenorreia primária, devido à sua relevância e particularidades do diagnóstico.

Os primeiros dois anos pós-menarca caracterizam-se por ciclos irregulares, atribuídos à imaturidade do eixo hipotálamo-hipófise-ovariano, o qual ainda não consegue

Tabela 2.2. Estádios de Tanner e Marshal

ESTÁDIO	MAMAS	PELOS
1	Ausência completa de desenvolvimento mamário.	Ausência completa de pelos pubianos.
2	Broto mamário (tecido glandular limitado à área retroareolar da mama.	Pelos mais escuros e grossos, lisos ou encaracolados, em região de fenda vulvar.
3	Tecido glandular que extravasa os limites da aréola, de volumes variáveis. Os contornos mamários, superior e inferior, são arredondados.	Pelos se estendem até o monte púbico, sem assumir ainda o formato triangular de distribuição.
4	Caracterizado pela presença de "degrau" entre o tecido mamário e a aréola, como se esta última estivesse sobreposta à mama.	Pelos assumem distribuição triangular.
5	Mama adulta, já sem o aspecto de sobreposição areolar presente no M4, sendo o contorno superior da mama mais retificado e a aréola mais pigmentada. O volume é variável, e em casos de mamas pequenas pode se confundir com M3, sendo diferenciada desta principalmente pelo formato.	Pelos se estendem em direção às raízes das coxas.

Fonte: Marshal e Tanner.[5]

promover ciclicidade adequada dos pulsos de GnRH para produzir ciclos ovulatórios; por consequência, os sangramentos são irregulares. Eventualmente, pode-se considerar tal irregularidade do ciclo menstrual fisiológica até três anos após a menarca, caso não haja nenhum outro sintoma associado. Entretanto, após esse período e, principalmente, na presença de sinais e sintomas associados, como hipoestrogenismo, hiperandrogenismo ou galactorreia, a busca por causas secundárias de anovulação crônica deverá ser o objetivo da consulta.

As anovulações crônicas serão também discutidas em outros capítulos, entretanto, algumas ferramentas semiológicas importantíssimas para o diagnóstico dessas alterações serão comentadas neste capítulo.

Outras considerações importantes nessa faixa etária, quando geralmente ocorre a primeira relação sexual, é a orientação quanto às DST e aos métodos contraceptivos. Para pacientes com vida sexual ativa, a rotina clínica para detecção de algumas DST deverá ser incorporada.

Anamnese

A anamnese das pacientes adolescentes é semelhante à da consulta ginecológica da mulher adulta. Existem duas situações possíveis: a adolescente expõe claramente sua demanda e esta vai direcionar sua anamnese, ou a mãe leva a menina para "receber orientações" e, neste caso, toda a expectativa refere-se aos métodos contraceptivos e à prevenção de DST. A relação da adolescente com a(o) acompanhante pode interferir diretamente no resultado da consulta; muitas vezes, a exposição de condições íntimas, como o início da atividade sexual, pode ser inviabilizada pela presença de uma terceira pessoa na sala. Entretanto, existem situações em que a presença da mãe ou do acompanhante tranquiliza a paciente. Uma maneira discreta de não criar situações de constrangimento para a adolescente seria a de sugerir que prefere que a consulta seja feita sem a(o) acompanhante, por exemplo: "Se você (dirigindo-se para a adolescente) não fizer questão da sua mãe na sala, eu preferia que ela aguardasse lá fora...". A adolescente, que tem algo mais a revelar, prontamente concorda com a saída da acompanhante, enquanto aquela que ainda não iniciou vida sexual ativa ou que mantém um diálogo mais direto com a mãe optará pela permanência da acompanhante.

Uma vez estabelecido vínculo, além da abordagem direta da queixa principal da consulta, pode-se inquirir a respeito da vida sexual da paciente (número de parceiros, frequência das relações sexuais, uso de preservativo ou de outros métodos contraceptivos e presença de eventuais sintomas de DST – lesões vulvares, presença de conteúdo vaginal anormal, nódulos inguinais ou vulvares, etc.).

Havendo referência ao uso de métodos contraceptivos, deve-se caracterizar bem o método, para prevenir eventual uso inadequado, que pode aumentar o risco de falhas. Nesse momento, também deve-se pesquisar a presença de comorbidades ou condições que possam contraindicar o uso de alguns métodos contraceptivos (ver Capítulo 22 – Contracepção na adolescência). As orientações gerais referentes a ovulação, risco de gravidez, uso adequado de métodos contraceptivos e prevenção de DST podem ser feitas conforme as dúvidas forem aparecendo, não há obrigatoriedade de aguardar o final da consulta.

Exame físico

Principalmente quando se trata da primeira abordagem ginecológica da paciente, deve-se avaliar o desenvolvimento dos caracteres sexuais secundários, seguindo os critérios de Tanner e Marshal (Anexo 1).[5]

O exame de mamas, com inspeção estática e dinâmica, palpação e expressão mamilar é semelhante ao de mulheres adultas. A presença de expressão positiva deve ser bem caracterizada, principalmente em casos de anovulação crônica com saída de secreção leitosa multiductal; nesses casos, não há necessidade de coletar material para citologia, já que a clínica é fortemente sugestiva de galactorreia. Embora as doenças benignas e malignas da mama sejam pouco prevalentes nessa faixa etária, a presença de secreção uniductal e/ou unilateral, com aspecto sanguinolento ou acastanhado, deve ser investigada com coleta de citologia e exame de imagem (ver Capítulo 10 – Alterações mamárias na infância e adolescência).

O exame ginecológico dependerá da presença ou não de atividade sexual. Em adolescentes que ainda não tiveram relação sexual deve-se proceder à inspeção da vulva na busca de lesões externas, saída de conteúdo vaginal anormal, avaliação de permeabilidade do hímen e pesquisa de outras malformações de seio urogenital ou clitoromegalia. A tração na base dos grandes lábios, associada à manobra de Valsalva, geralmente produz a exposição do hímen e permite sua completa avaliação; caso não seja possível, deve-se usar um cotonete como explorador. Eventualmente, pode ser indicada a vaginometria (medida da profundidade vaginal), a qual pode ser realizada com o emprego de um histerômetro. A coleta de citologia simples com *swab* ou escova não é necessária, exceto se houver queixa específica que indique a necessidade de culturas específicas ou em casos em que se pretende avaliar a citologia hormonal da paciente.

Sabe-se que a diferenciação das células das camadas da mucosa vaginal depende do estrogênio (Fig. 2.4), e as camadas mais superficiais estão ausentes em pacientes hipoestrogênicas. Isso pode ocorrer por condições fisiológicas (pré-puberdade e climatério) ou patológicas (estados de hipogonadismos hipo ou hipergonadotróficos). A citologia hormonal, também conhecida como Índice de Frost,[6] deve ser interpretada pela proporção de células das diferentes camadas do epitélio vaginal, considerando que a presença de células da camada profunda corresponde à atrofia ou hipotrofia da mucosa vaginal, e a presença de células da camada superficial indica normoestrogenismo. Vale ressaltar que essa diferenciação celular sofre influência direta da fase do ciclo, pois a progesterona tem papel antagônico ao do estrogênio nessas células, podendo na fase lútea ser encontrado 100% de células intermediárias. De qualquer maneira, não deverá haver em nenhuma situação fisiológica células de camadas profundas no esfregaço.

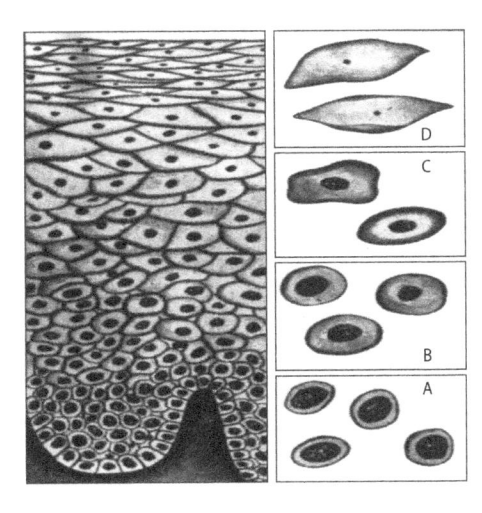

Figura 2.4. Células das camadas da mucosa vaginal:
A = camada basal
B = camada parabasal
C = camada intermediária
D = camada superficial

Havendo histórico de atividade sexual deve-se realizar o exame ginecológico completo, com exame especular para inspeção do colo uterino e coleta de citologia tríplice convencional.[7]

Na presença de quadros de anovulação crônica, alguns marcadores clínicos podem ser identificados no exame físico:

* **Índice de massa corporal (IMC):** para avaliar a presença de sobrepeso e obesidade. Este índice é dado pela divisão do peso em quilos pela altura em metros quadrados e é expresso em kg/m^2.
* **Medida da cintura e relação cintura/quadril:** atualmente, a medida da cintura isoladamente é utilizada como critério clínico no diagnóstico da síndrome metabólica e possui grande valor como preditor de risco cardiovascular, sendo considerada normal para o sexo feminino quando menor que 88 cm.[8] A medida da cintura deverá ser realizada à meia distância entre a última costela e a crista ilíaca ipsilateral, vista do aspecto anterior.[9,10] O quadril deve ser medido no seu maior diâmetro, passando sobre os trocânteres maiores.
A relação cintura/quadril tem sido menos valorizada, mas é significante sob o aspecto clínico na caracterização do padrão de distribuição da gordura corporal, sendo a distribuição ginecoide aquela com maior deposição de gordura nas regiões de glúteos e coxas (relação C/Q < 0,80). Já a distribuição androgênica de gordura (distribuição androide), comum nas anovulações hiperandrogênicas, caracteriza-se pela deposição predominante de gordura abdominal, consequentemente visceral (relação C/Q>0,80) (Fig. 2.5). A distribuição androgênica está relacionada ao risco de doença cardiovascular.
* **Escore semiquantitativo de Ferriman e Gallwey modificado:**[11,12] outra manifestação do hiperandrogenismo é o hirsutismo, que se caracteriza pela presença de pelos em áreas onde normalmente a mulher não os apresenta, como face, tórax, nádegas e coxas. Esse escore é obtido a partir da avaliação de nove regiões e cinco gradações de concentração de pelos, no qual zero corresponde à ausência total de pelos terminais

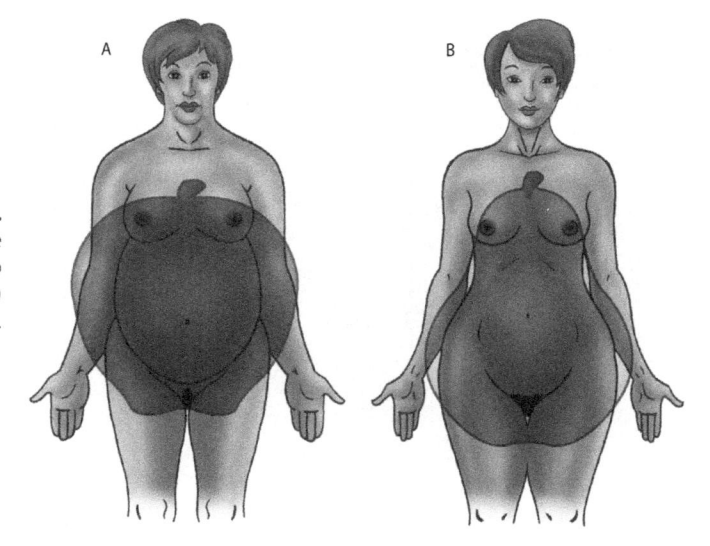

Figura 2.5. Distribuição de gordura tipo ginecoide (A) e androide (B).

e 4 à presença de grande quantidade, conforme esquematizado no Anexo 3. A presença de escore maior ou igual a 8 caracteriza o hirsutismo. Há certa subjetividade nessa avaliação e é imprescindível ressaltar que temos sempre que considerar a característica constitucional da paciente em relação à distribuição de pelos, a qual varia de acordo com a raça e as características familiares específicas, usando como parâmetro o antebraço da paciente (área sem dependência de ação androgênica para a presença de pelos).
- **Envergadura:** é a medida da distância entre as pontas dos dedos médios com os braços abertos a 90° em relação ao corpo (posição de cruz). Normalmente, essa medida não deve ser maior que a altura do indivíduo acrescida de 2 cm. Envergaduras superiores podem indicar hipoestrogenismo, em que a falta deste hormônio postergou a soldadura das epífises ósseas e permitiu maior crescimento dos ossos longos.
- *Acantose nigricans*: são manchas escurecidas em regiões de dobras, como axilas, sulco intermamário, região inguinal e região cervical (Fig. 2.6). Esse sinal é patognomônico da presença de hiperinsulinemia, condição comumente associada a pacientes com anovulação hiperandrogênica e obesidade.

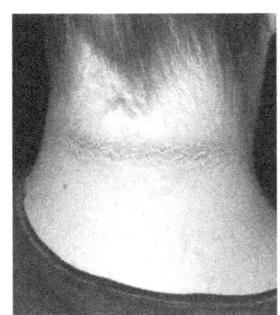

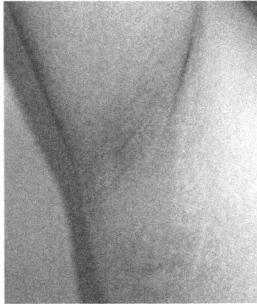

Figura 2.6.
Acantose nigricans na nuca e axila.

- **Acne:** a ação dos androgênios sobre o folículo sebáceo propicia o aparecimento da acne em graus variados. Abaixo está a classificação clínica da acne. A de grau I, menos intensa, é considerada não inflamatória; os demais graus são considerados como acne inflamatória.
  1. **Acne comedoniana ou grau I:** lesões costumam atingir a porção central da face (fronte, nariz e mento), predominam os "cravos" (comedões) abertos (com ponto central enegrecido) ou fechados ("*millium*"), e algumas pápulas e pústulas foliculares podem ser observadas.
  2. **Acne papulopustular ou grau II:** observa-se comedões (abertos e fechados), mas predominam elementos inflamatórios (pápulas e pústulas). A seborreia é constante.
  3. **Acne papulonodular ou grau III:** predomina o componente inflamatório, com pápulas, pústulas e nódulos furuncoloides.

4. **Acne grau IV ou conglobata:** forma grave, em que se associam abscessos, nódulos e cistos, cicatrizes e fístulas. Cicatrizes podem ser atróficas ou queloidianas.
5. **Acne grau V ou *acne fulminans*:** forma muito rara, na qual a acne grau III ou IV é acompanhada de febre, leucocitose e poliartralgia com eritema inflamatório ou necrose. Atinge principalmente face, pescoço e dorso.

■ CONSIDERAÇÕES FINAIS

A avaliação clínica com anamnese e exame físico de crianças e adolescentes, principalmente nos casos de vulvovaginites, amenorreia primária e anovulação crônica, permite direcionar de forma bastante acertada a hipótese diagnóstica dessas pacientes, demandando poucos recursos para exames complementares. A orientação sexual – prevenção de DST e indicação de métodos contraceptivos – deve sempre ser feita, mesmo que o motivo principal da consulta não seja claramente este; muitas vezes essas questões estão veladas por queixas pouco significativas que podem ter sido criadas apenas como pretexto para a consulta.

Os capítulos seguintes abordarão de forma mais específica cada situação clínica aqui comentada, indicando as particularidades diagnósticas, principalmente no que se refere aos exames complementares para os diagnósticos diferenciais.

■ REFERÊNCIAS

1. Magalhães MLC, Andrade HHSM. Exame ginecológico neonatal. In: Magalhães MLC, organizadora. Ginecologia infantojuvenil. Rio de Janeiro: Medsi; 1998. p. 47-51.
2. Holm I. Genitália ambígua no recém-nascido. In: Emans SJH, Laufer MR, Goldstein DP. Ginecologia na infância e adolescência. São Paulo: Roca; 2008. p. 39-64.
3. Emans SJ. Avaliação ambulatorial de crianças e adolescentes. In: Emans SJH, Laufer MR, Goldstein DP. Ginecologia na infância e adolescência. São Paulo: Roca; 2008. p. 1-38.
4. Pokorny SF. Configuration of the prepubertal hymen. Am J Obstet Gynecol. 1987;157(4 Pt 1):950-6.
5. Marshall WA, Tanner JM. Variations in pattern of pubertal changes in girls. Arch Dis Child. 1969; 44(235):291-303.
6. Frost J. Gynecologic and obstetric clinical cytopathology. In: Novak AB, Woodruff JD. Novak's gynecologic and obstetric pathology. 8th ed. Philadelphia: W. B. Saunders; 1979. p. 189-708.
7. U.S. Preventive Services Task Force. Screening for cervical cancer: recommendations and rationale. Am J Nurs. 2003;103(11):101-2, 105-6, 108-9.
8. Grundy SM, Brewer HB Jr, Cleeman JI, Smith SC Jr, Lenfant C; American Heart Association, et al. Definition of metabolic syndrome: report of the National Heart, Lung, and Blood Institute/American Heart Association conference on scientific issues related to definition. Circulation. 2004; 109(3):433-8.
9. Lean ME, Han TS, Morrison CE. Waist circumference as a measure for indicating need for weight management. BMJ. 1995;311(6998):158-61.
10. Physical status: the use and interpretation of anthropometry. Report of a WHO Expert Committee. World Health Organ Tech Rep Ser. 1995; 854:1-452.
11. Ferriman D, Gallwey JD. Clinical assessment of body hair growth in women. J Clin Endocrinol Metab. 1961;21:1440-7.
12. Hatch R, Rosenfield RL, Kim MH, Tredway D. Hirsutism: implications, etiology, and management. Am J Obstet Gynecol. 1981;140(7):815-30.

capítulo 3
Testes endocrinológicos de uso clínico

Rosana Maria dos Reis
Flávia Raquel Rosa Junqueira

Introdução	47
Avaliação do eixo hipotálamo-hipófise-ovariano	47
Avaliação indireta da ovulação	48
Avaliação laboratorial	49
Testes funcionais	49
Testes para investigar a resposta hipofisária	50
Considerações finais	59

■ INTRODUÇÃO

Este protocolo destina-se à avaliação mínima do eixo hipotálamo-hipófise-ovariano e outras glândulas correlatas. É importante ressaltar que a história e o exame físico são fundamentais para direcionar o diagnóstico em qualquer circunstância, assim como os métodos de avaliação anatômica.

■ AVALIAÇÃO DO EIXO HIPOTÁLAMO-HIPÓFISE--OVARIANO

A avaliação do eixo hipotálamo-hipófise-ovariano (HHO) representa um dos principais aspectos da endocrinologia reprodutiva, uma vez que permite tanto o diagnóstico das diversas afecções como o seguimento adequado da terapêutica instituída. Essa avaliação pode basear-se simplesmente na pesquisa de critérios clínicos e análise das dosagens hormonais basais, mas, algumas vezes, necessita das informações derivadas de provas dinâmicas (testes funcionais) para estudo da função endócrina.

AVALIAÇÃO INDIRETA DA OVULAÇÃO

Teste da progesterona

- **Princípio do método:** na vigência de níveis estrogênicos não antagonizados pela progesterona ocorre proliferação endometrial, de forma que, ao administrar-se um progestagênio, ocorrerá sangramento de privação.
- **Método:** utiliza-se acetato de medroxiprogesterona (10 mg/dia), por um período de 5 a 10 dias e aguarda-se a ocorrência de sangramento menstrual, 3 a 10 dias após o término da medicação.
- **Interpretação:** a ocorrência de sangramento por supressão sugere a existência de bom nível estrogênico, ao passo que a falta de sangramento demonstra baixo nível estrogênico.

```
Teste da progesterona:   • sangramento por supressão  =  bom nível estrogênico
          (P4)           • ausência de sangramento     =  baixo nível estrogênico
```

Teste do estrogênio

- **Indicação:** apesar de não ser um teste para avaliar a ovulação, ele é indicado quando o teste da progesterona for negativo, em casos de amenorreia.
- **Princípio do método:** a utilização de estrogênios e progestagênios de forma cíclica é capaz de determinar sangramento de supressão, caso o endométrio seja adequadamente responsivo e não exista obstrução do trato genital.
- **Método:** utilizam-se estrogênios equinos conjugados (1,25 mg/dia), valerato de estradiol (2 mg) ou etinilestradiol (50 µg/dia), durante 21 dias, associando-se o acetato de medroxiprogesterona (10 mg/dia), nos últimos 10 dias do teste. Aguarda-se, a seguir, a ocorrência ou não de sangramento menstrual.
- **Interpretação:** um teste positivo (presença de sangramento) sugere deficiência de estrogênios. A ausência de sangramento após o teste pode diagnosticar um defeito do trato genital ou endométrio não responsivo.

```
Teste do estrogênio:   • Presença de sangramento  =  insuficiência estrogênica
    se teste P4 (-)    • Ausência de sangramento  =  defeito no trato genital
```

Ginecologia da infância e adolescência

■ **AVALIAÇÃO LABORATORIAL**

Dosagens hormonais basais (obtidas até o sétimo dia do ciclo menstrual)

- Hormônio luteinizante (LH) (normal = 5 a 20 mIU/mL por radioimunoensaio [RIE] ou 1,6 a 8,3 mIU/mL por quimioluminescência [ICMA]);
- Hormônio folículo-estimulante (FSH) (normal = 5 a 20 mIU/mL por RIE ou 3,4 a 10,0 mIU/mL por ICMA);
- Prolactina (PRL) (normal = 5 a 25 ng/mL por RIE ou ICMA);
- Testosterona (normal = até 80 ng/dL);
- Deidroepiandrosterona sulfatada (DHEA-S) (normal = até 350 mg/dL);
- Progesterona (normal > 3 ng/mL) colhido na segunda fase do ciclo, no oitavo dia pós-ovulatório;
- Estradiol (normal > 30 pg/mL, em mulheres no menacme na fase folicular precoce).

Testes funcionais

Ver descrição a seguir.

Estudo da pulsatilidade dos hormônios hipofisários

Indicado apenas para fins de pesquisa ou em raras situações clínicas, quando não é possível estabelecer o diagnóstico utilizando os métodos anteriormente apresentados.

■ **TESTES FUNCIONAIS**

Em algumas situações, as dosagens hormonais simples são insuficientes para estabelecer um diagnóstico definitivo, sendo necessária a utilização de testes dinâmicos para avaliar os eixos HHO, tireoidiano ou adrenal. São utilizadas drogas para estimular ou inibir tais eixos, com o objetivo de determinar sua integridade funcional e capacidade de reserva.

Quando se indica a realização de um teste funcional, deve-se levar em consideração alguns aspectos, como idade da paciente, natureza do problema clínico, eixo a ser analisado, fatores econômicos e técnicos, além de dificuldades existentes na interpretação de resultados. Esse último aspecto citado torna necessária, frequentemente, a padronização das respostas em cada serviço, para que se possa atribuir valores de corte a serem utilizados no momento da aplicação clínica das provas funcionais. Algumas vezes, a avaliação em conjunto com o endocrinologista clínico se faz necessária para a adequada interpretação dos resultados e estabelecimento definitivo do diagnóstico. A seguir, apresentamos os testes de maior interesse para o ginecologista e que são utilizados na prática da endocrinologia reprodutiva.

TESTES PARA INVESTIGAR A RESPOSTA HIPOFISÁRIA

Teste do GnRH (LHRH)

* **Indicação:** em casos de hipogonadismo hipogonadotrófico, para determinar a origem da disfunção, se hipotalâmica ou hipofisária. Na suspeita de puberdade precoce, quando os níveis de gonadotrofinas basais são compatíveis com o estado pré-puberal, o teste deve ser realizado para avaliar se existe ativação do eixo HHO. Outra indicação do teste do GnRH é para verificação da supressão hipofisária e efetividade da terapia com agonistas do GnRH, em pacientes sob tratamento crônico com essas drogas.
* **Princípio do teste:** o hormônio liberador de gonadotrofinas (GnRH) estimula a síntese e secreção de LH e FSH.
* **Método:** uma amostra sanguínea basal para dosagens de LH e FSH deve ser coletada, sendo realizada a infusão endovenosa de 100 µg de GnRH, com coleta de nova amostra sanguínea após 30 minutos. Quando for necessária a realização do teste com estímulos repetidos, após coleta da amostra basal, infunde-se 10 µg de GnRH a cada 10 minutos por seis vezes e obtêm-se amostras sanguíneas em 30, 45, 60, 90 e 120 minutos, após o início do teste.
* **Interpretação:** o teste é considerado responsivo quando há aumento predominante dos níveis de LH em relação aos valores basais (Fig. 3.1). O valor de corte varia de acordo com o protocolo de realização do teste de cada serviço e também de acordo com o método dosimétrico utilizado, como mostra a Tabela 3.1.

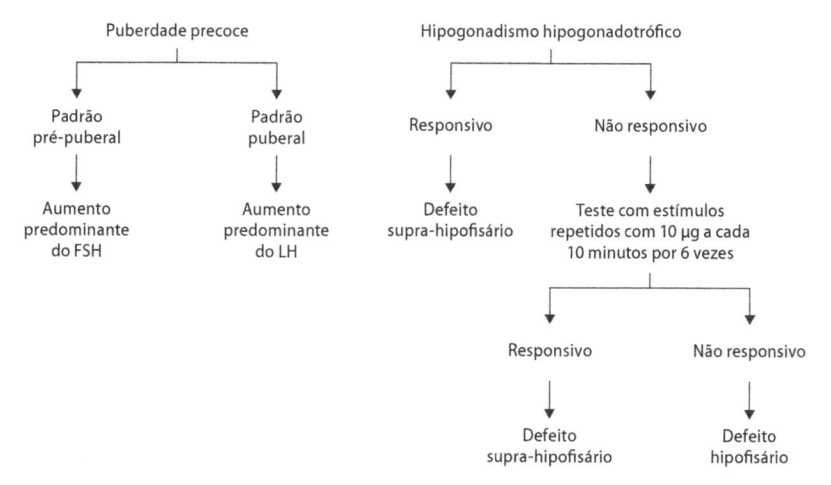

Figura 3.1. Interpretação do teste do hormônio liberador de gonadotrofinas (GnRH). FSH = hormônio folículo-estimulante; LH = hormônio luteinizante.

Ginecologia da infância e adolescência 51

Tabela 3.1. Valores do pico de LH e da relação LH/FSH após estímulo com GnRH no diagnóstico da puberdade precoce

AUTOR	PROTOCOLO	MÉTODO	VALOR DE CORTE
Partsch e colaboradores[1]	Relação LH/FSH após GnRH	RIA	LH/FSH > 1
Oerter e colaboradores[2]	Relação LH/FSH após GnRH	RIA	Pico LH/FSH > 0,66
Neely e colaboradores[3]	Pico de LH após GnRH	ICMA	LH > 5 UI/L
Cavallo e colaboradores[4]	LH 30' após GnRH	RIA	LH > 15 UI/L
Eckert e colaboradores[5]	Pico de LH após GnRH SC	ICMA	LH > 8,0 UI/L
Brito e colaboradores[6]	Pico de LH após GnRH	IFMA	LH > 6,9 UI/L
Wacharasindhu e colaboradores[7]	Teste GnRH	IFMA	LH/FSH 30' > 0,9 Pico LH/FSH > 1
Choi e colaboradores[8]	LH 30' após GnRH	IRMA	LH > 9 UI/L
Resende e colaboradores[9]	Pico de LH após GnRH	ICMA IFMA	LH > 3,3 UI/L LH > 4,2 UI/L
Borges e colaboradores[10]	Pico de LH após GnRH em meninas com telarca precoce	ICMA	LH > 4,5 UI/L 3,5 < LH < 4,5 UI/L incerto

RIA = *radioimmunoassays*; ICMA = *immunochemiluminometric assays*; IRMA = *immunoradiometric assays*; IFMA = *immunofluorometric assays*; SC = subcutâneo; GnRH = hormônio liberador de gonadotrofinas; FSH = hormônio folículo-estimulante; LH = hormônio luteinizante.

Teste do agonista do GnRH

Alternativa ao teste do GnRH para estimulação e secreção de LH e FSH. A administração do agonista do hormônio liberador de gonadotrofinas (aGnRH) leva, inicialmente, a uma hipersecreção de LH e FSH (efeito *flare-up*), a qual, com o uso contínuo, após um período de cerca de 10 dias, é seguida pela dessensibilização hipofisária e supressão do LH e FSH (*down regulation*). O teste do aGnRH baseia-se no efeito *flare-up*; assim, em casos em que há ativação do eixo HHO, espera-se que haja um aumento da secreção das gonadotrofinas após a aplicação desse tipo de medicamento.

- **Método:** coleta de sangue em jejum para a dosagem de FSH e LH basal. Administra-se 500 μg (10 unidades) de acetato de leuprolida (Lupron®) por via subcutânea. Após 3 e 24 horas da aplicação do aGnRH, faz-se nova coleta de sangue para dosagens de FSH e LH com 3 horas e estradiol com 24 horas.
- **Interpretação:** os melhores valores de referência a serem obtidos no teste para diagnóstico de puberdade precoce verdadeira, dosados pelo método de quimioluminescência, no nosso serviço, são: LH de 3 horas, com valor maior que 3,9 mUI/mL, com sensibilidade de 72%, e estradiol de 24 horas, com valor maior que 74,15 pg/mL, com sensibilidade de 41%. Em relação ao teste do aGnRH, também há outros protocolos de realização, além de outros valores de corte descritos, a depender do aGnRH e do ensaio dosimétrico utilizado (Tab. 3.2).

Tabela 3.2. Valores do teste do aGnRH após estímulo no diagnóstico da puberdade precoce

AUTOR	PROTOCOLO	MÉTODO	VALOR DE CORTE
Ibáñez e colaboradores[11]	LH 3h e E2 24h após leuprolida 500 µg SC	IRMA	LH 3h > 8 UI/L E2 24h > 150 pmol/L (40,87 pg/mL)
Brito e colaboradores[12]	LH 2h após leuprolida 3,75 mg IM	IFMA	LH 2h > 10 UI/L
Houk e colaboradores[13]	LH 30' após leuprolida 20 µg/kg SC	ICMA	LH > 9,2 UI/L 4,9 < LH < 9,2 UI/L incerto
Acharya e colaboradores[14]	LH 3h após leuprolida 3,75 mg IM	ICMA	LH 3h > 10,5 UI/L
Poomthavorn e colaboradores[15]	Pico LH 60' após triptorelina 100 µg SC	ICMA	LH 1h > 6 UI/L
Sathasivam e colaboradores[16]	leuprolida 20 µg/kg SC (FSH, LH e E2 basal, FSH e LH 1 e 2h, E2 24h)	ICMA	LH basal ≥ 0,3 UI/L, E2 basal ≥ 10 ng/L pico LH ≥ 5,0 UI/L, E2 24h ≥ 50 pg/mL
Junqueira[17]	LH 3h e E2 24h após leuprolida 500 µg SC	ICMA	LH 3h > 3,9 UI/L / E2 24h > 74,15 pg/mL (E 80%) LH 3h > 6,74 UI/L / E2 24h > 128,5 pg/mL (E 100%)

ICMA = *immunochemiluminometric assays*; IRMA = *immunoradiometric assays*; IFMA = *immunofluorometric assays*; SC = subcutâneo; IM = intramuscular; E2 = estradiol; E = especificidade; FSH = hormônio folículo-estimulante.

Teste do TRH

- **Indicação:** quando se deseja avaliar a capacidade funcional da hipófise na secreção de prolactina e hormônio estimulador da tireoide (TSH). É indicado para investigação diagnóstica dos casos de hipotireoidismo e de hiperprolactinemia, quando há suspeita de prolactinoma e os exames radiológicos são normais.
- **Princípio do teste:** o hormônio liberador de tireotrofina (TRH) estimula as secreções de prolactina e TSH. Sabe-se que pacientes com prolactinoma não liberam PRL após a injeção de TRH, diferentemente da resposta observada em indivíduos normais, nos quais os níveis de PRL costumam aumentar em pelo menos 200% após 30 minutos da administração do TRH.
- **Método:** após repouso de duas horas, obtém-se uma amostra de sangue para dosagem de PRL e TSH (basal). A seguir, administra-se 200 µg de TRH por via endovenosa, coletando-se nova amostra de sangue 30 minutos após o estímulo.
- **Interpretação:**
  - **Resposta da prolactina:** em mulheres normais, costuma-se observar um teste responsivo, com aumento nos níveis basais de PRL de 200%, no mínimo. Pacientes com hiperprolactinemia e incrementos dessa ordem são considerados, portanto, de baixo risco para prolactinomas. Pacientes com hiperprolactinemia e teste não responsivo (aumento menor que 200%) podem ser consideradas como de alto risco para o

desenvolvimento de prolactinoma. Entretanto, existem resultados falso-positivos e falso-negativos, o que limita a utilização do teste na prática clínica.
* **Resposta do TSH:** em indivíduos normais, o nível plasmático de TSH, após 30 minutos de administração do TRH, deve variar de 7 a 20 µg/mL. Respostas acima dessa dosagem são encontradas em pacientes com hipotireoidismo primário. A ausência de resposta indica que a lesão é hipofisária (hipotireoidismo secundário). Nos casos de tireotoxicose também se observa ausência de resposta ao teste. O exame é importante para o diagnóstico de hipotireoidismo primário *borderline*.

Teste do citrato de clomifeno

* **Indicação:** para investigação de puberdade retardada e amenorreias associadas a hipogonadismo hipogonadotrófico.
* **Princípio do teste:** o citrato de clomifeno é um modulador seletivo do receptor estrogênico, cuja ação no hipotálamo é antiestrogênica, bloqueando a retroalimentação negativa dos esteroides gonadais. Esse bloqueio provoca a liberação das gonadotrofinas, principalmente de FSH.
* **Método:** administra-se 3 mg/kg/dia de citrato de clomifeno, dividido em duas doses, por um período de cinco dias, até o máximo de 200 mg/kg/dia. As amostras de sangue para dosagens de LH e FSH deverão ser coletadas na véspera do início do uso do medicamento e um dia após o seu término.
* **Interpretação:** considera-se um teste responsivo, na presença de um valor absoluto maior ou igual a 5 mUI/mL (RIE) ou acréscimo de 50% do valor basal. Na fase pré-puberal, não se observa qualquer resposta, sendo geralmente evidenciados padrões responsivos após o terceiro estágio de Tanner. Em pacientes com atraso puberal, uma resposta positiva confirma que a puberdade está avançando, ao passo que uma resposta negativa é difícil de interpretar, já que não diferencia entre puberdade retardada e deficiência isolada de gonadotrofinas. Uma resposta diminuída ou ausente de LH ao clomifeno associada com resposta normal ao estímulo com GnRH indica uma enfermidade hipotalâmica primária. Por outro lado, respostas anormais aos dois estímulos seriam indicativas de doença primária da hipófise.

Teste para investigar a resposta das glândulas-alvo

Teste do ACTH (cortrosina)

* **Objetivo:** *screening* da função adrenocortical.
* **Indicação:** para investigação de alterações primárias da função adrenal, seja hipofunção, como na doença de Addison, ou hiperfunção, como na hiperplasia adrenal congênita (HAC) de manifestação tardia. Nesse último caso, a indicação do teste pode ser feita com base num quadro clínico de hirsutismo grave ou virilização, ou na presença de níveis plasmáticos basais de 17-hidroxiprogesterona (17-OHP) limítrofes ou discretamente aumentados (entre 200 e 500 ng/dL).
* **Método:** o teste deve ser realizado preferencialmente na fase folicular do ciclo, em mulheres com menstruação regular. Realiza-se uma coleta de sangue para dosagens plasmáticas basais de cortisol e 17-OHP. A seguir, injeta-se por via endovenosa 250 µg

de ACTH sintético (cortrosina) ou 25 UI de hormônio adrenocorticotrófico (ACTH), em *bolus*, e obtém-se uma nova amostra de sangue após 30 a 60 minutos do estímulo, sendo novamente realizadas as dosagens de cortisol e 17-OHP.
* Interpretação:
  * **Produção de glicocorticoides (cortisol):** a resposta é considerada normal se houver aumento maior que 7 µg/dL ou níveis superiores a 20 µg/dL, excluindo-se o diagnóstico de insuficiência adrenal. Precaução: um teste normal não exclui insuficiência adrenocortical secundária (deficiência de ACTH).
  * **Produção de 17-OHP:** níveis pós-estímulo inferiores a 500 ng/dL, praticamente afastam o diagnóstico de hiperplasia adrenal de início tardio. Aumentos superiores a 1.000 ng/dL são fortemente sugestivos do diagnóstico.

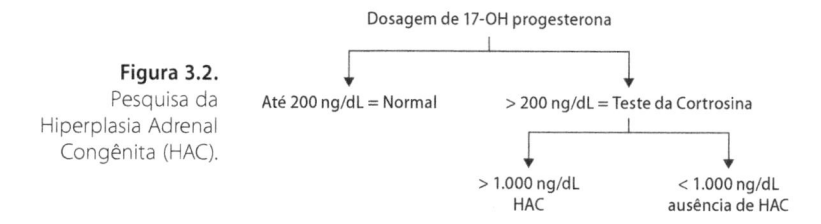

Figura 3.2. Pesquisa da Hiperplasia Adrenal Congênita (HAC).

Dosagem de 17-OH progesterona
- Até 200 ng/dL = Normal
- \> 200 ng/dL = Teste da Cortrosina
  - \> 1.000 ng/dL HAC
  - < 1.000 ng/dL ausência de HAC

Testes para investigar a reserva ovariana

A ampla utilização das técnicas de reprodução assistida no grupo de mulheres com idade superior a 35 anos trouxe a necessidade de estimar a reserva ovariana, numa tentativa de predizer a resposta à estimulação com gonadotrofinas exógenas e os resultados de gravidez. Dentre as várias formas de se avaliar a reserva ovariana podem ser citadas: concentração basal de FSH, dosagem do hormônio antimülleriano, de inibina B, teste do citrato de clomifeno e teste de estimulação com agonistas do GnRH, resumidos na Tabela 3.3.

Tabela 3.3. Testes para investigar a reserva ovariana

TESTE	VALOR DE CORTE INDICATIVO DE BAIXA RESERVA
FSH basal no 3º dia do ciclo	> 10 mIU/mL
Hormônio antimülleriano	> 8,1 pmol/L
Inibina B no 3º dia do ciclo	< 45 pg/mL
Teste do citrato de clomifeno	FSH 3º + 10º dia < 26 µU/mL (IRMA) ou < 15 µU/mL (ICMA)
Teste de estimulação com agonistas do GnRH	Estradiol dobra no 3º dia do ciclo em relação ao valor basal no 2º dia

Concentração basal de FSH

Em mulheres com baixa reserva folicular, a ausência do retrocontrole negativo do estradiol determina a ocorrência de níveis elevados de FSH na fase folicular inicial, sendo esse um marcador bastante sensível da reserva ovariana. Níveis de FSH no 3º dia do ciclo superiores a 10 mIU/mL (quimioluminescência), no nosso serviço,[18] associam-se a piores resultados durante a indução de ovulação, em termos de folículos recrutados e oócitos captados. Segundo Watt e colaboradores,[19] valores acima de 11,1 mLU/mL não estiveram associados à gravidez.

Concentração basal de hormônio antimülleriano (AMH)

Após a ativação do HHO, a expressão do AMH está presente até o folículo alcançar 6 mm de diâmetro, quando ocorre a diferenciação em folículo antral e seu crescimento é controlado pela ação do FSH. A determinação do AMH tem sido utilizada na prática clínica para predizer a reserva ovariana, porque sinaliza o *pool* de folículos inativos e que iniciaram o crescimento, e isso significa o estoque de folículos primordiais.[20] O AMH não sofre interferência dos níveis de LH ou FSH, assim, não apresenta variações durante o ciclo menstrual. Os níveis de AMH diminuem após os 30 anos de idade, fato não observado com a mesma intensidade com o FSH.[21] Esses autores também observaram significativa diferença entre os valores médios de AMH entre as pobres e boas respondedoras (≤ 4 e ≥ 8 oócitos aspirados, respectivamente). Para avaliar o potencial de predizer pobre resposta, eles detectaram 80% de sensibilidade e 85% de especificidade, com valor preditivo positivo e negativo de 67% e 92%, respectivamente, para o ponto de corte de 8.1 pmol/L.

Concentração de inibina B

A inibina B é produzida pelas células da granulosa e sua dosagem pode ser utilizada como um indicador indireto do número de folículos existentes no ovário, na fase folicular inicial. Sua concentração sérica é inversamente correlacionada com a concentraçao de FSH. Concentrações séricas inferiores a 45 pg/mL (no 3º dia do ciclo) são indicativas de baixa reserva ovariana e, portanto, de má resposta à indução de ovulação.

Teste do citrato de clomifeno

- **Indicação:** para pacientes inférteis com idade superior a 35 anos ou que apresentaram má resposta à indução de ovulação, em ciclo prévio de fertilização assistida.
- **Princípio do teste:** quando se administra o clomifeno em mulheres com ovários apropriadamente responsivos ocorre liberação de FSH pela hipófise, com consequente produção de estradiol e inibina pelos folículos em desenvolvimento. Por mecanismos de *feedback* ocorre supressão dos níveis de FSH, após o uso da medicação. De forma contrária, a ausência de supressão do FSH sugere uma reserva ovariana diminuída.

- **Método:** dosa-se a concentração do FSH no 3º dia do ciclo e administra-se citrato de clomifeno (100 mg/dia), do 5º ao 9º dia, realizando uma nova dosagem do FSH após o término da medicação, no 10º dia do ciclo.
- **Interpretação:** é considerado indicativo de uma boa reserva ovariana a soma dos dois valores de FSH (3º e 10º dias) menor ou igual a 26 µU/mL (radioimunoensaio) ou menor ou igual a 15 µU/mL (quimioluminescência).[18]

Teste de estimulação com agonistas do GnRH

- **Indicação:** as mesmas do teste do clomifeno.
- **Princípio do teste:** a administração de uma droga agonista do GnRH causa liberação inicial de gonadotrofinas (*flare-up*) e, consequentemente, aumento da produção de estradiol pelos ovários nas 24 horas seguintes à administração do agonista. O padrão quantitativo de aumento do estradiol é considerado uma medida indireta da reserva ovariana, refletindo o número de folículos recrutáveis presentes na fase folicular inicial.
- **Método:** realiza-se a dosagem basal de estradiol no 2º dia do ciclo, administrando-se, a seguir, o agonista do GnRH (1 mg de acetato de buserelina ou leuprolida, por via subcutânea). Obtém-se nova amostra sanguínea, após 24 horas de administração do agonista.
- **Interpretação:** o teste é sugestivo de boa reserva ovariana quando o nível sérico do estradiol no 3º dia do ciclo (após o agonista) for o dobro do valor basal obtido no 2º dia do ciclo.

Teste de supressão da adrenal com dexametasona

- **Objetivo:** *screening* para detecção da produção autônoma de cortisol ou de ACTH.
- **Indicação:** para pacientes hirsutas, com suspeita diagnóstica de síndrome de Cushing.
- **Princípio do teste:** a dexametasona suprime a secreção do ACTH hipofisário por mecanismo de *feedback* negativo.
- **Método:** administra-se dexametasona (1 mg) por via oral, às 23 horas, e colhe-se uma amostra de sangue para dosagem de cortisol às 8 horas do dia seguinte. Não há necessidade de dosar o cortisol antes da administração da dexametasona. O teste é praticamente isento de efeitos colaterais indesejáveis e pode ser realizado em regime ambulatorial.
- **Interpretação:** se o eixo hipotálamo-hipófise-adrenal é normal, a administração de dexametasona é suficiente para suprimir a secreção hipofisária de ACTH e, consequentemente, de cortisol. Assim, na ocorrência de níveis de cortisol abaixo de 5 µg/dL, na manhã seguinte à administração da dexametasona, está afastada a possibilidade de síndrome de Cushing. Se não houver supressão dos níveis de cortisol (acima de 5 µg/dL), deve-se prosseguir a investigação com o teste da dexametasona completo. Níveis superiores a 10 µg/dL são fortemente sugestivos do diagnóstico de síndrome de Cushing.

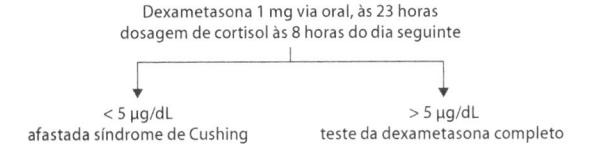

Figura 3.3.
Teste de supressão da adrenal com dexametasona.

```
Dexametasona 1 mg via oral, às 23 horas
dosagem de cortisol às 8 horas do dia seguinte
       │
   ┌───┴───┐
   ▼       ▼
< 5 µg/dL   > 5 µg/dL
afastada síndrome de Cushing   teste da dexametasona completo
```

Observação: O teste da dexametasona completo envolve a utilização da dexametasona em doses mais altas e por tempo mais prolongado. Existem várias formas de realizá-lo, sendo recomendada a avaliação conjunta com endocrinologista clínico. De forma geral, indivíduos normais apresentam queda dos níveis de cortisol a valores inferiores a 5 µg/dL. Os portadores de síndrome de Cushing (que são ACTH dependentes) apresentam supressão adrenal, ao passo que aqueles que apresentam Cushing de origem suprarrenal (tumores) não apresentam supressão.

Testes para avaliação do metabolismo glicídico e resistência insulínica

O conhecimento de que a resistência insulínica está implicada na fisiopatologia da síndrome dos ovários policísticos (SOP) levou à inclusão dessa avaliação na propedêutica das pacientes com SOP.

Teste de tolerância à glicose oral (TTGO)

- **Indicação:** para pacientes com irregularidade menstrual e hirsutismo, com suspeita de anovulação crônica, independentemente do peso, especialmente para portadoras de *Acantose nigricans*.
- **Princípio do teste:** a administração de uma sobrecarga de glicose por via oral ocasiona um estímulo agudo à secreção de insulina pelo pâncreas, visando à manutenção de níveis glicêmicos normais.
- **Método:** recomenda-se que o teste seja realizado no período da manhã, após jejum de pelo menos 10 horas, com as pacientes sentadas ou deitadas. Punciona-se uma veia periférica com cateter tipo *Butterfly* nº 21, mantendo o acesso venoso nos intervalos entre as coletas com solução de heparina 1:10 em soro fisiológico. O teste consiste na administração oral de 75 g de dextrose dissolvida em 200 mL de água, que deve ser ingerida no máximo até 5 minutos após a coleta do sangue basal. Após isso, devem ser colhidas amostras de sangue a intervalos de 30 minutos, durante duas horas, para determinação dos níveis plasmáticos de glicose.
- **Interpretação:**
  - **Níveis de glicose:** glicemia de jejum acima de 126 mg/dL ou acima de 200 mg/dL após duas horas do TTGO indicam o diagnóstico de *diabetes mellitus*. Valores intermediários, ou seja, glicemia de jejum entre 110 e 125 mg/dL ou glicemia após duas horas entre 140 e 200 mg/dL, favorecem o diagnóstico de intolerância à glicose.

Tabela 3.4. Insulina de jejum e índices basais para avaliação de resistência à insulina na população brasileira

ÍNDICE	VALOR DE CORTE
Insulina de jejum[22] (μUI/mL)	> 10,8
QUICKI[22] (1/log I + log G)	< 0,35
HOMA-IR[23] (G [mg/dL] x 0,05551 x I [μUI/mL] / 22,5)	> 2,7

QUICKI = *Quantitative insulin sensitivity check index*; HOMA-IR = *Homeostatic model assessment insulin resistance.*

Níveis de insulina

A – *Clamp* de insulina euglicêmico, descrito por DeFronzo e colaboradores.[24] Método considerado padrão ouro para detectar a resistência à insulina, é utilizado apenas para pesquisas.

B – Índice de Sensibilidade à Insulina (ISI):

- **Baseados no TTGO:** são mais baratos e menos invasivos. Entre os ISI, a área sob a curva de insulina (AUC-I) e o ISI composto de Matsuda e DeFronzo[25] (COMP) tem altos valores preditivos positivos (> 85%) se comparados com o *clamp* de insulina euglicêmico.
- **Testados de acordo com índices basais de glicose e insulina:** são baratos e simples de calcular, embora alguns estudos mostrem baixa correlação com o *clamp* de insulina euglicêmico. Os valores de corte, em nossa população, encontram-se na Tabela 3.4.

Na literatura, há relatos de outros valores para o QUICKI e o HOMA, sendo mais utilizado, para o QUICKI, o valor de corte de < 0,33[26,27] e, para o HOMA, o valor > 3.[27,28]

Teste pan-hipofisário ou megateste

- **Objetivo:** realizar um estudo integral da função hipofisária, ou seja, a análise da capacidade de secreção de LH, FSH, TSH, PRL, hormônio do crescimento (GH) e da função hipotálamo-hipófise-adrenal, num único teste.
- **Princípio do teste:** o emprego simultâneo dos estímulos com GnRH, TRH e hipoglicemia induzido pela insulina não produz interferências significativas em nenhuma das respostas e ainda permite que esses estímulos sejam feitos ao mesmo tempo ou em sequência. O GnRH ativa a síntese e secreção de LH e FSH, o TRH ativa a liberação do TSH e PRL, ao passo que a hipoglicemia induzida pela insulina estimula a secreção de GH, ACTH, corticosteroides, catecolaminas e PRL.
- **Método:** o teste deve ser realizado preferencialmente em pacientes internadas, após jejum prévio de 10 a 12 horas e em repouso nas últimas duas horas que antecedem o teste. As amostras sanguíneas devem ser coletadas nos tempos: -15, zero, +15, +30, +45, +60, +90, +120 minutos, mantendo-se um acesso venoso heparinizado no intervalo entre as coletas. No tempo zero, faz-se a administração das seguintes drogas, por

via endovenosa: GnRH (100 µg), TRH (200 µg) e insulina, esta última numa dosagem que varia de 0,05 a 0,15 U/kg (crianças devem usar dose regular de 0,05 U/kg; em obesas a dose é de 0,15 a 0,20 U/kg). Em cada amostra de sangue obtida são realizadas as dosagens de LH, FSH, PRL, TSH, GH, cortisol e glicemia.
* **Precauções e contraindicações:** o teste deve ser realizado sempre na presença de um médico. Geralmente, ocorrem sintomas decorrentes da hipoglicemia dentro dos primeiros 30 a 45 minutos, que incluem: sudorese, taquicardia e nervosismo. Nos casos de perda de consciência, palpitações severas ou sinais de crise convulsiva, deve-se interromper o teste, administrando 20 a 40 mL de glicose hipertônica (50%). Deve-se também fornecer alimentos após o término do teste.
* **Interpretação:**
    * **Gonadotrofinas:** idem teste do GnRH;
    * **Prolactina:** idem teste do TRH;
    * **GH (resposta normal):** aumento de 5 ng/mL ou alcança níveis > 10 ng/mL. Para interpretar o setor do GH, os níveis de glicose devem diminuir no mínimo 50% ou atingir 40 mg.
    * **Cortisol:** idem teste do ACTH.

■ CONSIDERAÇÕES FINAIS

Os testes endocrinológicos na prática clínica para avaliação do eixo hipotálamo-hipófise ovariano e suas glândulas correlatas são fundamentais para a complementação diagnóstica e relativamente fáceis de serem executados e interpretados. Além disso, favorecem uma conduta clínica mais apurada.

■ REFERÊNCIAS

1. Partsch CJ, Hümmelink R, Lorenzen F, Sippell WG. The significance and characteristics of the LHRH test in diagnosing precocious puberty development in girls: the stimulated LH/FSH quotient differentiates between central precocious puberty and premature thelarche. Monatsschr Kinderheilkd. 1989;137(5):284-8.
2. Oerter KE, Uriarte MM, Rose SR, Barnes KM, Cutler GB Jr. Gonadotropin secretory dynamics during puberty in normal girls and boys. J Clin Endocrinol Metab. 1990;71(5):1251-8.
3. Neely EK, Wilson DM, Lee PA, Stene M, Hintz RL. Spontaneous serum gonadotropin concentrations in the evaluation of precocious puberty. J Pediatr. 1995;127(1):47-52.
4. Cavallo A, Richards GE, Busey S, Michaels SE. A simplified gonadotrophin-releasing hormone test for precocious puberty. Clin Endocrinol (Oxf). 1995;42(6):641-6.
5. Eckert KL, Wilson DM, Bachrach LK, Anhalt H, Habiby RL, Olney RC, et al. A single-sample, subcutaneous gonadotropin-releasing hormone test for central precocious puberty. Pediatrics. 1996;97(4):517-9.
6. Brito VN, Batista MC, Borges MF, Latronico AC, Kohek MB, Thirone AC, et al. Diagnostic value of fluorometric assays in the evaluation of precocious puberty. J Clin Endocrinol Metab. 1999; 84(10):3539-44.
7. Wacharasindhu S, Srivuthana S, Aroonparkmongkol S, Shotelersuk V. A cost-benefit of gnRH stimulation test in diagnosis of central precocious puberty (CPP). J Med Assoc Thai. 2000; 83(9):1105-11.

8. Choi JH, Shin YL, Yoo HW. Predictive factors for organic central precocious puberty and utility of simplified gonadotropin-releasing hormone tests. Pediatr Int. 2007;49(6):806-10.
9. Resende EA, Lara BH, Reis JD, Ferreira BP, Pereira GA, Borges MF. Assessment of basal and gonadotropin-releasing hormone-stimulated gonadotropins by immunochemiluminometric and immunofluorometric assays in normal children. J Clin Endocrinol Metab. 2007; 92(4):1424-9.
10. Borges MF, Pacheco KD, Oliveira AA, Rita CV, Pacheco KD, Resende EA, et al. Premature thelarche: clinical and laboratorial assessment by immunochemiluminescent assay. Arq Bras Endocrinol Metabol. 2008;52(1):93-100.
11. Ibáñez L, Potau N, Zampolli M, Virdis R, Gussinyé M, Carrascosa A, et al. Use of leuprolide acetate response patterns in the early diagnosis of pubertal disorders: comparison with the gonadotropin-releasing hormone test. J Clin Endocrinol Metab. 1994;78(1):30-5.
12. Brito VN, Latronico AC, Arnhold IJ, Mendonca BB. A single luteinizing hormone determination 2 hours after depot leuprolide is useful for therapy monitoring of gonadotropin-dependent precocious puberty in girls. J Clin Endocrinol Metab. 2004;89(9):4338-42.
13. Houk CP, Kunselman AR, Lee PA. The diagnostic value of a brief GnRH analogue stimulation test in girls with central precocious puberty: a single 30-minute post-stimulation LH sample is adequate. J Pediatr Endocrinol Metab. 2008; 21(12):1113-8.
14. Acharya SV, Gopal RA, George J, Bandgar TR, Menon PS, Shah NS. Utility of single luteinizing hormone determination 3 h after depot leuprolide in monitoring therapy of gonadotropin-dependent precocious puberty. Pituitary. 2009;12(4):335-8.
15. Poomthavorn P, Khlairit P, Mahachoklertwattana P. Subcutaneous gonadotropin-releasing hormone agonist (triptorelin) test for diagnosing precocious puberty. Horm Res. 2009;72(5): 114-9.
16. Sathasivam A, Garibaldi L, Shapiro S, Godbold J, Rapaport R. Leuprolide stimulation testing for the evaluation of early female sexual maturation. Clin Endocrinol (Oxf). 2010;73(3):375-81.
17. Junqueira FRR. Teste do agonista do GnRH para diagnóstico da puberdade precoce. Dissertação de mestrado apresentada à Faculdade de Medicina de Ribeirão Preto – USP. Área de concentração: ginecologia e obstetrícia. 2007.

18. Franco RC, Ferriani R, Moura M, Reis R, Ferreira R, Sala Md. Evaluation of ovarian reserve: comparison between basal fsh level and clomiphene test. Rev Bras Ginecol Obstet. 2002;24(5):323-7.
19. Watt AH, Legedza AT, Ginsburg ES, Barbieri RL, Clarke RN, Hornstein MD. The prognostic value of age and follicle-stimulating hormone levels in women over forty years of age undergoing in vitro fertilization. J Assist Reprod Genet. 2000;17(5):264-8.
20. de Carvalho BR, Rosa e Silva AC, Rosa e Silva JC, dos Reis RM, Ferriani RA, Silva de Sa MF. Ovarian reserve evaluation: state of the art. J Assist Reprod Genet. 2008;25(7):311-22.
21. Tremellen KP, Kolo M, Gilmore A, Lekamge DN. Anti-mullerian hormone as a marker of ovarian reserve. Aust N Z J Obstet Gynaecol. 2005; 45(1):20-4.
22. Paula Martins W, Santana LF, Nastri CO, Ferriani FA, de Sa MF, Dos Reis RM. Agreement among insulin sensitivity indexes on the diagnosis of insulin resistance in polycystic ovary syndrome and ovulatory women. Eur J Obstet Gynecol Reprod Biol. 2007;133(2):203-7.
23. Geloneze B, Vasques AC, Stabe CF, Pareja JC, Rosado LE, Queiroz EC, et al. HOMA1-IR and HOMA2-IR indexes in identifying insulin resistance and metabolic syndrome: Brazilian Metabolic Syndrome Study (BRAMS). Arq Bras Endocrinol Metabol. 2009;53(2):281-7.
24. DeFronzo RA, Tobin JD, Andres R. Glucose clamp technique: a method for quantifying insulin secretion and resistance. Am J Physiol. 1979; 237(3):E214-23.
25. Matsuda M, DeFronzo RA. Insulin sensitivity indices obtained from oral glucose tolerance testing: comparison with the euglycemic insulin clamp. Diabetes Care. 1999;22(9):1462-70.
26. Katz A, Nambi SS, Mather K, Baron AD, Follmann DA, Sullivan G, et al. Quantitative insulin sensitivity check index: a simple, accurate method for assessing insulin sensitivity in humans. J Clin Endocrinol Metab. 2000;85(7):2402-10.
27. Carmina E, Lobo RA. Use of fasting blood to assess the prevalence of insulin resistance in women with polycystic ovary syndrome. Fertil Steril. 2004;82(3):661-5.
28. Bonora E, Targher G, Alberiche M, Bonadonna RC, Saggiani F, Zenere MB, et al. Homeostasis model assessment closely mirrors the glucose clamp technique in the assessment of insulin sensitivity: studies in subjects with various degrees of glucose tolerance and insulin sensitivity. Diabetes Care. 2000;23(1):57-63.

capítulo 4
Ultrassonografia em ginecologia infantopuberal

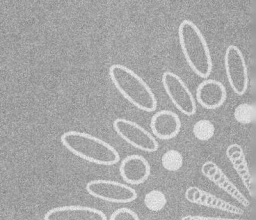

Wellington de Paula Martins

Introdução	61
Útero e ovários	62
Avaliação ecográfica da influência hormonal em meninas	64
Adrenarca prematura isolada e telarca prematura isolada	64
Avaliação ecográfica de sangramento vaginal em crianças pré-púberes	64
Corpo estranho na vagina	64
Rabdomiossarcoma vaginal	65
Puberdade precoce	65
Amenorreia primária em adolescentes	66
Síndrome de Turner	66
Genitália ambígua	66
Malformações uterovaginais (anomalias müllerianas)	66
Malformações obstrutivas	67
Malformações não obstrutivas	68
Massas ovarianas	68
Torção de ovário normal	68
Cistos ovarianos hemorrágicos	69
Doença inflamatória pélvica	69
Gravidez ectópica	70
Considerações finais	70

■ INTRODUÇÃO

Para investigar alterações em crianças e adolescentes é fundamental conhecer as mudanças que ocorrem na pelve feminina durante a puberdade. O correto diagnóstico pode ser muito facilitado pelos métodos de imagem, sendo a ultrassonografia a modalidade de escolha.[1] O útero pré-púbere é fino, com o corpo uterino de tamanho similar ao colo. Devido à estimulação hormonal que ocorre na puberdade, o útero cresce e o fundo torna-se proeminente. Os ovários podem ser identificados com a ultrassonografia em todas as idades, porém seu volume aumenta, geralmente, após os 6 anos de idade. Pequenos folículos podem ser vistos normalmente durante toda a infância.

O exame ultrassonográfico nessas pacientes é rotineiramente realizado através da via abdominal, usando o líquido da bexiga como janela ultrassônica. O líquido ajuda a deslocar o intestino com gases (que impede a passagem adequada do ultrassom) para fora da pelve. O estudo com Doppler colorido permite a identificação rápida dos vasos e de estruturas vasculares anormais. Em adolescentes sexualmente ativas, o exame pode ser complementado com o exame vaginal.

As principais indicações para ultrassonografia pélvica em crianças e adolescentes são: puberdade precoce ou atrasada, dor ou massas pélvicas, genitália ambígua e sangramento vaginal na criança pré-púbere.

■ ÚTERO E OVÁRIOS

Em recém-nascidas, o útero está aumentado devido à influência de hormônios maternos e placentários.[2,3] O colo uterino é maior do que o corpo (relação do corpo/colo menor que 1/2), o comprimento é de aproximadamente 3,5 cm, e a espessura máxima é de aproximadamente 1,4 cm. O endométrio geralmente é visível e ecogênico (Fig. 4.1). Um pouco de líquido pode estar presente na cavidade endometrial em aproximadamente 25% dos úteros neonatais. Em neonatos, o volume ovariano é discretamente maior que na infância, com uma média de 1 cm³ no primeiro ano de vida

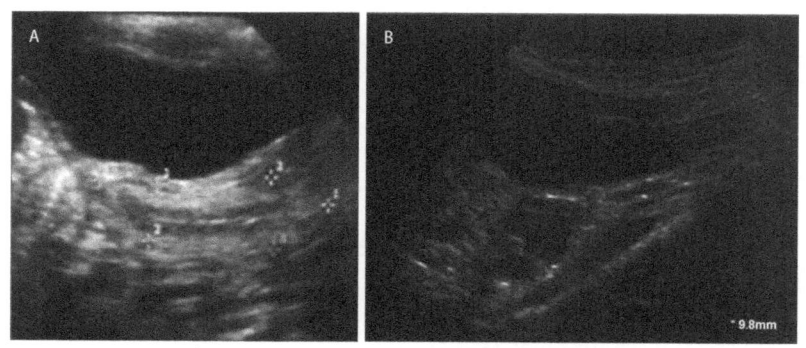

Figura 4.1. (A) Útero neonatal normal, linha ecogênica de fácil identificação. (B) Ovário neonatal normal, presença de folículos com menos de 1 cm são normais.

em relação a 0,67 cm³ no segundo ano de vida.[4] A presença de folículos ovarianos (menor que 1 cm) é rotineiramente detectada em 84% dos casos do nascimento até os 2 anos de idade e em 68% das crianças entre 2 e 6 anos de idade.[5]

Antes da puberdade, entre 2 e 6 anos de idade, o tamanho e morfologia de útero e ovários são relativamente estáveis: o volume de cada ovário é menor que 2 cm³, com folículos menores que 9 mm, o comprimento do útero é menor que 4 cm, e a relação entre comprimento do corpo/colo menor que 0,5. A largura e espessura do corpo e colo uterinos são geralmente menores que 1 cm. O útero pré-puberal apresenta uma configuração tubular (espessura do colo igual ao do corpo), sendo que algumas vezes a espessura do colo pode ser superior à do corpo (forma de pá).[6,7] O endométrio normalmente não é demonstrável, entretanto, em alguns casos, pode ser visto com uso de sondas de alta frequência.

Do ponto de vista prático, podemos adotar as seguintes medidas como limites superiores de normalidade para meninas pré-púberes: comprimento uterino menor que 4,5 cm, espessura uterina menor que 1 cm (a medida isolada com melhor valor preditivo para puberdade precoce) e volume ovariano menor que 4 cm³.[8] Atenção deve ser dada à bexiga, pois quando muito cheia pode alongar o útero por compressão.

A partir do início da puberdade (em torno dos 6 a 9 anos), há aumento progressivo do tamanho do útero e dos ovários. O corpo uterino passa a ser mais largo e espesso que o corpo, resultando no formato piriforme encontrado em mulheres adultas, sendo que a razão corpo/colo aumenta, saindo de 0,5 para valores entre 2/1 e 3/1.[8] O útero geralmente apresenta comprimento entre 5 e 8 cm, largura em torno de 3,5 cm e espessura entre 1,5 e 3 cm.

O endométrio pode ser identificado com facilidade e sua espessura e aparência ecográfica variam de acordo com a fase do ciclo menstrual. Em resposta ao estímulo das gonadotrofinas, os ovários adquirem formato mais ovoide e volumes acima de 4 cm³.

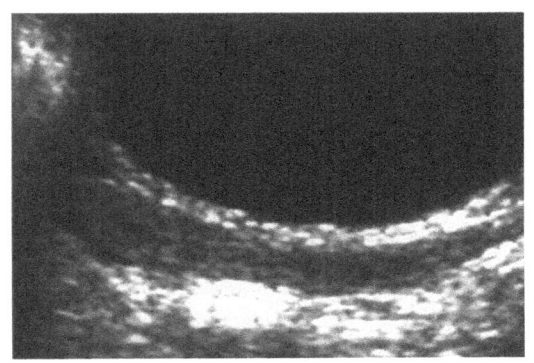

Figura 4.2. Útero pré-púbere normal, geralmente alongado e com espessura do corpo similar à espessura do colo.

O estudo Doppler das artérias uterinas pode ser utilizado como ferramenta complementar no seguimento da puberdade.[9] Essas artérias podem ser avaliadas no corte transverso do útero, próximo ao fundo. Em meninas pré-púberes, o fluxo sistólico manifesta-se como uma onda de espectro estreito; não há sinal Doppler durante o período diastólico e o alto índice de pulsatilidade (IP) tem média de 6,27, variando de 3,5 a 8. No início da puberdade, normalmente, há sinal Doppler não contínuo durante a diástole e redução no IP: média de 3,7, variando de 2,5 a 5. Já no final da puberdade, o espectro Doppler é de uma onda sistólica mais larga, com sinal Doppler contínuo durante a diástole e IP menor que 3: média de 2,06, variando de 1,1 a 2,96.

■ AVALIAÇÃO ECOGRÁFICA DA INFLUÊNCIA HORMONAL EM MENINAS

Estimulação estrogênica

Os achados ecográficos que sugerem estimulação estrogênica são: espessura e volume do útero; espessamento do corpo uterino (corpo mais espesso que o colo ou relação corpo/colo menor que 1); e identificação do endométrio. A aparência do ovário é menos útil, devido a certa sobreposição de medidas ao decorrer da infância entre meninas pré-púberes e púberes e ao fato de a presença de folículos menores que 1 cm ser normal em todas as idades.[6,10]

■ ADRENARCA PREMATURA ISOLADA E TELARCA PREMATURA ISOLADA

Essas crianças apresentam características ecográficas da pelve (relação corpo/colo, comprimento e espessura uterinas e volume ovariano) com valores semelhantes às de crianças pré-púberes da mesma idade.[10,11]

■ AVALIAÇÃO ECOGRÁFICA DE SANGRAMENTO VAGINAL EM CRIANÇAS PRÉ-PÚBERES

O sangramento vaginal em crianças pré-púberes pode ocorrer devido a corpo estranho na vagina, puberdade precoce ou rabdomiossarcoma vaginal. Hemangiomas e outras malformações vasculares também podem causar sangramento vaginal nessas crianças.

■ CORPO ESTRANHO NA VAGINA

Corpo estranho na vagina pode ser visto em 18% das crianças com sangramento e corrimento vaginal e em 50% das crianças com sangramento vaginal sem corrimento.[8] Um corpo estranho pode ser identificado ao se avaliar a vagina como imagem ecogênica (Fig. 4.3), sendo comum a presença de sombra acústica posterior.[12]

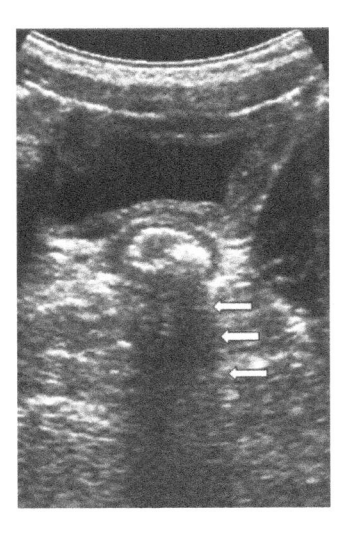

Figura 4.3.
Aparência ecográfica de corpo estranho na vagina: imagem hiperecogênica com notável sombra acústica posterior.

■ RABDOMIOSSARCOMA VAGINAL

Rabdomiossarcomas vaginais são encontrados quase exclusivamente em crianças muito novas. A aparência ecográfica desses tumores é de grandes nódulos sólidos, heterogêneos ou hipoecoicos, posteriores à bexiga. A sobrevida, em cinco anos, de rabdomiossarcomas do trato genital, nos casos sem metástase, é de aproximadamente 90%.[13-15]

■ PUBERDADE PRECOCE

O incremento uterino e ovariano na puberdade precoce pode ser demonstrado pela ultrassonografia, previamente às mudanças nos padrões secretórios de hormônio luteinizante (LH) e hormônio folículo-estimulante (FSH), quando comparados com o teste de hormônio liberador de gonadotrofinas (GnRH).[11] Quando realizado durante o tratamento com agonistas de GnRH, o seguimento ecográfico pode demonstrar redução do volume uterino e ovariano até os valores de crianças pré-púberes da mesma idade.[16,17]

Cistos foliculares com produção autônoma de estradiol são a causa mais frequente de puberdade precoce periférica, sendo que essas crianças apresentam níveis séricos de estradiol sérico elevado e baixos níveis de FSH e LH. Os achados ecográficos mais comuns são a observação de útero com características de estímulo estrogênico e cisto ovariano folicular unilateral,[18,19] que pode apresentar, em seu interior, cistos foliculares de menor diâmetro, nomeados de *daughter cyst*.[20] A regressão espontânea dos sintomas e o desaparecimento do cisto ovariano podem ser vistos na ecografia. Os cistos ovarianos foliculares com produção autonômica de estrogênio são muito mais comuns que tumores ovarianos produtores de estrogênio, como tumores de células da granulosa ou gonadoblastomas.

■ AMENORREIA PRIMÁRIA EM ADOLESCENTES

A presença ou ausência de caracteres sexuais secundários no exame clínico e a identificação do útero no exame ecográfico são os passos iniciais para iniciar uma investigação.

■ SÍNDROME DE TURNER

Meninas com cariótipo 45,X0 (aproximadamente 70% dos casos) vão apresentar útero pré-púbere e ovários que não podem ser identificados na ultrassonografia, ou ovários em fita.[21,22] Em casos raros, especialmente naqueles em que o cariótipo é do tipo mosaico, os ovários podem ter aparência ecográfica normal.[23] Puberdade espontânea pode ocorrer em até 20% dos casos.[24]

■ GENITÁLIA AMBÍGUA

Ao nascimento, criptorquidia, fusão labial, clitoromegalia, epispádias e hipospádias são sinais de estado intersexo ou genitália ambígua. A ultrassonografia pode ser utilizada para determinar a presença do útero, o tipo de gônada e a avaliação das adrenais. Cariótipo, dosagem hormonal e ecografia são essenciais para estabelecer uma conduta adequada rapidamente.

Um pseudo-hermafroditismo feminino é geralmente diagnosticado na vida neonatal em um feto cromossomicamente normal com uma genitália externa masculinizada. A causa mais comum é a hiperplasia adrenal congênita. Nesse caso, a ultrassonografia pode demonstrar glândulas adrenais aumentadas, com aspecto ceribriforme em neonatos e mesmo em fetos.[25,26]

■ MALFORMAÇÕES UTEROVAGINAIS (ANOMALIAS MÜLLERIANAS)

A agenesia mülleriana (síndrome de Mayer-Rokitansky-Kuster-Hauser) caracteriza-se, ecograficamente, por atresia vaginal associada à ausência do útero ou a útero rudimentar e ovários normais. Malformações renais (agenesia, ectopia) ocorrem em até 50% dos casos; malformações ósseas em até 12% dos casos. Em cerca de 6 a 10% dessas pacientes, o endométrio funcional pode estar presente no útero rudimentar, o que pode levar a hematométrio.

■ MALFORMAÇÕES OBSTRUTIVAS

A maior parte dos casos de hidrometrocolpo congênito está associada à malformação do seio urogenital. Obstruções uterovaginais podem ser identificadas ainda durante a vida fetal, no terceiro trimestre, como massa abdominopélvica. Há frequentemente obstrução renal associada. Adolescentes com anomalias obstrutivas normalmente apresentam amenorreia primária e dor abdominal cíclica. A ultrassonografia nesses casos é útil para diferenciar os casos de hematometrocolpo devido a hímen imperfurado ou septo vaginal transverso de hematométrio devido à agenesia cervical.[27] A diferenciação desses casos é muito importante para explicar o prognóstico, uma vez que o hematometrocolpo resolve-se após a desobstrução, enquanto o hematométrio devido à agenesia cervical geralmente é tratado com histerectomia.

Aproximadamente 45% dos septos vaginais ocorrem no terço superior da vagina, 40% no terço médio e apenas 15% no terço inferior.[28] A presença de hemivagina obstruída com duplicação uterina – síndrome de Herlyn-Werner-Wunderlich (Fig. 4.4) – é quase sempre associada à agenesia renal ipsilateral.[29] Ao exame clínico, dor abdominal cíclica devida à obstrução está presente concomitantemente com ciclos menstruais regulares, o que normalmente pode retardar o diagnóstico correto. A obstrução vaginal completa deve ser tratada com urgência, devido ao risco de endometriose e comprometimento da capacidade reprodutiva.

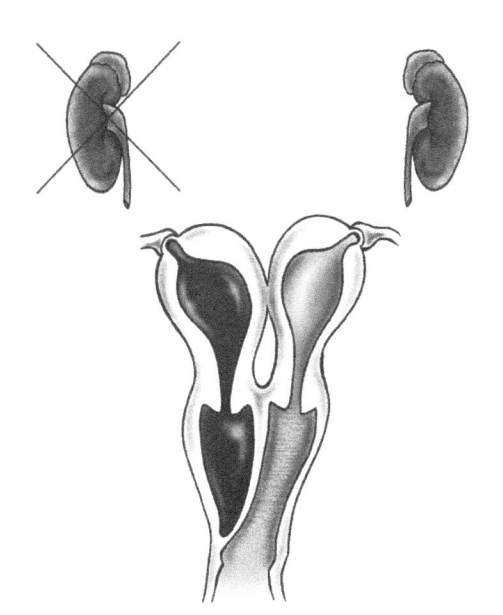

Figura 4.4.
Síndrome de Herlyn-Werner-Wunderlich: presença de hemivagina obstruída com duplicação uterina. Aparência ecográfica de hidrocolpo e duplicação uterina. Essa condição está quase sempre associada com agenesia renal ipsilateral.

■ MALFORMAÇÕES NÃO OBSTRUTIVAS

As principais malformações não obstrutivas resultam de falhas na fusão ou reabsorção dos ductos paramesonéfricos, resultando em úteros septados, bicornos, didelfos e unicornos. A ultrassonografia bidimensional pode suspeitar do tipo de defeito, que pode ser mais bem avaliado com a ultrassonografia tridimensional.[30]

■ MASSAS OVARIANAS

As massas ovarianas em crianças ocorrem principalmente devido a cistos funcionais (foliculares – 60%) e neoplasias (40%). Em dois terços dos casos, as neoplasias são benignas, frequentemente teratomas, enquanto um terço é maligno. A análise histológica dos tumores ovarianos malignos revela prevalência de 60 a 75% de tumores de células germinativas, tumores epiteliais em 10 a 20% dos casos e tumores estromais em aproximadamente 10%.[31,32] Em crianças e adolescentes, os teratomas ovarianos podem levar a torção em torno de 30% dos casos e são bilaterais em 10%. A ultrassonografia mostra nódulos da parede em 55% dos casos e focos ecogênicos com sombra posterior em 44% dos casos. Alguns achados ecográficos, como ascite, implantes peritoneais, linfadenopatia ou metástases hepáticas, podem sugerir malignidade. As características ecográficas da lesão não sugerem malignidade, o que dificulta o diagnóstico.

■ TORÇÃO DE OVÁRIO NORMAL

A torção de ovário normal ocorre principalmente devido à mobilidade excessiva do ovário na pelve infantil. O ovário torcido apresenta múltiplos folículos aumentados em sua periferia (Fig. 4.5).[33] O estudo Doppler colorido não é ferramenta confiável para a avaliação da torção ovariana. Fluxo arterial periférico e/ou central pode ser

Figura 4.5.
Aparência ecográfica de torção de ovários normais. Folículos aumentados podem ser vistos na periferia do ovário.

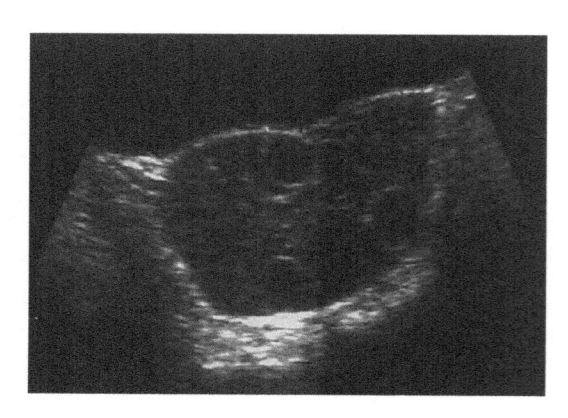

demonstrado pelo estudo Doppler em torções ovarianas com comprovação cirúrgica, o que pode ser explicado pela duplicidade da vascularização ovariana. Devido ao atraso diagnóstico, já que dor pélvica em crianças raramente é investigada de maneira rápida, uma quantidade muito pequena dos ovários torcidos pode ser salva durante a cirurgia.

■ CISTOS OVARIANOS HEMORRÁGICOS

Dor pélvica aguda no meio do ciclo clinicamente sugere hemorragia decorrente da ovulação, que ocorre durante a formação do corpo lúteo. A ultrassonografia mostra uma massa ovariana complexa com reforço acústico posterior, decorrente da natureza líquida do conteúdo, sendo frequentemente associada à presença de líquido livre em fundo de saco vaginal. Entretanto, a aparência ecográfica desses cistos pode variar bastante (Fig. 4.6). Durante o seguimento ecográfico, tais cistos tornam-se anecoicos na maior parte dos casos.[34]

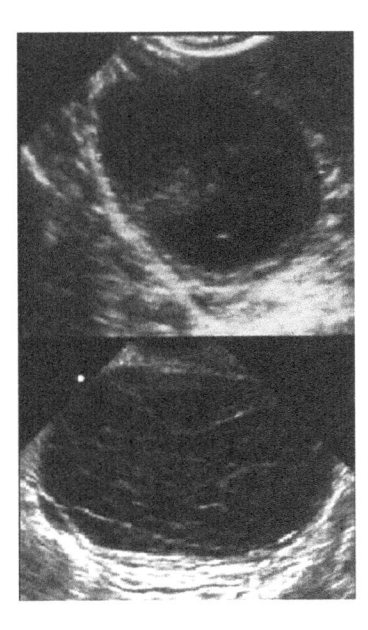

Figura 4.6.
Aparência sonográfica de corpo lúteo hemorrágico. O único padrão é o reforço acústico posterior.

■ DOENÇA INFLAMATÓRIA PÉLVICA

A doença inflamatória pélvica (abscesso tubo-ovariano) é encontrada em adolescentes sexualmente ativas e pode ser reconhecida devido aos achados clínicos (dor pélvica, febre, dor na mobilização cervical, rigidez anexial). A ultrassonografia é útil para detectar complicações, como abscessos tubo-ovarianos, hidrossalpinges e piossalpinges.

Figura 4.7.
Aparência sonográfica de hidrossalpinges. A presença de septos parciais é um achado bastante comum.

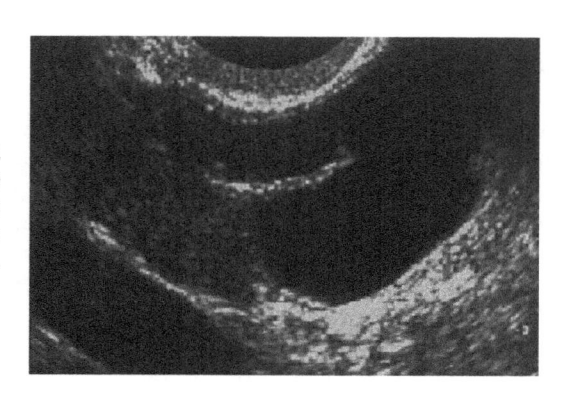

■ GRAVIDEZ ECTÓPICA

A incidência de gravidez ectópica é muita baixa entre adolescentes, porém, nessa faixa etária, a taxa de mortalidade é alta.[8] Assim como em adultos, o diagnóstico deve ser feito com base na presença de qualquer massa ovariana não cística e associado a um teste de gravidez positivo.

■ CONSIDERAÇÕES FINAIS

A ultrassonografia ginecológica em crianças e adolescentes pode ajudar no diagnóstico quando há suspeita de puberdade precoce, sangramentos genitais, amenorreia, genitália ambígua ou dor pélvica. Contudo, esse tipo de exame não é fácil e, portanto, o adequado é que seja realizado por um profissional experiente e com a ajuda de bons e modernos aparelhos.

■ REFERÊNCIAS

1. Ziereisen F, Guissard G, Damry N, Avni EF. Sonographic imaging of the paediatric female pelvis. Eur Radiol. 2005;15(7):1296-309.
2. Nussbaum AR, Sanders RC, Jones MD. Neonatal uterine morphology as seen on real-time US. Radiology. 1986;160(3):641-3.
3. Hata K, Nishigaki A, Makihara K, Takamiya O, Hata T, Kitao M. Ultrasonic evaluation of the normal uterus in the neonate. J Perinat Med. 1989; 17(4):313-7.
4. Cohen HL, Shapiro MA, Mandel FS, Shapiro ML. Normal ovaries in neonates and infants: a sono-

graphic study of 77 patients 1 day to 24 months old. AJR Am J Roentgenol. 1993;160(3):583-6.
5. Cohen HL, Eisenberg P, Mandel F, Haller JO. Ovarian cysts are common in premenarchal girls: a sonographic study of 101 children 2-12 years old. AJR Am J Roentgenol. 1992;159(1):89-91.
6. Holm K, Laursen EM, Brocks V, Muller J. Pubertal maturation of the internal genitalia: an ultrasound evaluation of 166 healthy girls. Ultrasound Obstet Gynecol. 1995;6(3):175-81.
7. Orbak Z, Sagsoz N, Alp H, Tan H, Yildirim H, Kaya D. Pelvic ultrasound measurements in normal girls: relation to puberty and sex hormone concentration. J Pediatr Endocrinol Metab. 1998; 11(4):525-30.
8. Garel L, Dubois J, Grignon A, Filiatrault D, Van Vliet G. US of the pediatric female pelvis: a clinical perspective. Radiographics. 2001; 21(6):1393-407.
9. Ziereisen F, Heinrichs C, Dufour D, Saerens M, Avni EF. The role of Doppler evaluation of the uterine artery in girls around puberty. Pediatr Radiol. 2001;31(10):712-9.
10. Buzi F, Pilotta A, Dordoni D, Lombardi A, Zaglio S, Adlard P. Pelvic ultrasonography in normal girls and in girls with pubertal precocity. Acta Paediatr. 1998;87(11):1138-45.
11. Haber HP, Wollmann HA, Ranke MB. Pelvic ultrasonography: early differentiation between isolated premature thelarche and central precocious puberty. Eur J Pediatr. 1995;154(3):182-6.
12. Caspi B, Zalel Y, Katz Z, Appelman Z, Insler V. The role of sonography in the detection of vaginal foreign bodies in young girls: the bladder indentation sign. Pediatr Radiol. 1995;25 Suppl. 1:S60-1.
13. Martelli H, Oberlin O, Rey A, Godzinski J, Spicer RD, Bouvet N, et al. Conservative treatment for girls with nonmetastatic rhabdomyosarcoma of the genital tract: a report from the Study Committee of the International Society of Pediatric Oncology. J Clin Oncol. 1999;17(7):2117-22.
14. Andrassy RJ, Wiener ES, Raney RB, Hays DM, Arndt CA, Lobe TE, et al. Progress in the surgical management of vaginal rhabdomyosarcoma: a 25-year review from the Intergroup Rhabdomyosarcoma Study Group. J Pediatr Surg. 1999; 34(5):731-4; discussion 4-5.
15. Castellino SM, McLean TW. Pediatric genitourinary tumors. Curr Opin Oncol. 2007;19(3):248-53.
16. Ambrosino MM, Hernanz-Schulman M, Genieser NB, Sklar CA, Fefferman NR, David R. Monitoring of girls undergoing medical therapy for isosexual precocious puberty. J Ultrasound Med. 1994; 13(7):501-8.
17. Jensen AM, Brocks V, Holm K, Laursen EM, Muller J. Central precocious puberty in girls: internal genitalia before, during, and after treatment with long-acting gonadotropin-releasing hormone analogues. J Pediatr. 1998;132(1):105-8.
18. Rodriguez-Macias KA, Thibaud E, Houang M, Duflos C, Beldjord C, Rappaport R. Follow up of precocious pseudopuberty associated with isolated ovarian follicular cysts. Arch Dis Child. 1999;81(1):53-6.
19. Fakhry J, Khoury A, Kotval PS, Noto RA. Sonography of autonomous follicular ovarian cysts in precocious pseudopuberty. J Ultrasound Med. 1988;7(11):597-603.
20. Lee HJ, Woo SK, Kim JS, Suh SJ. "Daughter cyst" sign: a sonographic finding of ovarian cyst in neonates, infants, and young children. AJR Am J Roentgenol. 2000;174(4):1013-5.
21. Morgan T. Turner syndrome: diagnosis and management. Am Fam Physician. 2007; 76(3):405-10.
22. Haber HP, Ranke MB. Pelvic ultrasonography in Turner syndrome: standards for uterine and ovarian volume. J Ultrasound Med. 1999; 18(4):271-6.
23. Mazzanti L, Nizzoli G, Tassinari D, Bergamaschi R, Magnani C, Chiumello G, et al. Spontaneous growth and pubertal development in Turner's syndrome with different karyotypes. Acta Paediatr. 1994;83(3):299-304.
24. Massa G, Heinrichs C, Verlinde S, Thomas M, Bourguignon JP, Craen M, et al. Late or delayed induced or spontaneous puberty in girls with Turner syndrome treated with growth hormone does not affect final height. J Clin Endocrinol Metab. 2003;88(9):4168-74.
25. van der Kamp HJ, Wit JM. Neonatal screening for congenital adrenal hyperplasia. Eur J Endocrinol. 2004;151 Suppl. 3:U71-5.
26. Nimkarn S, New MI. Prenatal diagnosis and treatment of congenital adrenal hyperplasia. Horm Res. 2007;67(2):53-60.
27. Blask AR, Sanders RC, Rock JA. Obstructed uterovaginal anomalies: demonstration with sonography. Part II. Teenagers. Radiology. 1991; 179(1):84-8.
28. Rackow BW, Arici A. Reproductive performance of women with mullerian anomalies. Curr Opin Obstet Gynecol. 2007;19(3):229-37.
29. Orazi C, Lucchetti MC, Schingo PM, Marchetti P, Ferro F. Herlyn-Werner-Wunderlich syndrome: uterus didelphys, blind hemivagina and ipsilateral renal agenesis. Sonographic and MR findings in 11 cases. Pediatr Radiol. 2007;37(7):657-65.
30. La Torre R, Prosperi Porta R, Franco C, Sansone M, Mazzocco M, Pergolini I, et al. Three-dimensional sonography and hysterosalpingosonography in the diagnosis of uterine anomalies. Clin Exp Obstet Gynecol. 2003;30(4):190-2.
31. Schultz KA, Ness KK, Nagarajan R, Steiner ME. Adnexal masses in infancy and childhood. Clin Obstet Gynecol. 2006;49(3):464-79.
32. Gribbon M, Ein SH, Mancer K. Pediatric malignant ovarian tumors: a 43-year review. J Pediatr Surg. 1992;27(4):480-4.
33. Breech LL, Hillard PJ. Adnexal torsion in pediatric and adolescent girls. Curr Opin Obstet Gynecol. 2005;17(5):483-9.
34. Swire MN, Castro-Aragon I, Levine D. Various sonographic appearances of the hemorrhagic corpus luteum cyst. Ultrasound Q. 2004;20(2):45-58.

capítulo 5
Tomografia computadorizada e ressonância magnética em ginecologia infantopuberal

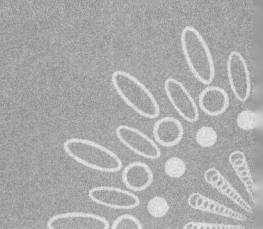

Bruno Ramalho de Carvalho
Rosana Maria dos Reis

Introdução	73
Tomografia computadorizada	73
Ressonância magnética	74
Profilaxia das reações adversas aos radiocontrastes	75
Considerações finais	76

■ INTRODUÇÃO

Os exames de imagem assumem grande importância como ferramenta diagnóstica em Ginecologia e Obstetrícia. Particularmente na propedêutica da infância e da adolescência, a tomografia computadorizada e a ressonância magnética assumem papel fundamental, pois permitem a identificação de doenças benignas e malignas com mais precisão que a ultrassonografia e a histerossalpingografia, constituindo, muitas vezes, importantes elementos para a decisão terapêutica conservadora ou cirúrgica.

■ TOMOGRAFIA COMPUTADORIZADA

A tomografia computadorizada (TC) é exame complementar de grande valor na investigação etiológica em ginecologia infantopuberal. Apesar de utilizar radiação ionizante e ser necessário o uso de contrastes, é pouco invasivo e permite a obtenção de imagens bidimensionais de todo o organismo, em secções transversais. Em alguns casos, as imagens obtidas não permitem a diferenciação adequada de estruturas como endométrio, colo uterino e vagina, por isso devem ser analisadas em conjunto com outros exames de imagem.

São várias as indicações para solicitação de TC na investigação etiológica em ginecologia infantopuberal, mostradas a seguir.

TC de crânio e sela túrcica

* **Puberdade precoce verdadeira:** permite a identificação de lesões tumorais (hamartomas hipotalâmicos e gliomas, entre outros) traumáticas e inflamatórias, e de malformações.
* **Anovulação crônica com hiperprolactinemia superior a 50 ng/mL ou níveis muito baixos de gonadotrofinas:** permite a identificação de lesões tumorais.

TC de abdome e pelve

* **Hirsutismo:** quando há forte suspeita de quadros neoplásicos (ovarianos e, principalmente, adrenais), desde que não tenha havido identificação de massa por meio de ultrassonografia ou a caracterização da massa evidenciada não tenha sido satisfatória.
* **Sangramento vaginal anormal na infância e na adolescência:** quando há forte suspeita de quadros neoplásicos (principalmente os ovarianos), desde que não tenha havido identificação de massa pela ultrassonografia ou a caracterização da massa evidenciada não tenha sido satisfatória.

■ RESSONÂNCIA MAGNÉTICA

A ressonância magnética (RM) obtém imagens semelhantes às obtidas pela TC, mas também nos planos sagital e coronal. Apresenta melhor resolução para as regiões do sistema nervoso central, habitualmente envolvidas na fisiopatologia da puberdade precoce, como o hipotálamo, terceiro e quarto ventrículos e região pineal, e excelente diferenciação de tecidos frouxos, o que a torna particularmente importante na classificação das anomalias müllerianas, na identificação da atresia vaginal e de outras malformações uterovaginais, e de hematocolpometras. Além disso, o fato de não utilizar radiação ionizante e apenas raramente associar o uso de contrastes a torna superior em relação à ultrassonografia, à histerossalpingografia e à TC. Entretanto, por conta dos custos mais elevados, a solicitação da RM a despeito dos outros exames de imagem disponíveis deve ser criteriosa e, salvo algumas situações, apenas para elucidação diagnóstica quando não são visualizadas anormalidades na ultrassonografia e na TC convencional.

As indicações para solicitação de RM na investigação etiológica em ginecologia infantopuberal são explicadas nos próximos itens.

RM de crânio e sela túrcica

Usada em casos de puberdade precoce verdadeira e anovulação crônica com hiperprolactinemia superior a 50 ng/mL ou níveis muito baixos de gonadotrofinas: desde que não tenha havido identificação de alterações pela TC ou a caracterização da alteração evidenciada não tenha sido satisfatória.

RM de abdome e pelve

- **Amenorreia primária, dor pélvica e infertilidade:** quando há suspeita de malformações müllerianas e não é possível sua identificação por ultrassonografia e histeroscopia.
- **Sangramento vaginal anormal na infância e na adolescência:** quando há forte suspeita de quadros neoplásicos (principalmente os ovarianos), desde que não tenha havido identificação de massa por ultrassonografia ou TC, ou a caracterização da massa evidenciada por esses exames não tenha sido satisfatória.

■ PROFILAXIA DAS REAÇÕES ADVERSAS AOS RADIOCONTRASTES

Reações adversas aos radiocontrastes

Ao solicitar exames radiológicos contrastados, o ginecologista deve estar ciente dos riscos de reações adversas relacionadas à administração de contrastes intravenosos e, assim, preparado para atuar na profilaxia.

As reações adversas aos radiocontrastes ocorrem por hipersensibilidade (anafilactoides) ou por intoxicação, e são mais frequentes quando utilizados os meios iônicos. As reações imediatas moderadas podem acometer aproximadamente 13% dos pacientes que utilizam contrastes iônicos, sendo a frequência de reações graves de até 0,4% e a mortalidade de 1/100.000 exames.

A atuação preventiva deve ter início na anamnese, quando se deve avaliar situações de risco, como antecedentes pessoais de reações adversas a radiocontrastes, alergia a alimentos ou medicamentos, eventos alérgicos graves, sinais de insuficiência renal e uso de drogas betabloqueadoras. Estima-se que reações prévias a radiocontrastes de uso rotineiro conferem ao paciente risco de recorrência de 21 a 60% se novamente utilizados. Assim, essas informações devem constar do pedido do exame contrastado, para que a equipe de radiologia também esteja ciente. A depender da gravidade dos antecedentes e da presença de comorbidades (diabetes melito, hipertensão arterial, obesidade), deve-se encaminhar a paciente a um especialista em imunologia para seguimento conjunto.

A indicação da profilaxia medicamentosa já está bem estabelecida para os pacientes com histórico de reações adversas aos radiocontrastes. Muitos autores preconizam sua prescrição apenas para esses casos, mas admite-se que ela seja feita independentemente dos antecedentes pessoais, a todos os pacientes candidatos a exames radiológicos contrastados. Adotamos esta última conduta no Ambulatório de Ginecologia Infantopuberal do Hospital das Clínicas da Faculdade de Medicina de Ribeirão Preto da Universidade de São Paulo (HC-FMRP-USP) (Tab. 5.1).[1]

Tabela 5.1 Profilaxia para a realização de exames radiocontrastados conforme protocolo do HC-FMRP-USP

AGENDADOS	URGÊNCIA
Prednisona 20 mg 2 cp VO 13 horas antes do exame, 2 cp 7 horas antes do exame e 2 cp 1 hora antes do exame. Se for criança, 1 mg/kg, máximo de 40 mg, nos mesmos horários descritos anteriormente.	Hidrocortisona 200 mg EV antes do exame; repetir a cada 4 horas enquanto durar o exame. Se for criança, 4 mg/kg, máximo de 200 mg, antes do exame.
Dexclorfeniramina 6 mg 1 cp VO 12 horas antes do exame e 1 cp VO 1 hora antes do exame. Se for criança, 0,2 mg/kg, máximo de 5 mg, nos mesmos horários descritos anteriormente.	Dexclorfeniramina 5 mg IM ou EV 15 minutos ou mais antes do exame. Se for criança, 0,2 mg/kg, máximo de 5 mg.
	Ter à disposição equipamento de ressuscitação e adrenalina.

cp = cápsula; EV = endovenoso; VO = via oral.
Fonte: Reis e colaboradores.[1]

A atuação do médico que solicita o exame restringe-se à prevenção dos eventos de hipersensibilidade, pela prescrição do pré-tratamento medicamentoso. Calcula-se que a associação do pré-tratamento à utilização de um contraste não iônico de baixa osmolalidade diminui o risco de novos eventos para menos de 1%. A profilaxia de reações dose-dependentes (principalmente sobre a função renal) deve ser realizada pelo médico radiologista, momentos antes e durante a administração do contraste.

São variados os esquemas preconizados para a profilaxia de eventos adversos aos radiocontrastes, mas todos requerem a combinação de um glicocorticosteroide (prednisona, prednisolona, metilprednisolona) e um anti-histamínico (dexclorfeniramina, difenidramina, prometazina) iniciados no mínimo 6 horas antes da infusão do contraste. Os glicocorticosteroides atuam em vários momentos da resposta imunológica e inflamatória, inibindo a vasodilatação e a exsudação, a produção de citocinas e eicosanoides, características que fazem dessa classe de fármacos a primeira linha na prevenção de reações anafilactoides aos radiocontrastes. Os anti-histamínicos inibem a contração da musculatura lisa dos brônquios e o aumento da permeabilidade vascular, causados pela liberação da histamina, propriedades que lhes conferem um bom efeito na profilaxia de reações anafilactoides, principalmente quando associados aos glicocorticosteroides. Deve-se ter em mente a possibilidade de ocorrer sedação da paciente, nem sempre desejada, após a administração.

■ CONSIDERAÇÕES FINAIS

A TC e a RM são exames de grande importância para o diagnóstico preciso na identificação de doenças benignas e malignas, nos períodos da infância e da adolescência.

REFERÊNCIAS

1. Reis RM, Sala MM, Silva ACJSR, Sá MFS, Ferriani RA, Moura MD, et al. Ginecologia infanto-puberal: protocolo de condutas do ambulatório de ginecologia infanto-puberal do Setor de Reprodução Humana. Ribeirão Preto: Universidade de São Paulo; 2002.

LEITURAS SUGERIDAS

- Almén T. The etiology of contrast medium reactions. Invest Radiol. 1994;29 Suppl. 1:S37-45.
- Brockow K, Christiansen C, Kanny G, Clément O, Barbaud A, Bircher A, et al. Management of hypersensitivity reactions to iodinated contrast media. Allergy. 2005;60(2):150-8.
- Caro JJ, Trindade E, McGregor M. The risks of death and of severe nonfatal reactions with high- vs low-osmolality contrast media: a meta-analysis. AJR Am J Roentgenol. 1991; 156(4):825-32.
- Carrington BM, Hricak H, Nuruddin RN, Secaf E, Laros RK Jr, Hill EC. Müllerian duct anomalies: MR imaging evaluation. Radiology. 1990; 176(3):715-20.
- Cohan RH, Ellis JH. Iodinated contrast material in uroradiology. Choice of agent and management of complications. Urol Clin North Am. 1997; 24(3):471-91.
- Dietrich RB, Kangarloo H. Pelvic abnormalities in children: assessment with MR imaging. Radiology. 1987;163(2):367-72.
- Economy KE, Barnewolt C, Laufer MR. A comparison of MRI and laparoscopy in detecting pelvic structures in cases of vaginal agenesis. J Pediatr Adolesc Gynecol. 2002;15(2):101-4.
- European Society of Urogenital Radiology. ESUR guidelines on contrast media: version 5.0. Vienna: ESUR; 2005.
- Hospital das Clínicas da Faculdade de Medicina de Ribeirão Preto da Universidade de São Paulo. Pré-tratamento do paciente que precisa usar contraste radiológico iodado. In: Manual dos médicos residentes. Ribeirão Preto: Universidade de São Paulo; 2003. p. 140-1.
- Kawada C. Gynecologic history, examination and diagnostic procedures. In: Cherney AHD, Nathan L, editors. Current obstetric and ginecologic diagnosis and treatment. 9th ed. New York: McGraw-Hill; 2003. p. 590-1.
- Kishiyama JL, Adelman DC. Allergic and immunologic disorders: pseudoallergic reactions. In: Tierney LM, McPhee SJ, Papadakis MA, editors. Current medical diagnosis and treatment: 2001. 40th ed. New York: McGraw Hill; 2001. p. 797.
- Longui CA, Calliari LEP, Monte O. Revisão crítica do diagnóstico e tratamento da puberdade precoce central. Arq Bras Endocrinol Metab. 2001;45(1):48-57.
- Maddox TG. Adverse reactions to contrast material: recognition, prevention, and treatment. Am Fam Physician. 2002;66(7):1229-34.
- Paterson R, DeSwarte RD, Greenberger PA, Grammer LC, Bronw JE, Choy AC. Drug allergy and protocols for management of drug allergies. 2nd ed. Rhode Island: Oceanside; 1995.
- Pellerito JS, McCarthy SM, Doyle MB, Glickman MG, DeCherney AH. Diagnosis of uterine anomalies: relative accuracy of MR imaging, endovaginal sonography, and hysterosalpingography. Radiology. 1992;183(3):795-800.
- Rang HP, Dale MM, Ritter JM. Antagonistas da histamina. In: Rang HP, Dale MM, Ritter JM. Farmacologia. 3. ed. Rio de Janeiro: Guanabara Koogan; 1997. p. 204-6.
- Rang HP, Dale MM, Ritter JM. Corticotrofina e esteroides supra-renais. In: Rang HP, Dale MM, Ritter JM. Farmacologia. 3. ed. Rio de Janeiro: Guanabara Koogan; 1997. p. 347-9.
- Reinhold C, Hricak H, Forstner R, Ascher SM, Bret PM, Meyer WR, et al. Primary amenorrhea: evaluation with MR imaging. Radiology. 1997; 203(2):383-90.
- Togashi K, Nishimura K, Itoh K, Fujisawa I, Nakano Y, Torizuka K, et al. Vaginal agenesis: classification by MR imaging. Radiology. 1987; 162(3):675-7.

PARTE 2 | Alterações do desenvolvimento

CAPÍTULO 6 | Puberdade precoce
Flávia Raquel Rosa Junqueira e Rosana Maria dos Reis

CAPÍTULO 7 | Estados intersexuais
Ester Silveira Ramos

CAPÍTULO 8 | Malformações müllerianas
Rodrigo Alves Ferreira, Bruno Ramalho de Carvalho e
Flávia Raquel Rosa Junqueira

CAPÍTULO 9 | Tratamento da agenesia vaginal
Bruno Ramalho de Carvalho, Flávia Raquel Rosa Junqueira e
Rosana Maria dos Reis

CAPÍTULO 10 | Alterações mamárias na infância e adolescência
Helio Humberto Angotti Carrara

capítulo 6 | Puberdade precoce

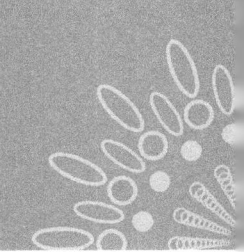

Flávia Raquel Rosa Junqueira
Rosana Maria dos Reis

Introdução	81
Etiologia da puberdade precoce dependente de GnRH	82
Etiologia da puberdade precoce independente de GnRH	82
Avaliação diagnóstica	83
Considerações finais	91

■ INTRODUÇÃO

Nota-se a puberdade precoce quando os caracteres sexuais secundários aparecem antes dos 8 anos de idade em meninas e dos 9 anos de idade em meninos. Em meninas, outro critério é a ocorrência da menarca antes dos 9 anos de idade.[1]

A etiologia da puberdade precoce é variável, sendo fundamental a distinção entre puberdade precoce verdadeira ou dependente de hormônio liberador de gonadotrofinas (GnRH), que resulta da ativação prematura do eixo hipotálamo-hipófise-gonadal (HHG), da pseudopuberdade precoce ou independente de GnRH.

A puberdade precoce verdadeira é uma doença rara com incidência estimada de 1:5.000 a 1:10.000 crianças,[2,3] acometendo, principalmente, o sexo feminino, numa relação de 3:1[4] a 23:1.[5] Pode ter causas orgânicas ou ser idiopática. A distribuição das causas idiopáticas *vs.* orgânicas varia de 69 a 98% de causas idiopáticas em meninas, e de 0 a 60% em meninos. Logo, observa-se que o risco de causa orgânica é bem maior em meninos e quanto mais precoce for o desenvolvimento dos caracteres sexuais secundários, em relação à idade.[1]

Em razão da alta sensibilidade do esqueleto ao estrogênio, mesmo em níveis baixos, essas crianças são transitoriamente altas para a sua idade, mas devido à fusão epifisária precoce evoluem com baixa estatura na idade adulta.[6]

Duas preocupações dos pais dessas crianças são os riscos de abuso sexual e gestação precoce. Sabe-se que a ocorrência da puberdade em idades mais precoces está associada ao tabagismo e ao uso de álcool e drogas antes dos 14 anos, assim como à iniciação sexual e ao sexo desprotegido antes dos 16 anos, tanto em meninas quanto em meninos.[7] Em meninas, há associação também com o *bullying* e o absenteísmo escolar.[7] Apesar dos aspectos psicológicos e comportamentais serem possíveis indicações para o tratamento da puberdade precoce, esses aspectos são ignorados por diversos autores.[1]

▪ ETIOLOGIA DA PUBERDADE PRECOCE DEPENDENTE DE GnRH

Conforme citado anteriormente, a maioria dos casos de puberdade precoce verdadeira é idiopática e ocorre com mais frequência em meninas.

Entre as causas orgânicas de puberdade precoce verdadeira, as principais são os tumores do sistema nervoso central (SNC), dentre eles hamartomas hipotalâmicos, craniofaringiomas, astrocitomas, gliomas, neurofibromas, ependimomas e teratoma suprasselar, em geral de localização próxima ao hipotálamo. Dentre as causas do SNC não tumorais estão encefalites, meningites, hidrocefalia, doença de von Recklinghausen e trauma cranioencefálico.

Outra causa de puberdade precoce central é o hipotireoidismo. Nesse caso, pode haver galactorreia associada à baixa estatura. Essa é a única situação em que há desenvolvimento dos caracteres sexuais secundários sem avanço da idade óssea, podendo haver inclusive atraso desta. A reposição de hormônio tireoidiano leva à parada da progressão dos caracteres sexuais secundários, além de poder causar sua regressão.[6]

▪ ETIOLOGIA DA PUBERDADE PRECOCE INDEPENDENTE DE GnRH

A pseudopuberdade precoce pode ser classificada como isossexual, quando os caracteres sexuais secundários são os mesmos do sexo da criança; no caso de meninas, quando há presença de telarca, pubarca e/ou menarca. Outra forma de pseudopuberdade precoce seria a heterossexual, na qual as características sexuais secundárias são próprias do sexo oposto ao da criança; no caso de meninas, quando há sinais de virilização e/ou hirsutismo.[8]

A principal causa de puberdade precoce independente de GnRH é a hiperplasia adrenal congênita. Entre as meninas, 11% evoluem com pseudopuberdade precoce em decorrência de tumores ovarianos, geralmente produtores de estrogênio, como o tumor de células da granulosa. Outros tumores podem também ser causa da mesma doença, como gonadoblastoma, teratoma, tumor de células lipoides, cistoadenoma e até mesmo câncer de ovário. Uma massa pélvica ou abdominal palpável está presente em até 80% dos casos.

O uso iatrogênico de hormônios presentes em anticoncepcionais orais, anabolizantes ou cremes para cabelo e face, deve ser sempre investigado.

Outra doença associada à puberdade precoce independente de GnRH é a Síndrome de McCune Albright, que consiste na presença de múltiplas lesões císticas disseminadas pelos ossos, com alto risco de fratura, manchas "café-com-leite" e precocidade sexual. Nessa doença, um defeito na síntese de proteína G gera alteração na sinalização e ativação dos receptores de gonadotrofinas, levando a um estímulo espontâneo da esteroidogênese ovariana com a formação de cistos foliculares produtores de estrogênios.[9] Corresponde a 5% dos casos de pseudopuberdade precoce em meninas.[6]

A produção ectópica de gonadotrofinas é uma causa rara de precocidade sexual, correspondendo a 0,5% dos casos. Os mais comuns são tumores produtores de gonadotrofina coriônica humana (hCG), como o corioepitelioma e disgerminoma de ovário, e o hepatoblastoma. Em nosso meio,[8] consideramos esse tipo de produção como puberdade precoce independente de GnRH, por não serem tumores de origem central. Speroff & Fritz[6] classificam essa produção ectópica de gonadotrofinas como puberdade precoce verdadeira, por considerar a ação do hCG semelhante à do hormônio luteinizante (LH).

Cabe ressaltar que puberdade precoce de origem periférica pode levar à ativação secundária do eixo HHG com o desenvolvimento e a superposição da puberdade precoce dependente de GnRH. Presume-se que o mecanismo central só é ativado quando o desenvolvimento puberal decorrente de secreção hormonal periférica atinge um nível crítico de desenvolvimento somático.[6]

Em levantamento realizado em nosso serviço,[10] no Ambulatório de Ginecologia Infanto-Puberal do Hospital das Clínicas da Faculdade de Medicina de Ribeirão Preto, em 58 pacientes das atendidas no período de 2000 a 2005, encontramos incidência de 48,3% de puberdade precoce verdadeira, 1,7% de pseudopuberdade precoce, 17,2% de telarca precoce e 32,8% de pubarca precoce. A média de idade de puberdade precoce verdadeira foi de 5,6 (mais ou menos 1,9 anos). As pacientes apresentaram como primeiro sinal de puberdade precoce a telarca e a pubarca, simultaneamente, em 42,8% dos casos, a telarca em 42,8% dos casos e a pubarca em 14,2% dos casos.

■ AVALIAÇÃO DIAGNÓSTICA

O diagnóstico da puberdade precoce deve ser baseado no histórico clínico, no exame físico e em exames complementares.

A anamnese deve conter a idade do aparecimento dos caracteres sexuais secundários, a evolução desses sinais, assim como a velocidade de crescimento durante os últimos 6 a 12 meses. Velocidade de crescimento superior a 6 cm/ano é sugestiva de puberdade precoce de caráter progressivo.[11] É importante avaliar se há histórico familiar positivo para puberdade precoce. Investigar a presença de doenças de base (doenças genéticas, deformidades ósseas, hiperplasia adrenal congênita, tumores) e eventuais medicamentos em uso pela criança ou usados pela mãe durante a gestação e puerpério. Verificar a estatura dos pais para cálculo da estatura final estimada da criança.

$$\text{Estatura estimada} = \frac{\text{altura do pai (cm)} + \text{altura da mãe (cm)} - 13 \pm 10 \text{ cm}}{2}$$

O cálculo da estatura adulta predita também deve ser feito utilizando-se método de Bayley e Pinneau (Anexo 3).[12]

O exame físico deve incluir, além do estadiamento do desenvolvimento das mamas e pelos pubianos de acordo com os critérios de Marshal e Tanner (Anexo 1),[13] exame físico geral, peso, altura, índice de massa corporal (IMC), relação estatura-envergadura, padrão de distribuição de gordura corporal, avaliação da presença de acne, pelos axilares, hirsutismo, manchas "café-com-leite", deformidades ósseas e exame da genitália externa. Importante analisar peso e altura em relação à curva de velocidade de crescimento (Anexo 4).

A realização de exames complementares é importante para a identificação da etiologia da doença. Para identificação da idade biológica da criança, deve ser realizada radiografia de mão e punho esquerdos, para avaliação da idade óssea, pelo método de Greulich-Pyle.[14] Se a idade óssea estiver acelerada mais que dois desvios padrões da idade cronológica, provavelmente trata-se de uma variante anormal do desenvolvimento puberal.[1]

O ultrassom pélvico é importante exame a ser realizado em meninas e pode ser útil ao diagnóstico diferencial, em conjunto com o teste de estímulo. São considerados achados sugestivos de PPV:

- Relação corpo-colo > 2/1;
- Comprimento uterino > 3,4 a 4,0 cm;[15]
- Presença de eco endometrial (100% especificidade, mas com sensibilidade entre 42 e 87%);[15]
- Volume ovariano > 1,78 cm³ entre 0 a 6 anos, > 1,96 cm³ entre 6 a 8 anos e > 2,69 cm³ entre 8 e 10 anos.[16] Outros consideram o *cut off* para o volume ovariano variando entre 1 a 3 cm³.[15]

A ultrassonografia abdominal e pélvica também é útil para detecção de tumores ovarianos ou adrenais.[1]

Em todas as crianças com puberdade precoce verdadeira é mandatória a realização de tomografia computadorizada ou ressonância magnética de crânio e sela túrsica para exclusão de causas centrais, visto que a puberdade precoce pode ser o único sintoma de um tumor ou malformação intracraniana. O exame mais sensível é a ressonância magnética, que permite identificar mesmo pequenos tumores, como o hamartoma hipotalâmico, a mais comum lesão de SNC associada à puberdade precoce verdadeira.[6] Há controvérsias quanto à realização em meninas entre 6 e 8 anos de idade.[15]

A avaliação hormonal inicial deve incluir a dosagem basal de LH, hormônio folículo-estimulante (FSH) e estradiol, sendo que o LH basal pode ser diagnóstico. Na Tabela 6.1, disponibilizamos os valores de corte propostos na literatura, que podem sofrer variações a depender do método dosimétrico utilizado.

A medida das gonadotrofinas após estímulo com GnRH ou agonista do GnRH (aGnRH) também é utilizada. O teste do GnRH é dinâmico e consiste na administração endovenosa de GnRH (gonadorelina) na dose de 100 μg com dosagens séricas de FSH e LH nos tempos zero e 30 minutos após a infusão. Outros protocolos existem, com dosagens múltiplas de FSH e LH, mas não há incremento no valor diagnóstico em relação às dosagens nos tempos zero e 30 minutos após a infusão de GnRH.[24] O teste do GnRH é importante para a diferenciação entre puberdade precoce dependente e independente de GnRH. Na primeira, há uma resposta predominante do LH, se comparado ao FSH.[1] Entretanto, há vários critérios para interpretação do teste do GnRH, como mostra a Tabela 6.2. Assim, os testes de estímulos devem ser interpretados de acordo com a metodologia utilizada e tradição de cada serviço, visto não haver *cut offs* diagnósticos claros. Além disso, nem sempre os resultados do teste condizem com os aspectos clínicos, sugerindo uma falha no reconhecimento de uma parcela dos casos de puberdade precoce verdadeira, devido à limitada sensibilidade e acurácia desse método.

Apesar de o teste do GnRH ainda ser o mais utilizado e importante no diagnóstico da puberdade precoce, outros são propostos na literatura com a mesma finalidade; entre eles, o teste com GnRH subcutâneo com coleta de amostra única de LH após estímulo (Tab. 6.2).

Outro teste diagnóstico é o do agonista do GnRH (aGnRH).[25] Baseado no efeito *flare-up* desencadeado pelo uso do aGnRH, ou seja, em casos em que há ativação do eixo HHG, espera-se que, após a aplicação desse tipo de droga, haja aumento da secreção das gonadotrofinas. Em 1994, Ibáñez e colaboradores[25] realizaram, em

Tabela 6.1. Valores de LH basal e relação LH/FSH basal no diagnóstico da puberdade precoce

AUTOR	PROTOCOLO	MÉTODO	VALOR DE CORTE
Neely e colaboradores[17]	LH basal	ICMA	LH basal > 0,1 UI/L (S 94% E 88%) LH basal > 0,3 UI/L (E 100%)
Brito e colaboradores[18]	LH basal	IFMA	LH > 0,6 UI/L
Wacharasindhu e colaboradores[19]	LH/FSH basal	IFMA	LH/FSH basal > 0,2
Supornsilchai e colaboradores[20]	LH/FSH basal	IFMA	LH/FSH basal > 0,2
Resende e colaboradores[21]	LH basal	ICMA	LH > 0,2 UI/L
Sathasivam e colaboradores[22]	LH basal	ICMA	LH basal ≥ 0,3U/L / E2 basal ≥ 10ng/L
Junqueira e colaboradores[23]	LH basal	ICMA	LH > 0,14 UI/L

ICMA = *immunochemiluminometric assays*; IFMA = *immunofluorometric assays*; S = sensibilidade; E = especificidade; LH = hormônio luteinizante.

Tabela 6.2. Valores do pico de LH e da relação LH/FSH após estímulo com GnRH no diagnóstico da puberdade precoce

AUTOR	PROTOCOLO	MÉTODO	VALOR DE CORTE
Partsch e colaboradores[26]	Relação LH/FSH após GnRH	RIA	LH/FSH > 1
Oerter e colaboradores[27]	Relação LH/FSH após GnRH	RIA	Pico LH/FSH > 0,66
Neely e colaboradores[28]	Pico de LH após GnRH	ICMA	LH > 5 UI/L
Cavallo e colaboradores[24]	LH, 30' após GnRH	RIA	LH > 15 UI/L
Eckert e colaboradores[29]	Pico de LH após GnRH SC	ICMA	LH > 8,0 UI/L
Brito e colaboradores[18]	Pico de LH após GnRH	IFMA	LH > 6,9 UI/L
Wacharasindhu e colaboradores[19]	Teste GnRH	IFMA	LH/FSH 30' > 0,9 Pico LH/FSH > 1
Choi e colaboradores[30]	LH, 30' após GnRH	IRMA	LH > 9 UI/L
Resende e colaboradores[21]	Pico de LH após GnRH	ICMA IFMA	LH > 3,3 UI/L LH > 4,2 UI/L
Borges e colaboradores[31]	Pico de LH após GnRH em meninas com telarca precoce	ICMA	LH > 4,5 UI/L 3,5 < LH < 4,5 UI/L incerto

RIA = *radioimmunoassays*; ICMA = *immunochemiluminometric assays*; IRMA = *immunoradiometric assays*; IFMA = *immunofluorometric assays*; SC = subcutâneo; FSH = hormônio folículo-estimulante; LH = hormônio luteinizante; GnRH = hormônio liberador de gonadotrofinas.

momentos distintos, o teste do GnRH, e usaram o acetato de leuprolida subcutâneo em pacientes com distúrbios puberais, avaliando, então, a resposta hipofisária e gonadal ao uso do aGnRH, além de comparar o teste do GnRH ao do aGnRH para o diagnóstico de puberdade precoce verdadeira. Observou-se, então, um pico de LH 3 horas depois da aplicação subcutânea de acetato de leuprolida, e de estradiol, 24 horas depois. Em caso de LH maior que 8 UI/L (IRMA) no pico de 3 horas e estradiol maior que 150 pmol/L (40,87 pg/mL) em 24 horas, todas as pacientes evoluíram com puberdade progressiva. Nesse trabalho, o teste com aGnRH mostrou-se superior ao teste do GnRH, visto que somente 40% dos pacientes com puberdade precoce de caráter progressivo foram detectados com o uso deste último. Após essa data, Ibáñez e colaboradores continuaram a realizar apenas o teste com aGnRH.[32]

Hoje, já estão disponíveis outros protocolos com uso do aGnRH. Na Tabela 6.3 encontramos a interpretação deles.

Na ocorrência de um teste de estímulo duvidoso, aconselha-se sua repetição após 4 a 12 semanas.[37] De qualquer forma, em vista das diferenças observadas nos diversos critérios diagnósticos, ressaltamos que a confirmação da puberdade precoce verdadeira deve basear-se em um conjunto de critérios e nunca em um dado isolado. Além disso, é fundamental documentar a evolução do quadro por um período de 3 a 6 meses. A Tabela 6.4 resume os parâmetros que devem ser levados em consideração no momento do diagnóstico, antes de se instituir a terapêutica adequada.

Ginecologia da infância e adolescência 87

Tabela 6.3. Valores do teste do aGnRH após estímulo no diagnóstico da puberdade precoce

AUTOR	PROTOCOLO	MÉTODO	VALOR DE CORTE
Ibáñez e colaboradores[32]	LH, 3h, e E2, 24h, após leuprolida 500 µg SC	IRMA	LH 3h > 8 UI/L E2 24h > 150 pmol/L (40,87 pg/mL)
Brito e colaboradores[33]	LH, 2h após leuprolida 3,75 mg IM	IFMA	LH 2h > 10 UI/L
Houk e colaboradores[34]	LH, 30' após leuprolida 20 µg/kg SC	ICMA	LH > 9,2 UI/L 4,9 < LH < 9,2 UI/L incerto
Acharya e colaboradores[35]	LH, 3h após leuprolida 3,75 mg IM	ICMA	LH 3h > 10,5 UI/L
Poomthavorn e colaboradores[36]	Pico LH, 60' após triptorelina 100 µg SC	ICMA	LH 1h > 6 UI/L
Sathasivam e colaboradores[22]	leuprolida 20 µg/kg SC (FSH, LH e E2 basal, FSH e LH, 1 e 2h, E2, 24h)	ICMA	LH basal ≥ 0,3 UI/L, E2 basal ≥ 10 ng/L pico LH ≥ 5,0 UI/L, E2 24h ≥ 50 pg/mL
Junqueira[23]	LH, 3h, e E2, 24h, após leuprolida 500 µg SC	ICMA	LH 3h > 3,9 UI/L / E2 24h > 74,15 pg/mL (E 80%) LH 3h > 6,74 UI/L / E2 24h > 128,5 pg/mL (E 100%)

ICMA = *immunochemiluminometric assays*; IRMA = *immunoradiometric assays*; IFMA = *immunofluorometric assays*; SC = subcutâneo; IM = intramuscular; E2 = estradiol; E = especificidade; FSH = hormônio folículo-estimulante.

Tabela 6.4. Parâmetros de avaliação para o diagnóstico da puberdade precoce

Estadiamento de Tanner e Marshal
Peso e estatura atuais, em relação à curva de velocidade de crescimento
Velocidade de crescimento nos últimos seis a 12 meses
Cálculo do canal familiar
Cálculo da estatura adulta predita, através do método de Bayley-Pinneau
US pélvico
Idade óssea, pelo método de Greulich-Pyle
LH, FSH e estradiol basais
Teste de estímulo para avaliação do eixo HHO

Tratamento

Os objetivos do tratamento da puberdade precoce são:[6]

* Diagnosticar e tratar eventuais doenças intracranianas;
* Adiar a maturação até a idade normal;
* Atenuar e diminuir os caracteres sexuais secundários já estabelecidos;
* Maximizar a estatura adulta final;
* Evitar casos de abuso sexual e reduzir problemas emocionais.

Vários tratamentos já foram postulados, como o uso de acetato de medroxiprogesterona de depósito, acetato de ciproterona e danazol. Todos, entretanto, têm o inconveniente de efeitos colaterais desagradáveis e baixa eficiência em controlar a maturação sexual e óssea.

Na atualidade, o tratamento padrão para puberdade precoce verdadeira é o uso de aGnRH. Essa substância tem o mesmo efeito na liberação de gonadotrofinas que o próprio GnRH. A diferença entre ela se dá na meia-vida e na biodisponibilidade, que são maiores no aGnRH.[38] A administração contínua do aGnRH (aplicação diária ou em depósito) inicialmente leva à hipersecreção de LH e FSH (efeito *flare-up*), a qual, após um período de cerca de 10 dias, é seguida pela dessensibilização hipofisária e supressão do LH e FSH. A consequência disso é a inibição da estereidogênese ovariana e do crescimento folicular.

Todos os aGnRH são efetivos, independentemente da dose, via de administração ou durabilidade da ação. As preparações de depósito são preferidas pela praticidade do uso. Em relação ao uso mensal ou trimestral da medicação, não há estudos randomizados que comparem sua eficácia. Tradicionalmente, utilizam-se as formulações mensais, pela maior experiência com seu uso, descrita na literatura; de qualquer forma, as preparações trimestrais também têm se mostrado efetivas no tratamento. As formulações de depósito disponíveis no Brasil encontram-se na Tabela 6.5.

Antes de iniciar a terapia, deve-se documentar a progressão do desenvolvimento puberal por um período de três a seis meses, visto que algumas formas de puberdade precoce têm caráter não progressivo ou progressivo lento (Fig. 6.1).[39] Pode-se dispensar esse período de observação caso a criança tenha mamas com estádio igual ou superior a M3, principalmente quando há avanço de idade óssea.[15]

Há benefício comprovado, em termos de estatura final, em meninas com PPV que iniciem o tratamento com aGnRH antes dos 6 anos de idade. A decisão quanto ao tratamento após os 6 anos deve ser individualizada, em vista do ganho de estatura ser moderado nesses casos, variando de 4,5 a 7,2 cm.[15]

Tabela 6.5. Formulações de aGnRH de depósito, disponíveis no Brasil

aGnRH DE DEPÓSITO	NOME COMERCIAL	APLICAÇÃO	DOSE INICIAL
Goserelina	Zoladex® 3,6 mg	SC	3,6 mg/mês
	Zoladex LA® 10,8 mg	SC	10,8 mg/3 meses
Buserelina	Suprefact® Depot	Implante SC	6,3 mg/2 meses
Leuprolida	Lupron® Depot 3,75; 7,5 e 11,25 mg	IM	3,75 mg/mês
	Lectrum® 3,75 e 7,5 mg	IM	11,25 mg/3 meses
Triptorrelina	Neo Decapeptyl® 3,75 mg	IM	3,75 mg/mês
	Gonapeptyl® Depot 3,75 mg	SC ou IM	

IM = via intramuscular; SC = via subcutânea.

Desenvolvimento puberal precoce

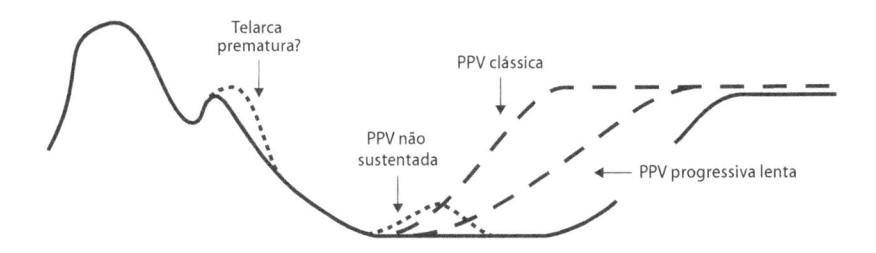

Figura 6.1. Secreção de GnRH do desenvolvimento fetal à idade adulta.
Fonte: Adaptada de Palmert & Boepple.[39]

Não há dados que confirmem a influência do tratamento nas consequências psicossociais da PPV. Assim, o tratamento com esse objetivo deve ser avaliado caso a caso e considerado de forma prudente em conjunto com a família da paciente.

Como resultado, há substancial redução dos caracteres sexuais secundários, amenorreia e redução da velocidade de crescimento, já no primeiro ano de tratamento.[40] A estatura final aumenta de acordo com o início da medicação, a idade óssea em que ela cessa e a adequação à dose da droga.[41,42]

A monitorização do tratamento deve ser feita pela avaliação periódica do estadiamento puberal e da idade óssea, com intervalos de 3 a 6 meses.[15] A progressão do desenvolvimento mamário sugere falha, já o desenvolvimento dos pelos pode indicar apenas a adrenarca normal. Pode acorrer sangramento vaginal após a primeira dose do aGnRH, mas sangramentos subsequentes também sugerem falha. Os valores de LH após estímulo também podem ser utilizados na monitorização do tratamento, seja através do teste do GnRH[18] ou do uso do GnRH subcutâneo (SC),[43] ou através de dosagem única de LH obtida após a aplicação do aGnRH de depósito,[33,35,44] como mostra a Tabela 6.6. A vantagem da avaliação laboratorial sobre os parâmetros clínicos é a possibilidade de correção da dose terapêutica, antes que ocorra o avanço do estadiamento puberal.

Dentre os efeitos colaterais do uso de aGnRH, a reação alérgica no local da aplicação pode acontecer em 10 a 15% das pacientes,[15] com possível falha da supressão do eixo HHG. Nos casos persistentes, pode ser necessária a troca do agente, devido ao risco de abscesso estéril. Dentre os efeitos colaterais sistêmicos estão sangramento vaginal após as primeiras doses em 6,8% dos casos, ocasionalmente cefaleia e ondas de calor, além dos efeitos psicológicos associados à aplicação mensal de medicação injetável.

A suspensão do tratamento deve ser uma decisão conjunta da família da paciente e do médico, levando em consideração as seguintes variáveis: idade cronológica, duração da terapia, idade óssea, estatura atual, estatura final predita e velocidade de

Tabela 6.6. Monitorização do tratamento da puberdade precoce verdadeira com aGnRH

AUTOR	PROTOCOLO	MÉTODO	VALOR DE CORTE
Brito e colaboradores[18]	Pico de LH após GnRH	IFMA	LH < 2,3 UI/L
Lawson e colaboradores[43]	LH, 40 minutos após GnRH SC	ICMA	LH < 2,0 UI/L
Bhatia e colaboradores[44]	LH de 30 a 60' após leuprolida 3,75 mg	ICMA	LH < 3,0 UI/L
Brito e colaboradores[33]	LH, 2h após leuprolida 3,75 mg	IFMA	LH < 6,6 UI/L
Acharya e colaboradores[35]	LH, 3h após leuprolida 3,75 mg	ICMA	LH < 3,3 UI/L

RIA = *radioimmunoassays*; ICMA = *immunochemiluminometric assays*; IRMA = *immunoradiometric assays*; IFMA = *immunofluorometric assays*; GnRH = hormônio liberador de gonadotrofinas; SC = subcutâneo.

crescimento. Há relação direta entre a duração do tratamento e a estatura final. A descontinuação do tratamento na idade cronológica de 11 anos e idade óssea de 12 anos associa-se à máxima estatura final.[15]

Após a descontinuação do tratamento, há pronta reativação do processo puberal, sem prejuízo da função gonadal.[45] A menarca acontece em média 16 meses após a suspensão do aGnRH (de 2 a 61 meses).[15] É fundamental continuar acompanhando essas meninas, mesmo após a descontinuação do tratamento, tanto para observar o crescimento e verificar a estatura final quanto pelo risco aumentado de desenvolvimento da síndrome dos ovários policísticos nas pacientes com puberdade precoce verdadeira, depois de 0,5 a 4 anos da menarca.[46,47]

No Anexo 6, encontra-se o protocolo de diagnóstico e seguimento anexado ao prontuário das pacientes com puberdade precoce verdadeira, atendidas no Ambulatório de Ginecologia Infanto puberal (AGIP) do Hospital das Clínicas da Faculdade de Medicina de Ribeirão Preto da Universidade de São Paulo.

Em relação à massa óssea, ao que parece, o pico não é afetado negativamente pelo tratamento com aGnRH, sendo os maiores índices de densidade mineral óssea associados à parada do tratamento em meninas com idade óssea menor ou igual a 11,5 anos.[48]

O tratamento com GnRH também é indicado em caso de hamartoma, sendo que a progressão do tumor deve ser avaliada por exames de imagem.[49]

O tratamento com aGnRH não é eficaz em caso de puberdade precoce independente de GnRH. Em casos de síndrome de McCune Albright, o tratamento deve ser voltado à supressão da esteroidogênese gonadal. Aqui se aplica o uso do acetato de medroxiprogesterona de depósito ou inibidor da aromatase.[6]

Em caso de etiologia orgânica, o tratamento deve se dirigir à causa específica. Assim, em caso de tumor de SNC deve ser discutida a ressecção do mesmo ou radioterapia. Se um tumor adrenal ou ovariano for identificado, a ressecção cirúrgica também deve ser discutida.[6]

Em caso de hiperplasia adrenal congênita, o tratamento com doses apropriadas de glicocorticoides previne a progressão dos caracteres sexuais secundários.[6]

■ CONSIDERAÇÕES FINAIS

O desenvolvimento dos caracteres sexuais secundários antes da idade prevista não é sinônimo de puberdade precoce, mas alerta para a necessidade de avaliação especializada a fim de estabelecer qual o mecanismo, o potencial de progressão, a causa e a necessidade de tratamento. O manejo da puberdade precoce envolve aspectos clínicos, hormonais, ultrassonográficos e radiológicos. O acompanhamento profissional com formação nessa área é fundamental para que o diagnóstico seja estabelecido o quanto antes, evitando, assim, as consequências dessa doença a longo prazo. A individualização do tratamento é vital.

■ REFERÊNCIAS

1. Partsch CJ, Heger S, Sippell WG. Management and outcome of central precocious puberty. Clin Endocrinol (Oxf). 2002;56(2):129-48.
2. Gonzalez ER. For puberty that comes too soon, new treatment highly effective. JAMA. 1982; 248(10):1149-51, 55.
3. Cutler G. Precocious puberty. In: Hurst J, editor. Medicine for the practising physician. Butterworth: Woburn; 1988. p. 526-30.
4. Kappy MS, Ganong CS. Advances in the treatment of precocious puberty. Adv Pediatr. 1994;41:223-61.
5. Bridges NA, Christopher JA, Hindmarsh PC, Brook CG. Sexual precocity: sex incidence and aetiology. Arch Dis Child. 1994;70(2):116-8.
6. Speroff L, Fritz M. Abnormal puberty and growth problems. In: Speroff L, Fritz M. Clinical gynecologic endocrinology and infertility. 17th ed. Philadelphia: Lippincott Williams & Wilkins; 2005. p. 361-99.
7. Downing J, Bellis MA. Early pubertal onset and its relationship with sexual risk taking, substance use and anti-social behaviour: a preliminary cross-sectional study. BMC Public Health. 2009;9:446.
8. Reis RM. Puberdade precoce. In: Reis RM, editor. Ginecologia infanto-puberal. Ribeirão Preto: São Francisco; 2002. p. 11-5.
9. Romão GS, Ferriani RA. A síndrome McCune Albright. Reprod Clin. 2002;17(1):19-24.
10. Carvalho MN, Sá MFS, Silva ACJSR, Nascimento AD, Junqueira FRR, Reis RM. Puberdade precoce: a experiência de um ambulatório de ginecologia infanto-puberal. Rev Bras Ginecol Obstet. 2007;29(2):96-102.
11. Carel JC, Lahlou N, Roger M, Chaussain JL. Precocious puberty and statural growth. Hum Reprod Update. 2004;10(2):135-47.
12. Bayley N, Pinneau SR. Tables for predicting adult height from skeletal age: revised for use with the Greulich-Pyle hand standards. J Pediatr. 1952;40(4):423-41.
13. Marshall WA, Tanner JM. Variations in pattern of pubertal changes in girls. Arch Dis Child. 1969;44(235):291-303.
14. Greulich W, Pyle S. Radiographic atlas of skeletal development of the hand and wrist. Stanford: Stanford University; 1959.
15. Carel JC, Eugster EA, Rogol A, Ghizzoni L, Palmert MR, Antoniazzi F, et al. Consensus statement on the use of gonadotropin-releasing hormone analogs in children. Pediatrics. 2009;1 23(4):e752-62.
16. Martins WP, Nastri CO. Ultrasonographic measurement of ovarian volume in the diagnosis of central precocious puberty. Ultrasound Obstet Gynecol. 2009;34(4):484-5.
17. Neely EK, Wilson DM, Lee PA, Stene M, Hintz RL. Spontaneous serum gonadotropin concentrations in the evaluation of precocious puberty. J Pediatr. 1995;127(1):47-52.
18. Brito VN, Batista MC, Borges MF, Latronico AC, Kohek MB, Thirone AC, et al. Diagnostic value of fluorometric assays in the evaluation of precocious puberty. J Clin Endocrinol Metab. 1999; 84(10):3539-44.
19. Wacharasindhu S, Srivuthana S, Aroonparkmongkol S, Shotelersuk V. A cost-benefit of gnRH stimulation test in diagnosis of central precocious puberty (CPP). J Med Assoc Thai. 2000; 83(9):1105-11.

20. Supornsilchai V, Hiranrat P, Wacharasindhu S, Srivuthana S, Aroonparkmongkol S. Basal luteinizing hormone/follicle stimulating hormone ratio in diagnosis of central precocious puberty. J Med Assoc Thai. 2003;86 Suppl. 2:S145-51.
21. Resende EA, Lara BH, Reis JD, Ferreira BP, Pereira GA, Borges MF. Assessment of basal and gonadotropin-releasing hormone-stimulated gonadotropins by immunochemiluminometric and immunofluorometric assays in normal children. J Clin Endocrinol Metab. 2007; 92(4):1424-9.
22. Sathasivam A, Garibaldi L, Shapiro S, Godbold J, Rapaport R. Leuprolide stimulation testing for the evaluation of early female sexual maturation. Clin Endocrinol (Oxf). 2010;73(3):375-81.
23. Junqueira FRR. Teste do agonista do GnRH para diagnóstico da puberdade precoce. Dissertação de mestrado apresentada à Faculdade de Medicina de Ribeirão Preto – USP. Área de concentração: ginecologia e obstetrícia. 2007.
24. Cavallo A, Richards GE, Busey S, Michaels SE. A simplified gonadotrophin-releasing hormone test for precocious puberty. Clin Endocrinol (Oxf). 1995;42(6):641-6.
25. Ibáñez L, Potau N, Zampolli M, Virdis R, Gussinye M, Carrascosa A, et al. Use of leuprolide acetate response patterns in the early diagnosis of pubertal disorders: comparison with the gonadotropin-releasing hormone test. J Clin Endocrinol Metab. 1994;78(1):30-5.
26. Partsch CJ, Hummelink R, Lorenzen F, Sippell WG. The significance and characteristics of the LHRH test in diagnosing precocious puberty development in girls: the stimulated LH/FSH quotient differentiates between central precocious puberty and premature thelarche. Monatsschr Kinderheilkd. 1989;137(5):284-8.
27. Oerter KE, Uriarte MM, Rose SR, Barnes KM, Cutler GB Jr. Gonadotropin secretory dynamics during puberty in normal girls and boys. J Clin Endocrinol Metab. 1990;71(5):1251-8.
28. Neely EK, Hintz RL, Wilson DM, Lee PA, Gautier T, Argente J, et al. Normal ranges for immunochemiluminometric gonadotropin assays. J Pediatr. 1995;127(1):40-6.
29. Eckert KL, Wilson DM, Bachrach LK, Anhalt H, Habiby RL, Olney RC, et al. A single-sample, subcutaneous gonadotropin-releasing hormone test for central precocious puberty. Pediatrics. 1996;97(4):517-9.
30. Choi JH, Shin YL, Yoo HW. Predictive factors for organic central precocious puberty and utility of simplified gonadotropin-releasing hormone tests. Pediatr Int. 2007;49(6):806-10.
31. Borges MF, Pacheco KD, Oliveira AA, Rita CV, Resende EA, Lara BH, et al. Premature thelarche: clinical and laboratorial assessment by immunochemiluminescent assay. Arq Bras Endocrinol Metabol. 2008;52(1):93-100.
32. Ibanez L, Potau N, Zampolli M, Street ME, Carrascosa A. Girls diagnosed with premature pubarche show an exaggerated ovarian androgen synthesis from the early stages of puberty: evidence from gonadotropin-releasing hormone agonist testing. Fertil Steril. 1997;67(5):849-55.
33. Brito VN, Latronico AC, Arnhold IJ, Mendonca BB. A single luteinizing hormone determination 2 hours after depot leuprolide is useful for therapy monitoring of gonadotropin-dependent precocious puberty in girls. J Clin Endocrinol Metab. 2004;89(9):4338-42.
34. Houk CP, Kunselman AR, Lee PA. The diagnostic value of a brief GnRH analogue stimulation test in girls with central precocious puberty: a single 30-minute post-stimulation LH sample is adequate. J Pediatr Endocrinol Metab. 2008; 21(12):1113-8.
35. Acharya SV, Gopal RA, George J, Bandgar TR, Menon PS, Shah NS. Utility of single luteinizing hormone determination 3 h after depot leuprolide in monitoring therapy of gonadotropin-dependent precocious puberty. Pituitary. 2009; 12(4):335-8.
36. Poomthavorn P, Khlairit P, Mahachoklertwattana P. Subcutaneous gonadotropin-releasing hormone agonist (triptorelin) test for diagnosing precocious puberty. Horm Res. 2009;72(2):114-9.
37. Iughetti L, Predieri B, Ferrari M, Gallo C, Livio L, Milioli S, et al. Diagnosis of central precocious puberty: endocrine assessment. J Pediatr Endocrinol Metab. 2000;13 Suppl. 1:709-15.
38. Karten MJ, Rivier JE. Gonadotropin-releasing hormone analog design. Structure-function studies toward the development of agonists and antagonists: rationale and perspective. Endocr Rev. 1986;7(1):44-66.
39. Palmert MR, Boepple PA. Variation in the timing of puberty: clinical spectrum and genetic investigation. J Clin Endocrinol Metab. 2001; 86(6):2364-8.
40. Wheeler MD, Styne DM. The treatment of precocious puberty. Endocrinol Metab Clin North Am. 1991;20(1):183-90.
41. Manasco PK, Pescovitz OH, Hill SC, Jones JM, Barnes KM, Hench KD, et al. Six-year results of luteinizing hormone releasing hormone (LHRH) agonist treatment in children with LHRH-dependent precocious puberty. J Pediatr. 1989; 115(1):105-8.

42. Klein KO, Barnes KM, Jones JV, Feuillan PP, Cutler GB Jr. Increased final height in precocious puberty after long-term treatment with LHRH agonists: the National Institutes of Health experience. J Clin Endocrinol Metab. 2001;86(10):4711-6.
43. Lawson ML, Cohen N. A single sample subcutaneous luteinizing hormone (LH)-releasing hormone (LHRH) stimulation test for monitoring LH suppression in children with central precocious puberty receiving LHRH agonists. J Clin Endocrinol Metab. 1999;84(12):4536-40.
44. Bhatia S, Neely EK, Wilson DM. Serum luteinizing hormone rises within minutes after depot leuprolide injection: implications for monitoring therapy. Pediatrics. 2002;109(2):E30.
45. Cassio A, Bal MO, Orsini LF, Balsamo A, Sansavini S, Gennari M, et al. Reproductive outcome in patients treated and not treated for idiopathic early puberty: long-term results of a randomized trial in adults. J Pediatr. 2006;149(4):532-6.
46. Lazar L, Kauli R, Bruchis C, Nordenberg J, Galatzer A, Pertzelan A. Early polycystic ovary-like syndrome in girls with central precocious puberty and exaggerated adrenal response. Eur J Endocrinol. 1995;133(4):403-6.
47. Chiavaroli V, Liberati M, D'Antonio F, Masuccio F, Capanna R, Verrotti A, et al. GNRH analog therapy in girls with early puberty is associated with the achievement of predicted final height but also with increased risk of polycystic ovary syndrome. Eur J Endocrinol. 2010;163(1):55-62.
48. Bertelloni S, Baroncelli GI, Sorrentino MC, Perri G, Saggese G. Effect of central precocious puberty and gonadotropin-releasing hormone analogue treatment on peak bone mass and final height in females. Eur J Pediatr. 1998;157(5):363-7.
49. de Brito VN, Latronico AC, Arnhold IJ, Lo LS, Domenice S, Albano MC, et al. Treatment of gonadotropin dependent precocious puberty due to hypothalamic hamartoma with gonadotropin releasing hormone agonist depot. Arch Dis Child. 1999;80(3):231-4.

capítulo 7
Estados intersexuais

Ester Silveira Ramos

Introdução	95
Desenvolvimento normal	97
Desenvolvimento anormal	99
Considerações finais	115

■ INTRODUÇÃO

Antigamente, uma das primeiras perguntas que os pais faziam quando uma criança nascia era sobre o sexo do bebê. Atualmente, essa questão aparece durante a gestação, refletida na crescente demanda por exames de sexagem fetal, como a realizada por meio de ultrassonografia (exame morfológico) ou do DNA fetal em plasma materno (análise molecular). A determinação do sexo fetal ou embrionário está indicada em alguns casos de doenças com padrão de herança ligada ao cromossomo X recessivo nos quais 50% dos meninos seriam afetados, principalmente quando não existe um teste específico para a doença em questão. No entanto, muitas vezes os exames para avaliação do sexo fetal são solicitados apenas para suprir as expectativas sociais. Em algumas culturas, a preferência por um dos sexos pode levar à interrupção da gravidez caso o embrião ou feto seja do sexo não desejado.

Por outro lado, logo após o nascimento do bebê, a família necessita saber o sexo da criança para poder escolher o nome, que será utilizado para a comunicação direta com a criança, para poder solicitar a certidão de nascimento (necessária, por exemplo, para viagens, vacinação, planos de saúde, etc.), entre outras necessidades. Como fica a situação de uma criança que nasce com genitália ambígua? E quando o sexo civil ou de criação não corresponde ao sexo "biológico"? O quê deve ser levado em conta nesses casos?

Existem ainda grandes controvérsias sobre esse assunto e muito para se descobrir nessa área. Alguns conceitos e algumas condutas relatadas na literatura podem auxiliar no diagnóstico, tratamento e seguimento desses pacientes. Em 2006, houve uma tentativa de consenso internacional sobre o manejo desses casos, com a publicação de um trabalho que envolveu profissionais de vários países.[1] No entanto, foram detectados vários pontos nesse consenso que devem ser revistos. Por exemplo, a troca da utilização da denominação hermafroditismo verdadeiro por distúrbio de desenvolvimento sexual ovotesticular parece não ser uma ideia tão boa assim, uma vez que a ambiguidade em relação ao diagnóstico a qual se desejava evitar continua implícita na nova designação. Na Tabela 7.1 são apresentadas as principais modificações propostas em termos de nomenclatura.

No Brasil, a Resolução do Conselho Federal de Medicina (CFM) 1.664/2003[2] define as normas técnicas necessárias para o tratamento de pacientes portadores de anomalias de diferenciação sexual. Nessa categoria, são incluídas "as situações clínicas conhecidas no meio médico como genitália ambígua, ambiguidade genital, intersexo, hermafroditismo verdadeiro, pseudo-hermafroditismo (masculino ou feminino), disgenesia gonadal, sexo reverso, entre outras".[3] Uma segunda resolução, a CFM 1.955/2010, dispõe sobre a cirurgia de transgenitalismo em paciente transexual, o qual seria considerado o "portador de desvio psicológico permanente de identidade sexual, com rejeição do fenótipo".[4]

Existem várias classificações disponíveis na literatura, mas em linhas gerais o sexo de um indivíduo pode ser classificado em:

Tabela 7.1. Revisão da nomenclatura proposta pelo *Consensus Statement on Management of Intersex Disorders*

PRÉVIA	PROPOSTA
Intersexo	DDS
PHM, subvirilização de indivíduo XY, submasculinização de indivíduo XY	46,XY DDS
PHF, virilização de indivíduo XX, masculinização de indivíduo XX	46,XX DDS
Hermafroditismo verdadeiro	DDS ovotesticular
Homem XX ou Sexo Reverso XX	DDS testicular 46,XX
Sexo Reverso XY	Disgenesia Gonadal Completa 46,XY

DDS = distúrbios do desenvolvimento sexual, do inglês *disorders of sex development* (DSD); PHM = pseudo-hermafroditismo masculino; PHF = pseudo-hermafroditismo feminino.
Fonte: Lee e colaboradores.[1]

- Genético;
- Gonadal;
- Da genitália interna;
- Da genitália externa;
- Dos caracteres sexuais secundários;
- De criação;
- Civil;
- Psicológico (identidade de gênero e comportamento).

Os cinco primeiros itens correspondem a características biológicas e de 6 a 8, psicossociais.

Neste capítulo serão abordadas as alterações relacionadas ao desenvolvimento sexual (os problemas sob o aspecto biológico) e que englobam os casos de intersexualidade. A transexualidade, na qual existe incompatibilidade entre os aspectos físicos e psicológicos (identidade e comportamento sexual), não será discutida aqui.

No texto, frequentemente serão referidos números (OMIM ou MIM seguido do número) de genes e doenças genéticas do catálogo denominado *Online Mendelian Inheritance in Man*,[5] cujas revisões e referências bibliográficas auxiliarão o leitor a se aprofundar em alguns dos assuntos abordados. Para verificar essas informações, é preciso acessar a página do catálogo na Internet e digitar o número da doença ou do gene especificado neste capítulo no campo *"Search OMIM for:"*. Por exemplo, para detalhes e outras referências bibliográficas sobre o gene SRY, pode-se utilizar o número 480000.[5] Como a abordagem é, principalmente, para herança mendeliana, não há anotações para as alterações cromossômicas. O catálogo é atualizado regularmente e a numeração pode sofrer alguma modificação, por isso, uma segunda opção é colocar o nome do gene ou da doença, em inglês, no mesmo campo, para efetuar uma busca por informações.

■ DESENVOLVIMENTO NORMAL

O ser humano possui 46 cromossomos, sendo que dois deles, os cromossomos sexuais X e Y, são considerados separadamente. Os cromossomos restantes são numerados em pares de 1-22 e denominados autossomos. As mulheres apresentam cariótipo 46,XX e os homens 46,XY. Porém, nos gametas, apenas um dos cromossomos sexuais estará presente. O oócito é sempre portador de um cromossomo X. Portanto, é o espermatozoide que, carregando um cromossomo X ou um Y, definirá o sexo genético do embrião, ao se combinar com o cromossomo X proveniente do gameta feminino.[6,7] Nos indivíduos 46,XX há o desenvolvimento de ovários e nos 46,XY, o de testículos. A partir daí é iniciada a diferenciação das genitálias interna e externa no período intrauterino e o aparecimento dos caracteres sexuais secundários na puberdade (Fig. 7.1).[7]

As células germinativas primordiais presentes no saco vitelino migram até as cristas gonadais, onde as gônadas se desenvolverão próximas ao mesonefro. Os embriões de ambos os sexos possuem dois pares de dutos denominados mesonéfricos ou de Wolff e paramesonéfricos ou de Mülller. No embrião masculino, os dutos de Wolff vão dar origem a estruturas como epidídimo e ductos deferentes, enquanto os de Müller regridem. Já no embrião feminino, são os ductos de Müller que se diferenciam em útero, tubas uterinas e dois terços superiores da vagina, enquanto os ductos de Wolff regridem.[6]

É importante salientar que para o desenvolvimento das genitálias externa e interna masculinas é necessária a presença de dois tipos de células, as de Leydig e de Sertoli (Fig. 7.1). A testosterona, produzida pela célula de Leydig, é essencial para o desenvolvimento da genitália interna, mas pouco eficiente na indução da genitália externa. Para a diferenciação efetiva desta última, é necessária a conversão, por meio da enzima 5α-redutase, da testosterona em di-hidrotestosterona (DHT), esta sim um potente indutor da genitália externa masculina. No entanto, a indução do sexo masculino pela testosterona e pela DHT não é suficiente, uma vez que precisa ocorrer a regressão dos ductos de Müller. A presença de tecido testicular é capaz de inibir o ducto de Müller apenas do lado em que está presente, sendo mantida a tuba uterina contralateral, o útero e a vagina. A regressão mülleriana só será completa quando houver tecido testicular bilateralmente. Essa ação é provocada por um Fator de Regressão ou Inibição Mülleriana, hoje conhecido como Hormônio Antimülleriano (HAM), produzido pela célula de Sertoli.[6-8]

É interessante observar que, nos embriões que não desenvolvem gônadas ou cujas gônadas são disgenéticas (também denominadas de fitas gonadais) bilateralmente, mesmo com cariótipo 46,XY, as genitálias interna e externa são consideradas do sexo feminino. A partir dessas evidências, foi postulado que o desenvolvimento do sexo feminino não requer a ação dos hormônios produzidos pela gônada embrionária. Diferentemente do sexo feminino, o masculino deveria ser induzido pela presença de tecido testicular. Essa informação fez com que as pesquisas priorizassem a busca por esses fatores indutores.[7]

O desenvolvimento normal do embrião masculino é desencadeado pela presença do cromossomo Y, que deve conter o gene da Região Determinante Sexual do Cromossomo Y (*SRY*, do inglês *Sex Determining Region Y*) (MIM 480000)[4] para a diferenciação das gônadas em testículos. Na Figura 7.2, estão representados alguns genes e a provável sequência dos eventos durante a determinação e diferenciação gonadais. Podem ser destacados os genes WT1 (*Wilms tumor 1*) (MIM 607102) e SF1 (*Steroidogenic Factor 1*) (MIM 184757), importantes para o desenvolvimento gonadal. Os genes SOX9 (*SRY-related HMG-box gene 9* ou *SRY box 9*) (MIM 608160), DMRT1 (*Doublesex and mab-3 related transcription factor 1*) (MIM 602424) e ATRX (*Alpha Thalassemia/mental Retardation syndrome X-linked*) (MIM 300032), por exemplo, seriam essenciais para a diferenciação da gônada em testículo. Para o sexo feminino, na ausência do SRY, o gene DAX1 (*Dosage-sensitive sex reversal, Adrenal hypoplasia critical region, on chromosome X, gene 1*) (MIM 300473) inibiria a ação dos genes determinantes do desenvolvimento testicular, permitindo a classificação da gônada em ovário.[5,8]

A maioria dos autores afirma, atualmente, que esse mecanismo é muito mais complexo, envolvendo eventos e genes que interagem para que todo o sistema

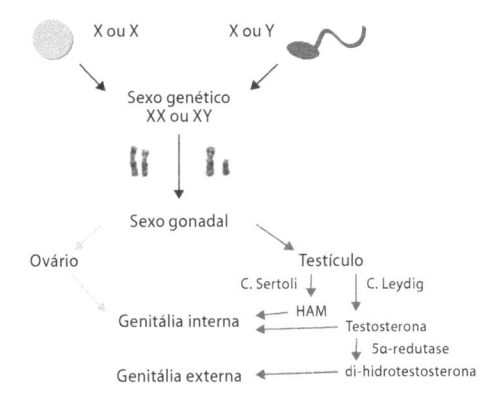

Figura 7.1. Desenvolvimento sexual normal. O oócito (círculo rosa) contém um cromossomo X. Já o espermatozoide (azul) pode conter um cromossomo X ou um Y. Durante a fecundação, a combinação de dois cromossomos X dará origem a um indivíduo do sexo feminino, enquanto a de um X com um Y, ao do sexo masculino.
C. = célula; HAM = hormônio antimülleriano.

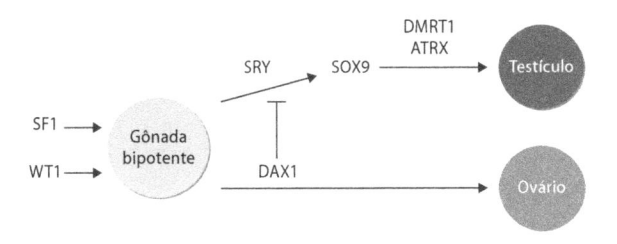

Figura 7.2. Cascata regulatória mostrando os principais genes envolvidos na determinação sexual. O gene SRY, localizado no cromossomo Y e, portanto, presente apenas no sexo masculino, inicia a estimulação do desenvolvimento testicular. Na ausência do SRY, o gene DAX1 inibe a formação do testículo, permitindo o desenvolvimento do ovário.

possa ocorrer adequadamente tanto para desenvolvimento do sexo masculino quanto do feminino.[7,8]

■ DESENVOLVIMENTO ANORMAL

Foi principalmente a partir das doenças que envolviam a determinação e a diferenciação sexuais humanas que se realizaram muitas das descobertas sobre o mecanismo do desenvolvimento normal e dos genes da cascata regulatória da determinação sexual. A divisão dos Distúrbios do Desenvolvimento Sexual (DDS), descrita a seguir, auxilia tanto nas pesquisas para definição da etiologia desse tipo de alteração quanto no diagnóstico, tratamento e aconselhamento genético dos pacientes. Deve-se lembrar que essas alterações não são necessariamente acompanhadas por genitália ambígua.

Alterações do sexo genético (cromossômico)

Os avanços da biologia molecular revelaram que o sexo genético vai muito além da constituição cromossômica de um indivíduo. No entanto, para fins didáticos e de raciocínio clínico, esse grupo fica restrito aos casos em que a análise citogenética evidencia aberrações numéricas e/ou estruturais dos cromossomos sexuais (Tab. 7.2).

Tabela 7.2. Classificação de distúrbios do desenvolvimento sexual (DDS) baseada no cariótipo

DDS COM ALTERAÇÕES DOS CROMOSSOMOS SEXUAIS	DDS 46,XY	DDS 46,XX
45,X (síndrome de Turner e variantes)	Alterações do desenvolvimento gonadal (testicular): 1) Disgenesia gonadal completa 2) Disgenesia gonadal parcial 3) Regressão gonadal 4) DDS ovotesticular	Alterações do desenvolvimento gonadal (ovariano): 1) DDS ovotesticular 2) DDS testicular 3) Disgenesia gonadal
47,XXY (Síndrome de Klinefelter e variantes)	Alterações da síntese ou ação dos andrógenos: 1) Deficiência na síntese de andrógenos 2) Insensibilidade aos andrógenos 3) Deficiência do receptor de LH 4) Alterações do HAM e seu receptor (Síndrome de Persistência Mülleriana)	Excesso de andrógenos: 1) Deficiência fetal (21OH, 11OH) 2) Deficiência fetoplacentária (aromatase) 3) Deficiência materna (luteoma, exógeno)
45,X/46,XY (disgenesia gonadal mista, DDS ovotesticular)	Outros (extrofia de cloaca, agenesia de pênis, etc.)	Outros (extrofia de cloaca, aplasia uterina, MURCS, etc.)
46,XX/46,XY (DDS ovotesticular quimérica)		

LH = hormônio luteinizante; HAM = hormônio antimülleriano; MURCS = associação de aplasia mülleriana, agenesia e/ou ectopia renal, displasia dos somitos cervicotorácicos; 21OH = deficiência da enzima 21-hidroxilase; 11OH = deficiência da enzima 11β-hidroxilase.
Fonte: Modificada de Lee e colaboradores.[1]

Até os anos de 1950, havia dúvida se o sistema de determinação sexual humano era baseado na presença do cromossomo Y ou na relação entre o número de cromossomos X e autossomos, como ocorre em algumas espécies animais. A descoberta das bases cromossômicas das síndromes de Klinefelter (47,XXY) e de Turner (45,X) foi muito importante para esclarecer esse dilema. Na primeira síndrome, mesmo na presença de dois cromossomos X, um único cromossomo Y é capaz de determinar o desenvolvimento de testículo e genitália masculina. Já na segunda, com apenas um cromossomo X em relação aos outros 44 autossomos, ocorre o desenvolvimento de genitália feminina. Portanto, essas síndromes confirmaram a hipótese de indução do sexo masculino pelo cromossomo Y.[9]

Um exame ainda muito solicitado, mas que deve ser utilizado apenas em caso de impossibilidade de análise citogenética mais elaborada, é o da cromatina sexual, que evidencia o cromossomo X inativo. As mulheres (46,XX) possuem um X ativo e um inativo, este último aparecendo nas células como o corpúsculo de Barr. Em homens (46,XY e com apenas um X ativo) o corpúsculo não aparece. Embora esse exame tenha pouca complexidade técnica, na maioria dos serviços ele não apresenta o mesmo detalhamento encontrado na análise cromossômica, na qual podem ser detectadas aberrações cromossômicas estruturais e/ou mosaicismos. Também há um teste para detecção da heterocromatina do braço longo do cromossomo Y, visualizada como um corpúsculo brilhante após a utilização de quinacrina. No entanto, esse exame é pouco conhecido e utilizado na rotina médica.[10]

A análise citogenética pode ser realizada de várias formas. As técnicas mais utilizadas envolvem a cultura temporária de linfócitos do sangue periférico, sendo as metáfases analisadas por meio de coloração convencional ou bandamentos cromossômicos, dos quais o mais empregado é o bandamento GTG. Técnicas citogenéticas moleculares, como a hibridação *in situ* por fluorescência (FISH), também têm auxiliado no diagnóstico nos últimos anos.[11]

Síndrome de Klinefelter

Embora a síndrome de Klinefelter (SK) não seja classicamente acompanhada de genitália ambígua, ela foi destacada aqui devido a algumas peculiaridades, principalmente gonadais. A detecção dessa doença tem aumentado principalmente devido à indicação de análise citogenética para a população masculina que procura por clínicas de infertilidade. Esse fato mostra que a deficiência mental não é tão frequente, como era apontado anos atrás. Na maioria dos casos, o paciente pode apresentar alta estatura, envergadura aumentada em relação à estatura e hipogonadismo hipergonadotrófico, necessitando, geralmente, de reposição hormonal com testosterona. Outros achados são menos frequentes. A genitália normalmente não é ambígua, podendo haver micropênis. Os testículos são reduzidos, com espermatogênese deficiente e hialinização dos túbulos seminíferos. O cariótipo mais comum é o 47,XXY, mas existem variações representadas principalmente por mosaicismos (p. ex., 47,XXY/46,XY).[12]

Síndrome de Turner

A síndrome de Ullrich-Turner, mais conhecida como síndrome de Turner (ST), é uma doença multissistêmica com grande variabilidade de expressão, que surge como resultado da ausência total ou parcial de um dos cromossomos X em todas ou em uma parte das células.

A maioria dos diagnósticos intraútero de ST é realizada por meio de detecção de alteração da translucência nucal, higroma cístico, hidropsia fetal, alterações cardíacas e renais. Para a confirmação, é necessária a análise citogenética a partir de células obtidas por biópsia de vilosidade coriônica ou amniocentese. Ao nascimento, os bebês podem apresentar edema acentuado no dorso dos pés e das mãos, sobra de pele no pescoço, unhas hiperconvexas, além das já citadas alterações cardíacas e renais. O fenótipo é muito variável e inclui baixa estatura, disgenesia gonadal, cúbito valgo, pescoço alado, tórax em escudo, implantação posterior de cabelo em tridente, anormalidades cardíacas, renais e ósseas, e problemas auditivos (Fig. 7.3).[13]

Hoje em dia, existe um grande interesse no tratamento das pacientes que apresentam ST com hormônio de crescimento (GH). Os relatos indicam aumento de até 5 a 8 cm na estatura final dessas pacientes em relação aos casos não tratados. A disgenesia gonadal e o consequente hipogonadismo hipergonadotrófico são típicos da ST. Menos de 10% das pacientes desenvolvem mamas e menstruam espontaneamente, sendo que o restante necessitará de reposição hormonal. Devido à falência ovariana, muitos autores têm preconizado a utilização de doação de oócitos para essas pacientes. Somente 2% dos casos apresentaria gravidez espontânea, mas com risco de aborto, natimorto e nascimento de crianças malformadas.[1]

A ST apresenta incidência de aproximadamente 1:2.500 recém-nascidos do sexo feminino. Estima-se que uma em cada 50 gestações apresente embriões com cariótipo 45,X, dos quais somente 1% sobrevive durante todo o período gestacional. Isso tem conduzido a uma hipótese amplamente aceita de que a concepção de indivíduos 45,X viáveis só acontece quando existe outra linhagem celular (mosaicismo) em alguns órgãos críticos ou período decisivo durante a embriogênese, nos quais a expressão de dose dupla do cromossomo X ou de um X e do Y é necessária para a sobrevivência do feto; posteriormente, essas linhagens se tornariam crípticas.[14,15] Achados citogenéticos incluem aberrações numéricas e estruturais (isocromossomo de braço longo de X, deleções do cromossomo X, cromossomo X em anel), em mosaico (mais de uma linhagem celular) ou não, sendo o cariótipo mais comum o 45,X presente em aproximadamente 53% dos casos.[15]

Estigmas da síndrome de Turner e do cromossomo Y

Teoricamente, de 35 a 40% dos pacientes com linhagem 45,X, com estigmas da ST devido a essas células, podem apresentar diferentes níveis de mosaicismo envolvendo o cromossomo Y (Fig. 7.3), apesar de na prática esse número ser bastante reduzido.

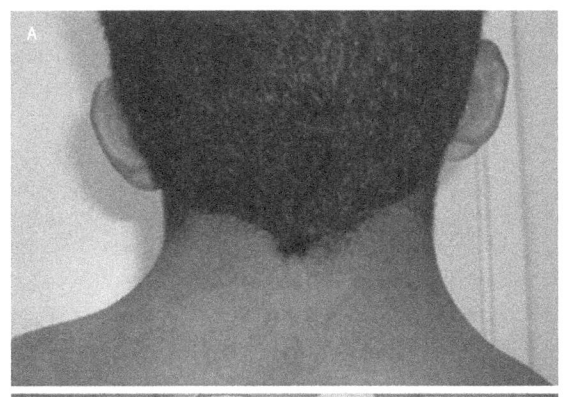

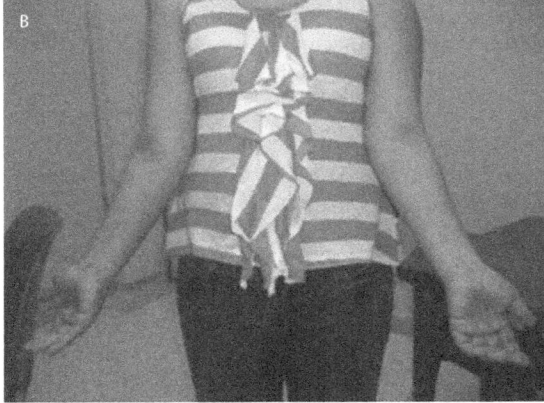

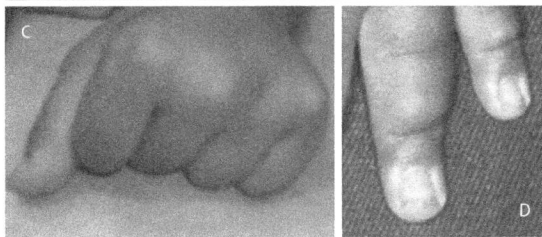

Figura 7.3.
Pacientes com estigmas da síndrome de Turner.
(A) Implantação posterior de cabelo em tridente. Nesse caso, o paciente é um menino com cariótipo 45,X/46,XY.
(B) Cúbito valgo em adolescente que apresentou desenvolvimento de mamas após estímulo hormonal.
(C) Manobra para verificar a existência de 4º metacarpo curto. Note a diferença no relevo do dorso da mão, mostrando que o 4º metacarpo está encurtado.
(D) Unhas hiperconvexas.

A detecção dessas linhagens depende de fatores como tipo de tecido analisado, número de células estudadas e sensibilidade das técnicas aplicadas.[16]

Entre esses casos está incluída a Disgenesia Gonadal Mista (denominação que tem caído em desuso) (Tab. 7.2), cujo quadro clássico é constituído por genitália ambígua, assimetria gonadal (gônada disgenética – fita – de um lado e testículo do outro), útero e cariótipo 45,X/46,XY. No entanto, a variabilidade da aparência da genitália é muito grande. Os pacientes com mosaicismo envolvendo uma linhagem

45,X e outra 46,XY podem apresentar desde genitálias externa e interna masculinas, com testículos tópicos, até genitálias femininas, com útero e fita gonadal bilateral. Neste último caso, clinicamente é impossível a diferenciação de pacientes com ST clássica (com cariótipo 45,X "puro", mosaicismos 45,X/46,XX ou alterações estruturais do cromossomo X).[16]

A presença de cromossomo Y em portadores de disgenesia gonadal está associada ao desenvolvimento de gonadoblastoma, que pode se apresentar como precursor de tumores muito agressivos, como os disgerminomas. Essa predisposição levou à hipótese da presença de um locus do gonadoblastoma no cromossomo Y (GBY), que possuiria uma função fisiológica no testículo normal; a presença de gônadas disgenéticas, o paciente tem mais chance de desenvolver gonadoblastoma. O gene da Proteína Testículo-Específica do cromossomo Y (*TSPY*, do inglês *Testis Specific Protein, Y-linked*) (MIM 480100) apresenta níveis de expressão elevados em muitos tumores gonadais e é apontado como participante no desenvolvimento do gonadoblastoma.[5,16,17]

O risco de desenvolvimento do tumor é diretamente proporcional à idade, sendo mais elevado em pacientes com menor masculinização da genitália externa (portanto, quanto mais feminina a genitália, maior o risco do tumor). A introdução de técnicas de biologia molecular, como a reação em cadeia da polimerase (PCR), tem permitido um estudo mais detalhado das pacientes com estigmas da ST, revelando a existência de mosaicismos ocultos. A identificação precisa de cromossomos sexuais anômalos, como originados de Y, é imprescindível para a indicação de gonadectomia profilática nesse grupo de pacientes, realizada nos casos de genitália ambígua ou feminina.

Um dos protocolos propostos para pacientes com linhagem 45,X e genitália feminina é descrito a seguir:

* Para pacientes com cariótipo 45,X/46,XY estão indicadas gonadectomia profilática e reposição hormonal;
* Para os casos 45,X/46,XX, faz-se a reposição hormonal apenas quando necessária;
* Quando o cariótipo for 45,X, tenta-se achar uma segunda linhagem celular por meio de técnicas de biologia molecular, para enquadrar as pacientes nos outros grupos (a) ou (b).

Caso essa última análise continue sendo inconclusiva, inicia-se a reposição hormonal na puberdade, mas a paciente precisa ser avaliada anualmente por meio da análise de marcadores tumorais e exames de imagem, como a ultrassonografia, para detecção precoce de desenvolvimento tumoral. Para os pacientes com genitália masculina, com testículos tópicos, devido ao menor risco do desenvolvimento tumoral, preconiza-se a manutenção das gônadas, mas com a realização de biópsia testicular e seguimento periódico do paciente com análise de marcadores tumorais e exames de imagem.[14,16,17]

Alterações do sexo gonadal

Neste grupo estão os casos de desacordo entre os sexos cromossômico e gonadal. São pacientes que, mesmo na ausência de cromossomo Y, desenvolvem testículo ou, ao contrário, mesmo na sua presença não desenvolvem a gônada masculina.

Hermafroditismo verdadeiro ou DDS ovotesticular

Como o próprio nome indica, o hermafroditismo verdadeiro (HV) ou DDS ovotesticular (Tabs. 7.1 e 7.2) caracteriza-se pela presença de tecido gonadal masculino (Hermes) e feminino (Afrodite) em um mesmo indivíduo. A composição das gônadas de cada lado pode variar:

* Ovário de um lado e testículo do outro;
* Ovoteste (a mesma gônada apresenta tecido testicular e ovariano) e ovário;
* Ovoteste e testículo;
* Ovoteste e ovoteste.

Dependendo da presença de tecido testicular bilateral ou não, ocorre ausência ou desenvolvimento de útero, respectivamente. O grau da ambiguidade genital varia muito (Fig. 7.4).

Também não existe um cariótipo padrão. Embora a maioria dos casos seja 46,XX, podem ser encontrados outros cariótipos como o 46XX/46,XY (Tab. 7.2). O tecido testicular embrionário tem grande influência sobre a genitália externa no período intraútero, mas na puberdade o tecido testicular assemelha-se ao encontrado na síndrome de Klinefelter. Nessa época, o tecido ovariano, que se apresenta funcionalmente normal, inclusive com folículos ovarianos e fertilidade preservada, assume o comando.[1,12,18]

Homem XX ou sexo reverso XX ou DDS testicular 46,XX

Em contraste com o HV, no qual coexistem estruturas ovarianas e testiculares, no homem XX ou DDS testicular 46,XX (Tabs. 7.1 e 7.2) os testículos só estão presentes bilateralmente. Na puberdade, as gônadas assemelham-se muito às da síndrome de Klinefelter. Os casos são divididos clinicamente em com ou sem genitália ambígua. Foi sugerido inicialmente que translocações submicroscópicas envolvendo os cromossomos X e Y poderiam ser as responsáveis tanto pelo HV 46,XX quanto pelo homem XX.[1,12]

Em 80 a 90% dos casos de homens XX e em 10% dos HV XX foi possível a detecção de sequências do gene SRY por meio de técnicas de biologia molecular, mostrando que esses pacientes seriam portadores de uma porção do cromossomo Y não identificada nas análises citogenéticas convencionais. Geralmente, o homem XX e o HV ocorrem esporadicamente, mas existem relatos de coexistência das duas alterações na mesma família. Em alguns desses pacientes, a pesquisa do gene SRY foi negativa, levando à hipótese de que outros genes e padrões de herança estariam envolvidos. Portanto, a avaliação dos outros membros da família de afetados e o aconselhamento genético estão indicados nesses casos.[1,12,18]

Disgenesia gonadal XX (Disgenesia gonadal completa XX, Disgenesia gonadal pura XX)

Neste grupo estão os casos em que são encontradas apenas células 46,XX na análise citogenética, e na análise molecular é excluída a presença do gene SRY e/ou outras regiões Y-específicas.[19] Ao exame físico, não são evidenciadas baixa estatura ou estigmas da síndrome de Turner (por falta da linhagem 45,X), mas as pacientes apresentam disgenesia gonadal (fita) bilateralmente (MIM 233300) (Tab. 7.2).[5] Consequentemente, há o aparecimento de hipogonadismo hipergonadotrófico na puberdade, amenorreia primária e infertilidade. A reposição hormonal deve ser realizada nesses casos, não necessitando de gonadectomia prévia devido ao baixo risco de desenvolvimento tumoral. É importante a avaliação de familiares da paciente para detecção de outros afetados, uma vez que a doença pode apresentar um padrão de herança autossômico recessivo. Alguns raros casos são acompanhados de alterações auditivas e neurológicas, como ataxia (MIM 233400).[5,19]

Disgenesia gonadal XY (Disgenesia gonadal completa XY, Disgenesia gonadal pura XY, Sexo reverso XY ou Síndrome de Swyer)

Aparentemente, a Disgenesia Gonadal Completa XY assemelha-se muito à XX, por apresentar em seu quadro disgenesia gonadal bilateral, hipogonadismo hipergonadotrófico, amenorreia primária, infertilidade, na ausência de estigmas da síndrome de Turner. A estatura pode ser correspondente à dos homens da família, uma vez que o cromossomo Y está presente e contém regiões envolvidas com o crescimento. A genitália (interna e externa) é feminina, devido à falta tanto dos andrógenos de origem gonadal quanto do hormônio antimülleriano. No entanto, a sua etiologia e tratamento são muito distintos da Disgenesia Gonadal XX.[20]

A análise citogenética mostra um cariótipo 46,XY, enquanto as técnicas de biologia molecular evidenciam a presença de sequências do cromossomo Y. Portanto, essas pacientes, assim como as pacientes com cariótipo 45,X/46,XY, discutidas anteriormente, apresentam risco maior de desenvolvimento de gonadoblastoma, estando indicada a gonadectomia profilática.

Alterações de vários genes já foram descritas como envolvidas na etiologia dessa doença. Mutações do gene SRY que ocasionam problemas para o desenvolvimento testicular parecem estar presentes em aproximadamente 15% dos casos (MIM 400044). Alterações de outros genes da cascata da determinação sexual masculina (Fig. 7.2) foram relatadas, como mutações do gene SOX9 (responsável também pelo desenvolvimento de displasia camptomélica, alteração óssea que pode acompanhar a disgenesia gonadal) (MIM 114290), duplicações do gene DAX1 (gene mapeado no cromossomo X, sendo que a mãe da paciente pode ser portadora assintomática da duplicação) (MIM 300018), mutações do gene SF1 (acompanhada de hipoplasia adrenal) (MIM 612965) e deleções do gene DMRT1 (MIM 154230). Em todos os casos, a família deve ser também avaliada devido ao risco de recorrência da doença na família, de acordo com o gene envolvido.[5,20]

Alterações do sexo fenotípico (ou anatômico)

Neste grupo pode ser encontrada uma variedade muito grande de distúrbios, entre as principais causas de DDS 46,XY e 46,XX, mais conhecidos como pseudo-hermafroditismo masculino (PHM) e pseudo-hermafroditismo feminino (PHF) (Tabs. 7.1 e 7.2).[1] Nesses casos, o sexo cromossômico e gonadal estão de acordo, mas a genitália interna e/ou externa não condiz com o sexo genético (Tab. 7.2). As anomalias podem ser decorrentes de vários fatores, desde deficiências enzimáticas (hiperplasia adrenal congênita, deficiência da enzima 5α-redutase, síndrome de insensibilidade aos andrógenos) até a utilização de teratógenos.

As alterações genitais podem ocorrer em quadros complexos, como no PHF com múltiplas anomalias caudais, no qual ocorre genitália masculina ou ambígua associada à malformações urinárias e gastrintestinais, em indivíduo 46,XX. No entanto, nesse grupo também são encontradas malformações isoladas, como no caso de agenesia de pênis (Fig. 7.4 e Tab. 7.2).

Pesquisa realizada pelo Estudo Colaborativo Latino-Americano de Malformações Congênitas (ECLAMC) mostrou prevalência de genitália ambígua isolada em aproximadamente 1:20.000 nascimentos, sendo que pelo menos 25% (mas estimado em até 50%) dos casos devem-se à Hiperplasia Adrenal Congênita. Quando associada a outras anomalias congênitas, a prevalência foi de 1:6.900 nascimentos (1:10.000 para nascidos vivos e 1:350 entre os natimortos).[21,22]

Devido à grande heterogeneidade desse grupo, serão destacadas, neste capítulo, apenas algumas entidades mais representativas.

Hiperplasia Adrenal Congênita (HAC)

Dentre as doenças que cursam com genitália ambígua, esta é a mais comum e deve ser cogitada em todos os casos de crianças que nascem com sexo fenotípico indeterminado (Fig. 7.4). Embora a intersexualidade chame a atenção da equipe médica e da família, a ocorrência das alterações hidroeletrolíticas em alguns casos, quando não corrigidas a tempo, podem levar à morte do paciente. Por isso devem ser a primeira preocupação do médico frente a um recém-nascido ou a uma criança com genitália ambígua nos seus primeiros meses de vida.

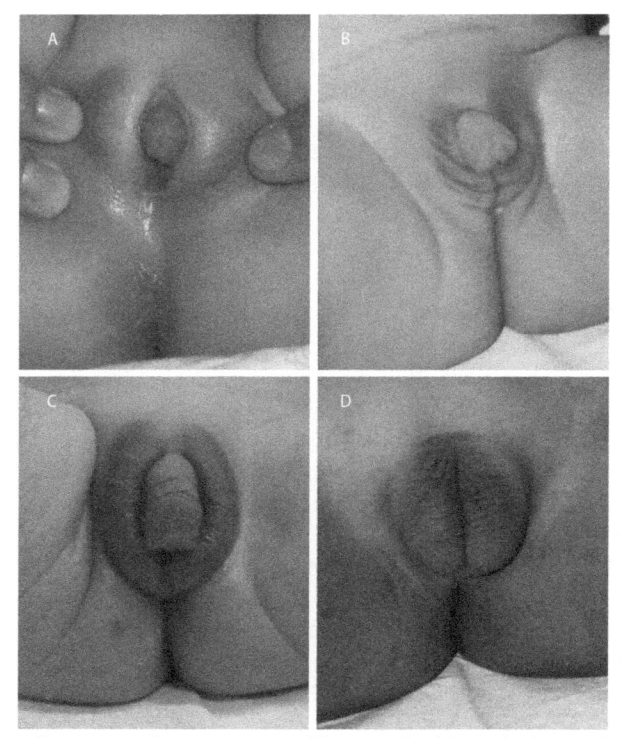

Figura 7.4. Genitália externa de crianças com diferentes distúrbios de desenvolvimento sexual (DDS). (A e B) Dois pacientes com hermafroditismo verdadeiro (ou DDS ovotesticular, pela nova nomenclatura), com cariótipo 46,XX, útero, ovoteste de um lado e ovário do outro. Observar a diferença no grau de masculinização entre os dois casos: clitoromegalia e o aumento da distância fúrcula-anal (A) e genitália aparentemente masculina (B). (C) Hiperplasia Adrenal Congênita. A genitália apresenta-se muito masculinizada, com pigmentação aumentada. No entanto, as gônadas não são palpáveis e a criança apresenta cariótipo 46,XX, útero e ovários. (D) Agenesia de pênis, com cariótipo 46,XY, genitália interna masculina, testículos normais.

A Hiperplasia Adrenal Congênita (HAC) é um erro inato do metabolismo ocasionado por alteração em várias enzimas envolvidas com a síntese de cortisol (Fig. 7.5). As baixas concentrações de cortisol plasmático levam ao aumento da secreção de Hormônio Adrenocorticotrófico (ACTH), estimulando cronicamente as adrenais e provocando hiperplasia funcional com consequente desvio da produção hormonal. A alteração mais comum é a deficiência da enzima 21-hidroxilase (21OH), mas também podem ocorrer deficiências de outras enzimas, modificando o quadro clínico de acordo com a posição da enzima na via metabólica (Fig. 7.5). Mesmo para uma determinada enzima, mutações diferentes resultam em uma grande heterogeneidade de manifestações clínicas.[23,24]

Ginecologia da infância e adolescência 109

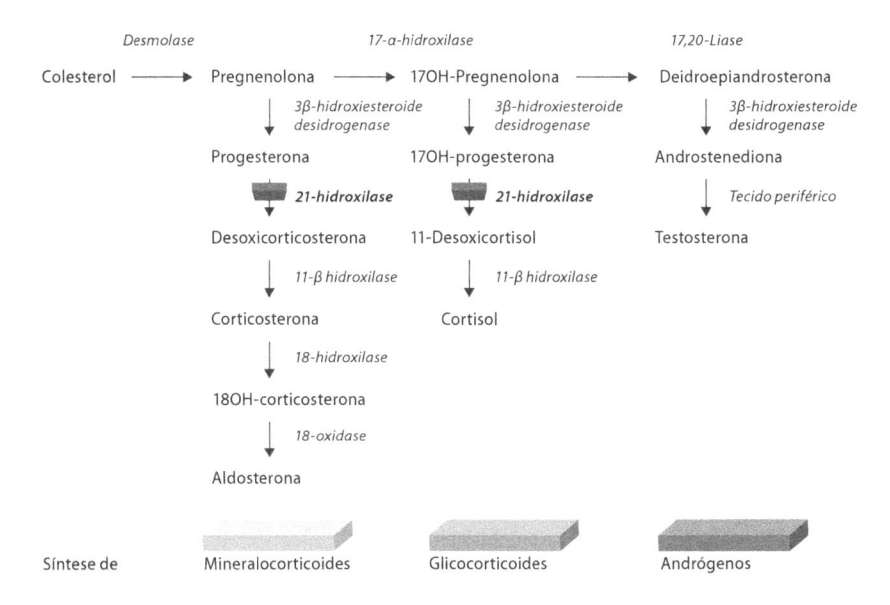

```
         Desmolase              17-a-hidroxilase              17,20-Liase
Colesterol ──▶ Pregnenolona ──▶ 17OH-Pregnenolona ──▶ Deidroepiandrosterona
               │ 3β-hidroxiesteroide    │ 3β-hidroxiesteroide    │ 3β-hidroxiesteroide
               ▼   desidrogenase        ▼   desidrogenase        ▼   desidrogenase
               Progesterona          17OH-progesterona        Androstenediona
               │ 21-hidroxilase       │ 21-hidroxilase         │ Tecido periférico
               ▼                      ▼                        ▼
               Desoxicorticosterona  11-Desoxicortisol        Testosterona
               │ 11-β hidroxilase     │ 11-β hidroxilase
               ▼                      ▼
               Corticosterona        Cortisol
               │ 18-hidroxilase
               ▼
               18OH-corticosterona
               │ 18-oxidase
               ▼
               Aldosterona

Síntese de    Mineralocorticoides    Glicocorticoides         Andrógenos
```

Figura 7.5. Esquema da esteroidogênese adrenal mostrando as enzimas responsáveis em cada etapa. A deficiência enzimática mais comum na Hiperplasia Adrenal Congênita é a da enzima 21-hidroxilase, cujos bloqueios na via metabólica do colesterol são representados no esquema por meio de barras vermelhas.

Nas formas clássicas da deficiência da 21OH (OMIM 201910) (Tab. 7.2),[5] que apresenta padrão de herança autossômica recessiva, as meninas homozigotas (ou heterozigotas compostas, quando a paciente recebe uma mutação no alelo materno diferente da mutação do alelo paterno) nascem com masculinização da genitália externa, muitas vezes exigindo correção cirúrgica (Fig. 7.4). A terapia pré-natal com dexametasona pode diminuir a masculinização dos fetos femininos e tem sido empregada em casos de risco dessa doença nos fetos. No entanto, para minimizar os efeitos colaterais tem sido preconizada a interrupção da terapia no caso de fetos masculinos (afetados ou normais) e de femininos normais. Para isso, é necessária a sexagem durante a gravidez, normalmente realizada por métodos invasivos tradicionais, como a biópsia de vilosidade coriônica ou amniocentese, ou métodos menos invasivos e mais precoces, como a detecção de DNA fetal em plasma materno.[25]

A HAC pode ser dividida em clássica e não clássica. A primeira inclui os subgrupos virilizante simples (masculinização da genitália externa feminina e virilização pós-natal nos sexos masculino e feminino, com avanço de idade óssea, provoca baixa estatura no adulto quando não tratada) e a forma perdedora de sal (além de todas as alterações anteriores, provoca desidratação, hiponatremia e hipopotassemia, que podem levar a óbito). A forma não clássica, por sua vez, pode ser subdividida em sintomática (início tardio das alterações clínicas, como pubarca precoce, amenorreia primária ou secundária, hirsutismo, acne e infertilidade) e assintomática (ou críptica).[23,24]

Embora também provoque genitália ambígua nas meninas e apresente padrão de herança autossômica recessiva, a deficiência da 11β-hidroxilase (OMIM 610613) (Tab. 7.2),[4] diferentemente da deficiência da 21OH, apresenta hipertensão arterial com alcalose hipercalêmica justificado pelo excesso de produção de deoxicorticosterona. No entanto, a hipertensão, muitas vezes, só se manifesta nas fases mais tardias da infância ou adolescência. Na deficiência de 17α-hidroxilase (OMIM 609300),[4] também com padrão de herança autossômica recessiva, os achados clínicos incluem hipertensão arterial, hipocalcemia, genitália ambígua nos pacientes 46,XY (PHM) e amenorreia primária nos casos 46,XX. A deficiência da 3β-hidroxiesteroide desidrogenase (OMIM 201810),[4] que apresenta padrão de herança autossômica recessiva, impede a síntese de esteroides tanto na adrenal como nas gônadas, ocasionando virilização muito leve ou ausente nesse tipo de HAC. Portanto, essa deficiência leva ao PHM. A perda de sal também pode ocasionar a morte do paciente.[23,24]

Aplasia mülleriana

Como referido anteriormente, nos embriões masculinos, o HAM produzido pelas células de Sertoli testiculares induz a regressão das estruturas müllerianas. No entanto, o desenvolvimento da genitália interna feminina requer a persistência e a diferenciação dos ductos de Müller. A aplasia mülleriana (AM) (OMIM 277000)[5] é caracterizada por ausência do útero e porção superior da vagina (a porção inferior da vagina é derivada da invaginação do seio urogenital).[26] A denominação de síndrome de Mayer-Rokitansky-Küster-Hauser tem sido pouco utilizada. A maioria dos casos é esporádica (sem outros casos na família); no entanto, a AM tem sido descrita como se fizesse parte do quadro clínico de síndromes com herança monogênica e, inclusive, em casos de utilização de teratógenos, como a talidomida.[26]

A associação MURCS (aplasia de Müller, agenesia e/ou ectopia renal, displasia dos somitos cervicotorácicos, acompanhadas muitas vezes de surdez e de baixa estatura) (OMIM 601076)[5] deve ser sempre investigada nos casos de aplasia mülleriana. Na AM, a mulher possui ovários normais, com consequente desenvolvimento de mamas e resultados de exames hormonais em níveis compatíveis com a normalidade. O cariótipo é 46,XX. A neovaginoplastia está indicada quando a vagina em fundo cego é muito curta.[26] Atualmente, condutas mais conservadoras têm sido adotadas nesses casos, por meio de exercícios com moldes que estimulam o aumento da vagina gradualmente. A fertilização *in vitro* com a utilização de oócitos da própria paciente e a transferência dos embriões para outra mulher (útero de substituição) tem sido muito utilizada nos últimos anos.

Deficiência da enzima 5α-redutase

A deficiência da enzima 5α-redutase (OMIM 264600)[5] ocasiona genitália ambígua nos meninos (46,XY), afetados devido à falta de conversão da testosterona em DHT, principal fator responsável pela diferenciação da genitália externa masculina. Como o HAM e seus receptores estão presentes, ocorre a regressão mülleriana. Devido à genitália ambígua, que geralmente apresenta hipospádia severa e cavidade em fundo cego, essa doença também é conhecida como hipospádia perineoescrotal pseudovaginal. O padrão de herança é autossômico recessivo. Foram relatados vários casos na República Dominicana, onde alguns pacientes foram criados como mulheres e outros como homens. Devido à raridade da doença, a maioria dos serviços não dispõe de avaliação laboratorial para verificação da proteína ou de suas mutações. Uma maneira indireta de observação do comprometimento da enzima é verificar a conversão incompleta de testosterona (T) em DHT pela relação das dosagens desses dois andrógenos (T/DHT). Nos casos em que o eixo hipotálamo-hipófise-gonadal (HHG) não estiver ativado, realiza-se a dosagem dos andrógenos basais e pós-estímulo com gonadotrofina coriônica exógena. No caso de falta ou redução da enzima, ocorre um bloqueio da conversão da T em DHT; consequentemente, a elevação dos níveis de T será bem maior do que da DHT após o estímulo.[5,9]

Insensibilidade aos andrógenos

A síndrome da Insensibilidade aos Andrógenos (SIA) (OMIM 300068)[4] é uma das principais causas do PHM (Tab. 7.2). A incidência dessa doença é estimada em 1:20.000-64.000 nascimentos de indivíduos 46,XY. Sua expressão fenotípica é bastante variável, apresentando diferentes formas (completa, incompleta ou parcial, e leve). A SIA apresenta padrão de herança ligada ao X recessivo.[5,27]

Proteína intracelular, membro da superfamília de receptores de hormônios esteroides, o receptor de andrógenos (AR, do inglês *Androgen Receptor*) é primeiramente responsável por mediar os efeitos fisiológicos dos andrógenos. Os ARs promovem a expressão de alguns genes e suprimem a de outros, os quais, por sua vez, afetam a diferenciação, morfogênese, maturação e função de células-alvo, sendo a maior parte dessa regulação em nível de transcrição. O gene do receptor de andrógenos (AR) está mapeado no cromossomo X. Atualmente, estão catalogados no *Androgen Receptor Mutations Database*[28] mais de 300 mutações envolvendo o gene *AR*, que podem causar defeitos quantitativos ou qualitativos na proteína responsável pela grande heterogeneidade da expressão fenotípica encontrada nos pacientes.[27]

O indivíduo 46,XY afetado pela forma severa, também conhecida como síndrome de Morris, possui testículos, mas a genitália externa é feminina normal. Entretanto, a vagina apresenta-se em fundo cego e não há desenvolvimento dos derivados müllerianos, pela presença normal do HAM e de seu receptor. A diminuição da pilificação em região genital e axilar, e a estatura elevada (mesmo padrão dos homens da família) são muito frequentes da doença. Devido à conversão da testosterona pela enzima aromatase, há desenvolvimento de mamas na puberdade. O principal diagnóstico diferencial nesses casos é a aplasia mülleriana, discutida anteriormente. As pacientes geralmente procuram serviço médico devido à amenorreia primária, e as que possuem vida sexual ativa, devido à dispareunia. A gonadectomia é indicada após a adolescência e o desenvolvimento de mamas (para evitar o *habitus* eunucoide) e antes dos 30 anos, quando o risco para tumores testiculares, principalmente nos casos com criptorquidia, começa a aumentar. Após a cirurgia, é necessária a reposição hormonal. Devido à herança ligada ao X recessiva, a investigação de outras "meninas" da família, que ainda não apresentaram menarca, é importante para a detecção precoce de novos casos.[27,29]

Na forma parcial ou incompleta, a genitália apresenta graus variáveis de ambiguidade, ao mesmo tempo em que se constata a presença de pelos pubianos e axilares. Pode existir heterogeneidade no quadro clínico apresentado pelos diferentes membros afetados de uma mesma família. Nos casos em que a opção é pelo sexo feminino, a gonadectomia deve ser realizada precocemente para evitar a virilização na puberdade, uma vez que essas pacientes possuem alguns receptores ativos de andrógenos.[27,29]

Em relação à forma leve da síndrome, estudando meninos que apresentavam hipospádia, vários autores verificaram que as anomalias genitais em irmãos eram devidas a defeitos no gene AR e concluíram que hipospádia familiar severa pode fazer parte do espectro de fenótipos da SAI.[5,27]

As mulheres normais (46,XX), quando portadoras do gene mutado, geralmente não apresentam sinais clínicos da doença, mas há risco de que a futura descendência faça parte dos 25% de portadoras e 25% de indivíduos afetados. A correta identificação das portadoras na família de pacientes com insensibilidade aos andrógenos, por meio de estudos moleculares, é imprescindível para o aconselhamento genético mais adequado.

Hipogonadismo hipogonadotrófico

Várias doenças são associadas ao hipogonadismo hipogonadotrófico. Ele pode aparecer de maneira isolada ou como um dos componentes de alguma síndrome; geralmente, vem acompanhado de micropênis, criptorquidia e bolsa escrotal hipotrófica, no caso dos meninos, e hipoplasia de grandes e pequenos lábios, nas meninas. No entanto, não apresenta genitália francamente ambígua, sendo fácil sua identificação como feminina ou masculina. A mais conhecida doença desse grupo é a síndrome de Kallmann (MIM 308700), combinação de hipogonadismo, causado por deficiência na migração neuronal que envolve as células produtoras do hormônio liberador de gonadotrofina (GnRH), e anosmia. A maioria dos casos apresenta padrão de herança ligado ao X recessivo, mas as bases genéticas parecem ser bem mais complexas, sendo também verificados casos de herança autossômica recessiva e dominante (MIM 147950).[5,30]

Há doenças nesse grupo que também envolvem a produção de outros hormônios, como na displasia septo-óptica, caracterizada pela associação de displasia do nervo óptico com ausência do septo pelúcido e corpo caloso. É uma doença heterogênea acompanhada de vários graus de disfunção endócrina central, incluindo o hipogonadismo hipogonadotrófico (MIM 182230).[5,31]

Como pôde ser evidenciado, esse é um assunto complexo, envolvendo múltiplos aspectos anatômicos, etiopatogênicos e fisiológicos. É impossível, em apenas um capítulo, abordar todas as doenças envolvidas. No entanto, com o conhecimento dos grupos e doenças principais, pode-se iniciar o raciocínio clínico e, a partir daí, passar para os diagnósticos diferenciais até chegar à hipótese mais provável e ao diagnóstico correto.

A seguir são relacionados critérios para a classificação e exames indicados para os casos de DDS. Também são referidos os cuidados essenciais no manejo desses pacientes.

Critérios e diagnóstico

Segundo o consenso internacional de 2006,[1] para incluir um paciente entre os portadores de DDS, ele deve apresentar:

* Genitália francamente ambígua;
* Genitália aparentemente feminina com alargamento do clitóris, fusão labial posterior (aumento da distância fúrcula-anal) ou massa inguinal e/ou labial;
* Genitália aparentemente masculina com testículos criptorquídicos, micropênis, hipospádia perineal isolada ou hipospádia leve com testículo criptorquídico;
* História familiar de DDS como insensibilidade completa aos andrógenos;
* Discordância entre a aparência da genitália e o cariótipo pré-natal.

Nos casos em que o diagnóstico é mais tardio, devem ser levados em conta:

* Genitália ambígua não reconhecida previamente;
* Hérnia inguinal em mulheres;
* Puberdade atrasada ou incompleta;
* Virilização em mulheres;
* Amenorreia primária;
* Desenvolvimento de mamas em homens (ginecomastia);
* Hematúria importante ou cíclica em homens.

Apesar das peculiaridades de cada caso, para o diagnóstico correto, alguns itens são indispensáveis, como:

* Avaliação clínica;
* História pré-natal e familiar;
* Exame físico geral;
* Exame físico da genitália.

Quanto a este último item, é importante salientar que o médico deve evitar fazer apenas o exame da genitália (ou fazê-lo primeiramente), assim como a exposição excessiva do paciente, principalmente no caso de crianças e adolescentes, pois pode ocasionar problemas psicossociais importantes. A presença de um responsável pelo paciente ou, no caso de adultos, de outra pessoa da equipe médica, durante o exame da genitália é sempre necessária. Essa preocupação é importante tanto para salvaguardar o paciente quanto o médico.

Surpreendentemente, existem poucos relatos na literatura sobre a aparência e as dimensões que seriam consideradas normais para a genitália externa feminina, sendo esse fato mais evidente para o grupo infantopuberal. Os trabalhos existentes geralmente apresentam casuísticas com poucos indivíduos incluídos. Essas informações são essenciais para o planejamento e a execução de cirurgias corretivas, principalmente em crianças, para as quais o desconhecimento da "normalidade" e da velocidade de crescimento da genitália externa pode levar a problemas no resultado cirúrgico final e também na indicação de cirurgias desnecessárias.

Para a genitália masculina, embora haja mais dados disponíveis do que para a feminina, as variações étnicas tornam necessária a pesquisa prévia em populações específicas. Os dados sobre o padrão normal da genitália são muito importantes principalmente para a detecção e o encaminhamento, pelos serviços de atenção primária da saúde, de pacientes com DDS para serviços especializados.

Os exames complementares devem ser indicados de acordo com cada caso. Os principais são:

- **Análise citogenética:** para determinação do sexo cromossômico e identificação de possíveis alterações dos cromossomos sexuais;
- **Exames hormonais:** realizados para verificar principalmente as funções do eixo hipotálamo-hipofisário, das adrenais, das gônadas, bem como a conversão e ação periférica dos andrógenos. As principais dosagens são as de: hormônio luteinizante (LH), hormônio folículo estimulante (FSH), 17-hidroxiprogesterona, 11-desoxicortisol, progesterona, 17-hidroxiprogesterona, 17-hidroxipregnenolona, androstenediona, cortisol, deidroepiandrosterona (DHEA) e sua porção sulfatada (DHEA-S), hormônio anti-mülleriano (HAM), testosterona, di-hidrotestosterona (DHT);
- **Eletrólitos:** para monitoramento de possível HAC;
- **Exames de imagem:** para verificar a anatomia genital e adrenal, bem como pesquisar malformações associadas, como do sistema urinário:
  - **Ultrassonografia:** abdominal e pélvica (esta última para verificação da presença de derivados müllerianos, de tumores e localização de gônadas);
  - **Genitografia:** verificação da genitália interna (presença de seio urogenital, vagina);
  - **Ressonância magnética:** complementa a avaliação realizada pela ultrassonografia;
  - **Endoscopia:** a laparoscopia geralmente é utilizada em associação com a biópsia das gônadas;
- **Biópsia de gônadas:** para verificar o tipo de gônada (ovário, testículo, ovoteste, disgenesia gonadal) e presença de tumores (gonadoblastoma, disgerminoma);

Ginecologia da infância e adolescência   115

* **Testes específicos:** para alguns casos existem exames mais direcionados, como para a SIA, que permite realizar a dosagem do receptor de andrógenos. Atualmente, tem se recorrido muito a exames moleculares, principalmente por meio de análise do DNA dos pacientes. Por exemplo, em complementação à análise citogenética, muitos serviços utilizam técnicas de biologia molecular para a detecção dos cromossomos sexuais e verificação de alterações estruturais por meio de estudo de sequências X ou Y-específicas. Por outro lado, algumas doenças podem ser diagnosticadas pela análise de genes específicos mapeados nos cromossomos X (p. ex., genes AR, DAX1, ATRX), Y (SRY, TSPY) e autossomos (SOX9, CYP21, WT1). Esse tipo de avaliação tem possibilitado diagnóstico mais preciso e melhor aconselhamento genético das famílias, pois também podem ser utilizados para a detecção dos parentes com risco de terem filhos afetados.

■ CONSIDERAÇÕES FINAIS

O paciente com DDS deve ser sempre encaminhado para um serviço de saúde de nível terciário. A complexidade no diagnóstico, manejo e seguimento exigem que o atendimento seja sempre realizado por equipe multiprofissional com profissionais experientes.

Não deve ser esquecida a avaliação psicossocial. O papel de profissionais de saúde mental, de enfermagem e assistentes sociais na equipe é fundamental para as condutas quanto à definição do sexo e tratamento medicamentoso e/ou cirúrgico. A família deve ser levada em conta, tanto para o aconselhamento genético e futura descendência, quanto para a construção de um ambiente saudável para que o paciente, principalmente se for criança ou adolescente, possa se sentir acolhido e se desenvolver com o mínimo de dúvidas. A assessoria jurídica faz-se necessária à equipe, uma vez que em vários casos um advogado precisa ser acionado para os processos de mudança de sexo civil e autorização para realização de cirurgias.

Como regras gerais devem ser lembradas:

* A definição do sexo deve ser evitada antes da avaliação por especialistas na área, devido à complexidade do diagnóstico e ao grande número de doenças envolvidas. Embora não seja tarefa fácil, a comunicação aos pais ou responsáveis da impossibilidade de uma definição imediata quanto ao sexo da criança deve ser realizada, explicando que uma definição apressada pode trazer consequências muito mais sérias no futuro. No caso de recém-nascidos, recomenda-se que o mesmo não seja registrado enquanto não houver definição quanto ao diagnóstico;
* A avaliação e o manejo desses pacientes devem ser realizados em serviço de saúde de nível terciário, com equipe multidisciplinar específica;
* A definição do sexo, no caso de recém-nascidos, deve ser discutida com os responsáveis pelo paciente, sempre levando em conta aspectos funcionais, estéticos e reprodutivos futuros. Observação: nesse caso, há uma segunda vertente que delega a definição

ao próprio paciente, na adolescência. No entanto, devido às pressões sociais, fica difícil o adiamento da cirurgia da genitália e da definição do sexo civil da criança;[32]

* No caso de crianças de até aproximadamente 18 meses de idade, a definição pode ser realizada de acordo com aspectos médicos, na maioria dos casos, sendo que as cirurgias devem ser realizadas até essa idade. A partir daí, a criança estabelece sua identificação em relação a um determinado sexo e os aspectos psicológicos devem ser levados em conta mesmo em detrimento dos aspectos médicos;
* As cirurgias devem ser o menos mutilante possível, tentando-se sempre preservar a sensibilidade da região genital e procurando assegurar uma vida sexual e reprodutiva adequada;
* O respeito ao paciente, principalmente quanto à sua dignidade, e o sigilo sobre os seus dados, devem nortear toda a conduta médica, ainda mais nesse grupo de doenças que desencadeiam estigmas sociais intensos.

A maioria dos autores coloca a necessidade de uma equipe multidisciplinar para que todos os aspectos sejam contemplados antes da definição final de modo que o paciente seja incluído na sociedade de forma adequada e tenha as suas funções sexuais e reprodutivas preservadas ao máximo.[1,32,33] Portanto, o principal objetivo do profissional de saúde deve ser sempre possibilitar que o paciente esteja bem ajustado ao seu sexo, sem problemas quanto à sua sexualidade e autoestima.

■ REFERÊNCIAS

1. Lee PA, Houk CP, Ahmed SF, Hughes IA; International Consensus Conference on Intersex organized by the Lawson Wilkins Pediatric Endocrine Society and the European Society for Paediatric Endocrinology. Consensus statement on management of intersex disorders. International Consensus Conference on Intersex. Pediatrics. 2006;118(2):e488-500.
2. Conselho Federal de Medicina. Resolução nº 1.664, de 12 de maio de 2003. Dispõe sobre as normas técnicas necessárias para o tratamento de pacientes portadores de anomalias de diferenciação sexual. Diário Oficial da União. 2003; 90(1):101-2
3. Conselho Federal de Medicina. Resolução nº 1.955, de 03 de setembro de 2010. Dispõe sobre a cirurgia de transgenitalismo e revoga a Resolução CFM nº 1.652/02. Diário Oficial da União. 2010;Seção 1:109-10.
4. Conselho Federal de Medicina. Resolução nº 1.652, de 02 de dezembro de 2002. Dispõe sobre a cirurgia de transgenitalismo e revoga a Resolução CFM nº 1.482/97. Diário Oficial da União. 2002;Seção 1:80-1.
5. Online Mendelian Inheritance in Man [Internet]. Baltimore: Johns Hopkins University School of Medicine; [2011] [capturado em 10 nov. 2011]. Disponível em: http://www.ncbi.nlm.nih.gov/omim.
6. Larsen WJ. Gametogenesis, fertilization, and the first week. In: Larsen WJ. Human embryology. New York: Churchill Livingstone; 2001. p. 1-31.
7. Pinsky L, Ericson RP, Schimke RN. Normal gonadal and sexual development. In: Pinsky L, Ericson RP, Schimke RN. genetic disorders of human sexual development. New York: Oxford University; 1999. p. 3-47.
8. DiNapoli L, Capel B. SRY and the standoff in sex determination. Mol Endocrinol. 2007;68(3):150-5.
9. Watchel SS, Tiersch TR. The Search for the Male-Determining Gene. In: Watchel SS. Molecular genetics of sex determination. San Diego: Academic; 1994. p. 1-22.

10. Verma RS, Babu A. X- and Y-Chromatin. In: Verma RS, Babu A. Human chromosomes: manual of basic techniques. 2nd ed. New York: McGraw-Hill; 1995. p. 164-6.
11. Verma RS, Babu A. Banding techniques. In: Verma RS, Babu A. Human chromosomes: manual of basic techniques. 2nd ed. New York: McGraw-Hill; 1995. p. 72-133.
12. Pinsky L, Ericson RP, Schimke RN. Gonadal maldevelopment. In: Pinsky L, Ericson RP, Schimke RN. Genetic disorders of human sexual development. New York: Oxford University; 1999. p. 61-130.
13. Elsheikh M, Dunger DB, Conway GS, Wass JA. Turner's syndrome in adulthood. Endocr Rev. 2002;23(1):120-40.
14. Ramos ES. Turner syndrome: counseling prior to oocyte donation. Sao Paulo Med J. 2007; 125(2):112-4.
15. Hook EB, Warburton D. The distribution of chromosomal genotypes associated with Turner's syndrome: livebirth prevalence rates and evidence for diminished fetal mortality and severity in genotypes associated with structural X abnormalities or mosaicism. Hum Genet. 1983;64(1):24-7.
16. Bartmann AK, Caetano LC, Rios AF, Vila RA, Ramos ES. TSPY detection in blood, buccal, and urine cells of patients with 45,X karyotype. Am J Med Genet A. 2004;130(3):320-1.
17. Looijenga LH, Hersmus R, Oosterhuis JW, Cools M, Drop SL, Wolffenbuttel KP. Tumor risk in disorders of sex development (DSD). Best Pract Res Clin Endocrinol Metab. 2007;21(3):480-95.
18. Ramos ES, Moreira-Filho CA, Vicente YA, Llorach-Velludo MA, Tucci S Jr, Duarte MH, et al. SRY-negative true hermaphrodites and an XX male in two generations of the same family. Hum Genet. 1996;97(5):596-8.
19. Simpson JL, Rajkovic A. Ovarian differentiation and gonadal failure. Am J Med Genet. 1999; 89(4):186-200.
20. McElreavey K, Fellous M. Sex determination and the Y chromosome. Am J Med Genet. 1999; 89(4):176-85.
21. Monteleone Neto R, Castilla EE, Paz JE. Hypospadias: an epidemiological study in Latin America. Am J Med Genet. 1981;10(1):5-19.
22. Castilla EE, Orioli IM, Lugarinho R, Dutra G. Epidemiology of ambiguous genitalia in South America. Am J Med Genet. 1987;27(2):337-43.
23. New MI, White PC, Pang S. The adrenal hyperplasias. In: Scriver CR, Beaudet AL, Sly WS, Valle D. The metabolic basis of inherited disease. New York: McGraw-Hill; p. 1881-917.
24. Mello MP, Bachega TASS, Costa-Santos M, Mermejo LM, Castro M. Bases moleculares da hiperplasia adrenal congênita. Arq Bras Endocrinol Metabol. 2002;46(4):457-77.
25. Ramos ES. Cell-free fetal DNA in maternal plasma and noninvasive prenatal diagnosis. Rev Lat Am Enfermagem. 2006;14(6):964-7.
26. Simpson JL. Genetics of the female reproductive ducts. Am J Med Genet. 1999;89(4):224-39.
27. Boehmer AL, Brinkmann O, Brüggenwirth H, van Assendelft C, Otten BJ, Verleun-Mooijman MC, et al. Genotype versus phenotype in families with androgen insensitivity syndrome. J Clin Endocrinol Metab. 2001;86(9):4151-60. Erratum in: J Clin Endocrinol Metab 2002; 87(7):3109.
28. Andogen Receptor Mutations Database Home Page [Internet]. Montreal: McGill University; c2011 [atualizada em 19 set. 2011; capturado em 10 nov. 2011]. Disponível em: http://androgendb.mcgill.ca/.
29. Oakes MB, Eyvazzadeh AD, Quint E, Smith YR. Complete androgen insensitivity syndrome: a review. J Pediatr Adolesc Gynecol. 2008; 21(6):305-10.
30. Oliveira LM, Seminara SB, Beranova M, Hayes FJ, Valkenburgh SB, Schipani E, et al. The importance of autosomal genes in Kallmann syndrome: genotype-phenotype correlations and neuroendocrine characteristics. J Clin Endocrinol Metab. 2001;86(4):1532-8.
31. McNay DE, Turton JP, Kelberman D, Woods KS, Brauner R, Papadimitriou A, et al. HESX1 mutations are an uncommon cause of septooptic dysplasia and hypopituitarism. J Clin Endocrinol Metab. 2007;92(2):691-7.
32. Bomalaski MD. A practical approach to intersex. Urol Nurs. 2005;25(1):11-8, 23; quiz 24.
33. Rossiter K, Diehl S. Gender reassignment in children: ethical conflicts in surrogate decision making. Pediatr Nurs. 1998;24(1):59-62.

capítulo 8 | Malformações müllerianas

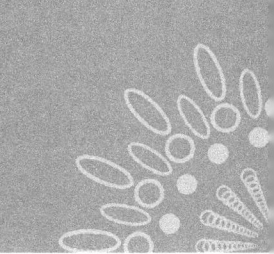

Rodrigo Alves Ferreira
Bruno Ramalho de Carvalho
Flávia Raquel Rosa Junqueira

Introdução	119
Noções de embriologia das vias genitais femininas	119
Prevalência e avaliação diagnóstica	120
Classificação	121
Síndrome de Mayer Rokitansky-Küster-Hauser	125
Síndrome de Herlyn-Werner-Wunderlich (OHVIRA)	127
Considerações finais	128

■ INTRODUÇÃO

O desenvolvimento embrionário do trato reprodutor feminino ocorre entre a quarta e a 16ª semana de gestação. Eventualmente, esse processo não se realiza de maneira correta, causando diversos problemas de saúde à mulher, que variam de amenorreia a aborto recorrente. Neste capítulo, serão abordados a embriologia do trato reprodutivo, os diferentes defeitos do seu desenvolvimento e, ao final, com mais detalhes, a síndrome de Mayer Rokitansky-Küster-Hauser e a síndrome de Herlyn-Werner-Wunderlich.

■ NOÇÕES DE EMBRIOLOGIA DAS VIAS GENITAIS FEMININAS

As vias genitais femininas têm sua origem embrionária nos ductos paramesonéfricos (ductos de Müller ou müllerianos), de origem mesodérmica, que aparecem inicialmente como invaginações do epitélio celômico na face anterolateral da crista urogenital, por volta da sexta semana de gestação.[1,2]

Os ductos müllerianos encontram-se inicialmente separados e assim permanecem até a descida dos ovários, quando os dois terços proximais se diferenciam em tubas uterinas, e a fusão dos terços distais, na 8ª semana, forma o canal uterino (ou primórdio uterovaginal).[1-3] Como resultado dessa fusão, forma-se a prega correspondente ao ligamento largo.[1,2]

O crescimento médio-caudal do canal uterino dá origem ao corpo do útero e à cérvice. A progressão da extremidade caudal forma o terço proximal da vagina, e no início da 9ª semana já alcança a parede posterior do seio urogenital para se unir aos dois terços distais e formar o canal vaginal.[1,3] A cavidade uterina assume morfologia semelhante ao órgão adulto por volta da 12ª semana.[2]

Existem controvérsias acerca da origem embrionária da vagina. Alguns autores acreditam haver participação até mesmo dos ductos mesonéfricos (ductos de Wolff) na formação do canal vaginal, a partir de sua fusão aos tubérculos müllerianos.[4] A teoria mais aceita é a de que a proliferação endodérmica da parede posterior do seio urogenital se funda à extremidade caudal do primórdio uterovaginal à altura dos tubérculos müllerianos. Para alguns, a parede fibromuscular teria sua origem nos precursores paramesonéfricos, enquanto o epitélio vaginal seria proveniente do seio urogenital. A canalização vaginal, por fim, somente está completa por volta do quinto mês de vida intrauterina.[3]

Os diferentes tipos de duplicidade do útero e da vagina podem ser explicados pela deficiência na fusão dos ductos paramesonéfricos, em diferentes graus. Da mesma forma, as ausências explicam-se por atresia ou aplasia, uni ou bilaterais.

■ PREVALÊNCIA E AVALIAÇÃO DIAGNÓSTICA

A incidência das malformações caniculares ou müllerianas é incerta, pois vários problemas não são identificados ou diagnosticados por não cursarem com quaisquer sintomas. Revisão recente mostrou prevalência significativa dessas alterações, variando de 6,7% na população geral (a 7,3% na população infértil) e a 16,7% naquelas com perdas gestacionais recorrentes.[5] O útero arqueado é a alteração mais comum na população geral e naquela com perdas recorrentes, enquanto o útero septado é a anomalia mais comum na população infértil, sugerindo uma possível associação.[5]

Ainda que não seja clara a interferência da genética nessas alterações, sabe-se que o risco é 12 vezes maior de apresentar alguma anormalidade quando há casos em parentes de primeiro grau.[6]

Em vista da frequência dessas malformações, elas devem ser consideradas em todas as mulheres, principalmente aquelas que apresentem sintomas tais como: perda gestacional, sangramento uterino anormal, amenorreia, dismenorreia, ou naquelas cujo exame físico ou complementar demonstrou alterações das anatomias pélvica ou renal ou malformações anorretais.[7]

A avaliação diagnóstica pode ser realizada através de exames como ultrassonografia pélvica, histerossonografia, histerossalpingografia, ressonância nuclear magnética, histeroscopia e/ou laparoscopia. Na Tabela 8.1, encontramos a acurácia dos diferentes exames de imagem no diagnóstico das anomalias uterinas.

Tabela 8.1. Acurácia dos exames de imagem no diagnóstico das anomalias uterinas

EXAME	SENSIBILIDADE	ESPECIFICIDADE	ACURÁCIA
Histerossalpingografia	78	90	86
US bidimensional (2D)	56	99	84
Histerossonografia	93	99	97
US tridimensional (3D)	100	100	100
Ressonância magnética	100	100	100

Fonte: Adaptada de Saravelos e colaboradores.[5]

Em relação à ultrassonografia em duas dimensões, ainda que ela identifique apenas pouco mais da metade das anomalias uterinas, uma vez identificada, há grande probabilidade de que o diagnóstico esteja correto.[5] Apresenta acurácia superior quando realizada na fase lútea, devido à maior espessura endometrial, delineando a cavidade uterina.[7] A ultrassonografia em três dimensões, por sua vez, surge como método complementar de elevada acurácia para o diagnóstico das malformações mullerianas.[5] Os achados da ressonância nuclear magnética parecem ter alta sensibilidade e acurácia; faltam, entretanto, mais estudos que comprovem esses dados.

A maior dificuldade é a diferenciação entre útero septado e bicorno. Na histerossalpingografia, a presença de ângulo entre os cornos menor que 75° sugere útero septado, enquanto ângulos maiores que 105° sugerem útero bicorno.[8] Na ultrassonografia e na ressonância, considera-se a presença de ângulo maior de 60° entre as duas margens de recuo do fundo uterino sugestiva de útero bicorno.[5] A laparoscopia, de toda forma, é o exame padrão ouro para avaliação do contorno uterino.[7]

■ CLASSIFICAÇÃO

As malformações müllerianas podem ser classificadas de diferentes maneiras, dependendo do aspecto utilizado para tal fim: anatômico, funcional, embriogenético, repercussão reprodutiva, dentre outros. Uma das primeiras a surgirem foi a Classificação de Jarcho, em 1946.[9] Nesta, era utilizada a fase da embriogênese na qual ocorriam, ficando assim divididas:

1. Útero didelfo;
2. Útero bicorno, colo duplo (*bicollis*), vagina única ou pseudodidelfo;
3. Útero bicorno, colo único (*unicollis*), vagina única;
4. Útero septado;
5. Útero subseptado;
6. Útero arqueado;
7. Útero unicorno.

Entretanto, em 1988, a Sociedade Americana de Fertilidade (American Fertility Society – AFS) propôs uma nova classificação, baseada na de Buttram e Gibbons, que contemplava, além do aspecto embrionário, as semelhanças clínicas e de tratamento entre as malformações (Fig. 8.1).[10] Nessa figura, não está presente a classe VII, que corresponde às anomalias decorrentes da exposição intraútero ao dietilbestrol e que

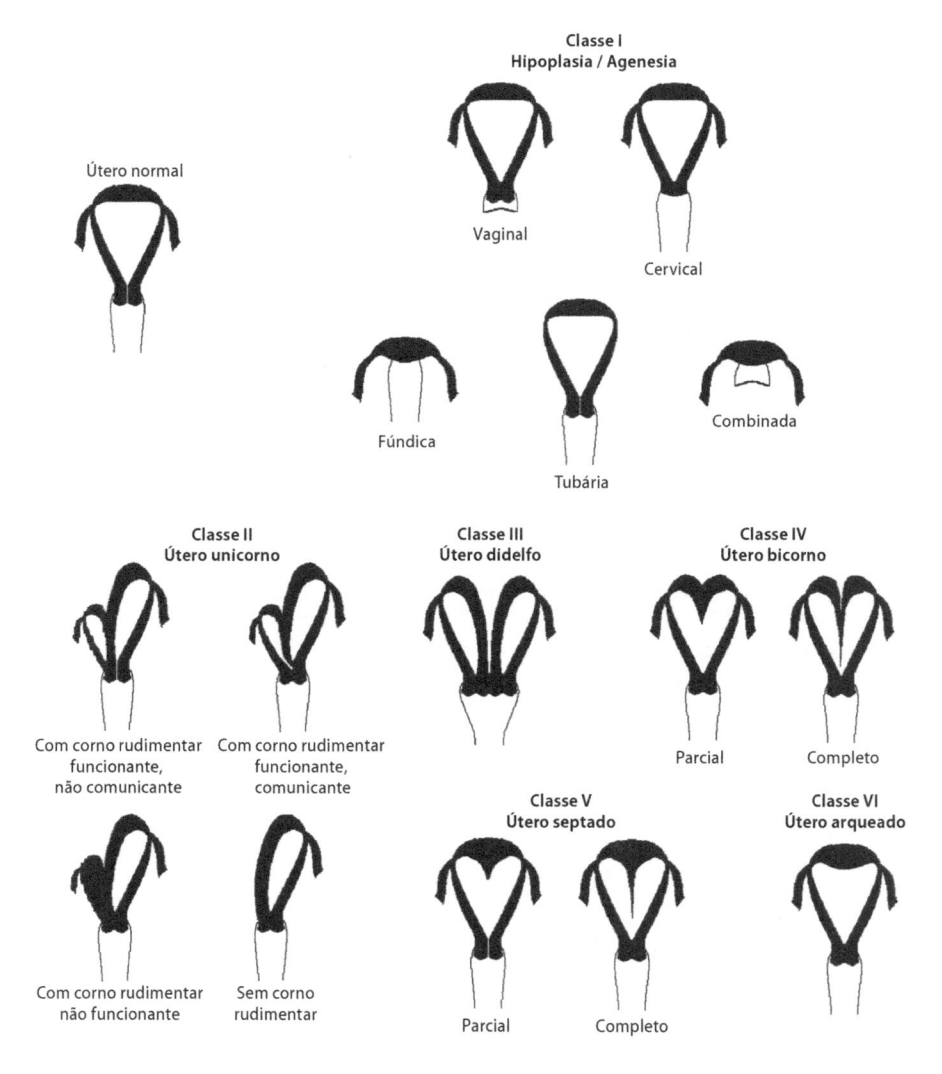

Figura 8.1. Classificação das malformações caniculares (müllerianas)
Fonte: The American Fertility Society.[10]

possui uma grande variedade de formas, que não as permitem serem classificadas em nenhuma outra classe. Tais anomalias dificilmente são identificadas nos dias atuais.

A limitação, entretanto, desta e de outras classificações tem levado à proposta de novos sistemas classificatórios.[11]

Classe I – Agenesia ou hipoplasia

Pode ser subdivida em vaginal, cervical, fúndica, tubária ou combinada. Não há alteração ovariana nesses casos e, portanto, o desenvolvimento dos caracteres sexuais secundários é normal. O diagnóstico é comumente feito na puberdade durante a investigação da amenorreia primária, podendo ocorrer também a criptomenorreia (dor periódica e menstruação ausente). A eventual presença de uma cavidade endometrial funcionante eleva o risco de endometriose e dor pélvica.

Classe II – Útero unicorno

Compreende cerca de 5% dos casos de anomalias uterinas.[7] Nessa situação há chance de ocorrer a presença de um corno rudimentar, que poderá ou não se comunicar com o corno oposto. A forma mais comum, presente em 74% dos casos, é o útero unicorno associado a corno rudimentar, na maioria das vezes não comunicante.[12] Recomenda-se a retirada do corno com cavidade endometrial funcionante, mas não comunicante, pelo maior risco de ocorrência de endometriose nesses casos. Deve ser lembrada a necessidade de se avaliar o trato urinário, pela associação com agenesia renal ipsilateral ou distorção da anatomia ureteral no caso do rim estar presente.

As maiores complicações desta malformação, entretanto, são as obstétricas. Quando existe comunicação entre os cornos, em 10% dos casos pode haver a migração do zigoto para o corno rudimentar, levando à gravidez ectópica cornual. Além disso, há risco de 50% de rotura do corno rudimentar durante a gestação, sem diferença em relação ao fato de ser ou não comunicante. Há, assim, indicação de exérese do corno rudimentar antes de eventual gestação.[7]

Devido ao seu formato anormal, ao volume reduzido, à musculatura insuficiente e à vascularização deficitária, existe, nos úteros unicornos, maior incidência de abortamento, parto prematuro, restrição no desenvolvimento fetal e apresentações anômalas.

Classe III – Útero didelfo

Dentre todas as anomalias uterinas, é a que apresenta melhor resultado reprodutivo.[13] Está associada ao septo vaginal longitudinal completo ou parcial, em 75% dos casos,[7] o que poderá levar a dispareunia pelo menor diâmetro do canal vaginal. Nesse caso, está indicada a exérese cirúrgica do septo, com o cuidado de se identificar corretamente a bexiga e, principalmente, a uretra, evitando seu traumatismo durante a correção. A reconstrução cirúrgica do colo e do corpo uterinos nesses casos não é indicada, pois não existe sintomatologia clínica importante, sendo o fluxo menstrual e as queixas associadas semelhantes às de mulheres com úteros normais. Vale ressaltar que a presença de septo longitudinal de vagina, por sua vez, associa-se, em 95% dos casos, a anomalia uterina, do tipo útero didelfo ou septado.[7]

Classe IV – Útero bicorno

Neste caso, a divisão se estende até o orifício interno do colo uterino. Pode ocorrer associação com septo vaginal longitudinal. Somente a laparoscopia permite a distinção entre útero bicorno e útero septado; a histerossalpingografia não os diferencia. Pacientes com essa anomalia uterina, em geral, não apresentam dificuldades para engravidar. Entretanto, exibem uma taxa elevada de abortos espontâneos. Quanto mais evidenciada for a bifurcação, pior será o prognóstico obstétrico. Os principais objetivos na correção cirúrgica do útero bicorno são o aumento da cavidade uterina e a remoção da divisão entre os cornos, que interfere na apresentação fetal e, consequentemente, no parto. A principal técnica de metroplastia utilizada é a de Strassmann, através de uma incisão abdominal transversal, com grande abertura da parede uterina para permitir a junção dos dois cornos. Atualmente, existem relatos da utilização de técnicas laparoscópicas para correção de úteros bicorno.[14]

Classe V – Útero septado

Pode ser desde um septo completo – estendendo-se até o colo –, parcial ou até associado a um septo vaginal longitudinal, sendo este completo ou parcial também. As taxas de aborto precoce chegam a ser maiores que 80% quando o septo uterino é completo. Isso ocorre pelo insuficiente aporte sanguíneo presente no septo quando este é o local de nidação. A ressecção do septo, através de técnicas histeroscópicas é mandatória nesses casos, elevando sobremaneira o prognóstico gestacional. Há também aumento do risco de parto pré-termo de (12 a 22%), que diminui após a ressecção histeroscópica do septo.[7] Além disso, observa-se associação entre útero septado e infertilidade, demonstrada pela maior prevalência dessa malformação entre as paciente inférteis, em relação à população geral, fértil. Nessa situação, a ressecção do septo também deve ser avaliada.[5]

Classe VI – Útero arqueado

Sua diferenciação do útero bicorno ou septado pode ser, algumas vezes, difícil. No útero arqueado não existe a depressão externa do fundo uterino e nem redução significante do volume da cavidade uterina. Apesar de anteriormente acreditar-se que essa malformação não se relacionava a problemas reprodutivos, dados mais recentes mostram prevalência três vezes maior dessa alteração entre pacientes com histórico de aborto de repetição, em relação à população geral, o que sugere uma associação entre essas enfermidades.[5] O útero arqueado parece relacionar-se, sobretudo, ao aborto de segundo trimestre, enquanto o útero septado relaciona-se ao de primeiro trimestre.[15]

SÍNDROME DE MAYER ROKITANSKY-KÜSTER-HAUSER

A síndrome de Mayer-Rokitansky-Küster-Hauser (MRKH) decorre da regressão dos ductos paramesonéfricos (ductos de Müller) em fetos com cariótipo 46,XX, caracterizando-se, assim, por ausência congênita das estruturas müllerianas (aplasia uterovaginal) que compõem a genitália interna feminina normal.

A aplasia uterovaginal não tem etiologia conhecida. Nenhuma informação disponível permite associá-la a doenças maternas, ao uso de drogas durante a gestação, a fatores ambientais ou a outra causa que não a genética. Do ponto de vista genético, formulam-se as hipóteses de que seja a manifestação isolada de um defeito ou mutação gênica de expressão variável, de caráter autossômico dominante com penetrância incompleta, ou o resultado de cromossopatia não identificada em cariótipo padrão.[16]

Estima-se que 1/4.000-10.000 bebês do sexo feminino[17] nascidos vivos sejam acometidos pela síndrome de MRKH, mas o diagnóstico é feito tardiamente, apenas após o início da puberdade. Como o desenvolvimento puberal é aparentemente normal e não existem alterações na genitália externa, a suspeita diagnóstica é gerada a partir da queixa de amenorreia primária ou de tentativas frustradas de se estabelecer coito.

Classificação

Em decorrência dos diferentes aspectos fenotípicos da síndrome de MRKH, podemos classificá-la como:

* Do tipo I (ou sequência de Rokitansky), quando estão ausentes os dois terços proximais da vagina e o útero é aplásico, com cornos rudimentares unidos por uma prega peritonial, e as tubas são normais;[18]
* Do tipo II, quando estão ausentes os dois terços proximais da vagina e o útero é hipoplásico, podendo haver aplasia de um ou de ambos os cornos, ou diferenças de tamanho entre seus rudimentos, e uma ou ambas as tubas são hipo ou aplásicas.[19]

A síndrome de MRKH do tipo II pode estar associada a malformações renais, esqueléticas (principalmente vertebrais) e auditivas, sendo denominada por alguns autores de fenótipo MURCS (do inglês, *müllerian duct aplasia, renal dysplasia and cervical somite anomalies*) ou GRES (do inglês, *genital-renal-ear syndrome*).[16] As malformações do trato urinário superior estão presentes em até 40% das portadoras da síndrome, sendo mais frequentes a agenesia renal unilateral (até 28% dos casos) e a ectopia renal uni ou bilateral (até 17% dos casos).[19,20] As alterações esqueléticas acometem até 28% das pacientes, sendo as malformações de extremidades (47%) e a escoliose (11%) as principais.[20] Mais raramente, malformações cardíacas podem estar associadas à síndrome de MRKH, geralmente letais ou de gravidade elevada.[16]

É interessante colocar que não são raros os casos cuja única alteração é a agenesia vaginal, sendo o útero anatômica e funcionalmente normal. Clinicamente, além da queixa de amenorreia primária, esses casos costumam manifestar-se por dor pélvica e massa abdominal, que corresponde ao útero aumentado de volume pela criptomenorreia. Apesar de não ser o fenótipo, a rigor, descrito para a síndrome de MRKH (podendo ser parte, inclusive, de outras síndromes, como as de McKusick-Kaufman e de Winter), as pacientes com agenesia vaginal isolada são tratadas como portadoras na prática clínica ambulatorial.

Diagnóstico

Além da clínica de amenorreia primária e, eventualmente, dor pélvica, os exames de imagem assumem grande importância como ferramenta diagnóstica, particularmente a ressonância magnética, que permite a identificação das alterações morfológicas das vias genitais com mais precisão que a ultrassonografia, a histerossalpingografia e a tomografia computadorizada.

A ressonância magnética permite a obtenção de imagens nos planos transversal, sagital e coronal, sendo particularmente importante na classificação das anomalias müllerianas, na identificação da atresia vaginal e outras malformações uterovaginais e de hematocolpometras. Por ser um exame de custo elevado, entretanto, recomendamos sua realização apenas quando houver suspeita de malformações müllerianas e não for possível sua identificação por ultrassonografia e histeroscopia.

Apesar de ser mais invasiva, a laparoscopia diagnóstica também faz parte do arsenal propedêutico, quando se suspeita de malformações müllerianas.

Tratamento

O objetivo da correção da agenesia vaginal em pacientes com síndrome de MRKH é proporcionar a ocorrência de coitos, em que pesem não apenas a penetração, mas, principalmente, o conforto e a satisfação da paciente. É preciso que a equipe assistencial esteja sensibilizada em relação às dificuldades de adaptação e ao impacto psicológico causado pelo problema em si, que afeta intimamente a qualidade de vida das portadoras, pela incapacidade para o intercurso sexual pleno e pela eventual infertilidade.[21]

* O tratamento da agenesia vaginal pode ser realizado por técnicas conservadoras ou cirúrgicas, devendo-se individualizar os casos. De maneira geral, a correção cirúrgica é indicada sempre que não houver possibilidade de se obter neovagina por técnicas conservadoras[22,23] ou quando houver intenção de uni-la a um útero funcionante existente, permitindo nesses casos, a ocorrência de menstruação e até gestação espontânea.[24] A técnica aplicada deve oferecer recuperação pós-operatória livre de complicações, sejam elas decorrentes do ato cirúrgico em si ou da morbidade causada por sequelas estéticas e funcionais. O tratamento da agenesia vaginal congênita será abordado detalhadamente no Capítulo 9 – Tratamento da agenesia vaginal.

■ SÍNDROME DE HERLYN-WERNER-WUNDERLICH (OHVIRA)

A presença de útero didelfo, em 15-30% dos casos,[25-27] está associada a anomalias unilaterais, caracterizando a síndrome de Herlyn-Werner-Wunderlich (HWW). Esta consiste na duplicação uterina associada à agenesia ou displasia renal unilateral e a vagina cega ipsilateral (Fig. 8.2). A presença de útero didelfo e hemivagina obstruída foi descrita pela primeira vez em 1922.[28] A tríade, entretanto, foi descrita apenas em 1950.[29] Somente em 1983[30] utilizou-se o epônimo síndrome de HWW, provavelmente em decorrência das descrições de Herlyn e Werner[31] e Wunderlich,[32] respectivamente. Há pouco tempo, o acrônimo OHVIRA foi utilizado para descrever pacientes com hemivagina obstruída e anomalia renal ipsilateral.[33] Além do útero didelfo, cerca de 22% dos casos de OHVIRA apresentam-se com útero septado completo.[34]

A síndrome de HWW apresenta-se, usualmente, por hematocolpo, piocolpo, hematometra e hematossalpinge. A distribuição lateral da hemivagina obstruída e da anomalia renal ocorre de forma assimétrica; assim, a maior prevalência de acometimento se dá no lado direito, com valores variando entre 61 a 72% dos casos.[35]

A anomalia renal mais prevalente na síndrome de HWW é a agenesia renal; em alguns casos, entretanto, há displasia renal, situação na qual pode ser necessária a nefrectomia do rim acometido.[33] É possível também haver remanescentes do trato urinário, em geral, ureter, comunicando-se com a vagina obstruída, o que pode

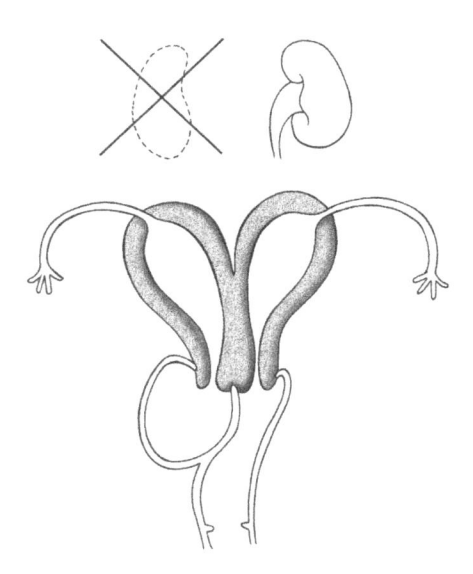

Figura 8.2. *Obstructed Hemi-Vagina and Ipsilateral Renal Anomaly* (OHVIRA).

predispor a infecções baixas. Há poucas descrições dessa alteração, isso porque seu reconhecimento depende do diagnóstico cirúrgico pela via abdominal.[36]

O diagnóstico acontece, geralmente, em meninas, após o desenvolvimento puberal e alguns meses após a menarca. Isso porque, inicialmente, a vagina obstruída pode distender-se lentamente, sem dor. Assim, a paciente apresenta-se com dismenorreia progressiva. Ao exame físico, durante a realização de toque vaginal ou retal, pode-se palpar massa paravaginal, de consistência cística.[37,38]

Contribuem para a confirmação diagnóstica os seguintes exames: ultrassonografia pélvica, histerossalpingografia, tomografia computadorizada, ressonância nuclear magnética e laparoscopia. A ressonância parece ser o método mais efetivo, ainda que pelo seu alto custo, a ultrassonografia seja o mais utilizado.[38]

O tratamento da síndrome de HWW é cirúrgico e consiste na desobstrução do trato genital através da resseção e marsupialização do septo hemivaginal, com manutenção do útero ipsilateral.[37] Pode haver recorrência da obstrução se for realizada apenas uma incisão simples.[38]

Em caso de agenesia cervical do útero acometido, a cirurgia de marsupialização pode não ser bem-sucedida, com estenose algum tempo depois. Nesse caso, pode ser necessária a histerectomia do hemiútero acometido, por via laparoscópica.[37] A fertilidade, nessa situação, é preservada pela manutenção do outro hemiútero.

Em relação ao futuro reprodutivo, sabe-se que 87% destas mulheres engravidam espontaneamente, sendo que destas 23% abortam, 15% apresentam parto pré-termo e 62% apresentam gestação não complicada.[25]

■ CONSIDERAÇÕES FINAIS

As malformações müllerianas devem sempre ser investigadas nas populações que cursam com qualquer dos inúmeros sintomas decorrentes da doença, como nas adolescentes com amenorreia primária, na presença de dor cíclica ou dismenorreia, na população infértil e naquela com perdas gestacionais recorrentes. A importância da busca do diagnóstico baseia-se na incidência significativa dessas anomalias, apesar dos dados ainda imprecisos presentes na literatura.

■ REFERÊNCIAS

1. Langman J. Sistema urogenital. In: Langman J. Embriologia médica. 4. ed. São Paulo: Atheneu; 1985. p. 238-45.
2. Moore KL, Persaud TV. The urogenital system: the development of the genital system. In: Moore KL, Persaud TV. The developing human: clinically oriented embryology. 6th ed. Philadelphia: Saunders; 1998. p. 303.
3. Marin C, Bast JD. Embryology of the orogenital system and congenital anomalies of the female genital tract. In: Cherney AHD, Nathan L, editors. Current obstetric and ginecologic diagnosis and

treatment. 9th ed. New York: McGraw-Hill; 2003. p. 79-89.
4. Sanchez-Ferrer ML, Acien MI, Sanchez del Campo F, Mayol-Belda MJ, Acien P. Experimental contributions to the study of the embryology of the vagina. Hum Reprod. 2006;21(6):1623-8.
5. Saravelos SH, Cocksedge KA, Li TC. Prevalence and diagnosis of congenital uterine anomalies in women with reproductive failure: a critical appraisal. Hum Reprod Update. 2008;14(5):415-29.
6. Hammoud AO, Gibson M, Peterson CM, Kerber RA, Mineau GP, Hatasaka H. Quantification of the familial contribution to mullerian anomalies. Obstet Gynecol. 2008;111(2 Pt 1):378-84.
7. Vallerie AM, Breech LL. Update in Mullerian anomalies: diagnosis, management, and outcomes. Curr Opin Obstet Gynecol. 2010; 22(5):381-7.
8. Troiano RN, McCarthy SM. Mullerian duct anomalies: imaging and clinical issues. Radiology. 2004;233(1):19-34.
9. Jarchos J. Malformations of the uterus. Malformations of the uterus; review of the subject, including embryology, comparative anatomy, diagnosis and report of cases. Am J Surg. 1946; 71:106-66.
10. The American Fertility Society classifications of adnexal adhesions, distal tubal occlusion, tubal occlusion secondary to tubal ligation, tubal pregnancies, mullerian anomalies and intrauterine adhesions. Fertil Steril. 1988;49(6):944-55.
11. Grimbizis GF, Campo R. Congenital malformations of the female genital tract: the need for a new classification system. Fertil Steril. 2010; 94(2):401-7.
12. Jayasinghe Y, Rane A, Stalewski H, Grover S. The presentation and early diagnosis of the rudimentary uterine horn. Obstet Gynecol. 2005; 105(6):1456-67.
13. Musich JR, Behrman SJ. Obstetric outcome before and after metroplasty in women with uterine anomalies. Obstet Gynecol. 1978;52(1):63-6.
14. Alborzi S, Asadi N, Zolghadri J, Alborzi M. Laparoscopic metroplasty in bicornuate and didelphic uteri. Fertil Steril. 2009;92(1):352-5.
15. Woelfer B, Salim R, Banerjee S, Elson J, Regan L, Jurkovic D. Reproductive outcomes in women with congenital uterine anomalies detected by three-dimensional ultrasound screening. Obstet Gynecol. 2001;98(6):1099-103.
16. Morcel K, Camborieux L; Programme de Recherches sur les Aplasies Müllériennes, Guerrier D. Mayer-Rokitansky-Küster-Hauser (MRKH) syndrome. Orphanet J Rare Dis. 2007;2:13.
17. ACOG Committee on Adolescent Health Care. ACOG Committee Opinion No. 355: Vaginal agenesis: diagnosis, management, and routine care. Obstet Gynecol. 2006;108(6):1605-9.
18. Jones KL. Rokitansky sequence. Smith's recognizable patterns of human malformations. 4th ed. Philadelphia: Saunders; 1988. p. 570-1.
19. Strubbe EH, Willemsen WN, Lemmens JA, Thijn CJ, Rolland R. Mayer-Rokitansky-Kuster-Hauser syndrome: distinction between two forms based on excretory urographic, sonographic, and laparoscopic findings. AJR Am J Roentgenol. 1993;160(2):331-4.
20. Oppelt P, Renner SP, Kellermann A, Brucker S, Hauser GA, Ludwig KS, et al. Clinical aspects of Mayer-Rokitansky-Kuester-Hauser syndrome: recommendations for clinical diagnosis and staging. Hum Reprod. 2006;21(3):792-7.
21. Mobus VJ, Kortenhorn K, Kreienberg R, Friedberg V. Long-term results after operative correction of vaginal aplasia. Am J Obstet Gynecol. 1996; 175(3 Pt 1):617-24.
22. Frank RT. The formation of an artificial vagina without operation. Am J Obstet Gynecol. 1938; 35(6):1053-5.
23. Ingram JM. The bicycle seat stool in the treatment of vaginal agenesis and stenosis: a preliminary report. Am J Obstet Gynecol. 1981; 140(8):867-73.
24. Moura MD, Navarro PA, Nogueira AA. Pregnancy and term delivery after neovaginoplasty in a patient with vaginal agenesis. Int J Gynaecol Obstet. 2000;71(3):215-6.
25. Candiani GB, Fedele L, Candiani M. Double uterus, blind hemivagina, and ipsilateral renal agenesis: 36 cases and long-term follow-up. Obstet Gynecol. 1997;90(1):26-32.
26. Heinonen PK. Uterus didelphys: a report of 26 cases. Eur J Obstet Gynecol Reprod Biol. 1984; 17(5):345-50.
27. Heinonen PK. Clinical implications of the didelphic uterus: long-term follow-up of 49 cases. Eur J Obstet Gynecol Reprod Biol. 2000;91(2):183-90.
28. Purslow CE. A case of inilateral haematocolpos, hematometra and haematosalpinx. J Obstet Gynaecol Br Emp. 1922;29:643.
29. Embrey MP. A case of uterus didelphys with unilateral gynatresia. Br Med J. 1950;1(4657):820-1.
30. Karag"ozov I. Herlyn-Werner-Wunderlich syndrome. Akush Ginekol (Sofiia). 1983;22(1):70-6.
31. Herlyn U, Werner H. Simultaneous occurrence of an open Gartner-duct cyst, a homolateral aplasia of the kidney and a double uterus as a typical syndrome of abnormalities. Geburtshilfe Frauenheilkd. 1971;31(4):340-7.
32. Wunderlich M. Unusual form of genital malformation with aplasia of the right kidney. Zentralbl Gynakol. 1976;98(9):559-62.

33. Smith NA, Laufer MR. Obstructed hemivagina and ipsilateral renal anomaly (OHVIRA) syndrome: management and follow-up. Fertil Steril. 2007;87(4):918-22.
34. Kimble RM. The obstructed hemivagina, ipsilateral renal anomaly, uterus didelphys triad. Fertil Steril. 2010;93(4):e15; author reply e6.
35. Vercellini P, Daguati R, Somigliana E, Vigano P, Lanzani A, Fedele L. Asymmetric lateral distribution of obstructed hemivagina and renal agenesis in women with uterus didelphys: institutional case series and a systematic literature review. Fertil Steril. 2007;87(4):719-24.
36. Ferriani RA, Sá MFS, Freitas MMS, Carrara H, Moura MD, Bailão LA. Double uterus associated with unilateral renal agenesis and ipsilateral blind vagina. Adolesc Pediatr Gynecol. 1989; 2:57-9.
37. Altchek A, Brodman M, Schlosshauer P, Deligdisch L. Laparoscopic morcellation of didelphic uterus with cervical and renal aplasia. JSLS. 2009;13(4):620-4.
38. Jeong JH, Kim YJ, Chang CH, Choi HI. A case of Herlyn-Werner-Wunderlich syndrome with recurrent hematopyometra. J Womens Med. 2009;2(2):77-80.

capítulo 9
Tratamento da agenesia vaginal

Bruno Ramalho de Carvalho
Flávia Raquel Rosa Junqueira
Rosana Maria dos Reis

Introdução	131
Técnica de Frank	131
Neovaginoplastia	135
Considerações finais	138

■ INTRODUÇÃO

Apesar de rara, a ausência congênita de vagina é um grande problema da clínica ginecológica, com nítidas repercussões fisiológicas e psicológicas. São descritas inúmeras técnicas de correção, cirúrgicas ou não, com o objetivo de criar um trajeto que simule a cavidade vaginal, com amplitude e comprimento capazes de proporcionar que o coito seja satisfatório.

■ TÉCNICA DE FRANK

Em 1938, Frank publicou os primeiros resultados utilizando dilatadores vaginais para pressionar a mucosa do vestíbulo, levando à distensão progressiva da cavidade vaginal.[1] Desde então, vários estudos têm demonstrado que é possível obter uma vagina funcional e adequada para o coito em 77 a 93% dos casos utilizando os exercícios de Frank ou suas variáveis.[2-5] Nesse contexto, os dilatadores mostram-se interessantes como primeira opção de tratamento da agenesia vaginal,[6] principalmente para pacientes sem possibilidade de gestação natural (agenesia ou hipoplasia uterina) e portadoras de comorbidades que contraindiquem procedimentos cirúrgicos.

A técnica de Frank consiste na realização de exercícios diários com um molde rígido que é pressionado na vagina a partir do introito vaginal. Inicialmente, busca-se adquirir profundidade e, a seguir, o aumento do diâmetro vaginal. A paciente coloca-se na posição de litotomia ou de cócoras e, com a ajuda de um espelho, identifica a localização exata da vagina, onde será colocada a extremidade romba do molde. É feita, inicialmente, uma pressão no sentido cranial, em um ângulo de, aproximadamente, 45° em relação ao púbis. O molde deve ser pressionado até gerar desconforto, mas sem provocar dor. Depois, realiza-se exercícios de rotação, em que mantém-se a superfície romba do molde apoiada no fundo de saco vaginal e realiza-se movimentos circulares da base do molde, junto à fúrcula vaginal. A paciente é estimulada a realizar de 15 a 20 repetições desses exercícios diariamente, utilizando um molde rígido de PVC, que mede no máximo 12 cm de comprimento e 1,5 cm de diâmetro. Posteriormente, os moldes devem ser trocados por outros com diâmetros maiores (2,0; 2,5 e 3,0 cm) (Fig. 9.1). Também podem ser utilizados moldes penianos, encontrados em *sex shops*.

Em levantamento, realizado no Ambulatório de Ginecologia Infantopuberal (AGIP) do Hospital das Clínicas da Faculdade de Medicina de Ribeirão Preto da Universidade de São Paulo (HC-FMRP-USP),[7] a média de profundidade da vagina, pela técnica de Frank, foi de 6,61 (mais ou menos 0,85 cm) e pela técnica cirúrgica foi de 8,0 (± 0,8 cm; p = 0,005), com tempo médio de iniciação sexual de 9,7 (± 6,7) meses para a primeira e de 13,5 (± 12,8) meses para a segunda (p = 0,5). No grupo submetido à técnica cirúrgica, a taxa de complicações foi de 40%, incluindo as imediatas e as tardias. As imediatas corresponderam a 13,3% do total, sendo representadas por perfuração do reto, corrigidas imediatamente após o diagnóstico. As tardias representaram 86,7% do total e incluíram fístula retovaginal, fístula vesicovaginal e estenose da neovagina. Em nossa casuística, as pacientes que realizaram a técnica de Frank não apresentaram complicações.

O contentamento em relação ao novo órgão foi igual nos dois grupos, assim como a satisfação sexual. A diferença significativa entre as técnicas, em relação à profundidade da neovagina, não repercutiu na função desta enquanto órgão de cópula, uma vez que todas as mulheres relataram relações sexuais prazerosas. A profundidade da vagina, de fato, parece não influenciar a satisfação sexual, como demonstrado em estudo recente.[8] Verificamos, assim, que a técnica cirúrgica e a de Frank são procedimentos igualmente efetivos para a construção do canal vaginal, sendo que a técnica conservadora oferece menos risco de complicações.[7]

Desta forma, o tratamento cirúrgico da agenesia vaginal (ou neovaginoplastia), associada ou não a outras malformações caniculares do trato genital feminino, é indicado sempre que há impossibilidade de se obter a neovagina pela técnica não invasiva, seja por tentativas frustradas, pelo desejo da paciente ou pela intenção de unir a cavidade vaginal neoformada a um útero existente. Também nos casos em que há malformação do seio urogenital associada à agenesia vaginal, a técnica cirúrgica é preferível à técnica não invasiva, em vista do risco de dilatação uretral durante a execução dos exercícios de Frank, já que não há introito vaginal bem estabelecido nessa malformação. A técnica cirúrgica também é preferível nos casos de estenose vaginal, por radioterapia ou uso prévio inadvertido de substâncias corrosivas, como o ácido tricloacético.

É importante ressaltar que a intervenção cirúrgica deve ocorrer apenas quando a paciente manifestar interesse de iniciar atividade sexual. Embora as relações sexuais contribuam para a manutenção da amplitude da neovagina, o desejo da paciente em manter uma cavidade funcional para o coito é prerrogativa fundamental para a perpetuação do resultado cirúrgico, ainda que pela prática de exercícios vaginais com moldes.

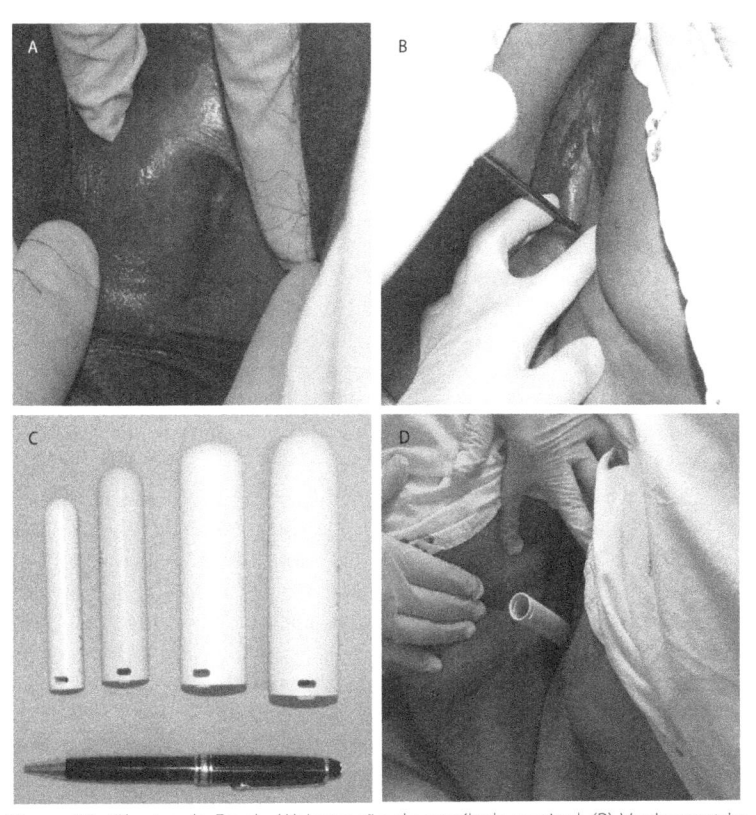

Figura 9.1. Técnica de Frank. (A) Inspeção do vestíbulo vaginal; (B) Vaginometria; (C) Moldes rígidos de PVC, de diâmetros progressivamente maiores (1,5; 2,0; 2,5 e 3,0 cm); (D) Apoio da ponta do molde na fúrcula, em ângulo de 45° em relação ao púbis.

As primeiras considerações sobre a correção cirúrgica da agenesia vaginal foram feitas por Dupuytren, em 1817.[9] Em 1938, McIndoe e Bannister descreveram o procedimento no qual se baseia a maioria das técnicas de neovaginoplastia atualmente empregadas.[10] O objetivo comum é delinear a cavidade vaginal no espaço obtido entre a bexiga e o reto, utilizando material que estimule a epitelização adequada, com o intuito de se construir uma neovagina funcional, ou seja, que permita o coito e, na presença de útero normal, a concepção natural.

A proposta inicial de McIndoe e Bannister preconizava a utilização de enxerto cutâneo abdominal para revestimento da neovagina,[10] mas a experiência ao longo dos anos associou a técnica clássica a implicações estéticas das cicatrizes deixadas no sítio doador e à incidência elevada de infecção e necrose do enxerto.[11,12] Assim, atualmente são utilizados vários materiais para construção da neovagina, geralmente com resultados animadores: peritônio pélvico,[13-15] segmentos de alça intestinal,[16] enxertos de pele abdominal total[17] e da cabeça,[18] retalho miocutâneo do sítio grácil[19] e derivados sintéticos da celulose.[20]

A utilização do âmnio humano como enxerto neovaginal foi primeiramente descrita por Vidakovic, em 1930,[21] e popularizada por Brindeau, em 1934.[22] Nas últimas décadas, tem sido aplicada na modificação da técnica de McIndoe-Bannister com bons resultados.[12,22-26] A obtenção de uma cavidade funcionalmente semelhante à vagina normal, provavelmente, deve-se a inúmeras características do epitélio amniótico, dentre as quais se destacam as propriedades antibacterianas e angiogênicas, a falta de expressão de antígenos de histocompatibilidade e o fornecimento de suporte adequado para o deslizamento do epitélio do introito sobre o túnel neoformado.[13] Ainda, a habilidade do âmnio de sofrer metaplasia escamosa permite a obtenção de mucosa muito semelhante histologicamente à encontrada em vaginas normais.[12,21,23,27] Além disso, essa técnica apresenta fácil manuseio, tempo reduzido de cirurgia e internação e baixa incidência de dor pós-operatória.

Recentemente, temos aplicado nova modificação à técnica de McIndoe-Bannister, utilizando moldes de látex, introduzidos no túnel confeccionado sem qualquer enxerto o recobrindo. O interesse inicial pelo látex como material biossintético partiu do bom desempenho observado em próteses esofágicas[28] e na substituição pericárdica.[29] Mais recentemente, estudos envolvendo a correção de defeitos de membrana timpânica[30] e o sucesso de implantes dentários[31] confirmam suas propriedades de reposição e regeneração tecidual, e de aceleração do processo de cicatrização.[32] Os resultados pós-operatórios do uso em neovaginoplastias demonstram que o látex estimula a epitelização vaginal de forma a se obter neovaginas de aspecto clinicamente semelhante ao obtido com a membrana amniótica, em períodos similares de observação e com a vantagem de não oferecer os riscos potenciais dos enxertos de doadoras, principalmente os relativos a infecções. Em nossa casuística, aproximadamente 75% das pacientes submetidas à técnica revelaram-se satisfeitas com a função da neovagina durante o coito,[33] resultado semelhante aos descritos para outras técnicas cirúrgicas.[34,35] Todos esses benefícios tornam essa técnica uma das melhores dentre as disponíveis atualmente, razão pela qual foi padronizada no AGIP, do HC-FMRP-USP.

NEOVAGINOPLASTIA

Pré-operatório

A avaliação sorológica (VDRL – Venereal Diseases Research Laboratory, antígeno da hepatite B, HBsAg, anti-HIV e anti-HCV) e a tipagem sanguínea são solicitadas a todas as pacientes candidatas a neovaginoplastia.

Quando se optar pela técnica de McIndoe-Bannister modificada pelo uso de membrana amniótica, devem ser colhidos os mesmos exames da paciente doadora, bem como anotado o tipo de parto e exigido intervalo máximo de 6 horas entre o parto e a corioamniorrexe, se ocorrida. As membranas devem ser manipuladas em ambiente asséptico, retirando excessos de sangue e fragmentos teciduais com solução fisiológica. O âmnio é separado do cório, podendo-se conservar uma porção deste para demarcação da face mesenquimal da membrana. O armazenamento deve ser feito em solução antibiótica de penicilina cristalina, diluindo 50.000 UI para cada dL de solução fisiológica e mantendo a 4ºC por um período máximo de 7 dias.[12,23]

Técnica cirúrgica

A confecção cirúrgica da neovagina inicia-se pela exposição do vestíbulo, sucedida pela abertura transversal da mucosa, na depressão em fundo cego que corresponde ao introito vaginal, facilmente identificado, uma vez que a vulva é geralmente bem formada nestas pacientes. Neste momento, pode-se realizar a sondagem vesical para esvaziamento da bexiga e melhor identificação do trajeto uretral, evitando lesões intraoperatórias. Segue-se a dissecção romba do espaço vesicorretal, com divulsão do tecido conjuntivo frouxo existente pelos dedos índices (ou tesoura romba), confeccionando o túnel vaginal com movimentos laterais até uma profundidade aproximada de 7,0 cm, evitando ao máximo a manipulação do reto e da bexiga. A proteção dos órgãos adjacentes pode ser complementada pelo uso de afastadores cirúrgicos posicionados pelo cirurgião auxiliar no sentido anteroposterior do túnel. Durante todo o procedimento, cuidado deve ser tomado com a hemostasia local, atentando-se para o fato de que, atingido o plano de dissecção adequado, o sangramento é escasso.

Obtido túnel de amplitude e comprimento adequados e revista a hemostasia, procede-se a introdução do molde na cavidade, fixando-o por dois ou três pontos simples de aproximação dos grandes lábios, com fio não absorvível. Os pontos precisam manter o molde vaginal sepultado na cavidade neoformada, mas não devem ser muito tensos.

Na técnica que utiliza membrana amniótica de doadora, recobre-se o molde com uma ou mais camadas da membrana, com sua face mesenquimal voltada para a face cruenta, e introduz-se o conjunto no trajeto, fixando o molde como descrito (Fig. 9.2). Na Figura 9.3, observa-se a mesma técnica, com uso do molde de látex.

Todas as pacientes recebem profilaxia antibiótica pré-operatória com 2,0 g de cefazolina pela via intravenosa, no momento da indução anestésica.

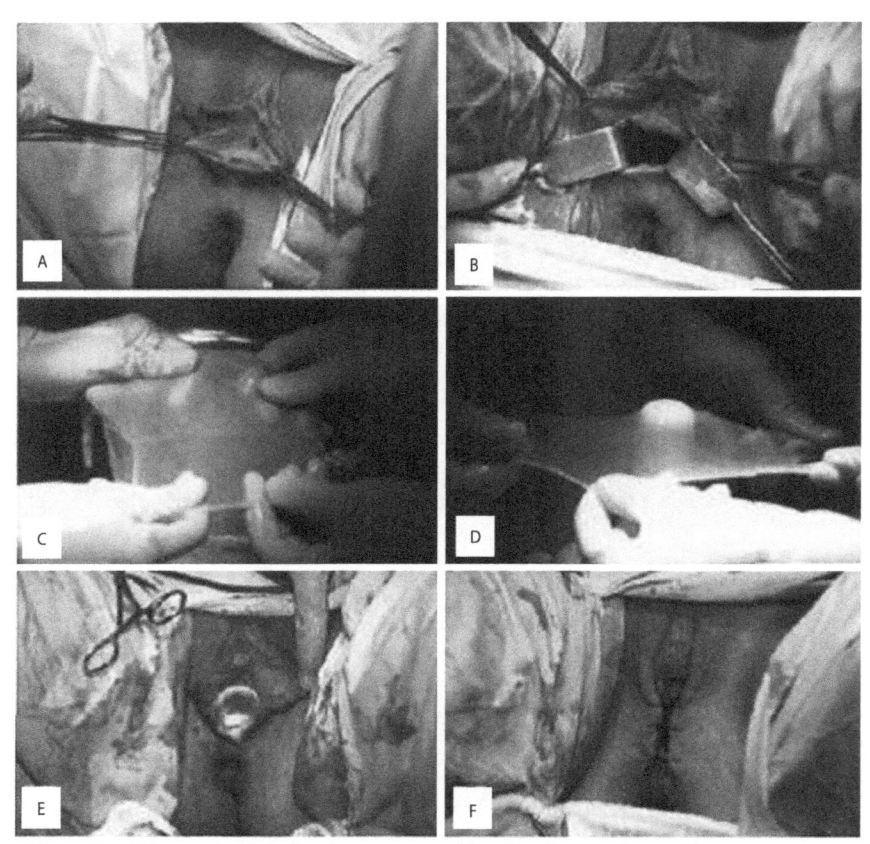

Figura 9.2. Técnica de McIndoe-Bannister modificada pelo uso de membrana amniótica. (A) Abertura transversal da mucosa na depressão vestibular correspondente ao introito vaginal normal; (B) Dissecção romba do espaço vesicorretal até obtenção de túnel de aproximadamente 8 a 10 cm de profundidade; (C) Membrana amniótica para revestimento do molde vaginal; (D) Revestimento do molde plástico rígido por membrana amniótica; (E) Aspecto após posicionamento do molde na cavidade neoformada; (F) Fixação do molde pela aproximação dos grandes lábios com pontos simples de fio não absorvível. Fonte: Carvalho e colaboradores.[23]

Figura 9.3. Técnica de McIndoe-Bannister modificada pelo uso de molde de látex. (A) Exposição do vestíbulo vaginal, evidenciando depressão em fundo cego, que corresponderia ao introito; (B) abertura transversal da mucosa, identificando o espaço vesicorretal, após sondagem para esvaziamento vesical e identificação do trajeto uretral; (C) divulsão digital laterolateral do tecido conjuntivo frouxo, para formar o túnel neovaginal, com profundidade aproximada de 8 cm; (D) molde de látex natural; (E) posicionamento do molde sepultado na cavidade obtida; (F) fixação do molde no interior da neovagina, por pontos separados de fio não absorvível aproximando os lábios maiores; (G) fixação do molde no pós-operatório tardio, por cadarços ajustados a uma cinta de algodão; (H) epitelização da neovagina após 40 dias do procedimento. Fonte: Carvalho e colaboradores.[33]

Ginecologia da infância e adolescência 137

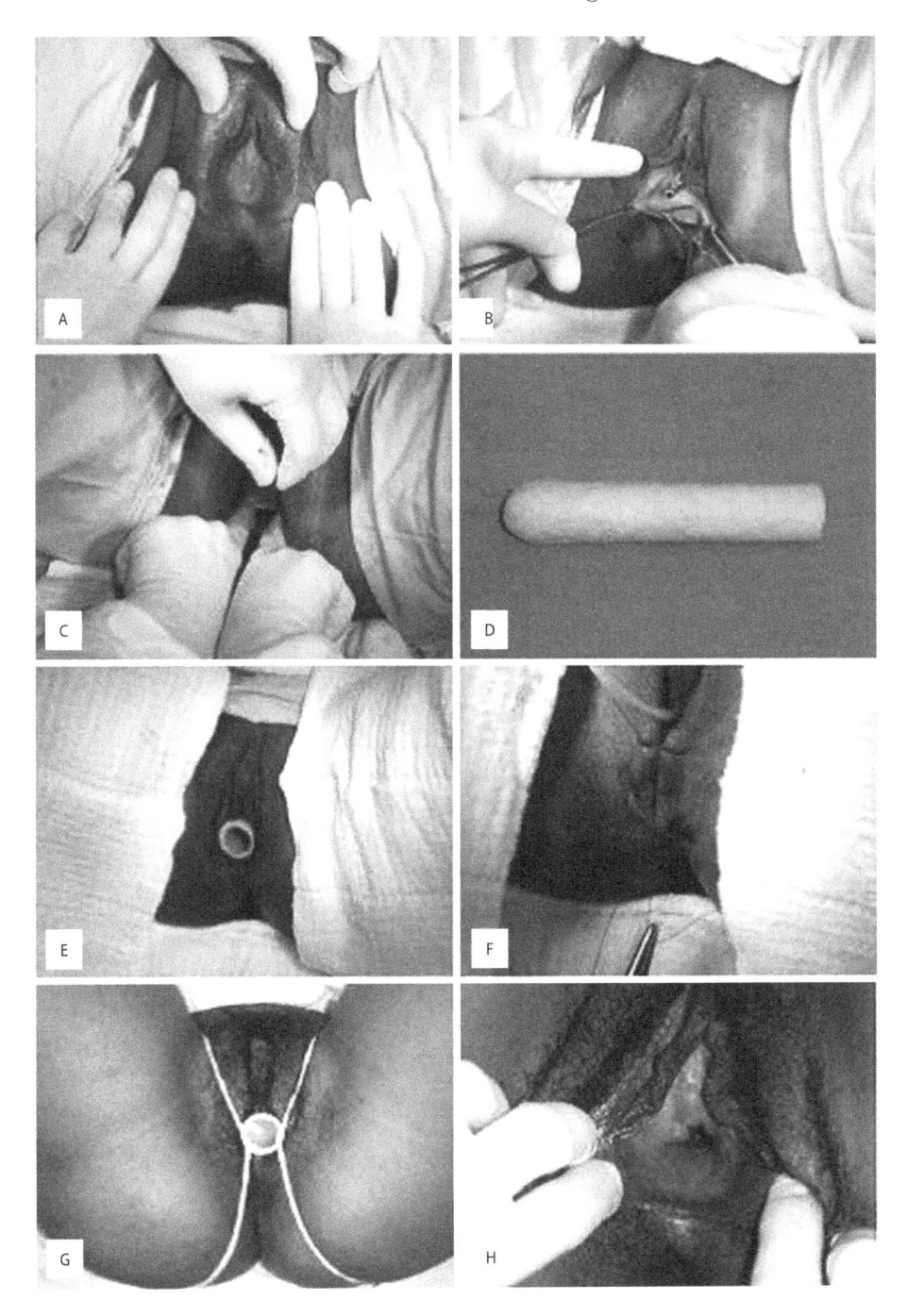

Pós-operatório

A paciente deve receber dieta sem resíduos durante os três dias que se seguem ao procedimento, mantendo repouso relativo no período. Na ausência de complicações, a paciente pode receber alta hospitalar. Habitualmente, não há necessidade de sondagem vesical de demora, mas esta deve ser avaliada na alta, considerando-se exclusivamente o conforto miccional da paciente com os grandes lábios aproximados após a retirada da sonda no segundo dia de pós-operatório. Deve-se orientar a paciente a fazer a antissepsia externa, chamando a atenção para a secreção vaginal, que costuma ser abundante e de odor desagradável, mas que na maioria dos casos não configura infecção do local operado.[12,23] Não fazemos profilaxia antibiótica pós-operatória de rotina em nosso serviço.

O primeiro retorno é agendado em ambiente ambulatorial, sete dias após o procedimento. Durante esses sete dias o molde vaginal é mantido sepultado na neovagina. Nessa consulta, é importante avaliar a epitelização, que já pode ser observada em meio ao tecido de granulação. Uma vez retirado o molde e realizada a higiene da neovagina com solução fisiológica sob pressão, procede-se à colocação de um novo molde, de plástico rígido ou de látex, de mesmo calibre, porém mais longo, lubrificado com creme vaginal de amplo espectro. A fixação do novo molde é feita por uma cinta de algodão adequada à cintura da paciente, onde se prendem cadarços justos o suficiente para manter o molde no interior do túnel vaginal, sem grande desconforto. Durante os 30 dias subsequentes, a paciente é encorajada a retirar o molde durante o banho, reposicionando-o depois, sempre com o auxílio do creme vaginal para lubrificação.

No segundo retorno, passados aproximadamente 40 dias, a cavidade vaginal deve estar adequadamente epitelizada, e devem ser avaliadas a amplitude do introito e o comprimento do túnel pela vaginometria. Na presença de cavidade epitelizada, com comprimento e amplitude adequados, a paciente é liberada para o início da atividade sexual, que, se mantida regularmente, dispensa o uso do molde. Sempre que houver períodos prolongados de abstinência sexual, a paciente deve usar o molde diariamente, durante o sono, para manutenção da cavidade funcional.

É importante ressaltar que durante todo o período de seguimento em ambulatório, desde o pré-operatório – quando são dadas as primeiras explicações sobre o diagnóstico e o tratamento proposto – até a alta ambulatorial, atenção especial deve ser dada às dúvidas de pacientes, familiares e parceiros. Da mesma forma, aspectos da sexualidade do casal devem ser abertamente discutidos, visando à obtenção da função plena da neovagina e o coito satisfatório.

■ CONSIDERAÇÕES FINAIS

O tratamento clínico da agenesia vaginal com técnica não invasiva deve sempre ser a primeira opção de tratamento. Desse modo, a abordagem terapêutica da doença pode ser acessível aos médicos ginecologistas em geral. O tratamento cirúrgico da agenesia vaginal, mais precisamente a neovaginoplastia, fica reservado aos casos mais complexos, associados ou não a outras malformações caniliculares e do seio urogenital – tais casos devem ser encaminhados a centros especializados.

■ REFERÊNCIAS

1. Frank RT. The formation of an artificial vagina without operation. Am J Obstet Gynecol. 1938; 35:1053-5.
2. Ingram JM. The bicycle seat stool in the treatment of vaginal agenesis and stenosis: a preliminary report. Am J Obstet Gynecol. 1981;140:867-73.
3. Hensle TW, Reiley EA. Vaginal replacement in children and young adults. J Urol. 1998; 159(3):1035-8.
4. Roberts CP, Haber MJ, Rock JA. Vaginal creation for müllerian agenesis. Am J Obstet Gynecol. 2001;185(6):1349-52; discussion 1352-3.
5. Nadarajah S, Quek J, Rose GL, Edmonds DK. Sexual function in women treated with dilators for vaginal agenesis. J Pediatr Adolesc Gynecol. 2005;18(1):39-42.
6. ACOG Committee on Adolescent Health Care. ACOG Committee Opinion No. 355: Vaginal agenesis: diagnosis, management, and routine care. Obstet Gynecol. 2006;108(6):1605-9.
7. Rosa-e-Silva ACJS, Silva AV, Reis RM, Junqueira FRR, Lara LAS. Neovaginoplastia em pacientes com agenesia vaginal: qual a melhor técnica. Trabalhos do 11º Congresso Brasileiro de Obstetrícia e Ginecologia da Infância e Adolescência; 2010 ago. 11-14; Brasília. Brasília: [s.n]; 2010.
8. Schimpf MO, Harvie HS, Omotosho TB, Epstein LB, Jean-Michel M, Olivera CK, et al. Does vaginal size impact sexual activity and function? Int Urogynecol J Pelvic Floor Dysfunct. 2010;21(4):447-52.
9. Goldwyn RM. History of attempts to form a vagina. Plast Reconstr Surg. 1977;59(3):319-29.
10. McIndoe AH, Bannister JE. An operation for the cure of congenital absence of the vagina. J Obstet Gynaecol Br Emp. 1938;45:4904.
11. Silva de Sá MF, Baruffi I, Cardoso AA. Agenesia de vagina: correção cirúrgica pela técnica de McIndoe. Rev Bras Ginecol Obstet. 1986;8(1):156-9.
12. Moura MD, Ferriani RA, Sá MFS, Wanderley MS, Leite SP, Soares FA. Epitelização vaginal com membrana amniótica em neovaginoplastia. Rev Bras Ginecol Obstet. 1994;16(3-4):135-40.
13. Davydov SN, Zhvitiashvili OD. Formation of vagina (colpopoiesis) from peritoneum of Douglas pouch. Acta Chir Plast. 1974;16(1):35-41.
14. Webha S, Carvalho CRN, Ferreira JAS, Suda E. Ausência congênita de vagina: correção cirúrgica com peritônio pélvico. J Bras Ginecol. 1978;85(1):131-6.
15. Ozek C, Gurler T, Alper M, Gundogan H, Bilkay U, Songur E, et al. Modified McIndoe procedure for vaginal agenesis. Ann Plast Surg. 1999; 43(4):393-6.
16. Bürger RA, Riedmiller H, Knapstein PG, Friedberg V, Hohenfellner R. Ileocecal vaginal construction. Am J Obstet Gynecol. 1989;161(1):162-7.
17. Ferreira JAS. Vaginoplastia com Utilização de Enxerto de Pele da Região Abdominal Inferior. Rev Bras Ginecol Obstet. 2003;25(1):17-21.
18. Höckel M, Menke H, Germann G. Vaginoplasty with split skin grafts from the scalp: optimization of the surgical treatment for vaginal agenesis. Am J Obstet Gynecol. 2003;188(4):1100-2.
19. Tosun Z, Hoşnuter M, Savaci N, Capar M, Sentürk S. Experience with vaginoplasty. Scand J Plast Reconstr Surg Hand Surg. 2004;38(1):27-31.
20. Motoyama S, Laoag-Fernandez JB, Mochizuki S, Yamabe S, Maruo T. Vaginoplasty with Interceed absorbable adhesion barrier for complete squamous epithelialization in vaginal agenesis. Am J Obstet Gynecol. 2003;188(5):1260-4.
21. Piazza MJ. Estudo por microscopia eletrônica do epitélio de neovaginas confeccionadas com membrana amniótica e pesquisa de receptores para estrogênios. Rev Bras Ginecol Obstet. 1999; 21(5):291-5.
22. Brindeau A. Création d'un vagin artificiel à láide des membranes ovulaires d'un oeuf à terme. Gynecol Obstet. 1934;29:285.
23. Carvalho BR, Reis RM, Moura MD, Lara LAS, Nogueira AA, Ferriani RA. Neovaginoplastia com membrana amniótica na síndrome de Mayer-Rokitansky-Kuster-Hauser. Rev Bras Ginecol Obstet. 2007;29(12):619-24
24. Trelford JD, Hanson FW, Anderson DG. The feasibility of making an artificial vagina at the

time of anterior exenteration. Case report. Oncology. 1973;28(5):398-401.
25. Morton KE, Dewhurst CJ. Human amnion in the treatment of vaginal malformations. Br J Obstet Gynaecol. 1986;93(1):50-4.
26. Mhaskar R. Amniotic membrane for cervical reconstruction. Int J Gynaecol Obstet. 2005; 90(2):123-7.
27. Bleggi-Torres LF, Werner B, Piazza MJ. Ultrastructural study of the neovagina following the utilization of human amniotic membrane for treatment of congenital absence of the vagina. Braz J Med Biol Res. 1997;30(7):861-4.
28. Mrué F. Substituição do esôfago cervical por prótese biossintética de látex: estudo experimental em cães [dissertação]. Ribeirão Preto: Universidade de São Paulo; 1996.
29. Sader SL, Coutinho Netto J, Barbieri Neto J, Mazzetto AS, Alves P Jr, Vanni JC, et al. Substituição parcial do pericárdio de cães por membrana de látex natural. Rev Bras Cir Cardiovasc. 2000;15(4):338-44.
30. Oliveira JAA, Hyppolito MA, Coutinho Netto J, Mrué F. Miringoplastia com a utilização de um novo material biossintético. Rev Bras Otorrinolaringol. 2003;69(5):649-55.
31. Balabanian CACA, Coutinho Netto J, Lamano-Carvalho TL, Lacerda SA, Brentegani LG. Biocompatibility of natural latex implanted into dental alveolus of ratos. J Oral Sci. 2006;48(4):201-5.
32. Mrué F, Coutinho Netto J, Ceneviva R, Lachat JJ, Thomazini JA, Tambelini H. Evaluation of the biocompatibility of a new biomembrane. Mat Res. 2004;7(2):277-83.
33. Carvalho BR, Reis RM, Netto JC, Moura MD, Nogueira AA, Ferriani RA. Molde de látex natural (Hevea brasiliensis) para neovaginoplastia. Rev Bras Ginecol Obstet. 2007;30(1):31-5.
34. Klingele CJ, Gebhart JB, Croak AJ, DiMarco CS, Lesnick TG, Lee RA. McIndoe procedure for vaginal agenesis: long-term outcome and effect on quality of life. Am J Obstet Gynecol. 2003;189(6):1569-72; discussion 1572-3.
35. Mizia K, Bennett MJ, Dudley J, Morrisey J. Müllerian dysgenesis: a review of recent outcomes at Royal Hospital for Women. Aust N Z J Obstet Gynaecol. 2006;46(1):29-31.

■ LEITURA SUGERIDA

* Davies MC, Creighton SM. Vaginoplasty. Curr Opin Urol. 2007;17(6):415-8.

capítulo 10
Alterações mamárias na infância e adolescência

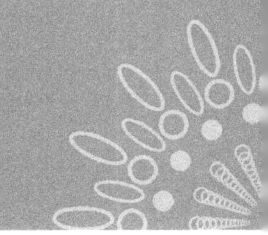

Helio Humberto Angotti Carrara

Introdução	141
Embriologia	142
Desenvolvimento	142
Exame físico	143
Alterações congênitas	145
Alterações de desenvolvimento	146
Tumores benignos	149
Câncer de mama	153
Ginecomastia	153
Considerações finais	154

■ INTRODUÇÃO

Os problemas mamários que acometem crianças e adolescentes continuam, em grande parte das vezes, negligenciados pelos médicos que assistem os indivíduos nessa faixa etária. Alterações mamárias na infância são raras e pouco mais frequentes na adolescência. A maioria das alterações observadas nesse momento da vida da menina não representa problema sério quando comparada à mulher adulta, e guarda, quase sempre, estreita relação com as variações neuroendócrinas próprias do desenvolvimento puberal. Também os meninos podem apresentar alterações, transitórias em sua maioria, nessa fase da vida. O crescimento e as alterações corporais, principalmente as mamárias, podem causar preocupações que levam à procura do médico. O profissional da saúde deve aproveitar esse momento para promover o exame e a orientação adequada para a saúde mamária, que deve estender-se por toda a vida da mulher.

Não abordaremos neste capítulo as alterações mamárias de causa obstétrica, uma vez que as gestações podem ocorrer em qualquer momento durante o menacme.

■ EMBRIOLOGIA

Os primeiros sinais de desenvolvimento mamário aparecem em torno da quinta semana de vida intrauterina. No início da sexta semana ocorre a migração de células epidérmicas para o interior do mesênquima subjacente, produzindo as chamadas cristas lácteas ou linhas de leite. Essas linhas de leite localizam-se bilateralmente na parede ventrolateral do corpo do embrião, estendendo-se da região axilar até a região inguinal (Figura 10.1). Ao final da sexta semana, as extremidades dessas linhas começam a regredir, restando apenas um par na região peitoral, ao nível da quarta costela. As células do ectoderma primitivo proliferam e penetram mais profundamente no mesênquima subjacente, formando estruturas que darão origem às glândulas e ductos mamários. Nervos periféricos e vasos sanguíneos e linfáticos crescem no interior do mesênquima frouxo.

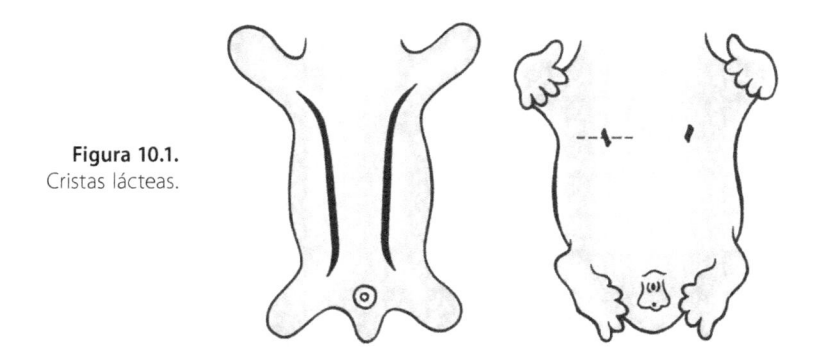

Figura 10.1.
Cristas lácteas.

Ao final da oitava semana a embriogênese está completa. A partir do quarto mês ocorre proliferação das células epiteliais, que progressivamente vão se alongando até o sexto mês de vida intrauterina. Em torno do sétimo mês, entre 16 e 24 estruturas como essas formam o sistema ductal rudimentar, que a partir da puberdade formarão os lobos mamários. No início do oitavo mês começa a formação e a ramificação dos ductos e, em sua porção terminal, das glândulas. A aréola desenvolve-se em torno do quinto mês de vida intrauterina e a papila se forma logo após o nascimento.

■ DESENVOLVIMENTO

Durante a infância, as glândulas mamárias de meninas e meninos são iguais em sua estrutura interna, constituídas de ductos revestidos de epitélio com conjuntivo circunjacente. O tecido glandular mamário permanecerá inativo até o início da puberdade, quando começam os estímulos endócrinos. As alterações mamárias nos primeiros anos de vida são raras. Em torno dos 10 anos de idade, a aréola feminina torna-se mais pigmentada e levemente elevada. Essa alteração mamária (telarca) marca o início da diferenciação sexual mamária, e ocorre em virtude do início da produção de hormônios esteroides ovarianos. No início da puberdade, com o estabelecimento do ciclo hormonal ovariano, o volume mamário aumenta, em parte decorrente do alongamento e ramificação ductal, mas principalmente devido ao acúmulo de tecido adiposo, ações determinadas pelo estrogênio. A progesterona determina a formação alveolar e o crescimento lobular, bem como contribui para o desenvolvimento secretório dos alvéolos e lóbulos mamários.[1] Essas alterações foram bem caracterizadas e são conhecidas como Estádios de Tanner e Marshal, que as descreveram em 1962, classificando-as em cinco fases, a saber (ver Anexo 1):

- **Fase I:** proeminência pré-adolescente do mamilo, sem palpação de tecido glandular subjacente;
- **Fase II:** presença de tecido glandular na região subareolar; há projeção única da mama e do mamilo;
- **Fase III:** aumento do volume da mama com contorno uniforme entre a mama e a aréola; aumento do diâmetro e da pigmentação da aréola; contornos mamário e areolar estão no mesmo plano;
- **Fase IV:** aumento do diâmetro da aréola e de sua pigmentação; ocorre projeção secundária do mamilo acima do plano mamário;
- **Fase V:** desenvolvimento final com contorno suave da mama e do mamilo, sem projeção deste.

A correlação entre os eventos puberais e o estadiamento mamário de Tanner e Marshal pode ser um instrumento clínico e de pesquisa.

Alterações mamárias decorrentes do desenvolvimento anormal podem ser observadas e serão abordadas na sequência do capítulo.

■ EXAME FÍSICO

O exame físico mamário da criança e da adolescente nem sempre é feito de forma adequada pelos profissionais da saúde. Na infância, a palpação da região mamária deve ser parte integrante do exame físico da criança pelo pediatra e, a partir da puberdade, exame mamário deve ser realizado anualmente em todas as suas fases, quais sejam: inspeção estática, inspeção dinâmica e palpação das mamas em todos seus quadrantes e das cadeias linfáticas cervicais, supraclaviculares, infraclaviculares e axilares, terminando o exame físico com a expressão mamária (Fig. 10.2).

Nas adolescentes que desejam a contracepção hormonal, por já terem iniciado a atividade sexual, o exame físico mamário é mandatório. Há que se observar cuidadosamente o contorno mamário, seu prolongamento axilar – denominado de cauda de

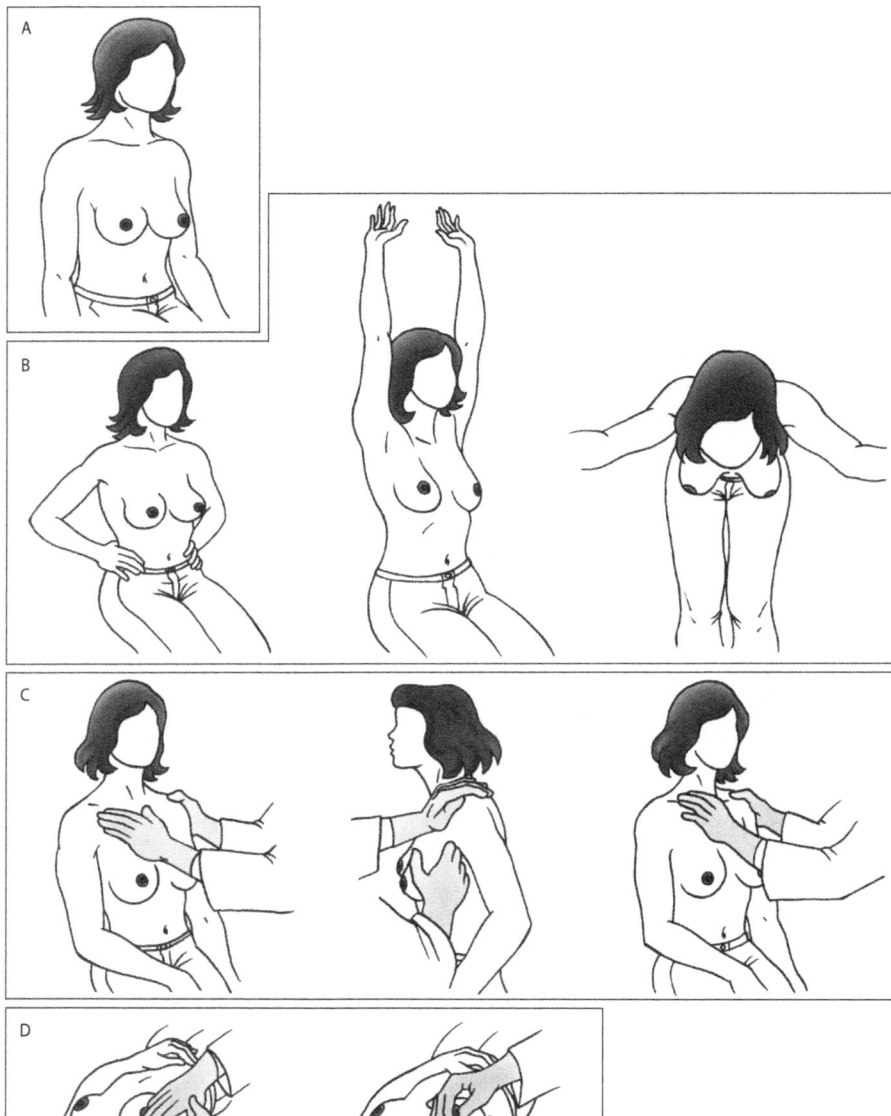

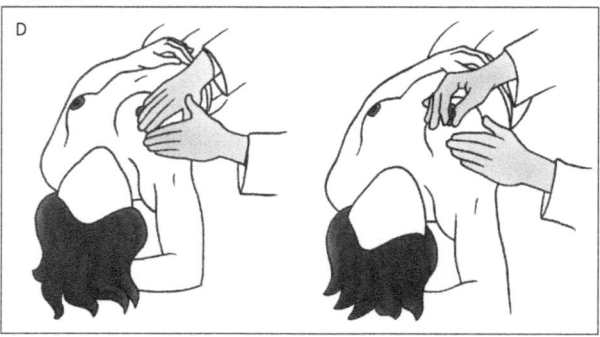

Figura 10.2.
Fases do exame físico:
(A) Inspeção estática;
(B) Inspeção dinâmica;
(C) Palpação das cadeias ganglionares;
(D) Palpação da mama e expressão mamária.

Spence – que durante a puberdade e gravidez pode transitoriamente aumentar de volume. A presença de pequenos pelos pode ser vista em torno do complexo areolomamilar. Nas aréolas notam-se os tubérculos de Morgani, glândulas sebáceas que fazem projeções na pele areolar. Esses tubérculos são denominados tubérculos de Montgomery durante o ciclo grávido-puerperal.

Com o exame físico acurado pode-se fazer o diagnóstico de alterações mamárias: anomalias congênitas, alterações do desenvolvimento e outras.

■ ALTERAÇÕES CONGÊNITAS

Entre as anomalias congênitas podemos encontrar a amastia, que é a ausência da mama, e a atelia, que é a ausência do complexo areolomamilar. Essas duas alterações podem vir associadas à Síndrome de Poland, que apresenta ainda aplasia dos músculos peitorais e, em alguns casos, alterações de arcos costais.

A ocorrência do aumento no número de complexo areolomamilar caracteriza a politelia (Fig. 10.3) e pode estar presente em até 2% das mulheres.[1] É importante lembrar que a politelia pode estar associada a alterações renais (agenesia, rim supranumerário, carcinoma renal e obstrução), a alterações cardíacas (anomalias congênitas cardíacas e distúrbios da condução elétrica cardíaca) e outras, como estenose pilórica.[2]

A polimastia representa o aumento do número de mama, também chamada de mamas supranumerárias, e sua localização é sempre ao longo da linha láctea, visto que representa a regressão anormal de partes da mesma. Acomete cerca de 5% das mulheres.[3] A localização mais comum é a axilar e pode apresentar-se apenas com elevação cutânea determinada pelo tecido ectópico, ou de forma mais completa, com complexo areolomamilar (Fig. 10.4).

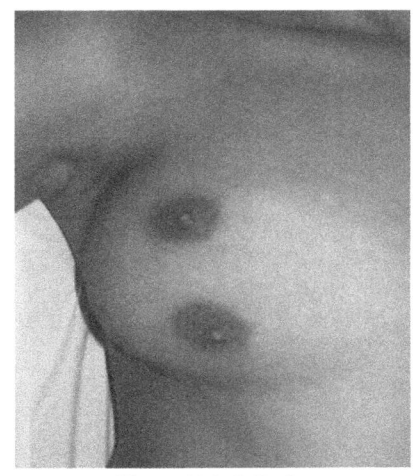

Figura 10.3. Politelia.

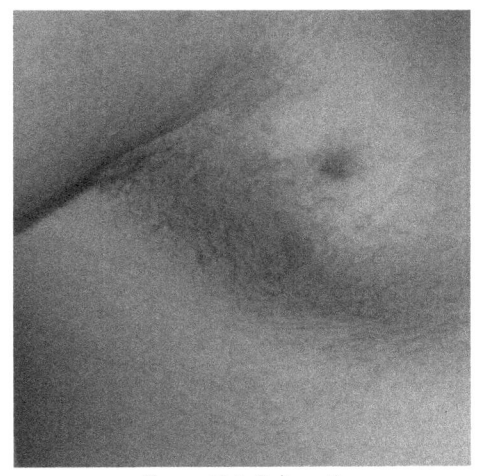

Figura 10.4. Polimastia.

A inversão mamilar pode ser uni ou bilateral e representa o desenvolvimento inadequado dos ductos lactíferos. Em alguns casos infecções podem acontecer, se a higiene do mamilo não for feita de forma adequada.

■ **ALTERAÇÕES DE DESENVOLVIMENTO**

Forma

A idade da telarca varia, mas geralmente ocorre entre 10 e 12 anos. Nessa fase e nos anos que se seguem, algumas alterações podem ser vistas. A assimetria mamária, que ocorre na maioria das mulheres, manifesta-se na adolescência e pode manter-se na idade adulta; porém, na maioria das vezes, até o final da puberdade, ocorre a simetria permanecendo pequena diferença, pouco perceptível e bem aceita pela adolescente. Quando essa diferença permanece de forma mais acentuada (geralmente na mama esquerda) gera desconforto físico e emocional. Isso leva a adolescente a buscar auxílio médico, procurando o equilíbrio da forma através da cirurgia. A assimetria mamária ocorre pela maior resposta do tecido aos estímulos endócrinos[4] ou pela presença de cistos ou nódulos mamários (Figs. 10.5 e 10.6).

Outra alteração que ocorre frequentemente na adolescência é a hipertrofia mamária, também chamada de macromastia ou hipertrofia virginal por alguns autores. Pode ser uni ou bilateral. A causa mais provável é a resposta excessiva aos estímulos endócrinos, podendo essa resposta ser devida ao aumento da concentração de receptores esteroides nos tecidos mamários ou ainda ao aumento da sensibilidade dos mesmos,[3] visto que alguns estudos não conseguiram demonstrar o aumento na concentração dos hormônios circulantes.[5] Alguns autores descrevem casos acometendo membros de uma mesma família e levantam hipótese de herança familiar como causa da hipertrofia juvenil da mama,[6] porém, outros autores não reforçam essa ideia. A hipertrofia da mama causa grande desconforto, não só estético, além de limitações sociais, mas principalmente pelo peso aumentado, com repercussão postural, dor nas costas, dermatites no sulco inframamário e mastalgia, demandando cirurgia corretiva.

Há que se lembrar também da hipertrofia neonatal das mamas, observada nas primeiras semanas de vida em recém-nascidos dos sexos masculino e feminino. Representa a resposta do tecido mamário aos esteroides maternos durante a gestação e regride espontaneamente ao fim de duas a três semanas. Em alguns casos pode haver o aparecimento de secreção clara ou turva pelo mamilo, que é denominada de "leite de bruxa" e desaparece em poucos dias.

Contrariamente à hipertrofia mamária, pode ocorrer a hipotrofia mamária (Fig. 10.7). Nesta, a estrutura tissular da glândula mamária é normal, todavia o desenvolvimento mamário não se faz de forma harmônica com o desenvolvimento corporal, ficando as mamas com volume menor que o padrão adequado para as adolescentes.

Ginecologia da infância e adolescência 147

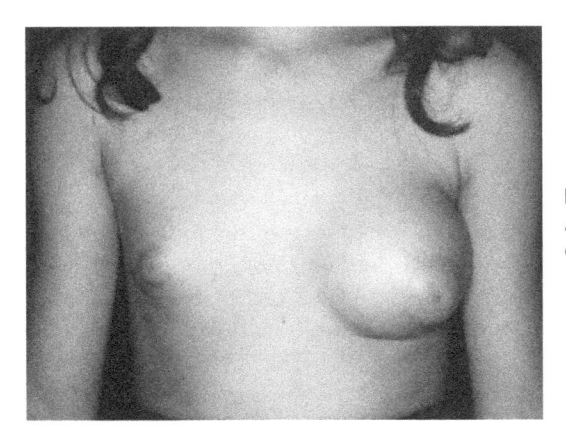

Figura 10.5.
Assimetria mamária devido a cisto em mama esquerda.

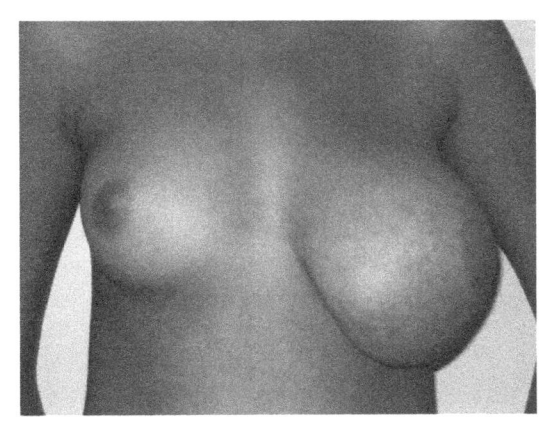

Figura 10.6.
Assimetria e tumor filoide.

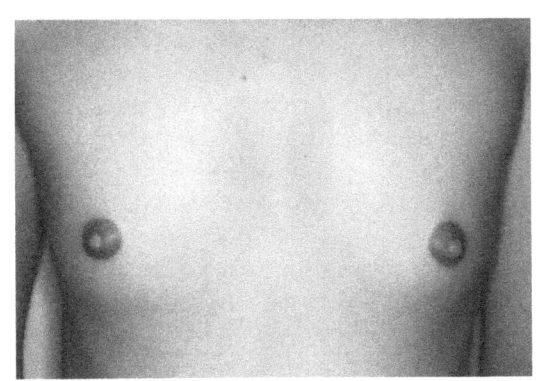

Figura 10.7.
Hipotrofia mamária.

Frente a uma queixa dessa natureza, há que se investigar cuidadosamente, pois a hipotrofia mamária pode resultar, em alguns casos, da disfunção ovariana provocada por diferentes causas. Mais frequentemente refletem a falta de resposta adequada do tecido mamário aos estímulos hormonais, ou ainda, à diminuição do tecido mamário.

Outra alteração de forma que provoca grande desconforto emocional nas adolescentes é a chamada mama tuberosa. A mama tuberosa apresenta limitação de sua base de implantação no tórax, com formação de anel fibroso, através do qual o tecido mamário projeta-se para frente. O processo é semelhante ao de herniação, com o tecido mamário localizado na região retroareolar, sem que haja o desenvolvimento normal da mama. Como consequência, o complexo areolomamilar torna-se distendido e hipertrofiado. A correção deve ser cirúrgica. Em todos os casos em que a correção cirúrgica é indicada, alguns cuidados devem sempre ser observados. As cirurgias devem ser postergadas até que o desenvolvimento mamário tenha se completado, apesar da ansiedade que a situação gera nas adolescentes e em seus familiares. Da mesma forma, os resultados a serem alcançados devem ser bem discutidos, visto que muitas vezes as adolescentes têm expectativas que não são possíveis de serem alcançadas pela correção cirúrgica.

Transtornos funcionais

A ingurgitação dolorosa da puberdade surge quando há formação do botão mamário e durante o desenvolvimento da mama. É pouco frequente e geralmente é destituído de alterações patológicas. Pode produzir dor de moderada intensidade, geralmente transitória, que exige cuidados e orientações médicas especializadas. Há que se orientar a adolescente quanto ao medo de traumas e tumores, e esclarecer sobre o processo fisiológico pelo qual ela está passando. Deve-se ressaltar que com o ciclo hormonal estabelecido, em curto espaço de tempo os sintomas desaparecerão. Ocasionalmente, o uso de analgésicos pode ser necessário. Já o uso de hormônios deve ser evitado.

Com o estabelecimento do ciclo menstrual, é comum o aparecimento de dor mamária antes do período menstrual, chamada de mastalgia cíclica. Por anteceder o fluxo menstrual, a mastalgia é considerada verdadeira. Geralmente bilateral, pode variar de intensidade entre as mamas, acomete principalmente quadrantes superolaterais, tem período de duração variável, iniciando-se dois ou três dias antes do fluxo menstrual ou até na semana ou nos 10 dias que antecedem o período menstrual. A intensidade da dor é variável, podendo limitar atividades diárias da adolescente. A dor tem característica de peso, ardência ou queimação. Normalmente, cede quando inicia o sangramento menstrual. A dor mamária cíclica talvez seja a principal causa de procura por consulta com especialista. Em aproximadamente 70% das vezes, a orientação, quanto à origem do problema e medidas de suporte, é suficiente para tranquilizar a adolescente e seus familiares. Porém, em alguns casos, é necessário o tratamento medicamentoso devido à intensidade dos sintomas.

■ TUMORES BENIGNOS

Os tumores mamários que acometem as crianças e adolescentes merecem consideração especial, visto que a preservação do tecido mamário deve ser a meta principal. São quase sempre únicos, podendo ser múltiplos em alguns casos, e afetam uma ou ambas as mamas. São benignos na sua quase totalidade. Os mais frequentes são:

Fibroadenomas

É a neoplasia benigna mais comum na adolescência.[7] São tumores bem circunscritos, firmes, de superfície irregular, pseudoencapsulados e que envolvem a proliferação do estroma e do tecido epitelial da mama. São assintomáticos quando não estão localizados superficialmente, sob a pele, entretanto, podem provocar abaulamento e distorção do contorno mamário, quando grandes ou localizados sob a pele. Crescem até alcançar 2 a 3 cm de diâmetro na maioria dos casos (Fig. 10.8), quando então se estabilizam, mas podem alcançar até 10 cm.[3] Ocasionalmente, podem regredir e até desaparecer.[8] Em 90% das vezes são unilaterais e em até 25% podem apresentar lesões múltiplas. São encontrados em qualquer região da mama, porém são mais comuns nos quadrantes superiores externos.

Sua associação com tumores malignos da mama é extremamente rara e representa menos de 0,5%, sendo que, entre os fibroadenomas, a associação é mais frequente com o fibroadenoma complexo, uma variante do fibroadenoma, que apresenta cistos maiores que 3 mm, adenose esclerosante, calcificações epiteliais ou metaplasia apócrina.[9] Da mesma forma, é bastante rara a ocorrência de câncer no interior do

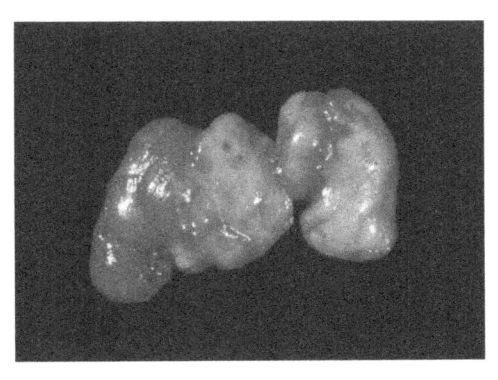

Figura 10.8.
Fibroadenoma.

fibroadenoma, representando menos que 0,1% dos casos.[10] São classificados como fibroadenoma comum, fibroadenoma gigante, fibroadenoma juvenil e fibroadenoma de estroma hipercelular (tumor filoide), que será discutido na sequência. Nem todos os autores concordam com essa classificação e consideram que o tumor filoide seja um tumor diferente do fibroadenoma comum.

O diagnóstico é feito usando o triplo diagnóstico, que representa o padrão ouro no diagnóstico em mastologia. Consiste em fazer a anamnese dirigida e o exame físico criterioso, utilizar um método de imagem e fazer a amostragem do tecido. Procedendo-se dessa forma, o diagnóstico pode ser feito em 99% dos casos.[11] Nas adolescentes, quando a suspeita é de lesão benigna, a ultrassonografia mamária deve ser o método escolhido; porém, frente a lesão suspeita ou não bem caracterizada, deve-se utilizar também a mamografia para melhor esclarecimento do quadro. A ultrassonografia, em mulheres nessa faixa etária, é o método mais indicado pela densidade glandular das mamas, que pode comprometer a acuidade da mamografia.

As amostras do tecido mamário podem ser obtidas de diferentes maneiras, como punção aspirativa por agulha fina (PAAF), punção aspirativa por agulha grossa (PAAG), também chamada *core biopsy*, e biópsias incisionais ou excisionais. Nos casos em que a suspeita é de fibroadenoma, a PAAF é suficiente para firmar o diagnóstico. Uma vez estabelecido, discute-se com a adolescente e seus familiares a conduta a ser tomada.

A literatura descreve diferentes formas de se tratar os fibroadenomas comuns, variando desde a conduta expectante até a sua ressecção cirúrgica. Alguns fatores devem ser observados ao determinar a conduta a ser tomada, a avaliação individualizada de cada caso, levando-se em consideração a idade da paciente, o grau de desenvolvimento mamário, o tamanho do fibroadenoma, sua localização, a forma de crescimento do mesmo, suas características morfológicas e microscópicas, e o consenso entre a equipe médica, paciente e seus familiares. Justifica a conduta expectante com vigilância o fato de que alguns fibroadenomas regridem e podem eventualmente desaparecer, conforme dito anteriormente.

Por outro lado, a presença de algum dos seguintes achados ou condição indicam a remoção cirúrgica: fibroadenomas de crescimento rápido, tumores maiores que 5 cm, tumores persistentes e sem sinais de regressão com o passar do tempo, fibroadenomas que causam distorção da arquitetura mamária, fibroadenomas múltiplos, bilateralidade, presença de alterações sugestivas de fibroadenoma complexo, risco familiar aumentado e suspeita de hipercelularidade do estroma.[12]

Quando o fibroadenoma apresenta crescimento rápido e alcança diâmetro maior que 5 cm, é denominado fibroadenoma gigante; alguns autores o consideram como sinônimo do fibroadenoma juvenil. Difere do fibroadenoma comum por ter crescimento mais rápido, ser maior e apresentar consistência mais amolecida. O estroma é mais celular que o fibroadenoma comum e pode causar confusão diagnóstica com o fibroadenoma filoide. Seu tratamento é sempre cirúrgico e requer cuidado adicional pela distorção que pode causar na mama.[13]

Fibroadenoma de estroma hipercelular (cistossarcoma filoide)

O tumor filoide é considerado pela maioria dos autores um tumor diferente do fibroadenoma comum. Apresenta história natural diferente do anterior, seu componente estromal apresenta alta celularidade, pode ser encontrado em qualquer faixa etária, sendo mais comum em mulheres entre 40 e 50 anos de idade. Acredita-se que cerca de 10% acometam mulheres entre 16 e 20 anos de idade.[14] Em nossa série pessoal, entre 77 casos de tumor filoide, encontramos 13 casos de mulheres com idade inferior a 20 anos, sendo a mais jovem com 11 anos de idade, porém esses dados podem não representar a situação geral, visto sermos serviço de referência para tratamento de alterações mamárias.[15]

O tumor filoide é indolor e tem crescimento lento na maioria das vezes; porém, pode apresentar crescimento muito rápido, chegando a dobrar de tamanho em curto espaço de tempo. Pode permanecer estável por longo período e, abruptamente, apresentar crescimento rápido. Pode alcançar grande volume, distorcendo a estrutura glandular mamária e provocar úlceras cutâneas pela compressão da pele suprajacente ao tumor. Normalmente é unilateral. Clinicamente, apresenta-se como massa bem definida, consistência firme e com superfície regular, móvel e não dolorosa. A presença de gânglios linfáticos é rara.

Na ultrassonografia, os tumores menores podem ser confundidos com os fibroadenomas comuns, porém os tumores com grandes diâmetros apresentam espaços alongados em seu interior preenchidos com líquido ou ainda fendas bem distintas.[16] Essas características ultrassonográficas sugerem o diagnóstico de tumor filoide. A mamografia mostra o tumor de forma pouco definida, por isso, talvez, o exame ultrassonográfico seja mais indicado para o diagnóstico da doença. Mais recentemente, a ressonância magnética tem sido usada e parece ser bastante promissora no diagnóstico dessa doença.[17] A PAAF pode levar à confusão com o fibroadenoma comum, principalmente nos tumores menores quando não se suspeita de tumor filoide. A PAAG pode firmar o diagnóstico. Na microscopia, observa-se a grande celularidade do estroma que envolve os elementos epiteliais, sendo que essas células apresentam morfologia foliácea, de onde foi cunhado o termo filoide. É classificado como benigno, intermediário e maligno, na dependência das atipias nucleares das células do estroma, do número de mitoses vistas e da observação das margens, que podem mostrar infiltração aos tecidos circunjacentes. O tumor pode promover metástase, sendo o pulmão o órgão mais afetado. A ocorrência de metástase para linfonodos axilares é muito rara, não se justificando a dissecção axilar no tratamento dessa doença, salvo quando clinicamente se mostram acometidos. Quando ocorre a metástase, essa se dá preferencialmente por via sanguínea.

Em pacientes jovens, o tratamento consiste na remoção do tumor com margem de segurança ampla, visto que mesmo os tumores diagnosticados como benignos podem apresentar recorrência local. É importante a avaliação das margens e, caso estejam comprometidas pelo tumor, a reexcisão deve ser feita.[18] Em alguns casos de tumores muito grandes pode ser indicada a mastectomia com reconstrução mamária para se conseguir margens livres da doença.

Alteração fibrocística

É a segunda causa mais frequente de nódulo mamário em adolescentes, representando cerca de 9% dos casos.[19] Clinicamente, apresenta-se de duas formas bastante distintas: as alterações proliferativas, antigamente chamadas de doença fibrocística e hoje considerada uma alteração funcional benigna da mama (AFBN), e a outra forma, com presença de cisto subareolar.[20] A causa, ou possíveis causas, das alterações proliferativas não são bem conhecidas, mas acredita-se que se deva ao balanço inadequado entre o estrógeno e a progesterona. Com o balanço favorável ao estrógeno, a ação proliferativa deste sobre o estroma e tecido epitelial pode levar, com o tempo, à formação de cistos.[3] Não se sabe com certeza a origem desses cistos subareolares, mas levanta-se a hipótese de que se desenvolvam a partir dos ductos mamários terminais associados aos tubérculos de Montgomery presentes nas aréolas.[20]

Além da anamnese e do exame físico, a ultrassonografia ajuda a fechar o diagnóstico. São quase sempre cistos simples, com paredes finas e conteúdo líquido. A conduta deve ser expectante, visto que entram em remissão e desaparecem em poucas semanas, o que é observado em 80% dos casos. Em 20%, a lesão permanece inalterada ou apresenta recidiva, sendo estes casos tratados com excisão cirúrgica.[21] Quando dolorosos, a PAAF pode abreviar o quadro.[20] Esses cistos podem infectar-se e formar abscessos, necessitando de tratamento clínico (antibióticos e anti-inflamatórios) e drenagem cirúrgica.

Papiloma intraductal

Bastante raro em adolescentes, é um tumor da camada de células de revestimento dos ductos terminais, que se projeta para o interior da luz dos ductos, trazendo no seu interior eixo conjuntivo-vascular. Geralmente, forma nódulo subareolar e, comumente, o primeiro sinal é a descarga mamilar sanguinolenta ou serossanguinolenta, que pode também estar associado ao câncer. Frequentemente, vem associado à "zona gatilho", ou seja, ao se comprimir a lesão observa-se a saída da secreção pelo óstio ductal mamilar. O exame clínico e a ultrassonografia estabelecem o diagnóstico. A PAAF pode ser útil. O diagnóstico diferencial determina cistos subareolares, fibroadenoma, carcinomas e ectasia ductal. O tratamento deve ser cirúrgico e implica na remoção da unidade ducto alveolar comprometida.

■ CÂNCER DE MAMA

O câncer mamário na infância e na adolescência é extremamente raro; sua incidência começa a aumentar a partir da 4ª década de vida. O câncer de mama em mulheres com menos de 20 anos representa menos de 1% dos tumores de mama.[3] Apenas um terço dos tumores em adolescentes é primário da mama, sendo os outros dois terços tumores metastáticos para a mama ou outros tecidos que se manifestam na mama, como linfomas.[3] No entanto, sempre que deparamos com um nódulo mamário em criança ou adolescente, devemos ter em mente esse diagnóstico. O tipo histológico mais comum parece ser o carcinoma secretório juvenil, que apresenta prognóstico favorável.

A forma mais comum de apresentação do tumor é a presença de nódulo endurecido, pouco móvel, com limites imprecisos, subareolar nas meninas pré-púberes, podendo variar de 1 a 2,5 cm de diâmetro. O tratamento dessas lesões é controverso e deve ser individualizado. A mastectomia pode ser indicada em casos de tumor primário da mama. O envolvimento linfático axilar não é comum e a linfadenectomia axilar deve ser discutida.[7] Em casos de tumores metastáticos, a terapia instituída deve ser para o tumor primário, muitas vezes não sendo necessárias cirurgias mutiladoras.[22] A evolução após o tratamento também é motivo de controvérsias, sendo que alguns autores afirmam que os tumores mamários, nessa faixa etária, têm bom prognóstico, enquanto outros acham que a taxa de sobrevida aos 5 anos é pior que em adultos.[3] É sempre oportuno orientar crianças, adolescentes e seus familiares quanto aos fatores de risco e às formas de evitá-los, procurando um estilo de vida saudável com exercícios físicos e alimentação balanceada.

■ GINECOMASTIA

A ginecomastia é definida como proliferação glandular benigna da glândula mamária masculina. Na puberdade masculina, ocorre a proliferação transitória dos ductos e do estroma durante a fase de maturação sexual, sendo que, após esse período, ocorre a involução e atrofia dos ductos. A ginecomastia resulta do desequilíbrio entre o estrógeno e a testosterona, que estão aumentados 3 e 20 vezes, respectivamente, nessa fase da vida dos meninos.[23] Esse desequilíbrio causa estimulação do tecido mamário. Outras situações podem estar envolvidas nesse desequilíbrio, como o uso de medicamentos e drogas, desnutrição e hipogonadismo, entre outros. A incidência é maior em torno dos 14 anos de idade e tende a regredir em até dois anos na maioria dos casos de ginecomastia puberal. O acometimento unilateral pode ocorrer e representar um estágio do desenvolvimento da ginecomastia.

Na adolescência, apresenta-se como massa firme, normalmente bilateral, sensível ou dolorosa ao toque, fazendo projeção do contorno mamário. Em adolescentes que apresentam peso acima do normal, pode ser mais difícil a caracterização da ginecomastia. A anamnese cuidadosa deve esclarecer o possível uso de drogas como ciproterona, flutamida, isonazida, cetoconazol, metronidazol, cimetidina, ranitidina, omeprazol, nifedipina, amiodarona, antidepressivos tricíclicos, haldol, anfetaminas e álcool, entre outras. Caso ocorra o uso de alguma dessas substâncias, seu uso deve ser interrompido e o paciente deve ser reavaliado em um mês, quando os sintomas devem ter regredido. Se não houver uso de qualquer uma dessas substâncias, a dosagem de hormônio luteinizante (LH), testosterona, gonadotrofina coriônica e estradiol sanguíneo devem ser solicitadas. O exame físico inclui, além do exame das mamas, a palpação testicular. A ultrassonografia e, eventualmente, a mamografia podem auxiliar no diagnóstico.

O tratamento deve ser planejado criteriosamente. É necessário deixar claro ao adolescente e aos seus familiares que a ginecomastia puberal é reflexo de fenômeno fisiológico e que irá regredir após certo período, mesmo que nenhuma medida seja tomada. Isso pode ser aceito pelo adolescente ou não, já que a ginecomastia pode causar problemas emocionais e até sociais. O tratamento clínico e o tratamento cirúrgico são os mais comuns. O tratamento clínico é mais efetivo na fase proliferativa da ginecomastia. Danazol, clomifeno, inibidores da aromatase e tamoxifeno são drogas usadas no tratamento dessa alteração mamária.[23-25] Apesar de apresentarem algum sucesso no tratamento da alteração mamária, relatos envolvem poucos casos, o que não permite conclusões definitivas. Nos casos em que a queixa persiste por mais de 12 meses, ocorre a hialinização do estroma mamário, com dilatação dos ductos e redução da proliferação epitelial, levando à formação de tecido fibrótico e inativo. Nesses casos, é indicada a cirurgia para retirada da ginecomastia, que proporciona resultados excelentes, não apenas estéticos como também emocionais, com reafirmação da confiança e autoestima dos adolescentes.

■ CONSIDERAÇÕES FINAIS

As alterações mamárias que ocorrem na infância e na adolescência são, em sua quase totalidade, de natureza benigna, podendo representar erros de desenvolvimento, da fisiologia das glândulas ou, ainda, alterações proliferativas. As doenças malignas são raras, mas devem sempre estar presentes no raciocínio diagnóstico. Cabe ao clinico o diagnóstico acurado para que se possa programar o tratamento adequado. Vale lembrar que, quando indicado, o tratamento cirúrgico deve ser planejado adequadamente, principalmente na infância, pelo risco de lesar ou extirpar o tecido mamário imaturo.

■ REFERÊNCIAS

1. Greydanus DE, Parks DS, Farrel EG. Disturbios da mama em crianças e adolescentes. Rio de Janeiro: Interlivros; 1989.

2. Pellegrini JR, Wagner RF Jr. Polythelia and associated conditions. Am Fam Physician. 1983; 28(3):129-32.

3. Neinstein LS. Breast disease in adolescents and young women. Pediatr Clin North Am. 1999; 46(3):607-29.
4. Dixon JM, Mansel RE. ABC of breast diseases. Congenital problems and aberrations of normal breast development and involution. BMJ. 1994;309(6957):797-800.
5. Koves IH, Zacharin M. Virginal breast hypertrophy of an 11-year-old girl. J Paediatr Child Health. 2007;43(4):315-7.
6. Govrin-Yehudain J, Kogan L, Cohen HI, Falik--Zaccai TC. Familial juvenile hypertrophy of the breast. J Adolesc Health. 2004;35(2):151-5.
7. Poli-Mérol M-L, Souchon P-F, Lawane M, Lefebvre F, Daoud S. Pathologie mammaire de l'enfant Breast diseases in children. EMC-Pédiatrie. 2005; 2:187-95.
8. Cant PJ, Madden MV, Coleman MG, Dent DM. Non-operative management of breast masses diagnosed as fibroadenoma. Br J Surg. 1995; 82(6):792-4.
9. Dupont WD, Page DL, Parl FF, Vnencak-Jones CL, Plummer WD Jr, Rados MS, et al. Long-term risk of breast cancer in women with fibroadenoma. N Engl J Med. 1994;331(1):10-5.
10. Tea MK, Asseryanis E, Kroiss R, Kubista E, Wagner T. Surgical breast lesions in adolescent females. Pediatr Surg Int. 2009;25(1):73-5.
11. Donegan WL. Evaluation of a palpable breast mass. N Engl J Med. 1992;327(13):937-42.
12. Jayasinghe Y, Simmons PS. Fibroadenomas in adolescence. Curr Opin Obstet Gynecol. 2009; 21(5):402-6.
13. Chang DS, McGrath MH. Management of benign tumors of the adolescent breast. Plast Reconstr Surg. 2007;120(1):13e-9e.
14. Joshi SC, Sharma DN, Bahadur AK, Maurya R, Kumar S, Khurana N. Cystosarcoma phyllodes: our institutional experience. Australas Radiol. 2003;47(4):434-7.
15. Carloni MB, Carrara HHA. Is phyllodes tumor local recurrence related to pregnancy [dissertação]. São Paulo: Universidade de São Paulo; 2007.
16. Lifshitz OH, Whitman GJ, Sahin AA, Yang WT. Radiologic-pathologic conferences of the University of Texas M.D. Anderson Cancer Center. Phyllodes tumor of the breast. AJR Am J Roentgenol. 2003;180(2):332.
17. Franceschini G, Masetti R, Brescia A, Mule A, Belli P, Costantini M, et al. Phyllodes tumor of the breast: magnetic resonance imaging findings and surgical treatment. Breast J. 2005;11(2):144-5.
18. Agarwal P, Sparnon AL. Benign breast lesions in adolescent girls: an overview with a case report. Pediatr Surg Int. 2005;21(5):381-2.
19. Tea MK, Asseryanis E, Kroiss R, Kubista E, Wagner T. Surgical breast lesions in adolescent females. Pediatr Surg Int. 2009;25(1):73-5.
20. Rogerson T, Ingram D, Sterrett G, Goh YW. Areolar discharge and peri-areolar breast cysts in adolescent females. Breast. 2002;11(2):181-4.
21. Huneeus A, Schilling A, Horvath E, Pinochet M, Carrasco O. Retroareolar cysts in the adolescent. J Pediatr Adolesc Gynecol. 2003;16(1):45-9.
22. Rogers DA, Lobe TE, Rao BN, Fleming ID, Schropp KP, Pratt AS, et al. Breast malignancy in children. J Pediatr Surg. 1994;29(1):48-51.
23. Braunstein GD. Gynecomastia. N Engl J Med. 1993;328(7):490-5.
24. Mauras N, Bishop K, Merinbaum D, Emeribe U, Agbo F, Lowe E. Pharmacokinetics and pharmacodynamics of anastrozole in pubertal boys with recent-onset gynecomastia. J Clin Endocrinol Metab. 2009;94(8):2975-8.
25. Derman O, Kanbur N, Kilic I, Kutluk T. Long-term follow-up of tamoxifen treatment in adolescents with gynecomastia. J Pediatr Endocrinol Metab. 2008;21(5):449-54.

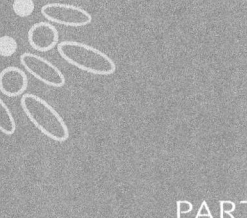

PARTE

3 | Doenças endócrinas e ginecológicas

CAPÍTULO 11 | Amenorreia primária
Milena Bastos Brito e Paula Andrea Navarro

CAPÍTULO 12 | Anovulação crônica hipotalâmica
Anderson Sanches de Melo e Marcos Felipe Silva de Sá

CAPÍTULO 13 | Hiperprolactinemia na adolescência
Erciliene Moraes Martins Yamaguti, Carolina Sales Vieira e
Marcos Felipe Silva de Sá

CAPÍTULO 14 | A síndrome dos ovários policísticos e a adolescência
Laura Ferreira Santana, Flávia Raquel Rosa Junqueira e
Rosana Maria dos Reis

CAPÍTULO 15 | Hirsutismo
Rosana Maria dos Reis e Laura Ferreira Santana

CAPÍTULO 16 | Sangramento uterino disfuncional na adolescência
Anderson Sanches de Melo e Carolina Sales Vieira

CAPÍTULO 17 | Dismenorreia
Paulo Meyer de Paula Philbert

CAPÍTULO 18 | **Síndrome de tensão pré-menstrual**
Paulo Meyer de Paula Philbert

CAPÍTULO 19 | **Endometriose na adolescência**
Júlio Cesar Rosa e Silva e Antonio Alberto Nogueira

CAPÍTULO 20 | **Vulvovaginites em meninas**
Areana Diogo Nascimento Mendonça, Flávia Raquel Rosa Junqueira e Rosana Maria dos Reis

capítulo 11 | Amenorreia primária

Milena Bastos Brito
Paula Andrea Navarro

Introdução	159
Etiologia	159
Classificação	160
Diagnóstico	160
Conduta terapêutica	164
Considerações finais	166

■ INTRODUÇÃO

Amenorreia é a ausência ou cessação anormal da menstruação. Denomina-se primária a que ocorre em pacientes que nunca menstruaram e secundária a que ocorre em mulheres com ciclo regular, que permanecem mais de três ciclos consecutivos sem menstruar, ou em mulheres com ciclo irregular e que permanecem mais de seis meses sem sangrar.

Ausência de menstruação em mulheres com idade acima de 16 anos na presença de caracteres sexuais secundários normais ou acima de 14 anos na ausência de caracteres sexuais secundários (CSS) define um quadro de amenorreia primária e demanda investigação.[1]

A amenorreia é um sintoma que deve ser avaliado por meio de anamnese e exame físico completo, além de exames subsidiários adequadamente indicados, de forma individualizada e bem fundamentada, para que seja aplicada a conduta correta.

■ ETIOLOGIA

Os princípios básicos da função menstrual podem ser segmentados em: integridade do sistema canalicular uterovaginal, permitindo a saída do fluxo sanguíneo da cavidade uterina para o orifício vaginal; adequada secreção de esteroides ovarianos, estrogênio e progesterona, para desenvolvimento endometrial; estímulo cíclico e adequado de gonadotrofinas, hormônio folículo-estimulante (FSH) e hormônio luteinizante (LH) para os ovários liberarem os esteroides. Finalmente, para a adequada secreção de LH e FSH pela hipófise é necessário o hormônio liberador de gonadotrofinas (GnRH), liberado pelo hipotálamo. O sistema inteiro é regulado por mecanismos biofísicos e bioquímicos complexos de *feedback* entre esteroides ovarianos e gonadotrofinas hipofisárias, bem como neuro-hormonais derivados de origens hipotalâmicas mais altas e outras fontes do sistema nervoso central (SNC).[3]

Para fins didáticos, a provável origem da amenorreia primária pode ser descrita como supra-hipotalâmica, hipotalâmica, hipofisária, gonadal, sistema canalicular, ou outras glândulas ou doenças sistêmicas.[2] Devemos estar atentos à controvérsia em relação à inclusão dos casos de criptomenorreia (hímen imperfurado, septo vaginal transverso, agenesia cervical e vaginal isoladas) entre as causas de amenorreia primária, visto que o quadro clínico desses casos é bastante típico, com dor pélvica cíclica devida à formação de hematométrio, e a resolução completa é conseguida com a desobstrução cirúrgica, que permitirá o fluxo menstrual regular (Tab. 11.1).

As principais causas de amenorreia primária são a disgenesia gonadal (40%), seguidas da agenesia mülleriana (10%) e Síndrome de Insensibilidade a Androgênios (9%),[2,4,5] sendo a primeira decorrente da ausência de atividade gonadal e as duas últimas relacionadas ao sistema canalicular (Tab. 11.2).

■ CLASSIFICAÇÃO

Existem diferentes classificações de amenorreia primária. Uma das mais utilizadas, publicada há quase 40 anos, baseia-se na presença ou ausência de caracteres sexuais secundários e, além de ser bastante simples, facilita a orientação diagnóstica. Nessa classificação, as causas mais comuns de amenorreia primária são subdivididas em três grupos: amenorreia primária com caracteres sexuais secundários, amenorreia primária sem caracteres sexuais secundários e amenorreia primária com caracteres sexuais secundários ambíguos (Fig. 11.1).

■ DIAGNÓSTICO

Anamnese, exame físico e dosagens de FSH, hormônio estimulante da tireoide (TSH) e prolactina (PRL) identificarão as causas mais comuns de amenorreia (Fig. 11.1).[2]

Na anamnese, é importante questionar sobre o desenvolvimento ponderoestatural da paciente; início e padrão de desenvolvimento de mamas, pelos pubianos e axilares; características da genitália externa ao nascimento (presença de nódulos inguinais pode sugerir gônadas ectópicas); sensibilidade olfatória; galactorreia; cefaleia; perda de consciência e convulsões; doenças e tratamentos prévios (infecção, cirurgia, quimioterapia); dor pélvica cíclica (associada a desenvolvimento de caracteres

Tabela 11.1. Classificação da amenorreia

1. Defeitos anatômicos
   * Agenesia mülleriana (Síndrome de Mayer-Rokitansky-Kuster-Hause)
   * Insensibilidade androgênica completa
   * Sinéquia uterina
   * Hímen imperfurado
   * Septo vaginal transverso
   * Agenesia cervical – isolada
   * Estenose cervical – iatrogênica
   * Agenesia vaginal – isolada
   * Aplasia ou hipoplasia endometrial – congênita
2. Hipogonadismo primário
   * Disgenesia gonadal
     * Cariótipo anormal
       * Síndrome de Turner 45,X
       * Mosaicismo
     * Cariótipo normal
       * Disgenesia gonadal pura
         (1) 46,XX
         (2) 46,XY
   * Agenesia gonadal
   * Deficiência enzimática
     * Deficiência 17α-hidroxilase
     * Deficiência 17,20-liase
     * Deficiência aromatase
   * Falência ovariana prematura
     * Idiopática
     * Dano
       * Quimioterapia
       * Radioterapia
       * Ooforite por caxumba
     * Ovário resistente
       * Idiopático
       * Mutações do receptor de FSH
       * Mutações do receptor de LH
       * Síndrome do X frágil
     * Doença autoimune
       * Galactosemia
3. Causas hipotalâmicas
   * Disfuncional
     * Estresse
     * Exercício
     * Nutrição
       * Perda de peso, dieta, má nutrição
       * Transtornos alimentares (anorexia nervosa, bulimia)
     * Pseudociese
   * Outras desordens
     * Deficiência isolada de gonadotrofinas
       * Síndrome de Kallmann
       * Hipogonadismo hipogonadotrófico idiopático
   * Infecção
     * Tuberculose
     * Sífilis
     * Encefalite/meningite
     * Sarcoidose
     * Doença crônica debilitante
   * Tumores
     * Craniofaringioma
     * Germinoma
     * Hamartoma
     * Histiocitose de células de Langerhans
     * Teratoma
     * Tumor de sinus endodérmico
     * Carcinoma metastático
4. Causas hipofisárias
   * Tumores
     * Prolactinomas
     * Outros tumores hipofisários secretores de hormônio (ACTH, TSH, GH, gonadotrofina)
     * Tumor não funcionante (craniofaringioma)
     * Carcinoma metastático
   * Lesões
     * Sela vazia
     * Aneurisma arterial
   * Necrose
     * Síndrome de Sheehan
     * Pan-hipopituitarismo
   * Inflamatória/infiltrativa
     * Sarcoidose
     * Hemocromatose
     * Hipofisite linfocitária
   * Mutações da gonadotrofina (FSH)
5. Desordens endócrinas de outras glândulas
   * Adrenal
     * Hiperplasia adrenal de início tardio
     * Síndrome de Cushing
   * Tireoide
     * Hipotireoidismo
     * Hipertireoidismo
   * Tumores ovarianos
     * Tumor de células da granulosa-teca
     * Tumor de Brenner
     * Teratoma cístico
     * Cistoadenoma mucinoso/seroso
     * Tumor de Krukenberg
6. Causas multifatoriais
   * Síndrome dos ovários policísticos

ACTH = hormônio adrenocorticotrófico; GH = hormônio do crescimento; TSH = hormônio estimulador da tireoide.
Fonte: Adaptada de *Practice Committee of American Society for Reproductive Medicine.*[2]

Tabela 11.2. Principais causas de amenorreia primária

CATEGORIA	FREQUÊNCIA (%)
Com caracteres sexuais secundários (CSS)	30
Agenesia mülleriana	10
Insensibilidade androgênica	9
Septo vaginal	2
Hímen imperfurado	1
Constitucional/idiopática	8
Sem CSS + ↑ FSH (hormônio folículo-estimulante)	40
46,XX	15
46,XY	5
Anormal	20
Sem CSS + ↓ FSH	30
Constitucional/idiopática	10
Prolactinoma	5
Síndrome de Kallman	2
Outras patologias SNC	3
Stress, anorexia, perda ponderal	3
Síndrome dos ovários policísticos (SOP)	3
Hiperplasia adrenal congênita	3
Outros	1

Fonte: *Practice Committee of American Society for Reproductive Medicine*.[2]

sexuais pode sugerir obstrução ao fluxo sanguíneo, denominada criptomenorreia); hirsutismo e outros sinais de hiperandrogenismo clínico (oleosidade cutânea, acne, sinais de virilização); história familiar de doenças genéticas e antecedentes pessoais de doenças sistêmicas; estado psicológico.

O exame físico deve ser completo e minucioso, incluindo avaliação criteriosa do estado geral, aferição e peso, altura, índice de massa corporal, sinais sindrômicos para disgenesias gonadais (p. ex., estigmas somáticos da Síndrome de Turner) ou dismorfismos, classificação de Tanner e Marshal (Anexo 1) para desenvolvimento mamário e dos pelos pubianos, pesquisa de hirsutismo e outros sinais de hiperandrogenismo clínico, palpação da tireoide e exame das mamas. O exame abdominal e inguinal deve afastar massas intra-abdominais, nódulos ou hérnias inguinais. No exame da genitália externa deve-se avaliar a presença e distribuição de pelos pubianos, tamanho do clitóris ou falo, característica do hímen, relação entre ânus, vagina e meato uretral, sinais de hipoestrogenismo.[1] Quando possível, realizar o exame especular e o toque vaginal. Na impossibilidade de exame especular, realizar a vaginometria.

O exame genital está alterado em aproximadamente 15% das mulheres com amenorreia primária. Vagina ausente ou curta com caracteres sexuais secundários geralmente indica agenesia mülleriana, septo vaginal transverso ou insensibilidade androgênica. Se não for possível realizar exame genital completo, a ultrassonografia abdominal deve ser solicitada para confirmar a presença do útero.[6]

Ginecologia da infância e adolescência   163

Os exames complementares devem ser solicitados conforme fluxograma (Fig. 11.1). Devemos lembrar que algumas causas comuns de amenorreia secundária podem manifestar-se, mais raramente, como amenorreia primária, como a síndrome dos ovários policísticos (SOP), síndromes hiperprolactinêmicas e hipotireoidismo; e que as causas de amenorreia primária não são excludentes, podendo coexistir mais de uma patologia em alguns casos.

Quando encontrarmos um caso de hipogonadismo hipogonadotrófico, devemos solicitar o teste de GnRH (ver Capítulo 3 – Testes endocrinológicos de uso clínico) para elucidação da origem da disfunção, se a nível hipofisário ou hipotalâmico. Se o teste for não responsivo, devemos prosseguir na investigação, e realizar o teste prolongado. Permanecendo negativo, conclui-se que o defeito é hipofisário.

As pacientes que apresentarem FSH elevado (> 20 UI/mL) devem ser submetidas a análise do cariótipo. A presença de mosaicismo com cromossomo Y requer a exérese cirúrgica da gônada, pelo risco potencial de malignização em tumores de células germinativas, como gonadoblastomas, disgerminomas, tumores do saco vitelino e coriocarcinomas.[3]

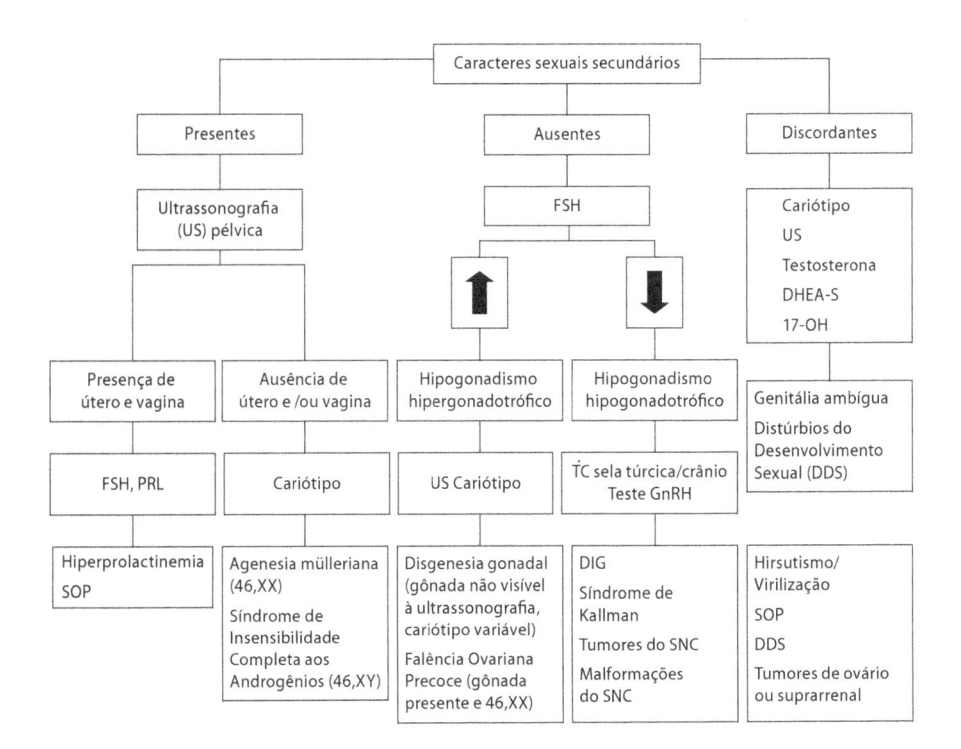

```
                    Caracteres sexuais secundários
       ┌───────────────────────┼───────────────────────┐
   Presentes                Ausentes              Discordantes
       │                        │                       │
  Ultrassonografia             FSH                  Cariótipo
   (US) pélvica                                        US
       │                   ↑         ↓            Testosterona
       │                                              DHEA-S
       │                                              17-OH
  ┌────┴────┐         ┌───────┴───────┐                │
Presença   Ausência  Hipogonadismo  Hipogonadismo  Genitália ambígua
de útero   de útero  hipergonado-   hipogonado-    Distúrbios do
e vagina   e/ou      trófico        trófico        Desenvolvimento
           vagina                                  Sexual (DDS)
    │        │             │              │              │
 FSH, PRL  Cariótipo   US Cariótipo  TC sela túrcica/
                                      crânio
                                      Teste GnRH
    │        │             │              │              │
Hiperpro-  Agenesia   Disgenesia      DIG           Hirsutismo/
lactinemia mülleriana gonadal         Síndrome de   Virilização
SOP        (46,XX)    (gônada não     Kallman       SOP
           Síndrome   visível à                     DDS
           de         ultrassono-     Tumores       Tumores de ovário
           Insensibi- grafia,         do SNC        ou suprarrenal
           lidade     cariótipo       Malformações
           Completa   variável)       do SNC
           aos        Falência
           Androgênios Ovariana
           (46,XY)    Precoce (gônada
                      presente e 46,XX)
```

Figura 11.1. Fluxograma diagnóstico para as principais etiologias de amenorreia primária. DHEA-S = deidroepiandrosterona sulfatada; GnRH = hormônio liberador de gonadotrofinas; SOP = síndrome dos ovários policísticos; DIG = deficiência isolada de gonadotrofinas; SNC = sistema nervoso central.

■ CONDUTA TERAPÊUTICA

Amenorreia de causa hipotalâmica

Síndrome de Kallmann / Deficiência isolada de gonadotrofinas (DIG)

Doença congênita rara 1 (1:50.000), que consiste em anormalidade anatômica dos axônios na área olfatória e na conexão com núcleos hipotalâmicos produtores do GnRH. Está associada a anosmia ou hiposmia e ao infantilismo sexual. Paciente apresenta cariótipo 46,XX. As pacientes são hipoestrogências e demandam terapêutica hormonal adequada.

Sabe-se que em jovens hipoestrogênicas a doença arterial coronariana, disfunção endotelial e osteoporose são mais frequentes que nas normoestrogênicas.[7-9] Não se sabe ao certo o mecanismo da ação antirreabsortiva do estrogênio no osso. Porém, já está bem estabelecido que a deficiência estrogênica aumenta a taxa de remodelação óssea, e, por consequência, o risco de osteoporose.

Estudos epidemiológicos sugerem que mulheres hipoestrogênicas têm maior risco de mortalidade por causa cardiovascular.[10] Em 2004, foi publicado um artigo que observou restauração da função endotelial nas pacientes hipoestrogênicas, após administração de terapia hormonal (TH) cíclica por seis meses.[11]

Desta forma, o manejo clínico tem como objetivo prevenir as consequências do hipoestrogenismo crônico (osteoporose e doenças cardiovasculares – DCV), baseando-se na reposição hormonal com estrogênio, que induzirá os caracteres sexuais secundários femininos, seguida da combinação com progestagênio, cíclico ou contínuo, para evitar hiperplasia endometrial.[10,12] Ao contrário do tratamento hormonal empregado em mulheres climatéricas, não existem estudos comparando a segurança/eficácia dessa terapia nas adolescentes com amenorreia primária. Desta forma, a terapêutica deve ser individualizada, levando-se em consideração os fatores de risco pessoal para DCV e neoplasia de mama.

Os estrogênios podem ser utilizados por via oral, transdérmica ou subcutânea. A via oral é a mais utilizada, por ter menor custo e ser utilizada há mais tempo. A via transdérmica, em gel ou adesivo, tem se mostrado excelente opção por ser de fácil aplicação, ser rapidamente absorvida e metabolizada e evitar a primeira passagem hepática.[13] A dosagem do estrogênio prescrita deve alcançar níveis séricos de estradiol correspondentes ao de um ciclo menstrual (mais ou menos 104 pg/mL), o que, na prática clínica, significa doses maiores que aquelas prescritas para alívio dos sintomas vasomotores na paciente climatérica.[14] Após o desenvolvimento dos CSS tende-se a reduzir a dose hormonal para as mesmas recomendadas habitualmente na menopausa. No Anexo 5 estão descritos os estrogênios e progestagênios disponíveis para comercialização no Brasil.

Existem algumas opções de tratamento, como:

* **EEC (estrogênio equino conjugado):** iniciar com 0,625 mg/dia. Reavaliar em dois a três meses e, se houver boa adaptação, aumentar até 1,2 mg/dia. Usar por cerca de seis meses e fazer ultrassonografia pélvica; se evidenciada proliferação endometrial ou ocorrer sangramento genital, acrescentar progestágeno (uso cíclico ou contínuo);
* **Valerato de estradiol ou 17-beta-estradiol:** iniciar com 1 mg/dia. Reavaliar em dois a três meses e, se houver boa adaptação, aumentar até 4 mg/dia para valerato estradiol e até 2 mg/dia para 17-beta-estradiol. Usar por cerca de seis meses e fazer ultrassonografia pélvica; se evidenciada proliferação endometrial ou ocorrer sangramento genital, acrescentar progestágeno (uso cíclico ou contínuo).

Para as pacientes que desejam gestação, a indução da ovulação com gonadotrofinas (gonadotrofina de mulher menopausada – HMG ou associação entre FSH recombinante e HMG ou LH recombinante) pode promover ciclos ovulatórios para tentativa de gestação espontânea ou realização de procedimentos de reprodução assistida.

Outras causas de amenorreia hipotalâmica podem ser decorrentes de tumores, como craniofaringioma, germinoma, glioma e cisto dermoide. Esses tumores podem interromper o fluxo de dopamina pela haste hipofisária, cursando com hiperprolactinemia, ou podem destruir os tecidos hipotalâmico e hipofisário. O tratamento é usualmente cirúrgico, podendo ser complementado por radioterapia. A TH é necessária para mimetizar a função ovariana. Se houver dano hipofisário, pode ser necessária a reposição de hormônio tireoidiano e adrenal.

Amenorreia de origem hipofisária

A hiperprolactinemia é causa de amenorreia de origem hipofisária, cujo tratamento é abordado no Capítulo 13 – Hiperprolactinemia na adolescência.

Amenorreia de origem ovariana

Disgenesia gonadal

O tratamento tem como objetivo corrigir e prevenir as complicações do hipoestrogenismo crônico, e segue as mesmas orientações descritas previamente para a Síndrome de Kallmann.

A remoção cirúrgica das gônadas disgenéticas é recomendada o mais precocemente possível, quando houver Y na constituição do cariótipo, em razão do risco precoce de malignização.

Embora a fertilidade não possa ser restaurada com terapia medicamentosa em virtude da ausência de folículos ovarianos, estas mulheres podem engravidar após adequada reposição hormonal e transferência intrauterina de embrião(ões) oriunda de oócitos de doadoras.[12]

Amenorreia de origem canalicular

Malformações müllerianas

Anomalias em útero, vagina ou hímen são causas relativamente comuns de amenorreia primária. Anomalias congênitas podem originar-se de falência embriológica da canalização, por ruptura segmentar do ducto de Müller ou ausência completa ou incompleta do desenvolvimento dos ductos de Müller. O tratamento dessas alterações é abordado no Capítulo 8 – Malformações müllerianas.

Síndrome de insensibilidade completa aos androgênios (Síndrome de feminilização testicular forma completa)

Após a gonadectomia, a terapia de reposição hormonal faz-se necessária. Ela consiste na suplementação de estrogênio em doses diárias: 0,625 mg EEC ou 1 mg estradiol, e deve ser ajustada se houver redução da lubrificação vaginal ou documentação de perda de massa óssea.[3]

■ CONSIDERAÇÕES FINAIS

Além da terapêutica específica para cada uma das causas mais frequentes de amenorreia primária, mudanças de estilo de vida e orientações específicas visando à prevenção de perda de massa óssea e de doenças cardiovasculares (DCV), especialmente para as pacientes hipoestrogênicas, devem ser incluídas. De maneira geral, estas medidas consistem em atividade física regular (visando a aumento de massa e força muscular) e atividade física aeróbica para prevenção de DCV; dieta alimentar balanceada, com valor calórico individualizado e adequada em cálcio, e pobre em gorduras saturadas; orientações quanto à necessidade de exposição ao sol para prevenção de DCV.

Deve-se orientar a paciente a evitar condições que promovam perda óssea, como tabagismo, abuso de bebidas alcoólicas e cafeína. Em situações de ingestão inadequada de cálcio (<1 g/dia), deve-se repor a quantidade suficiente.

■ REFERÊNCIAS

1. Hayden CJ, Balen AH. Primary amenorrhoea: investigation and treatment. Obstet Gynecol Reprod Med. 2007;17(7):199-204.
2. Practice Committee of American Society for Reproductive Medicine. Current evaluation of amenorrhea. Fertil Steril. 2008;90(5 Suppl.):S219-25.
3. Speroff L, Glass RH, Kase NG. Clinical gynecologic endocrinology and infertility. 6th ed. Philadelphia: Lippincott Williams & Wilkins; 2005.
4. Reindollar RH, Byrd JR, McDonough PG. Delayed sexual development: study of 252 patientes. Am J Obstet Gynecol. 1981;140(4):371-80.

5. Bachmann GA, Kemmann E. Prevalence of oligomenorrhea and amenorrhea in a college population. Am J Obstet Gynecol. 1982;144(1):98-102.
6. Practice Committee of the American Society for Reproductive Medicine. Current evaluation of amenorrhea. Fertil Steril. 2006;86(5 Suppl. 1):S148-55.
7. Bakalov VK, Chen ML, Baron J, Hanton LB, Reynolds JC, Stratakis CA, et al. Bone mineral density and fractures in Turner syndrome. Am J Med. 2003;115(4):259-64.
8. Bairey Merz CN, Johnson BD, Sharaf BL, Bittner V, Berga SL, Braunstein GD, et al. Hypoestrogenemia of hypothalamic origin and coronary artery disease in premenopausal women: a report from the NHLBI-sponsored WISE study. J Am Coll Cardiol. 2003;41(3):413-9.
9. Rickenlund A, Eriksson MJ, Schenck-Gustafsson K, Hirschberg AL. Amenorrhea in female athletes is associated with endothelial dysfunction and unfavorable lipid profile. J Clin Endocrinol Metab. 2005;90(3):1354-9.
10. Kalantaridou SN, Naka KK, Bechlioulis A, Makrigiannakis A, Michalis L, Chrousos GP. Premature ovarian failure, endothelial dysfunction and estrogen-progestogen replacement. Trends Endocrinol Metab. 2006;17(3):101-9.
11. Kalantaridou SN, Naka KK, Papanikolaou E, Kazakos N, Kravariti M, Calis KA, et al. Impaired endothelial function in young women with premature ovarian failure: normalization with hormone therapy. J Clin Endocrinol Metab. 2004;89(8):3907-13.
12. Baird DT. Amenorrhoea. Lancet. 1997;350(9073): 275-9.
13. Vilodre LC, Moretto M, Kohek MBF, Spritzer PM. Falência ovariana precoce: aspectos atuais. Arq Bras Endocrinol Metab. 2007;51(6):920-9.
14. Jones SC. Subcutaneous estrogen replacement therapy. J Reprod Med. 2004;49(3):139-42.

capítulo 12 | Anovulação crônica hipotalâmica

Anderson Sanches de Melo
Marcos Felipe Silva de Sá

Introdução 169
Fisiopatologia 170
Diagnóstico 172
Considerações finais 177

■ INTRODUÇÃO

A desordem funcional do hipotálamo ou do sistema nervoso central (SNC) é a principal causa de anovulação crônica, também conhecida por hipogonadismo hipogonadotrófico ou anovulação crônica central. Essa disfunção representa, respectivamente, 8% e 33,5% dos casos de amenorreia primária e secundária em mulheres na idade reprodutiva;[1,2] na adolescência, esse distúrbio se manifesta como amenorreia primária em 3% das mulheres.[3]

A etiologia da anovulação crônica hipotalâmica pode ser dividida em causas disfuncionais: estresse psicogênico ou físico (atividade física intensa) e distúrbios nutricionais (perda de peso, desnutrição, restrição dietética, distúrbios alimentares); anormalidades genéticas (deficiência isolada de gonadotrofinas idiopáticas e síndrome de Kallmann); infecciosas (tuberculose, sífilis, encefalite/meningite, sarcoidose); doenças crônicas; tumores do SNC (craniofaringioma – forma mais comum entre os tumores –, germinoma, hamartoma, ente outros); pós-radioterapia e trauma do SNC (Quadro 12.1).[3]

O diagnóstico e o tratamento da anovulação crônica central não têm por objetivo apenas a correção das repercussões reprodutivas, mas visa principalmente a controlar as possíveis consequências deletérias do hipoestrogenismo persistente sobre a massa

Quadro 12.1. Etiologia da anovulação crônica hipotalâmica

A. Disfuncional	D. Infecciosa

• Estresse psicogênico
• Estresse físico (atividade física intensa)
• Distúrbios nutricionais
  a. perda de peso
  b. desnutrição
  c. restrição dietética
  d. distúrbios alimentares (anorexia nervosa, bulimia)
• Pseudociese
 	
B. Anormalidade genética
• Síndrome de Kallmann
• Deficiência isolada de gonadotrofinas idiopáticas
 	
C. Medicamentosa
	• Tuberculose
	• Sífilis
	• Encefalite/meningite
	• Sarcoidose
	
	E. Doença crônica
	
	F. Tumor do SNC
	• Craniofaringioma
	• Germinoma
	• Hamartoma
	• Outros
	
	G. Pós-radioterapia
	
	H. Trauma

óssea; isso porque os baixos níveis de estrogênio predispõem essas mulheres ao maior risco de osteoporose e de fratura ao longo da vida.

■ FISIOPATOLOGIA

A anovulação hipotalâmica ocorre pela alteração na secreção pulsátil do hormônio liberador de gonadotrofinas (GnRH) e, consequentemente, mudança na secreção dos hormônios folículo-estimulante (FSH) e luteinizante (LH). O mecanismo que desencadeia essa modificação na pulsatilidade do GnRH é variável entre as diferentes causas do hipogonadismo hipogonadotrófico; por isso, a abordagem da fisiopatologia dessa anovulação será dividida em distúrbios funcionais (estresse psicogênico, atividade física intensa, distúrbios alimentares e pseudociese), anormalidades genéticas e outras causas.

Distúrbios funcionais

A causa mais comum de anovulação crônica é a disfunção hipotálamo-hipofisária. Esse distúrbio é autolimitado e ocorre como resposta à alteração do padrão de secreção do GnRH sem repercussão nos níveis plasmáticos de gonadotrofinas durante as situações de estresse psicológico temporário; quando a mulher retorna ao equilíbrio emocional, a pulsatilidade do GnRH retorna aos padrões fisiológicos. Se a alteração for mais duradoura, é possível que o quadro evolua para insuficiência hipotálamo-hipofisária.

Ginecologia da infância e adolescência 171

A resposta orgânica ao estresse psicogênico pode promover aumento da secreção do hormônio liberador de corticotrofina (CRH); consequentemente, ocorre elevação da secreção de opioides (beta-endorfinas) e da secreção hipofisária de corticotrofina (ACTH) que, por sua vez, causa aumento dos níveis séricos de cortisol. Assim, tanto o CRH quanto o cortisol e os opioides podem contribuir para a alteração da pulsatilidade do GnRH, culminando com a redução do nível de gonadotrofinas, com o hipogonadismo e com a anovulação crônica (Fig. 12.1).[4,5]

A atividade física intensa (praticantes de balé, ginástica, atletismo e natação) promove aumento da produção de beta-endorfinas pelo cérebro, que, por sua vez, altera o padrão pulsátil de secreção do GnRH, determinando a anovulação crônica.[6] Se a prática intensa de esportes ocorre antes da puberdade, pode ocorrer atraso da menarca, em torno de três anos, e também maior risco de irregularidade menstrual durante a idade reprodutiva (Fig. 12.1).[7]

Os distúrbios alimentares desencadeiam anovulação crônica devido ao desequilíbrio entre os hormônios que regulam o centro da fome no hipotálamo. Neste contexto, a leptina é um peptídeo sintetizado principalmente no tecido adiposo, que apresenta a função de induzir a sensação de saciedade por meio da inibição da secreção do neuropeptídeo Y (NPY), entre outros hormônios; já o NPY apresenta a função de estimular o apetite e é produzido no núcleo arqueado do hipotálamo em situações de privação alimentar.[8] Em mulheres com anorexia, a redução do peso corporal promove diminuição no nível de leptina, e os períodos de jejum estimulam a secreção do NPY.

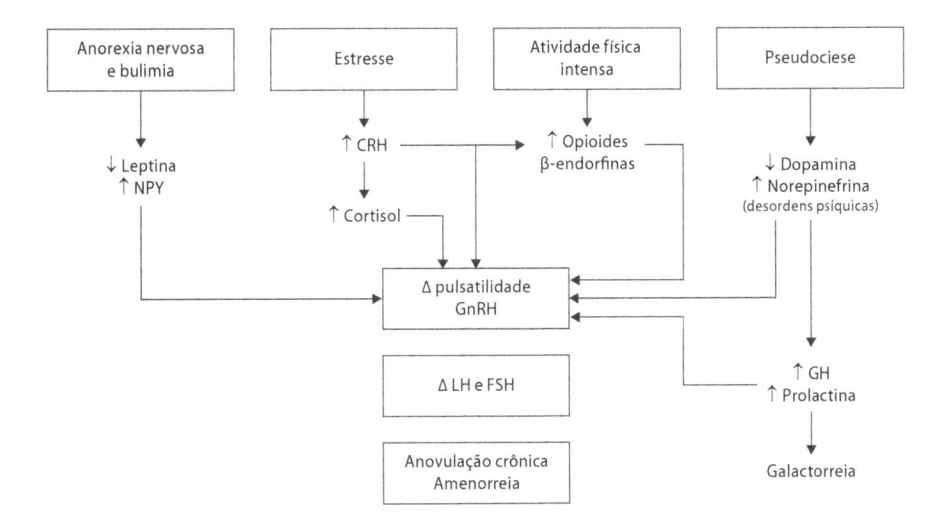

Figura 12.1. Fisiopatologia da anovulação crônica hipotalâmica.
NPY = neuropeptídeo Y; CRH = hormônio liberador de corticotrofina; GH = hormônio do crescimento; LH = hormônio luteinizante; FSH = hormônio folículo-estimulante; Δ = alteração.

Essas alterações, associadas aos níveis elevados de catecolaminas e cortisol, determinam mudanças no padrão pulsátil do GnRH e, consequentemente, o estado anovulatório (Fig. 12.1).[9]

A pseudociese é uma condição rara que acomete principalmente indivíduos com transtornos psiquiátricos, podendo inclusive ocorrer em crianças[10] e adolescentes.[11] Sua fisiopatologia ainda não foi totalmente esclarecida, mas sugere-se que na presença desses transtornos ocorra aumento na secreção de norepinefrina, que determina alteração na frequência de pulso do GnRH, na secreção de prolactina e do hormônio do crescimento (GH).[12,13] Deste modo, surgem padrões variados de secreção de gonadotrofinas, que associadas à hiperprolactinemia, determinam o aparecimento da amenorreia/galactorreia. Vale ressaltar que esse mecanismo não foi confirmado em todos os casos de pseudociese descritos na literatura (Fig. 12.1).[13]

Anormalidades genéticas

A principal anormalidade genética associada ao hipogonadismo hipogonadotrófico é a Síndrome de Kallmann, uma desordem rara que pode ser transmitida como autossômica dominante ou recessiva, ou ligada ao cromossomo X.[14] Sua fisiopatologia está associada a um defeito anatômico específico: durante o desenvolvimento fetal não ocorre a migração dos neurônios olfatórios e do GnRH da área olfatória nasal do feto para o córtex cerebral e hipotálamo. Como resultado desse processo, a secreção local de GnRH falha em estimular a síntese de gonadotrofinas na hipófise anterior[15] e, consequentemente, surge o hipogonadismo hipogonadotrófico, que cursa com amenorreia primária, infantilismo sexual e a inabilidade para perceber odores (hiposmia ou anosmia) (ver Capítulo 11 – Amenorreia primária).

Outras causas

As doenças infecciosas, a radiação, o trauma e os tumores do SNC (craniofaringioma é o tumor suprasselar mais comum) podem alterar os pulsos de GnRH por meio da destruição ou inibição da atividade dos neurônios que modulam a liberação desse hormônio. Por sua vez, as doenças crônicas apresentam particularidades que modificam a relação entre as substâncias endógenas do SNC e a secreção do GnRH.[3]

A causa medicamentosa da anovulação crônica central atua em nível de neurotransmissores, alterando a secreção do GnRH e das gonadotrofinas. As principais drogas relacionadas a este distúrbio são os anticoncepcionais hormonais, a metoclopramida, a metildopa, o sulpiride, as anfetaminas e as fenotiazinas.

■ DIAGNÓSTICO

A abordagem da adolescente com anovulação hipotalâmica deve-se iniciar com a anamnese e o exame clínico, apesar de o diagnóstico definitivo ser realizado pela avaliação complementar (métodos laboratoriais e de imagem).

Diagnóstico clínico

O quadro de anovulação crônica central na adolescência manifesta-se principalmente como amenorreia primária sem desenvolvimento dos caracteres sexuais secundários (deficiência isolada de gonadotrofinas) ou como amenorreia secundária em adolescentes com distúrbio alimentar ou que praticam esportes em excesso. Neste contexto, é importante destacar os seguintes aspectos clínicos:

* **Idade:** para se definir o diagnóstico de anovulação crônica de qualquer etiologia (central ou periférica) é necessário aguardar os dois primeiros anos após a menarca, pois durante esse período existe a imaturidade fisiológica do eixo hipotálamo-hipófise-ovário (HHO);
* **Idade da menarca:** é importante definir esta data para verificar a existência ou não da imaturidade do eixo HHO;
* **Aspectos psicológicos:** tanto o nível intelectual alto (estresse psicológico) quanto o baixo (pseudociese) pode estar associados aos quadros de amenorreia central. No caso de estresse podem ter ocorrido problemas psicossexuais e/ou psicossociais; na anorexia nervosa, existem transtornos biopsicossociais e é mais frequente em adolescentes brancas, de classe social média alta, hiperativas e introvertidas, que se preocupam excessivamente com dieta e exercícios físicos; quando a família supervaloriza o sucesso, a realização e a aparência ("a filha perfeita"); ou quando há histórico de incesto e/ou abuso sexual;
* **Hábitos:** atividade física intensa e restrição dietética em adolescentes com irregularidade menstrual sugerem a existência do mecanismo central da anovulação;
* **Padrão do sangramento:** deve-se caracterizar o padrão do sangramento quanto a intervalo, quantidade, duração do fluxo e tempo de aparecimento do quadro. A oligomenorreia (ciclos com intervalo maior que 35 dias) ou amenorreia (ausência de fluxo por três ciclos consecutivos em mulheres que menstruam regularmente ou por seis meses quando o intervalo é irregular) sugerem a presença da anovulação crônica;
* **Doença prévia:** doenças crônicas como diabetes juvenil, doença renal terminal, síndrome de imunodeficiência ou má absorção podem determinar a anovulação central na adolescência. É importante avaliar história prévia de trauma, radiação do SNC ou doenças infecciosas;
* **Medicações:** por mecanismo de ação central, os anticoncepcionais hormonais, a metoclopramida, a metildopa, o sulpiride, as anfetaminas e as fenotiazinas podem desencadear a anovulação central;
* **Sinais e sintomas:** verificar a sequência telarca, pubarca, menarca e o momento do desenvolvimento dos caracteres sexuais secundários, principalmente mamas e pilificação pubiana; caracterizar sinais ou sintomas de deficiência estrogênica (fogachos, sudorese noturna) que pode sugerir a insuficiência hipotálamo-hipofisária; constipação intestinal, hipotensão arterial, hipotermia, bradicardia, edema, pele seca e áspera, pelos macios do tipo lanugem na face, nas costas e nas nádegas, associados a perda

considerável de peso podem sugerir a presença de anorexia nervosa; náuseas e vômitos, aumento do volume abdominal, ganho de peso, amenorreia, aumento do volume mamário e colostro podem estar presentes na pseudociese; cefaleia e alterações do campo visual sugerem crescimento tumoral.

O exame clínico deve ser completo, rigoroso e detalhado, enfatizando os seguintes aspectos:

- **Exame físico geral:** verificar sinais ou sintomas de anemia, aferir pressão arterial, pulso periférico, peso, altura e índice de massa corpórea;
- **Pele:** avaliar caracteres sexuais secundários (pelos) pelo estadiamento de Tanner e Marshal (Anexo 1); presença de pelos do tipo lanugem em face, dorso e nádegas;
- **Mamas:** avaliar o desenvolvimento mamário pelo estadiamento de Tanner e Marshal (Anexo 1); verificar presença de galactorreia;
- **Exame ginecológico:** importante para se fazer o diagnóstico diferencial com causas obstrutivas de amenorreia; deve ser completo (toque e especular) se a atividade sexual já foi iniciada; se a paciente for virgem a inspeção deve ser considerada. No caso da Síndrome de Kallman pode ocorrer o infantilismo sexual.

Em suma, a anovulação hipotalâmica apresenta características peculiares de acordo com sua etiologia, conforme representado no Quadro 12.2.

Quadro 12.2. Aspectos clínicos das principais causas de anovulação hipotalâmica

1. Estresse psicogênico • Solteira • Magra • Nível intelectual elevado • Problemas psicossexuais ou sociais 2. Pseudociese • Nível intelectual baixo • Transtornos psiquiátricos • Náuseas/vômitos • Aumento do volume abdominal • Aumento do volume mamário • Colostro e amenorreia 3. Síndrome de Kallman • Amenorreia • Anosmia/hiposmia • Infantilismo sexual	4. Anorexia nervosa • Adolescentes brancas • Classe social média alta • Estudantes hiperativas e introvertidas • Família valoriza o sucesso, a realização e a aparência ("filha perfeita") • Preocupação excessiva com dieta e exercícios físicos • Pode ter ocorrido incesto e abuso sexual • Constipação intestinal, hipotensão arterial, hipotermia, bradicardia, edema, pele seca e áspera, pelos macios do tipo lanugem (face, dorso e nádegas) 5. Tumores • Cefaleia • Alteração do campo visual

Diagnóstico complementar

Apesar da importância da suspeita clínica da anovulação hipotalâmica, o diagnóstico definitivo desse distúrbio é realizado através dos seguintes exames complementares:

* **Dosagem das gonadotrofinas (FSH e LH):** a anovulação central apresenta nível reduzido de gonadotrofinas; o FSH é importante para obter o diagnóstico diferencial entre as causas de amenorreia primária sem desenvolvimento dos caracteres sexuais secundários (disgenesia gonadal e amenorreia hipotalâmica);
* **Prolactina e hormônio estimulador da tireoide (TSH):** é importante para obter o diagnóstico diferencial com outras causas de anovulação crônica;
* **Teste do GnRH:** auxilia na identificação do local anatômico da disfunção central (hipotalâmico ou hipofisário). Fisiologicamente, quando se administra o GnRH existe a liberação das gonadotrofinas que estão armazenadas na hipófise (efeito *flare-up*). Assim, quando a disfunção é hipofisária, não há liberação das gonadotrofinas; já quando o problema é no hipotálamo, ocorre a liberação de gonadotrofinas com a administração do GnRH. Vale ressaltar que a ausência de resposta com GnRH também pode indicar que a alteração é no hipotálamo, pois em alguns casos a hipófise nunca foi estimulada pelo GnRH; deste modo, é necessário dessensibilizar a hipófise administrando-se baixas doses de GnRH durante uma semana e depois repetir o teste, que demonstra liberação de gonadotrofinas;
* **Ressonância nuclear magnética do crânio e da sela túrcica:** exame de imagem padrão- ouro para o rastreamento dos tumores do SNC. Deve ser realizado em todos os casos de anovulação com nível reduzido de gonadotrofinas, desde que se descarte o uso de medicações que alterem a secreção destes hormônios hipofisários;
* **Beta-HCG:** a fração beta da gonadotrofina coriônica humana deve ser dosada nos casos de amenorreia secundária, quando houver atividade sexual;
* **Ultrassonografia pélvica:** auxilia no diagnóstico diferencial da anovulação crônica/ amenorreia secundária;
* **Densitometria óssea:** a deficiência estrogênica promove redução da massa óssea, principalmente em adolescentes.[16,17] Embora controverso, o diagnóstico de massa óssea reduzida para a idade pode ser baseado no *Z score* (que compara a massa óssea da paciente com a de mulheres da mesma idade) menor do que dois desvios padrão, associado a fratura clínica em ossos longos e extremidades baixas.[18] O termo osteoporose é controverso para crianças e adolescentes porque esses indivíduos ainda não atingiram o pico de massa óssea, que ocorre entre os 20 e os 26 anos de idade.

Assim, a Figura 12.2 resume esquematicamente a abordagem da amenorreia secundária/anovulação crônica.

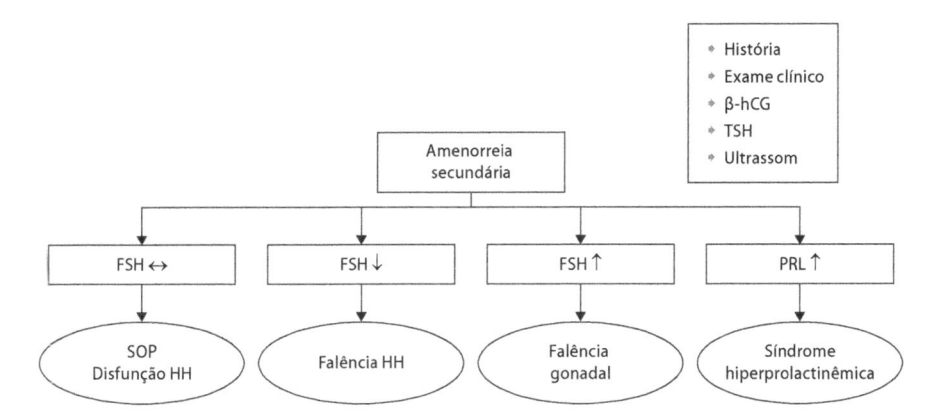

Figura 12.2. Diagnóstico diferencial da amenorreia secundária/anovulação crônica. TSH = hormônio estimulador da tireoide; β-hCG = fração beta da gonadotrofina coriônica humana; FSH = hormônio folículo-estimulante; HH = hipotálamo-hipofisário; PRL = prolactina.

Tratamento

Medidas gerais

Identificação do fator causal e tratamento específico:

- Apoio psicológico;
- Correção de distúrbios nutricionais e do peso corporal;
- Adequação à intensidade dos exercícios físicos;
- Interrupção, quando possível, de medicamentos causadores da anovulação.

Pacientes que desejam engravidar

- Indução da ovulação com gonadotrofinas (LH e FSH);
- Em caso de distúrbio hipotalâmico de origem psicogênica de grau leve (sem amenorreia ou com teste de progesterona positivo), pode-se usar citrato de clomifeno para indução da ovulação.

Quando não há desejo de engravidar

- **Amenorreia primária sem desenvolvimento dos caracteres sexuais secundários:** iniciar valerato de estradiol ou 17 beta-estradiol 1 mg/dia com reavaliação a cada três meses. Quando houver desenvolvimento das mamas ou espessamento endometrial adequado (demonstrado por ultrassonografia) ou sangramento genital, considerar o

progestagênio cíclico ou contínuo. No Anexo 5 estão representados os principais tipos de estrogênio e progestagênio para uso em terapia hormonal na adolescência;
* **Risco de gravidez:** anticoncepcional oral.

Massa óssea reduzida para a idade

* Dieta rica em cálcio;
* Atividade física de impacto (musculação, pilates). Entretanto, na ausência do estrogênio, a resposta do osso ao exercício físico será prejudicada;[19]
* **Tratamento medicamentoso:** o uso dos bifosfonatos (alendronato, risendronato) é controverso, mas pode ser considerado na presença de recorrência de fraturas das extremidades, compressão vertebral e massa óssea reduzida.

Pan-hipopituitarismo

Estrogênio e progestogênios, hormônios tireoidianos e corticoides.

* **Presença de tumores:** tratamento específico.

■ CONSIDERAÇÕES FINAIS

As anovulações hipotalâmicas podem variar em intensidade, levando ou não ao hipoestrogenismo. Além disso, podem ter caráter autolimitado e ser espontaneamente resolvidas sem a necessidade de intervenção médica. O diagnóstico dessas anovulações visa à identificação dos casos em que há redução dos níveis estrogênicos, para o adequado tratamento das pacientes, tanto do ponto de vista reprodutivo quanto do hormonal. Entretanto, um dos objetivos principais dessa abordagem é a identificação da etiologia da doença, já que há necessidade de descartar a presença de tumores de SNC dentre os diagnósticos diferenciais; na presença de hipogonadismo hipogonadotrófico o exame de imagem do SNC é mandatório.

■ REFERÊNCIAS

1. Bachmann GA, Kemmann E. Prevalence of oligomenorrhea and amenorrhea in a college population. Am J Obstet Gynecol. 1982;144(1):98-102.
2. Reindollar RH, Novak M, Tho SP, McDonough PG. Adult-onset amenorrhea: a study of 262 patients. Am J Obstet Gynecol. 1986;155(3):531-43.
3. Practice Committee of American Society for Reproductive Medicine. Current evaluation of amenorrhea. Fertil Steril. 2008;90(5 Suppl.):S219-25.
4. Biller BM, Federoff HJ, Koenig JI, Klibanski A. Abnormal cortisol secretion and responses to corticotropin-releasing hormone in women with hypothalamic amenorrhea. J Clin Endocrinol Metab. 1990;70(2):311-7.
5. Berga SL, Mortola JF, Girton L, Suh B, Laughlin G, Pham P, et al. Neuroendocrine aberrations in women with functional hypothalamic amenorrhea. J Clin Endocrinol Metab. 1989;68(2):301-8.

6. Harber VJ, Sutton JR, MacDougall JD, Woolever CA, Bhavnani BR. Plasma concentrations of beta-endorphin in trained eumenorrheic and amenorrheic women. Fertil Steril. 1997; 67(4):648-53.
7. Cumming DC, Wheeler GD. Exercise-associated changes in reproduction: a problem common to women and men. In: Frisch RE, editor. Adipose tissue and reproduction. Switzerland: S. Karger; 1990. p. 125-37.
8. Bjørbaek C, Kahn BB. Leptin signaling in the central nervous system and the periphery. Recent Prog Horm Res. 2004;59:305-31.
9. McShane TM, May T, Miner JL, Keisler DH. Central actions of neuropeptide-Y may provide a neuromodulatory link between nutrition and reproduction. Biol Reprod. 1992;46(6):1151-7.
10. Brooks JG. Pseudocyesis in a 6-year-old girl: follow-up report at 23. J Am Acad Child Psychiatry. 1985;24(3):359-62.
11. Silber TJ, Abdalla W. Pseudocyesis in adolescent females. J Adolesc Health Care. 1983;4(2):109-12.
12. Sachar EJ, Asnis G, Halbreich U, Nathan RS, Halpern S. Recent studies in the neuroendocrinology of major depressive disorders. Psychiatr Clin North Am. 1980;3(2):313-26.
13. Starkman MN, Marshall J, La Ferla J, Kelch RP. Pseudocyesis: psychologic and neuroendocrine interrelationships. Psychosom Med. 1985; 47(1):46-7.
14. Waldstreicher J, Seminara SB, Jameson JL, Geyer A, Natchgail LB, Boepple PA, et al. The genetical and clinical heterogeneity of gonadotrophins-releasing hormone deficiency in the human. J Clin Endocrinol Metab. 1996;81(12):4388-96.
15. Quinton R, Hasan W, Grant W, Thrasivoulou C, Quiney RE, Besser GM, et al. Gonadotropin-releasing hormone immunoreactivity in the nasal epithelia of adults with Kallmann's syndrome and isolated hypogonadotropic hypogonadism and in the early midtrimester human fetus. J Clin Endocrinol Metab. 1997;82(1):309-14.
16. Drinkwater BL, Nilson K, Chesnut CH 3rd, Bremner WJ, Shainholtz S, Southworth MB. Bone mineral content of amenorrheic and eumenorrheic athletes. N Engl J Med. 1984;311(5):277-81.
17. Warren MP, Brooks-Gunn J, Fox RP, Holderness CC, Hyle EP, Hamilton WG. Osteopenia in exercise-associated amenorrhea using ballet dancers as a model: a longitudinal study. J Clin Endocrinol Metab. 2002;87(7):3162-8.
18. Bachrach LK, Ward LM. Clinical review 1: Bisphosphonate use in childhood osteoporosis. J Clin Endocrinol Metab. 2009;94(2):400-9.
19. Warren MP, Brooks-Gunn J, Fox RP, Lancelot C, Newman D, Hamilton WG. Lack of bone accretion and amenorrhea: evidence for a relative osteopenia in weight-bearing bones. J Clin Endocrinol Metab. 1991;72(4):847-53.

capítulo 13 | Hiperprolactinemia na adolescência

Erciliene Moraes Martins Yamaguti
Carolina Sales Vieira
Marcos Felipe Silva de Sá

Introdução 179
Prolactina 180
Etiologia 180
Fisiopatologia dos sintomas 182
Quadro clínico 182
Diagnóstico laboratorial 183
Tratamento 184
Acompanhamento 186
Considerações finais 189

■ INTRODUÇÃO

A hiperprolactinemia é o distúrbio endócrino mais comum do eixo hipotálamo-hipófise, e se manifesta por aumento da prolactina (PRL). Para este diagnóstico é necessária uma dosagem de PRL acima do valor de normalidade do laboratório (valor normal do nosso serviço: 5 a 25 ng/mL),[1] desde que garantidas as normas ideais de coleta de exame. Em caso de dúvida, pode-se dosar novamente, outro dia, com ao menos duas amostras, em intervalo de 15 a 20 minutos, para avaliar possível pulsatilidade.[1] É encontrada em 0,4% da população geral e em 17% das mulheres com infertilidade.[2] Está presente em aproximadamente 30% das mulheres com galactorreia ou infertilidade e em 75% das que têm amenorreia e galactorreia. Entre pacientes com amenorreia secundária ou oligomenorreia, a prevalência de hiperprolactinemia é de 10 a 25%.[3]

■ PROLACTINA

A prolactina (PRL) é um hormônio polipeptídeo codificado pelo gene do cromossomo 6. O RNA mensageiro da PRL se expressa em altos níveis nas células lactotróficas da hipófise anterior. O seu gene também está expresso em outros locais, notavelmente no útero, nos linfócitos T e, em menores níveis, no cérebro, na pele, na mama e em outros tecidos.[4] Assim, a hipófise parece não ser o único local produtor de PRL.

Esse hormônio sofre variação circadiana, com níveis que vão aumentando após o início do sono, com um pico noturno de aproximadamente o dobro da concentração durante o dia.[4] Essa informação é importante, uma vez que não se deve dosar a PRL sem um tempo mínimo de uma hora após o despertar, caso contrário, podem aparecer níveis falsamente aumentados de PRL. Os níveis de PRL aumentam durante o ciclo menstrual, atingindo seu nível máximo durante a ovulação, coincidindo com o pico estrogênico.[5]

A PRL é heterogênea no tamanho molecular. A principal forma circulante é a *little* PRL, com 23 KDa, biologicamente ativa e responsável por 85% da PRL circulante. As demais são a *big* PRL, com 50 KDa, e a *big-big*, com 150 KDa,[6] que parecem não ter atividade biológica significativa.

■ ETIOLOGIA

Antes de qualquer avaliação mais especializada do nível aumentado de PRL, sempre devem ser descartadas condições fisiológicas que podem produzir aumento do nível desse hormônio. Dentre estas, deve-se ressaltar a gravidez, estado em que a paciente chega com amenorreia e nível aumentado de PRL (podendo chegar a 10 vezes o valor de normalidade no terceiro trimestre).[3] Além da gravidez, outras situações também podem ser responsáveis pelo aumento fisiológico da PRL: sono, exercícios físicos, atividade sexual, estresse, lactação e estímulo mamilar.[7]

Há também medicações que podem aumentar a PRL. As principais drogas envolvidas na hiperprolactinemia são as antipsicóticas. A risperidona é causa frequente de hiperprolactinemia em adolescentes.[8] Também podem causar esse efeito os antidepressivos, anti-hipertensivos e drogas que aumentam a motilidade intestinal: fenotiazinas, butirofenonas, benzamidas, reserpina e metildopa. Todas essas drogas têm como fator comum a redução da biodisponibilidade da dopamina, diminuindo a inibição deste neurotransmissor sobre a PRL e culminado no aumento dos níveis séricos da PRL. Os antipsicóticos, por exemplo, bloqueiam os receptores de dopamina.[9] Já os opioides estimulam a liberação de PRL pela inibição hipotalâmica da secreção de dopamina.[10] As principais drogas relacionadas ao aumento de PRL estão listadas na Tabela 13.1.

Entre as causas patológicas estão os tumores hipofisários funcionantes ou não, pseudotumores, hipotireoidismo, insuficiências renal e hepática crônicas e síndrome dos ovários policísticos.

Tabela 13.1. Causas farmacológicas de hiperprolactinemia

Antipsicóticos
Fenotiazinas, butirofenonas, haloperidol e risperidona

Antidepressivos
Tricíclicos, inibidores da monoamina oxidase e inibidores da recaptação da serotonina (questionável)

Antieméticos
Metoclopramida, domperidona, cimetidina e ranitidina

Anti-hipertensivos
Metildopa, reserpina e verapamil

Outros
Opioides (morfina), estrogênio e cocaína

Fonte: Adaptada de Molitch.[11]

Os prolactinomas são os tumores mais comuns da hipófise, com prevalência na população adulta de 100 casos para 1 milhão de pessoas[1] e responsáveis por 40% dos tumores hipofisários.[12] São menos comuns em crianças do que em adultos, mas tornam-se cada vez mais frequentes na adolescência.[13-14] Constituem menos de 3% dos tumores supratentoriais em crianças e de 2,3 a 6% dos tumores intracranianos tratados cirurgicamente.[13,15] A incidência anual desse tumor na infância é de 0,1 em 1 milhão de crianças.[16] São chamados de macroprolactinomas quando atingem tamanho maior ou igual a 10 mm e de microprolactinomas se menores que 10 mm. Os tumores intrasselares correspondem a 90% dos prolactinomas e raramente aumentam de tamanho.[12] Cerca de 90% dos microprolactinomas não aumentam de tamanho em um seguimento de 4 a 6 anos e a cura da hiperprolactinemia, amenorreia e galactorreia pode ocorrer mesmo sem tratamento.[17-19]

A síndrome da sela vazia é uma extensão ou herniação do espaço subaracnoide dentro da fossa da hipófise, devido a incompetência do diafragma selar.[20]

Na síndrome dos ovários policísticos (SOP), a hiperprolactinemia também pode estar presente. Cerca de 14,7% das pacientes com SOP apresentam hiperprolactinemia secundária. Destas, 88,5% apresentam taxas de PRL abaixo de 50 ng/mL.[7]

No hipotireoidismo ocorre aumento da tireotrofina (TRH) pelo hipotálamo a fim de estimular a tireoide; porém, também ocorre ação estimuladora sobre a PRL, ocasionando aumento deste último hormônio, raramente excedendo 50 ng/mL.[21] A correção do hipotireoidismo corrige também os níveis de PRL.

Outra causa de hiperprolactinemia é a macroprolactinemia, devendo ser lembrada principalmente nos casos de pacientes com poucos sintomas ou assintomáticas. Antigamente, era incluída nas causas idiopáticas. Consiste no complexo PRL-imunoglobulina de alto peso molecular. Apresenta a bioatividade reduzida e está presente em mais de 20% dos pacientes com hiperprolactinemia. O diagnóstico pode ser feito pelo método do propiletilenoglicol (PEG) e gel de cromatografia.[22]

Tabela 13.2. Causas de hiperprolactinemia

Fisiológicas: Gravidez, lactação, sono, estresse, estímulo mamilar, exercício físico, alimentação e coito
Patológicas: Hipotireoidismo, síndrome dos ovários policísticos, insuficiência renal crônica, insuficiência hepática severa, trauma torácico, irradiação, tumores funcionantes da hipófise (prolactinomas, síndrome de Cushing e acromegalia) e tumores não funcionantes da hipófise – lesões da haste hipofisária (síndrome da sela vazia, craniofaringioma, germinoma, meningioma, sarcodiose, tuberculose, metástase, trauma e pseudotumor)
Farmacológicas Fenotiazinas, butirofenonas, haloperidol, risperidona, tricíclicos, inibidores da monoamina-oxidase, inibidores da recaptação da serotonina (questionável), metoclopramida, omperidona, cimetidina, ranitidina, metildopa, reserpina, verapamil, opioides (morfina), estrogênio e cocaína

Fonte: Adaptada de Cortet-Rudelli e colaboradores,[7] Prabhakar e Davis[23] e Crosignani.[24]

Quando não se acha nenhuma causa para o aumento dos níveis de PRL, chama-se de hiperprolactinemia idiopática. A Tabela 13.2 resume as principais causas de hiperprolactinemia.

■ FISIOPATOLOGIA DOS SINTOMAS

A PRL é produzida pelas células da adeno-hipófise e está sob controle do hipotálamo. Sofre regulação, principalmente, pela inibição da dopamina secretada pelo hipotálamo,[25] ao contrário dos outros hormônios produzidos pela hipófise, que são controlados por fatores hipotalâmicos que os estimulam. O TRH exerce ação estimuladora sobre a PRL. Outras substâncias também estimulam a produção de PRL, como serotonina, estrogênios, opioides endógenos e peptídeo intestinal vasoativo.

Os receptores de dopamina são divididos em D1, que estimulam a atividade da adenilciclase, e D2, que inibem esta enzima. A inibição da PRL é feita pelos receptores D2, expressos em lactotrofos normais e tumorais.[26-29]

■ QUADRO CLÍNICO

O quadro clínico é variável, podendo apresentar desde ausência de sintomas até quadro clínico bem complexo. Os sintomas são resultados, principalmente, do efeito da PRL nas mamas e na função gonadal. Aproximadamente 90% das portadoras de hiperprolactinemia desenvolvem galactorreia,[4] porém esse sintoma não é patognomônico da hiperprolactinemia, uma vez que, das pacientes que procuram atendimento devido à galactorreia, apenas 25% apresentam de fato aumento do nível de PRL.[30]

A alteração da pulsatilidade do hormônio liberador de gonadotrofinas (GnRH), causada pelo aumento da dopamina, com consequente alteração nos níveis de hormônio folículo-estimulante (FSH) e hormônio luteinizante (LH), resulta em anovulação com amenorreia ou oligomenorreia. A infertilidade pode também ocorrer. Quadros clínicos mais avançados podem cursar com hipoestrogenismo, levando à atrofia genital, osteopenia e osteoporose. A intensidade da perda óssea associa-se à duração do hipogonadismo secundário, existente antes do diagnóstico e da instituição do tratamento. Com a normalização dos níveis de PRL, há reversão ou pelo menos interrupção desta perda, reforçando a importância do adequado controle da doença.[31]

Na pré-puberdade, os adenomas podem apresentar-se com cefaleia, distúrbios visuais e do crescimento. No período puberal, o sintoma mais comum é a irregularidade menstrual. Pode cursar também com amenorreia primária.[32]

■ DIAGNÓSTICO LABORATORIAL

É necessária uma amostra com valor acima da normalidade para o diagnóstico de hiperprolactinemia. A amostra pode ser colhida em qualquer horário do dia.[1]

Os valores da PRL podem auxiliar na etiologia. Elevações mínimas (de 25 a 50 ng/mL) estão associadas a estresse, hipotireoidismo e SOP. Aumentos de até 50 ng/mL dificilmente são associados a adenomas. Elevações moderadas (de 50 a 100 ng/mL) estão relacionadas a microprolactinoma e síndromes de lesão da haste hipofisária. Essas lesões podem ser selares e parasselares, incluindo tumores hipofisários ou não hipofisários e casos de infiltração e, frequentemente, causam hiperprolactinemia devido à interrupção da inibição dopaminérgica sobre os lactotrofos.[7] Aumentos maiores que 200 ng/mL geralmente indicam macroprolactinomas.[4]

Quando os níveis de PRL forem superiores a 50 ng/mL, deve ser solicitado exame de imagem: tomografia computadorizada (TC) e/ou ressonância magnética (RM) de crânio e sela túrcica. Eles podem fornecer o diagnóstico de micro e macroprolactinoma, lesões da haste hipofisária, tumores hipotalâmicos, possibilidade de invasão suprasselar e outras lesões.[4] A RM oferece melhor resolução e imagem com mais clareza do quiasma óptico e das artérias carótidas do que a TC.[4] É atualmente o exame escolhido para avaliação de lesões tumorais[33] e, com o uso do contraste, aumenta a detecção de microadenomas frente à TC.[23]

Em caso de macroprolactinoma, é necessária também a campimetria e a avaliação conjunta com o neurocirurgião. Observam-se alterações do campo visual em aproximadamente 35% destes pacientes.[31]

Em casos de sintomatologia severa, com níveis discretamente aumentados de PRL, é preciso lembrar-se do efeito gancho (*hook effect*). Este consiste na presença de nível alto de PRL, o que leva à saturação dos anticorpos dos ensaios imunorradiométricos, gerando resultados falsamente baixos. Na suspeita desse tipo de alteração, a dosagem da PRL deve ser realizada após diluição sérica de inicialmente 1:10, com diluições maiores se necessário, visando a eliminar o excesso de PRL não ligada.[31,34,35]

■ TRATAMENTO

O objetivo do tratamento é normalizar a PRL para restaurar a função gonadal, cessar a galactorreia e, nos casos de prolactinomas, reduzir a massa tumoral quando há efeito de massa.[4]

O tratamento da hiperprolactinemia dependerá da causa. Em caso de doença específica (hipotireoidismo, pseudoprolactinoma, insuficiência renal crônica, etc.), deve-se tratar a moléstia em questão.

A administração de agonistas dopaminérgicos, no caso de uso de antipsicóticos, é imprudente devido ao receio de precipitar crises psicóticas;[36] a dosagem das drogas deve ser ajustada ou estas devem ser substituídas pelo médico que as prescreveu.

Os casos de hiperprolactinemia idiopática e de macroprolactinemia só devem ser tratados se aparecerem sintomas e nunca com base apenas no resultado do exame.

Nos macroprolactinomas, a terapia é sempre recomendada. Já nos microprolactinomas, a indicação de tratamento depende da presença de sintomas como infertilidade, galactorreia, hipogonadismo de longa duração, alteração no desenvolvimento puberal e para prevenção de perda de massa óssea.[21,32,35] Isso porque a chance de um microprolactinoma evoluir para macroprolactinoma é de cerca de 10%.

O tratamento dos prolactinomas pode ser medicamentoso, cirúrgico e/ou radioterápico. Porém, na maioria dos casos aconselha-se iniciar com tratamento medicamentoso por ser mais eficaz que os demais.

Medicamentoso

Utilizado em casos de hiperprolactinemia idiopática e macroprolactinemia com sintomas. Além disso, é a primeira opção em casos de prolactinomas, independentemente do tamanho.

As drogas utilizadas são os agonistas dos receptores D2 da dopamina.[32] Estes diminuem o tamanho dos prolactinomas pela redução do volume celular, e pelo surgimento de fibrose perivascular e necrose celular parcial.[26]

Atualmente, dispomos das seguintes opções terapêuticas:

Bromocriptina

Derivado do ergot semissintético com propriedade agonista do receptor D2 e antagonista do receptor D1.

Apresenta meia-vida relativamente curta, de 8 a 12 horas,[37] podendo ser administrada de 2 a 3 vezes ao dia. A dose única também pode ser eficaz em algumas pacientes. Geralmente, é utilizada na dose de 2,5 a 15 mg, sendo que a maioria dos pacientes responde com doses iguais ou menores a 7,5 mg/dia. Devido aos efeitos colaterais frequentes, é recomendado iniciar o tratamento com baixas doses (de 0,625 a 1,25 mg/dia, com aumentos graduais a cada quatro semanas até atingir a dose mínima necessária para que o nível de PRL fique dentro da normalidade).

Os efeitos colaterais observados com esta medicação são gastrintestinais (náuseas, vômitos, constipação, boca seca, dispepsia), cardiovasculares (hipotensão) e neurológicos (cefaleia). Tendem a ocorrer após as doses iniciais e após o aumento das doses, podendo ser minimizados com a introdução de baixas dosagens ou com o uso via vaginal. Cerca de 12% das pacientes não toleram as doses terapêuticas.[38,39]

Nos microprolactinomas, a taxa de sucesso do tratamento é de 80 a 90% com normalização dos níveis de PRL, restauração da função gonadal e diminuição tumoral. Nos macroprolactinomas, essa taxa é de cerca de 70%.[25,40] Entretanto, ela não confere cura à doença, podendo haver recorrência após sua retirada. As taxas de remissão observadas foram variadas, de baixas (9%) a elevadas (de 20 a 44%).[32]

A resistência aos agonistas dopaminérgicos é definida como falência na normalização dos níveis de PRL com a dose máxima da medicação ou redução do tamanho tumoral.[41] Cerca de 20% dos pacientes portadores de microprolactinoma ou com hiperprolactinemia idiopática e 30% daqueles com macroprolactinoma apresentam falência na normalização dos níveis séricos de PRL.[42]

Cabergolina

Agonista seletivo do receptor D2 amplamente utilizado nos prolactinomas. Normalmente, possuem sucesso em redução dos níveis de PRL similar ou discretamente superior à bromocriptina. A normalização nos níveis de PRL ocorre em cerca de 95% das pacientes.[43]

A dose inicial é de 0,25 a 0,5 mg de uma a duas vezes por semana; doses maiores que 3 g por semana raramente são necessárias. Devido à sua maior meia-vida, de 65 horas,[24,37] pode ser administrada de uma a três vezes por semana. A dose pode ser aumentada mensalmente até a normalização dos níveis de PRL. Os efeitos colaterais são semelhantes aos observados com o uso da bromocriptina, porém menos frequentes e severos, além de terem curta duração.[37-39] O abandono do tratamento devido à intolerância é menor que 3%.[38]

O uso contínuo entre 12 a 24 meses em pacientes com macroprolactinomas induz a diminuição de 20% do tamanho do tumor em cerca de 80% das pacientes, com desaparecimento da lesão em 26 a 36% delas.[44] É o tratamento de primeira linha nestes casos.[32,45] É eficaz e seguro no tratamento de prolactinomas em crianças e adolescentes.

A cabergolina também é indicada nos casos resistentes à bromocriptina, com sucesso em 80% dos casos. Cerca de 10% dos pacientes portadores de microprolactinoma e 20% daqueles com macroprolactinoma apresentam falha na normalização dos níveis de PRL. Em relação à redução do tamanho tumoral, houve falha no tratamento em menos de 10% dos casos de microprolactinoma e em 30 a 50% daqueles com macroprolactinoma.[32]

A sua retirada em pacientes sem tumores visíveis ou com pequenos tumores remanescentes (com redução de 50% do tamanho inicial) mostrou taxa de recorrência da hiperprolactinemia de 24% nos casos de hiperprolactinemia não tumoral, 31% nos microprolactinomas e 36% nos macroprolactinomas, após período de 2 a 5 anos de sua retirada. Do total das recidivas, 50% ocorreram no primeiro ano após a retirada, 33% no segundo ano e 11% no terceiro ano.[46,47]

Pergolide e quinagolide

Não estão disponíveis no Brasil. O pergolide apresenta uma potência 100 vezes maior que a bromocriptina,[45] dose única diária e um quinto de seu custo.[32] A alta taxa de efeitos colaterais é observada, assim como no uso da bromocriptina.[48] A quinagolide também é usada em dose única diária. É tão eficaz quanto a bromocriptina,[49] no entanto, não possui vantagens quando comparada à cabergolina.[50]

Bromocriptina, cabergolina e pergolide têm sido associados a aumento do risco de regurgitação das valvas cardíacas em pacientes com doença de Parkinson. Esse efeito, entretanto, parece ser dose-dependente, sendo que a dose usualmente utilizada no tratamento dos prolactinomas costuma ser 10 vezes menor do que a utilizada na doença de Parkinson. De toda forma, esse risco deve ser considerado em pacientes que requerem altas doses de agonistas dopaminérgicos ou terapia de longa duração.[31] Nesses casos, seria prudente a realização periódica de ecocardiograma.[1]

■ ACOMPANHAMENTO

Inicia-se com a menor dose do agonista dopaminérgico (respeitando a sua meia-vida) e após 30 dias pode-se reavaliar novamente o nível de PRL e as queixas da paciente.[1] Caso a PRL mantenha-se acima do valor de normalidade, eleva-se a dose, lentamente, até o controle de seu nível.

Após a normalização do nível de PRL, o tratamento medicamentoso dos prolactinomas deve ser mantido por um período de 3 a 5 anos, com dosagem anual da PRL.[35] O exame de imagem deve ser feito 1, 3 e 5 anos após o início do tratamento. A RM também deve ser solicitada novamente, caso haja aumento do nível de PRL ou desenvolvimento de sintomas de efeito de massa.[3]

Em pacientes com nível normal de PRL, após tratamento com agonista dopaminérgico por pelo menos dois anos e tumor não visível ao exame de imagem, pode-se tentar o desmame e a descontinuação da medicação.[1] Pacientes com microprolactinoma e macroprolactinoma com imagem negativa na RM são bons candidatos à interrupção da droga.[51] Após a suspensão do tratamento, o acompanhamento com dosagem de PRL deve ser feito a cada três meses no primeiro ano e, depois, anualmente. A RM somente deve ser repetida caso haja aumento do nível de prolactina.[1]

Cirúrgico

Cerca de 10% das pacientes com prolactinomas, especialmente macroprolactinoma, recorrem à cirurgia por não responderem ao tratamento clínico ou por persistirem com alterações do campo visual. A cirurgia também é indicada em casos de apoplexia tumoral, intolerância aos agonistas dopaminérgicos, mulheres com macroadenomas que desejam engravidar e aumento tumoral sintomático na gravidez que não responda aos agonistas dopaminérgicos.[32,35]

A taxa de remissão inicial é de 74,7% nos microprolactinomas e de 33,9% nos macroprolactinomas. Já a recidiva da doença está presente em 18,2% nos microprolactinomas e em 22,8% nos macroprolactinomas.[38]

O acesso cirúrgico transesfenoidal é o padrão para os microprolactinomas e para a maioria dos macroprolactinomas.[52] As complicações da cirurgia transesfenoidal não são frequentes.[53-54] Podem ocorrer lesão vascular e nervosa, meningite, abscesso, diabetes insípido transitório e hipopituitarismo.[54]

Radioterapia

É utilizada após falha na terapia medicamentosa e no tratamento cirúrgico.[35] A eficácia é de 34,1% na radioterapia convencional[55-56] e de 31% na radioterapia estereotáxica,[32,57,58] lembrando que tumores resistentes à cirurgia raramente respondem à terapia convencional. A complicação mais frequente da radioterapia convencional é o hipopituitarismo.[59-61] Pode ocorrer também lesão do nervo óptico, disfunção neurológica, aumento do risco de acidente vascular cerebral e tumor cerebral secundário.[35,61-64]

Gestação

Os estrogênios estimulam a produção de PRL e promovem a hiperplasia dos lactotrofos.[65] Um aumento gradual do volume da hipófise começa no segundo mês de gestação, com um pico na primeira semana pós-parto. Após o parto, esse volume diminui rapidamente, normalizando-se até seis meses pós-parto.[66]

O aumento do tamanho dos prolactinomas durante a gravidez deve-se à suspensão da medicação e aos altos níveis estrogênicos produzidos pela placenta.[32] Este risco aumenta consideravelmente em pacientes com macroprolactinomas, principalmente naquelas não submetidas à cirurgia ou à radioterapia, atingindo uma taxa de 31%. Já em pacientes com microprolactinoma e com macroprolactinomas, com tratamento cirúrgico ou radioterápico anteriores, a taxa do aumento tumoral é de 2,6 e 5%, respectivamente.[32,35,67-69]

O uso da bromocriptina durante as primeiras semanas de gestação (de 3 a 4 semanas pós-concepção) não se associou a taxas maiores de aborto espontâneo, gestação ectópica, gestação múltipla, doença trofoblástica gestacional e malformações congênitas.[38,70,71] Nenhuma alteração do desenvolvimento infantil foi observada em crianças cujas mães utilizaram bromocriptina no começo da gestação.[72] Essa droga é a mais estudada durante a gestação e a mais segura até o momento.[73]

Estudo com o uso da cabergolina nas primeiras semanas de gestação não mostrou aumento de taxas de aborto espontâneo, parto pré-termo, gestação múltipla ou anormalidades congênitas. Também não foram observadas alterações no peso dos recém-nascidos[74,75] e no desenvolvimento psicológico e mental neonatal.[76]

O uso dos agonistas dopaminérgicos restaura a ovulação em 90% das pacientes com infertilidade secundária à hiperprolactinemia.[23] A bromocriptina é a terapia escolhida para restauração da fertilidade. Em mulheres intolerantes, a cabergolina é uma segunda opção aceitável.[31]

O manejo das pacientes que desejam engravidar depende do tamanho do prolactinoma. Naquelas com microprolactinoma ou macroadenoma intrasselar ou com extensão inferior, deve-se optar pelos agonistas dopaminérgicos, devido à eficácia na restauração da ovulação e ao baixo risco de crescimento do tumor. Confirmada a gravidez, o tratamento deverá ser interrompido.[77] A dosagem sérica de PRL não é necessária durante a gestação, uma vez que esta é responsável pelo aumento de PRL, dificultando a interpretação dos resultados do exame. Pacientes com cefaleia e/ou distúrbios visuais deverão ser submetidas à RM sem contraste, e a terapia medicamentosa deverá ser restaurada se o tumor apresentar crescimento significativo.[78]

Para pacientes com macroprolactinoma, devido ao risco mais elevado de crescimento tumoral (cerca de 20 a 30% das pacientes), é necessário planejar a concepção depois de uma diminuição significativa do tumor em virtude do risco de compressão do quiasma óptico durante a gravidez. O tratamento deve ser individualizado. Os agonistas dopaminérgicos podem ser suspensos com observação frequente ou mantidos durante toda a gravidez. Nos casos em que o aumento tumoral não responder aos agonistas, a opção será o tratamento cirúrgico transesfenoidal.[35]

Contracepção

Para as pacientes com PRL elevada (desde que não seja macroprolactinoma) que não desejam engravidar ou são intolerantes aos agonistas dopaminérgicos, assim como para as que apresentam microprolactinomas e hipogonadismo deve-se oferecer a terapia de reposição estrogênica para prevenir a osteoporose e melhorar o desejo sexual.[38]

Apesar de estudos com uso de contraceptivos combinados em pacientes com macroprolactinoma não mostrarem nenhum aumento tumoral substancial, é recomendável monitorização cuidadosa com dosagem periódica da PRL.[79,80] Assim, a escolha do contraceptivo deverá ser individualizada quanto à composição e via de administração.

Prolactinoma maligno

A incidência de carcinomas hipofisários é extremamente rara, com cerca de 140 casos descritos até o momento; um terço destes corresponde a prolactinomas malignos.[31,81] Acredita-se que se desenvolvam pela transformação maligna de macroprolactinomas.[81] A suspeita se dá pela presença de sintomas atípicos, como cefaleia ou compressão de nervos cranianos de caráter progressivo, resistência aos agonistas dopaminérgicos na presença de macroprolactinoma invasor, recorrência após cirurgia e em caso de metástases.[31,35,81] As opções terapêuticas são cirurgia, radioterapia e quimioterapia,[31,35] com manutenção dos agonistas dopaminérgicos.[31] Sugere-se, nestes casos, a terapia com temozolomida.[1]

■ CONSIDERAÇÕES FINAIS

Por ser uma desordem endócrina frequente, o manejo da hiperprolactinemia requer sistematização. Na vigência de dosagem sérica de prolactina elevada, é essencial a confirmação com novo exame, especialmente se a paciente for assintomática ou oligossintomática, pois dosagens de prolactina estão sujeitas a erro laboratorial. Uma vez confirmado o diagnóstico de hiperprolactinemia, procede-se à exclusão de causas fisiológicas e medicamentosas. Ressalte-se que o hipotireoidismo é um diagnóstico a ser lembrado. Além disso, valores acima de 50 ng/mL exigem exclusão de tumores da hipófise e de sistema nervoso central.

A Figura 13.1 resume o organograma de abordagem das hiperprolactinemias.

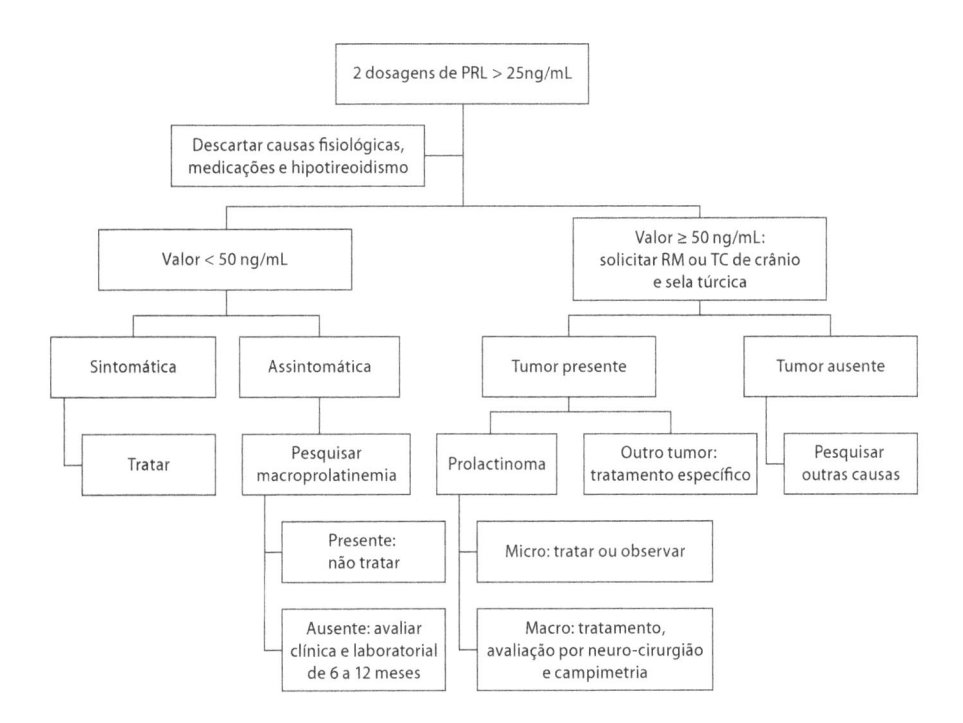

Figura 13.1. Organograma de tratamento das hiperprolactinemias. PRL = prolactina; RM = ressonância magnética; TC = tomografia computadorizada.

REFERÊNCIAS

1. Melmed S, Casanueva FF, Hoffman AR, Kleinberg DL, Montori VM, Schlechte JA, et al. Diagnosis and treatment of hyperprolactinemia: an Endocrine Society clinical practice guideline. J Clin Endocrinol Metab. 2011;96(2):273-88.
2. Biller BM, Luciano A, Crosignani PG, Molitch M, Olive D, Rebar R, et al. Guidelines for the diagnosis and treatment of hyperprolactinemia. J Reprod Med. 1999;44(12 Suppl):1075-84.
3. Mancini T, Casanueva FF, Giustina A. Hyperprolactinemia and prolactinomas. Endocrinol Metab Clin North Am. 2008;37(1):67-99, viii.
4. Davis JR. Prolactin and reproductive medicine. Curr Opin Obstet Gynecol. 2004;16(4):331-7.
5. Christin-Maitre S, Delemer B, Touraine P, Young J. Prolactinoma and estrogens: pregnancy, contraception and hormonal replacement therapy. Ann Endocrinol (Paris). 2007;68(2-3):106-12.
6. Hattori N. Macroprolactinemia: a new cause of hyperprolactinemia. J Pharmacol Sci. 2003;92(3):171-7.
7. Cortet-Rudelli C, Sapin R, Bonneville JF, Brue T. Etiological diagnosis of hyperprolactinemia. Ann Endocrinol (Paris). 2007;68(2-3):98-105.
8. Saito E, Correll CU, Gallelli K, McMeniman M, Parikh UH, Malhotra AK, et al. A prospective study of hyperprolactinemia in children and adolescents treated with atypical antipsychotic agents. J Child Adolesc Psychopharmacol. 2004;14(3):350-8.
9. Molitch ME. Medication-induced hyperprolactinemia. Mayo Clin Proc. 2005;80(8):1050-7.
10. Zis AP, Haskett RF, Albala AA, Carroll BJ. Morphine inhibits cortisol and stimulates prolactin secretion in man. Psychoneuroendocrinology. 1984;9(4):423-7.
11. Molitch ME. Drugs and prolactin. Pituitary. 2008;11(2):209-18.
12. Schlechte JA. Clinical practice. Prolactinoma. N Engl J Med. 2003;349(21):2035-41.
13. Davis CH, Odom GL, Woodhall B. Brain tumors in children; clinical analysis of 164 cases. Pediatrics. 1956;18(6):856-70.
14. Mindermann T, Wilson CB. Pediatric pituitary adenomas. Neurosurgery. 1995;36(2):259-68; discussion 69.
15. Partington MD, Davis DH, Laws ER, Jr., Scheithauer BW. Pituitary adenomas in childhood and adolescence. Results of transsphenoidal surgery. J Neurosurg. 1994;80(2):209-16.
16. Ludecke DK, Herrmann HD, Schulte FJ. Special problems with neurosurgical treatments of hormone-secreting pituitary adenomas in children. Prog Exp Tumor Res. 1987;30:362-70.
17. Schlechte J, Dolan K, Sherman B, Chapler F, Luciano A. The natural history of untreated hyperprolactinemia: a prospective analysis. J Clin Endocrinol Metab. 1989;68(2):412-8.
18. March CM, Kletzky OA, Davajan V, Teal J, Weiss M, Apuzzo ML, et al. Longitudinal evaluation of patients with untreated prolactin-secreting pituitary adenomas. Am J Obstet Gynecol. 1981;139(7):835-44.
19. Weiss MH, Teal J, Gott P, Wycoff R, Yadley R, Apuzzo ML, et al. Natural history of microprolactinomas: six-year follow-up. Neurosurgery. 1983;12(2):180-3.
20. Naing S, Frohman LA. The empty sella. Pediatr Endocrinol Rev. 2007;4(4):335-42.
21. Molitch ME. Disorders of prolactin secretion. Endocrinol Metab Clin North Am. 2001; 30(3):585-610.
22. Gibney J, Smith TP, McKenna TJ. The impact on clinical practice of routine screening for macroprolactin. J Clin Endocrinol Metab. 2005;90(7):3927-32.
23. Prabhakar VK, Davis JR. Hyperprolactinaemia. Best Pract Res Clin Obstet Gynaecol. 2008;22(2):341-53.
24. Crosignani PG. Current treatment issues in female hyperprolactinaemia. Eur J Obstet Gynecol Reprod Biol. 2006;125(2):152-64.
25. Colao A, di Sarno A, Pivonello R, di Somma C, Lombardi G. Dopamine receptor agonists for treating prolactinomas. Expert Opin Investig Drugs. 2002;11(6):787-800.
26. Bevan JS, Webster J, Burke CW, Scanlon MF. Dopamine agonists and pituitary tumor shrinkage. Endocr Rev. 1992;13(2):220-40.
27. Wood DF, Johnston JM, Johnston DG. Dopamine, the dopamine D2 receptor and pituitary tumours. Clin Endocrinol (Oxf). 1991;35(6):455-66.
28. Vallar L, Meldolesi J. Mechanisms of signal transduction at the dopamine D2 receptor. Trends Pharmacol Sci. 1989;10(2):74-7.
29. Enjalbert A, Bockaert J. Pharmacological characterization of the D2 dopamine receptor negatively coupled with adenylate cyclase in rat anterior pituitary. Mol Pharmacol. 1983;23(3):576-84.
30. Serri O, Chik CL, Ur E, Ezzat S. Diagnosis and management of hyperprolactinemia. CMAJ. 2003;169(6):575-81.
31. Kars M, Dekkers OM, Pereira AM, Romijn JA. Update in prolactinomas. Neth J Med. 2010;68(3):104-12.
32. Gillam MP, Molitch ME, Lombardi G, Colao A. Advances in the treatment of prolactinomas. Endocr Rev. 2006;27(5):485-534.

33. Rennert J, Doerfler A. Imaging of sellar and parasellar lesions. Clin Neurol Neurosurg. 2007;109(2):111-24.
34. Petakov MS, Damjanovic SS, Nikolic-Durovic MM, Dragojlovic ZL, Obradovic S, Gligorovic MS, et al. Pituitary adenomas secreting large amounts of prolactin may give false low values in immunoradiometric assays. The hook effect. J Endocrinol Invest. 1998;21(3):184-8.
35. Casanueva FF, Molitch ME, Schlechte JA, Abs R, Bonert V, Bronstein MD, et al. Guidelines of the Pituitary Society for the diagnosis and management of prolactinomas. Clin Endocrinol (Oxf). 2006;65(2):265-73.
36. Peter SA, Autz A, Jean-Simon ML. Bromocriptine-induced schizophrenia. J Natl Med Assoc. 1993;85(9):700-1.
37. Rains CP, Bryson HM, Fitton A. Cabergoline. A review of its pharmacological properties and therapeutic potential in the treatment of hyperprolactinaemia and inhibition of lactation. Drugs. 1995;49(2):255-79.
38. Molitch ME. Medical treatment of prolactinomas. Endocrinol Metab Clin North Am. 1999;28(1):143-69, vii.
39. Webster J. A comparative review of the tolerability profiles of dopamine agonists in the treatment of hyperprolactinaemia and inhibition of lactation. Drug Saf. 1996;14(4):228-38.
40. Molitch ME, Elton RL, Blackwell RE, Caldwell B, Chang RJ, Jaffe R, et al. Bromocriptine as primary therapy for prolactin-secreting macroadenomas: results of a prospective multicenter study. J Clin Endocrinol Metab. 1985;60(4):698-705.
41. Pellegrini I, Rasolonjanahary R, Gunz G, Bertrand P, Delivet S, Jedynak CP, et al. Resistance to bromocriptine in prolactinomas. J Clin Endocrinol Metab. 1989;69(3):500-9.
42. Olafsdottir A, Schlechte J. Management of resistant prolactinomas. Nat Clin Pract Endocrinol Metab. 2006;2(10):552-61.
43. Webster J, Piscitelli G, Polli A, D'Alberton A, Falsetti L, Ferrari C, et al. The efficacy and tolerability of long-term cabergoline therapy in hyperprolactinaemic disorders: an open, uncontrolled, multicentre study. European Multicentre Cabergoline Study Group. Clin Endocrinol (Oxf). 1993;39(3):323-9.
44. Colao A, Di Sarno A, Landi ML, Cirillo S, Sarnacchiaro F, Facciolli G, et al. Long-term and low-dose treatment with cabergoline induces macroprolactinoma shrinkage. J Clin Endocrinol Metab. 1997;82(11):3574-9.
45. Franks S, Horrocks PM, Lynch SS, Butt WR, London DR. Treatment of hyperprolactinaemia with pergolide mesylate: acute effects and preliminary evaluation of long-term treatment. Lancet. 1981;2(8248):659-61.
46. Colao A, Di Sarno A, Guerra E, Pivonello R, Cappabianca P, Caranci F, et al. Predictors of remission of hyperprolactinaemia after long-term withdrawal of cabergoline therapy. Clin Endocrinol (Oxf). 2007;67(3):426-33.
47. Colao A, Di Sarno A, Cappabianca P, Di Somma C, Pivonello R, Lombardi G. Withdrawal of long-term cabergoline therapy for tumoral and nontumoral hyperprolactinemia. N Engl J Med. 2003;349(21):2023-33.
48. Lamberts SW, Quik RF. A comparison of the efficacy and safety of pergolide and bromocriptine in the treatment of hyperprolactinemia. J Clin Endocrinol Metab. 1991;72(3):635-41.
49. Vance ML, Lipper M, Klibanski A, Biller BM, Samaan NA, Molitch ME. Treatment of prolactin-secreting pituitary macroadenomas with the long-acting non-ergot dopamine agonist CV 205-502. Ann Intern Med. 1990;112(9):668-73.
50. De Luis DA, Becerra A, Lahera M, Botella JI, Valero, Varela C. A randomized cross-over study comparing cabergoline and quinagolide in the treatment of hyperprolactinemic patients. J Endocrinol Invest. 2000;23(7):428-34.
51. Wass JA. When to discontinue treatment of prolactinoma? Nat Clin Pract Endocrinol Metab. 2006;2(6):298-9.
52. Losa M, Mortini P, Barzaghi R, Gioia L, Giovanelli M. Surgical treatment of prolactin-secreting pituitary adenomas: early results and long-term outcome. J Clin Endocrinol Metab. 2002;87(7):3180-6.
53. Jan M, Dufour H, Brue T, Jaquet P. Prolactinoma surgery. Ann Endocrinol (Paris). 2007;68(2-3):118-9.
54. Sudhakar N, Ray A, Vafidis JA. Complications after trans-sphenoidal surgery: our experience and a review of the literature. Br J Neurosurg. 2004;18(5):507-12.
55. Johnston DG, Hall K, Kendall-Taylor P, Ross WM, Crombie AL, Cook DB, et al. The long-term effects of megavoltage radiotherapy as sole or combined therapy for large prolactinomas: studies with high definition computerized tomography. Clin Endocrinol (Oxf). 1986;24(6):675-85.
56. Tsagarakis S, Grossman A, Plowman PN, Jones AE, Touzel R, Rees LH, et al. Megavoltage pituitary irradiation in the management of prolactinomas: long-term follow-up. Clin Endocrinol (Oxf). 1991;34(5):399-406.
57. Kuo JS, Chen JC, Yu C, Zelman V, Giannotta SL, Petrovich Z, et al. Gamma knife radiosurgery for benign cavernous sinus tumors: quantitative analysis of treatment outcomes. Neurosurgery. 2004;54(6):1385-93; discussion 93-4.

58. Landolt AM, Lomax N. Gamma knife radiosurgery for prolactinomas. J Neurosurg. 2000;93 Suppl 3:14-8.
59. Snyder PJ, Fowble BF, Schatz NJ, Savino PJ, Gennarelli TA. Hypopituitarism following radiation therapy of pituitary adenomas. Am J Med. 1986;81(3):457-62.
60. Littley MD, Shalet SM, Beardwell CG, Ahmed SR, Applegate G, Sutton ML. Hypopituitarism following external radiotherapy for pituitary tumours in adults. Q J Med. 1989;70(262):145-60.
61. Tsang RW, Brierley JD, Panzarella T, Gospodarowicz MK, Sutcliffe SB, Simpson WJ. Radiation therapy for pituitary adenoma: treatment outcome and prognostic factors. Int J Radiat Oncol Biol Phys. 1994;30(3):557-65.
62. Becker G, Kocher M, Kortmann RD, Paulsen F, Jeremic B, Muller RP, et al. Radiation therapy in the multimodal treatment approach of pituitary adenoma. Strahlenther Onkol. 2002;178(4):173-86.
63. Brada M, Burchell L, Ashley S, Traish D. The incidence of cerebrovascular accidents in patients with pituitary adenoma. Int J Radiat Oncol Biol Phys. 1999;45(3):693-8.
64. Rush SC, Kupersmith MJ, Lerch I, Cooper P, Ransohoff J, Newall J. Neuro-ophthalmological assessment of vision before and after radiation therapy alone for pituitary macroadenomas. J Neurosurg. 1990;72(4):594-9.
65. Yin P, Arita J. Differential regulation of prolactin release and lactotrope proliferation during pregnancy, lactation and the estrous cycle. Neuroendocrinology. 2000;72(2):72-9.
66. Elster AD, Sanders TG, Vines FS, Chen MY. Size and shape of the pituitary gland during pregnancy and post partum: measurement with MR imaging. Radiology. 1991;181(2):531-5.
67. Molitch ME. Pregnancy and the hyperprolactinemic woman. N Engl J Med. 1985;312(21):1364-70.
68. Gemzell C, Wang CF. Outcome of pregnancy in women with pituitary adenoma. Fertil Steril. 1979;31(4):363-72.
69. Rossi AM, Vilska S, Heinonen PK. Outcome of pregnancies in women with treated or untreated hyperprolactinemia. Eur J Obstet Gynecol Reprod Biol. 1995;63(2):143-6.
70. Konopka P, Raymond JP, Merceron RE, Seneze J. Continuous administration of bromocriptine in the prevention of neurological complications in pregnant women with prolactinomas. Am J Obstet Gynecol. 1983;146(8):935-8.
71. Krupp P, Monka C. Bromocriptine in pregnancy: safety aspects. Klin Wochenschr. 1987;65(17):823-7.
72. Raymond JP, Goldstein E, Konopka P, Leleu MF, Merceron RE, Loria Y. Follow-up of children born of bromocriptine-treated mothers. Horm Res. 1985;22(3):239-46.
73. Molitch ME. Management of prolactinomas during pregnancy. J Reprod Med. 1999;44(12 Suppl):1121-6.
74. Verhelst J, Abs R, Maiter D, van den Bruel A, Vandeweghe M, Velkeniers B, et al. Cabergoline in the treatment of hyperprolactinemia: a study in 455 patients. J Clin Endocrinol Metab. 1999;84(7):2518-22.
75. Ricci E, Parazzini F, Motta T, Ferrari CI, Colao A, Clavenna A, et al. Pregnancy outcome after cabergoline treatment in early weeks of gestation. Reprod Toxicol. 2002;16(6):791-3.
76. Robert E, Musatti L, Piscitelli G, Ferrari CI. Pregnancy outcome after treatment with the ergot derivative, cabergoline. Reprod Toxicol. 1996;10(4):333-7.
77. Molitch ME. Pituitary disorders during pregnancy. Endocrinol Metab Clin North Am. 2006;35(1):99-116, vi.
78. Kupersmith MJ, Rosenberg C, Kleinberg D. Visual loss in pregnant women with pituitary adenomas. Ann Intern Med. 1994;121(7):473-7.
79. Corenblum B, Donovan L. The safety of physiological estrogen plus progestin replacement therapy and with oral contraceptive therapy in women with pathological hyperprolactinemia. Fertil Steril. 1993;59(3):671-3.
80. Garcia MM, Kapcala LP. Growth of a microprolactinoma to a macroprolactinoma during estrogen therapy. J Endocrinol Invest. 1995;18(6):450-5.
81. Kars M, Roelfsema F, Romijn JA, Pereira AM. Malignant prolactinoma: case report and review of the literature. Eur J Endocrinol. 2006;155(4):523-34.

■ LEITURA SUGERIDA

* Colao A, Lombardi G. Growth-hormone and prolactin excess. Lancet. 1998;352(9138):1455-61.

capítulo 14 | A síndrome dos ovários policísticos e a adolescência

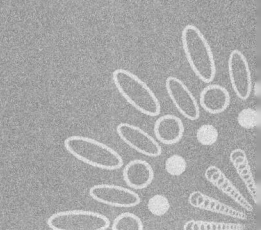

Laura Ferreira Santana
Flávia Raquel Rosa Junqueira
Rosana Maria dos Reis

Introdução	193
Fisiopatologia	193
Diagnóstico	197
História clínica	198
Exame físico	198
Exames complementares	199
Diagnóstico diferencial	201
Tratamento	202
Irregularidade menstrual	202
Hirsutismo e acne	203
A obesidade e a resistência à insulina	203
Considerações finais	204

■ **INTRODUÇÃO**

A síndrome dos ovários policísticos (SOP) ou hiperandrogenismo ovariano é a causa mais frequente de produção de androgênios em excesso por adolescentes e mulheres jovens, com incidência de 6 a 10% das mulheres no menacme.[1] Do ponto de vista prático, a maioria dos autores considera o hiperandrogenismo ovariano de manifestação peripuberal ou pós puberal a mesma entidade clínica.[2]

■ **FISIOPATOLOGIA**

O início do distúrbio hormonal se dá por um aumento na produção de androgênios, o qual pode ter várias origens:

* disfunção adrenal durante o processo puberal (adrenarca);
* resistência à insulina, com consequente hiperinsulinemia e estímulo das células da teca ovariana, causando aumento na produção de androgênios;
* obesidade, visto o adipócito ser fonte importante de androgênios.

Os androgênios em excesso são convertidos em estrona nos tecidos periféricos. A estrona inibe a dopamina hipotalâmica e, consequentemente, há aumento dos pulsos de GnRH, elevando a produção de hormônio luteinizante (LH) e estimulando as células da teca ovariana a produzir androgênio. A redução da dopamina hipotalâmica pode levar, em alguns casos, ao aumento de prolactina (~20%), que por sua vez estimula a adrenal a produzir mais androgênios. Este ciclo vicioso quebra completamente o ritmo natural dos mecanismos de retrocontrole (feedback) levando à anovulação crônica, o que causa distúrbio menstrual e infertilidade.

Os androgênios em excesso inibem o desenvolvimento de folículos, gerando os microcistos ricos em inibina, que inibem a produção de hormônio folículo-estimulante (FSH). Como consequência há aumento na relação LH/FSH circulante, que é patognomônica deste tipo de anovulação. A resistência à insulina causa também um distúrbio no metabolismo dos carboidratos, com maior risco de desenvolvimento de diabetes melito, além de dislipidemia, hipertensão arterial e doença cardiovascular. As manifestações clínicas deste tipo de anovulação ocorrem geralmente após a menarca, e o hiperandrogenismo acaba promovendo manifestações na pele e anexos, como acne, seborreia e hirsutismo (Fig. 14.1).

O diagnóstico de SOP tem implicações durante toda a vida da mulher, com aumento do risco de infertilidade, síndrome metabólica, diabetes melito tipo II e doença cardiovascular. A hipótese diagnóstica de SOP deve ser considerada em toda adolescente com hirsutismo, acne persistente, irregularidade menstrual e/ou obesidade.[2]

A resistência à insulina e a hiperinsulinemia compensatória atualmente são consideradas os elementos fundamentais na etiopatogenia da SOP.[3] Essas alterações podem associar-se a um perfil lipídico aterogênico, alterações das adipocitocinas, especificamente níveis elevados de interleucina-6 (IL-6), baixas concentrações de adiponectina, leucocitose relativa e também aumento da adiposidade central com diminuição da massa magra. Esses fatores são considerados de risco para o desenvolvimento de diabetes melito tipo II e doença cardiovascular.[4-8] Por esses motivos tem sido sugerido que o hiperandrogenismo ovariano poderia ser considerado parte da síndrome metabólica, caracterizada entre outras alterações pela associação da obesidade, dislipidemia, hipertensão e resistência à insulina.

As meninas com pubarca precoce e baixo peso ao nascer correm risco elevado de desenvolvimento de SOP na adolescência.[9,10] As adolescentes que não desenvolvem pubarca precoce e possuem antecedentes de baixo peso ao nascer apresentam alterações endócrino-metabólicas similares.[11] Essas pacientes apresentam, mesmo antes da puberdade, um quadro biológico sugestivo de síndrome metabólica.[12-15] A clínica de SOP geralmente irá aparecer dois ou três anos depois da menarca.[16,17] As manifestações clínicas podem vir precedidas por uma fase clínica silenciosa, caracterizada por

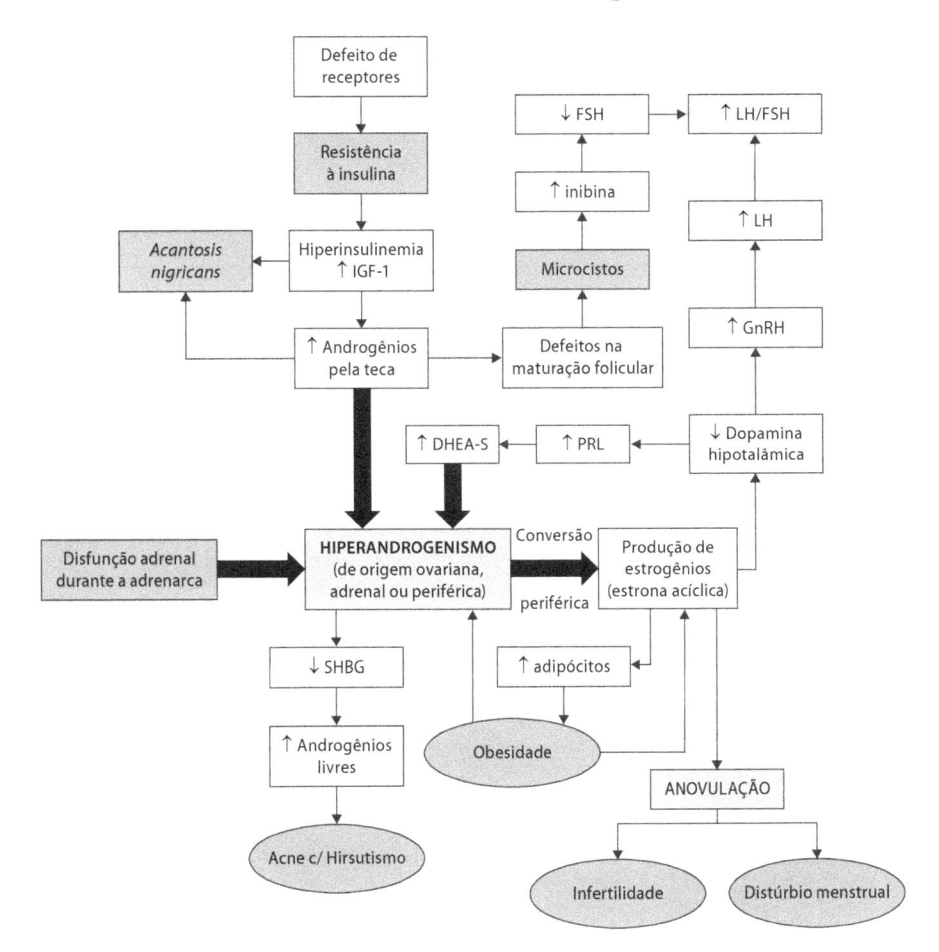

Figura 14.1. Fisiopatologia da síndrome dos ovários policísticos.
FSH = hormônio folículo-estimulante; LH = hormônio luteinizante;
DHEA-S = deidroepiandrosterona sulfatada; IGF-1 = fator de crescimento insulina-símile 1;
PRL = prolactina; GnRH = hormônio liberador de gonadotrofinas.

ciclos regulares, mesmo que anovulatórios.[17] Em ambos os casos, a hiperinsulinemia presente nessas meninas parece ter um papel chave no desenvolvimento desses transtornos metabólicos.[18-20]

É importante comentar que a natureza exata da relação entre a hiperinsulinemia e o hiperandrogenismo ainda é considerada motivo de debate. Para exemplificar, podemos citar os estudos com adolescentes com SOP, nas quais o tratamento com antiandrogênios como a flutamida diminui o hirsutismo, o hiperandrogenismo, as concentrações de triglicérides e de LDL colesterol, porém tem efeitos variáveis sobre a regularização do ciclo menstrual e não diminui o risco de doença cardiovascular, uma vez que não modifica a hiperinsulinemia e nem aumenta a concentração de HDL colesterol. Estes dados parecem indicar que o hiperandrogenismo não é o fator etiológico principal na gênese da hiperinsulinemia.[21,22]

A resistência à insulina, por sua vez, desempenha papel fundamental no desenvolvimento e na manutenção do hiperandrogenismo, e está associada à obesidade em 50% das mulheres com SOP,[23] sendo esta considerada fator agravante quando presente.[3] A insulina e os fatores de crescimento semelhantes à insulina, como o IGF-1, aumentam tanto *in vivo* como *in vitro* a produção de androgênios ovarianos[24] e adrenais.[25,26] A insulina modula a atividade do IGF-1 e das proteínas transportadoras, a IGFBP-1, e inibe a síntese hepática da proteína transportadora dos hormônios sexuais (SHBG, do inglês *sex hormone-binding globulin*), levando, como consequência, ao aumento das concentrações séricas de testosterona livre (Fig. 14.2).[27] Cerca de 20 a 35% das adolescentes com SOP[28,29] têm síndrome metabólica, enquanto 60% das mulheres com SOP na idade adulta apresentam a síndrome.[30] Aproximadamente 10% das mulheres com SOP irão desenvolver diabetes melito II com 40 anos de idade e um terço dessas mulheres terão alterações nos testes de tolerância oral à glicose.[31-35]

A obesidade é um dos principais fatores associados à resistência insulínica em mulheres com SOP, embora a resistência à insulina seja desproporcional ao grau de adiposidade.

↑ amplitude
↑ pulsos de LH

Citocromo P450c17
↑ Androstenediona
↑ Testosterona

↓ SHBG
↓ IGFBP-I
↑ Testosterona livre
↑ IGF-I

Hiperandrogenismo

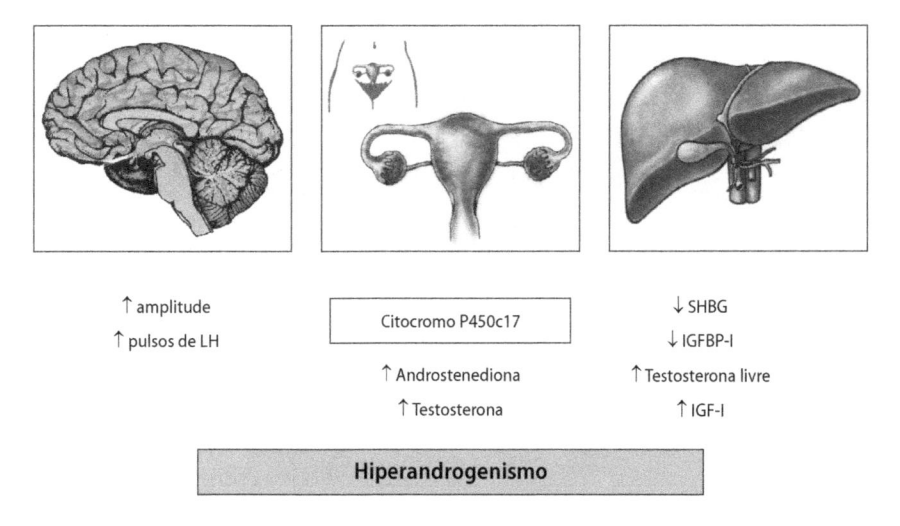

Figura 14.2. Resistência à insulina e hiperinsulinemia compensatória no desenvolvimento e na manutenção do hiperandrogenismo na síndrome dos ovários policísticos.

Ginecologia da infância e adolescência 197

■ DIAGNÓSTICO

Devido ao fato da SOP ser uma síndrome que apresenta grande heterogeneidade clínica e biológica, com manifestações de diferentes fenótipos e presença de hiperandrogenismo, irregularidade menstrual e alterações dos ovários na ultrassonografia, torna-se necessário, para o seu diagnóstico, que os critérios sejam uniformizados. Em 1990, o National Institute of Health (NIH), dos Estados Unidos, definiu os critérios diagnósticos baseando-se na presença de disfunção ovulatória associada a manifestações de hiperandrogenismo clínico e/ou laboratorial, desde que afastados outros diagnósticos que causassem hiperandrogenismo.[36] Posteriormente, em 2003, a European Society for Human Reproduction and Embriology (ESHRE) e a American Society for Reproduction Medicine (ASRM), ampliando os critérios diagnósticos, estabeleceram o Consenso de Rotterdam, que classifica como SOP a presença de dois entre os três critérios diagnósticos descritos abaixo:[37]

1. História clínica de irregularidade menstrual, sendo mais frequente a oligoamenonorreia;
2. Sinais clínicos e/ou laboratoriais de hiperandrogenismo;
3. Presença ecográfica de ovários policísticos, ou seja, volume ovariano maior que 10 cm³ e/ou a presença de 12 ou mais folículos com tamanhos entre 2 e 9 mm. Faz-se necessária a exclusão de outras enfermidades como hiperprolactinemia, tireoidopatia, hiperplasia adrenal clássica ou não clássica e síndrome de Cushing (Fig. 14.3).

Consenso de Rotterdam ESHRE/ASRM 2003

Presença de 2 dos 3 critérios:

1. História clínica de oligoamenorreia e amenorreia;
2. Hiperandrogenismo clínico e/ou laboratorial;
3. Critérios ultrassonográficos.

Exclusão de outras enfermidades:
Hiperprolactinemia, tireoidopatia,
hiperplasia adrenal clássica ou não clássica
e Síndrome de Cushing.

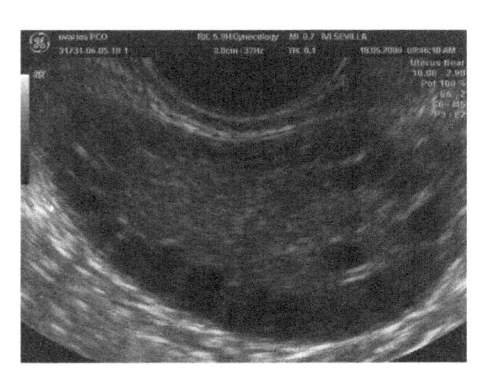

Figura 14.3. Diagnóstico da síndrome dos ovários policísticos segundo o Consenso de Rotterdam, de 2003, e imagem de ultrassonografia compatível com a SOP.
Fonte: Rotterdam ESHRE/ASRM – Sponsored PCOS Consensus Workshop Group.[37]

A suspeita de SOP na adolescência deve basear-se em dados da história clínica e achados do exame físico.

■ HISTÓRIA CLÍNICA

Com relação ao quadro anovulatório, é importante ressaltar que durante os dois primeiros anos após a menarca, aproximadamente 50% das adolescentes com ciclo menstrual regular apresentam ciclos anovulatórios e são assintomáticas.[38] Por outro lado, cerca de metade das adolescentes com ciclo menstrual irregular tem características de SOP,[39,40] sendo que, em nosso meio, esse achado atingiu 70% do casos.[41]

A irregularidade menstrual nos primeiros anos após a menarca pode ser o sinal mais precoce de SOP na adolescência. É frequente que as irregularidades instalem-se de forma progressiva durante os primeiros anos e que a partir do terceiro ano a menstruação se espace até o ponto de amenorreia secundária.[42]

Com relação aos antecedentes pessoais, são relevantes os dados da gestação, do parto, com interesse especial para a duração da gestação, peso e comprimento do bebê ao nascer. Durante a primeira infância é preciso obter a idade de aparecimento dos pelos pubianos e se foi acompanhado de outros sinais de puberdade. O ritmo de crescimento longitudinal e o aumento anual de peso podem ser avaliados mediante análise dos gráficos de velocidade de crescimento e da curva ponderal.[17] É importante estabelecer a idade da menarca e o início da irregularidade menstrual, mesmo sabendo que a presença de ciclos regulares não exclui o diagnóstico.

Ao questionarmos sobre os antecedentes familiares, é frequente encontrar a presença de quadros de hiperandrogenismo na mãe e nas irmãs da paciente e de dislipidemia e diabetes melito tipo II em outros familiares próximos.[43]

Os sinais de hiperandrogenismo, como acne, hirsutismo, alopecia, em geral causam grande distorção da imagem corporal durante a adolescência e por isso são frequentemente recordados. Convém estabelecer a idade com que aparecem, o grau de progressão e sua distribuição corporal; uma aparição insidiosa perimenarca nos faz pensar em SOP, já um aparecimento posterior e de instauração rápida requer um diagnóstico de exclusão de tumor ovariano ou adrenal.

■ EXAME FÍSICO

O exame físico deve valorizar o grau de hirsutismo, a presença de acne e a ausência de sinais de virilização (hipertrofia clitoriana, hipotrofia mamária, aumento da massa muscular e alopecia). O escore de Ferriman e Gallwey modificado[44,45] pode ser utilizado para avaliar o hirsutismo, sendo considerados positivos valores superiores a 8 (Anexo 2). Também é importante registrar peso, estatura, calcular o índice de massa corporal, aferir a pressão arterial e medir as circunferências da cintura e do quadril, para valorizar a adiposidade central. A presença de *Acantosis nigricans* é patognomônica de resistência à insulina (Fig. 14.4).

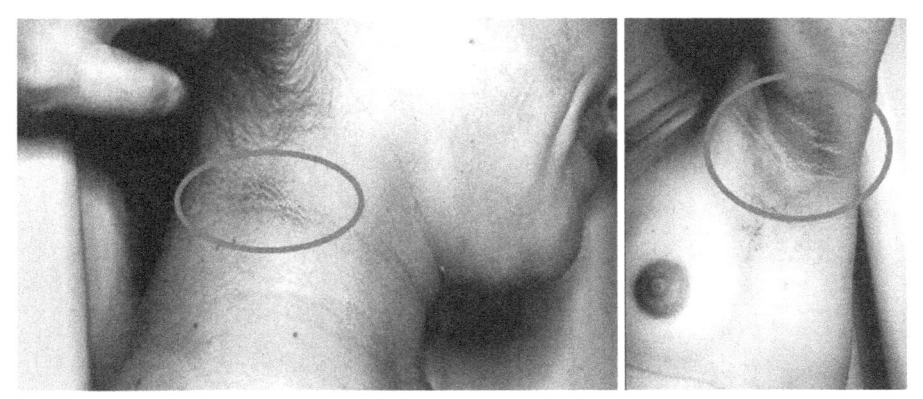

Figura 14.4. *Acantosis nigricans* em região cervical e axilar.

■ EXAMES COMPLEMENTARES

Do ponto de vista analítico, é importante determinar os androgênios basais: testosterona total ou testosterona livre ou cálculo do índice de testosterona livre [FAI = (100xT)/SHBG][46] (FAI = *free androgen index*, T = testosterona, SHBG), 17-hidroxiprogesterona, sulfato de deidroepiandrosterona (DHEA-S), colhidos na fase folicular precoce, ou seja, nos cinco primeiros dias do ciclo menstrual. A avaliação da função tireoidiana e da prolactina permite descartar a presença de outras endocrinopatias.

Na avaliação ultrassonográfica via abdominal, utilizada em adolescentes virgens, ocorre tendência a menor incidência de ovários com características de micropolicistose, quando comparados a estudos que utilizaram sondas endovaginais.[47] Não está totalmente claro na literatura se essa menor taxa de detecção ocorre devido à diferença de resolução entre as duas técnicas ecográficas. Outro dado que devemos mencionar é que na avaliação da ultrassonografia pélvica para o estudo da morfologia ovariana são detectados de 8 a 26% de exames compatíveis com SOP em jovens saudáveis com ciclos ovulatórios.[48]

Vale a pena ressaltar que embora pelo Consenso de Rotterdam a presença de resistência à insulina e de hiperinsulinemia compensatória não sejam elementos fundamentais para o diagnóstico de SOP, esses fatores desempenham importante papel no desequilíbrio presente na esteroidogênese dessa síndrome.[49,50] Consideramos importante a tentativa de detectá-la na adolescência devido aos riscos, a longo prazo, na qualidade de vida dessas meninas.[31] O exame padrão ouro para avaliação da resistência à insulina é o *clamp* euglicêmico hiperinsulinêmico, exame invasivo e pouco viável para realização no consultório. O que avaliamos no dia a dia são correlações entre a glicemia e a insulina de jejum, denominados índices basais, que apresentam sensibilidade variável na detecção dessa alteração.[51] Os valores da insulina de jejum e dos índices basais para a avaliação da resistência à insulina encontram-se na Tabela 14.2.

Tabela 14.1. Avaliação ultrassonográfica de ovários policísticos

1. 12 ou mais folículos medindo de 2 a 9 mm de diâmetro e/ou volume ovariano aumentado (> 10 cm^3). Se houver a evidência de um folículo dominante (> 10 mm) ou de corpo lúteo, o ultrassom (US) deverá ser repetido no próximo ciclo.
2. A aparência subjetiva de policistose ovariana não pode substituir a definição acima descrita. A distribuição dos folículos pode ser omitida, tanto quanto o aumento da ecogenicidade ovariana. Apesar desta ser específica de ovários policísticos, existem evidências de que a medida do volume ovariano seja boa indicadora da quantidade de estroma ovariano na prática clínica.
3. Um único ovário consistente com esta definição já é suficiente para definir ovários policísticos.
4. Esta definição não se aplica a mulheres que usam contraceptivos hormonais, pois o tamanho ovariano tende a ser reduzido, apesar de a aparência policística poder persistir.
5. As seguintes recomendações técnicas devem ser respeitadas:
    * Equipamento adequado é necessário e deverá ser operado por pessoal apropriadamente treinado.
    * Sempre que possível, deve-se preferir a abordagem transvaginal, particularmente em pacientes obesas.
    * Mulheres que menstruam regularmente deverão ser submetidas à avaliação ultrassonográfica na fase folicular precoce (do 3º ao 5º dia do ciclo). Mulheres com oligoamenorreia/amenorreia poderão ser submetidas à avaliação ao acaso ou entre 3 a 5 dias após sangramento induzido por progestágenos.
    * O cálculo do volume ovariano deverá ser realizado usando-se a seguinte fórmula: 0,5 × comprimento × largura × espessura.
    * O número de folículos deverá ser estimado nos cortes longitudinal, transverso e anteroposterior dos ovários. O tamanho folicular deverá ser expresso como uma média dos diâmetros medidos nos três cortes.

Tabela 14.2. Insulina de jejum e índices basais para avaliação de resistência à insulina na população brasileira

ÍNDICE	VALOR DE CORTE
Insulina de jejum[51] (μUI/mL)	> 10,8
QUICKI[51] (1/log I + log G)	< 0,35
HOMA-IR[52] (G [mg/dL] x 0,05551 x I [μUI/mL] / 22,5)	> 2,7

QUICKI = *Quantitative insulin sensitivity check index*; HOMA-IR= *Homeostatic model assessment insulin resistance.*

Deve-se também avaliar o perfil lipídico, principalmente nas adolescentes obesas. O Consenso de Rotterdam sugere a realização de rastreamento para síndrome metabólica em todas as mulheres com SOP e portadoras de obesidade. Neste consenso, a síndrome metabólica foi definida, segundo os critérios do The National Cholesterol Education Program (NCEP) Adult Treatment Panel III,[53] como a presença de pelo menos três dos critérios descritos na Tabela 14.3.

Em adolescentes com menos de 16 anos os critérios acima não se aplicam. Nesse caso, devem-se utilizar os parâmetros preconizados pela International Diabetes Federation (IDF),[54] conforme mostra a Tabela 14.4.

Tabela 14.3. Critérios para detecção da síndrome metabólica (NCEP-ATP III)

FATOR DE RISCO	VALOR DE CORTE
Obesidade abdominal (circunferência da cintura)	> 88 cm
Triglicérides	≥ 150 mg/dL ou tratamento específico
HDL colesterol	< 50 mg/dL
Pressão sanguínea	≥ 130 / ≥ 85 mmHg
Glicemia de jejum	≥ 100 ou em tratamento medicamentoso para hiperglicemia

Fonte: Third Report of the National Cholesterol Education Program.[53]

Tabela 14.4. Critérios para detecção da síndrome metabólica

IDADE (ANOS)	MEDIDA CINTURA (CM)	TRIGLICÉRIDES	HDL-COLESTEROL	PA	GLICEMIA
6 ≤ 10	Percentil ≥ 90	Não pode ser diagnosticada. Medidas devem ser feitas, se a história familiar for positiva			
10 ≤ 16	Percentil ≥ 90	≥ 150 mg/dL	< 40 mg/dL	≥ 130 mmHg sistólica ≥ 85 mmHg diastólica	> 100 mg/dL
16	Critérios de síndrome metabólica em adultos				

Fonte: International Diabetes Federation.[54]

■ DIAGNÓSTICO DIFERENCIAL

As causas de hiperandrogenismo na adolescência podem ser classificadas em cinco categorias, segundo sua frequência:

* Hiperandrogenismo ovariano ou SOP, em que se encontram 80 % das pacientes;
* Hirsutismo idiopático, que afeta 15% das mulheres. Neste caso, os níveis plasmáticos de androgênios são normais e o ciclo menstrual regular, sendo que os possíveis mecanismos de ação envolvidos são o aumento na atividade da enzima 5-alfa-redutase na pele ou as alterações nos receptores de androgênios;
* Formas tardias da hiperplasia adrenal congênita, que representam de 1 a 5 % do total;
* Os tumores produtores de androgênios. A Síndrome de Cushing e os prolactinomas são causas excepcionais de hiperandrogenismo.[55]

Assim, para este diagnóstico diferencial, as dosagens basais já citadas anteriormente, de testosterona total ou testosterona livre ou cálculo do índice de testosterona livre, 17-hidroxiprogesterona, S-DHEA, além da dosagem de prolactina e TSH, são suficientes para este esclarecimento.

TRATAMENTO

O tratamento da SOP em adolescentes é diretamente relacionado às suas principais manifestações clínicas: irregularidade menstrual, hirsutismo/acne, obesidade e resistência à insulina. Há várias opções terapêuticas para cada um destes itens e um mesmo tratamento pode ser utilizado para mais de um sintoma. A escolha deverá considerar para cada adolescente.

Na idade adulta, meninas com SOP, pela presença de ciclos anovulatórios, poderão ter dificuldade para engravidar, sendo que 70% dos casos de infertilidade por fator ovulatório devem-se a essa síndrome.[56] No entanto, 60% das mulheres com SOP são férteis.[56] O tratamento nos casos de infertilidade consiste no uso de medicamentos indutores da ovulação, no momento oportuno,[57] e essa informação deve ser fornecida sempre no sentido de tranquilizar tanto a adolescente como a família.

IRREGULARIDADE MENSTRUAL

A anovulação crônica, característica marcante da SOP, manifesta-se como irregularidade menstrual em adolescentes, e pode variar de sangramento uterino anormal a quadros de oligoamenorreia. O tratamento do sangramento disfuncional visa a diminuir o risco de anemia e tem terapêutica similar em adolescentes com SOP e sem a enfermidade. A terapêutica consiste na promoção de ciclos regulares e controle do sangramento, e evita a sua recorrência. Corrigir a oligomenorreia objetiva prevenir o desenvolvimento de hiperplasia endometrial, associada ao risco de carcinoma endometrial que pode ocorrer na idade adulta.

Os contraceptivos orais compostos por estrogênio e progesterona são considerados tratamento de primeira linha para adolescentes com SOP e irregularidade menstrual, em especial as que apresentam alterações cutâneas e hirsutismo. O componente progestagênio inibe a proliferação endometrial, prevenindo a hiperplasia endometrial. A inibição da atividade do eixo hipotálamo-hipofisário gonadal reduz a produção ovariana de androgênios, bem como aumenta os níveis séricos de SHBG, o que implica em diminuição da concentração de testosterona livre. Ocorre a normalização do nível de androgênio na maioria dos casos, entre 18 e 21 dias. A eficácia do tratamento poderá ser avaliada após três meses do seu início, com avaliação clínica dos sintomas; no entanto, o nível de androgênio também pode ser utilizado para esse fim.[2,58]

O uso de progestagênios isolados de maneira cíclica também poderá ser incorporado ao tratamento da irregularidade menstrual, porém não é eficaz para a melhora do hirsutismo.[59,60] Podem ser utilizados os progestágenos, descritos no Anexo 5, de 7 a 10 dias por mês. O uso destes medicamentos apenas regulariza o ciclo menstrual e não causa melhora do hiperandrogenismo. Os efeitos colaterais dos progestagênios incluem sintomas depressivos, retenção hídrica e mastalgia. As adolescentes devem ser informadas de que eles não têm efeito contraceptivo, o que pode ser motivo de grande preocupação para jovens que mantêm atividade sexual.

■ HIRSUTISMO E ACNE

O hiperandrogenismo é manifestado clinicamente por uma das seguintes alterações: hirsutismo, acne, alopecia, seborreia, hiperidrose ou hidradenite supurativa. O hirsutismo pode ser tratado com medidas cosméticas e dermatológicas, e com terapia endócrina.[61] A terapêutica na acne varia do uso de retinoides a agentes antimicrobianos específicos. Informações mais específicas sobre seu tratamento podem ser encontradas no Capítulo 15 – Hirsutismo.

■ A OBESIDADE E A RESISTÊNCIA À INSULINA

O tratamento da obesidade melhora a ovulação e o excesso de androgênios em mulheres com SOP. Mesmo que a recomendação de perda de peso, com mudança de hábitos e estilo de vida, seja a principal indicação terapêutica para todas as mulheres com SOP e obesidade, esse é um objetivo mais difícil de ser alcançado em adolescentes obesas.

A perda de peso pode restaurar as alterações hormonais associadas à SOP, com aumento das concentrações plasmáticas de SHBG e diminuição dos níveis séricos de insulina e androgênios.[62,63] Perdas de peso de 5 a 10% podem ser suficientes para restabelecer a função ovariana e melhorar a resposta à indução da ovulação.[62] Assim, a modificação do estilo de vida, com dieta e exercícios físicos, deve ser considerada a primeira opção terapêutica para as mulheres com SOP e obesidade, com intuito, não apenas de restabelecer a ovulação, mas também de prevenir as complicações a longo prazo associadas à SOP, como diabetes melito tipo 2, hipertensão e doenças cardiovasculares.[64] Essas recomendações deverão ser individualizadas e adaptadas às condições pessoais de cada adolescente.[65]

Nos casos em que não se consegue êxito com as recomendações acima, uma das opções terapêuticas seria o uso de agentes insulinossensibilizantes. As biguanidas e as tiazolidinas são as principais opções desses agentes usadas no tratamento da SOP. Embora essas drogas atuem por mecanismos distintos de ação, ambas diminuem os níveis de insulina, promovem a ovulação e diminuem os níveis androgênios. Por regularizar o ciclo menstrual essas drogas promovem proteção endometrial.

A metformina pertence ao grupo das biguanidas e foi aprovada pela Food and Drug Administration (FDA), em 1995, para o tratamento de mulheres com diabetes melito não insulino-dependente. Os prováveis mecanismos de ação da metformina referem-se à diminuição da gluconeogênese hepática, suprimindo a gluconeogênese de vários substratos, incluindo lactato, piruvato, glicerol e aminoácidos, e interferindo com o processo respiratório oxidativo mitocondrial. Além disso, a metformina aumenta o nível de cálcio intramitocondrial, que é um modulador da respiração celular.[66,67] Na melhora da sensibilidade tecidual à insulina, a metformina facilita o transporte de glicose, com aumento da atividade tirosina quinase nos receptores de insulina.[66] A metformina não tem efeito direto sobre a secreção de insulina pelas células beta pancreáticas.[68]

A metformina é uma das drogas mais utilizadas atualmente no tratamento da SOP em adolescentes, como tratamento adjunto da obesidade e em jovens com resistência à insulina. Reduz o nível de insulina e aumenta a atividade do citocromo p450c17, tanto nos ovários como na adrenal. A dose indicada para o início do tratamento é de 500 mg ao dia, após a refeição noturna, com um aumento de 500 mg por semana, com uma dose máxima de 2.550 mg/dia. Este ajuste de dose gradual tem sido bem tolerado. Os principais efeitos colaterais são náuseas e diarreia que, em geral, diminuem após a segunda semana de tratamento.[67] A ingestão da medicação duas vezes ao dia (após o café e o jantar) apresenta melhor tolerabilidade. Em caso de persistência dos efeitos colaterais, pode-se tentar o uso da metformina de absorção gradativa, o Glifage XR® 500 mg. A posologia na SOP é de, usualmente, dois ou três comprimidos, de uma só vez, sempre no jantar, podendo-se chegar ao máximo de quatro comprimidos. Aconselha-se iniciar o tratamento com um comprimido, uma vez ao dia, no jantar, e aumentar a dose, conforme a necessidade, a cada duas semanas. Pode-se considerar o uso da dose máxima diária dividida em dois comprimidos durante o café da manhã e dois comprimidos durante o jantar. Sugere-se avaliação metabólica no início e a cada seis meses de tratamento. Essa droga é contraindicada para pacientes com risco de acidose láctica,[69] ou seja, pacientes com insuficiência renal (creatinina > 1,4 mg/dL), hepática, pulmonar avançada ou cardíaca congestiva, e alcoólatras.

Em vários estudos tem-se observado que a metformina é capaz de promover melhora na sensibilidade insulínica[70,71] e no perfil lipídico,[70,72,73] bem como na diminuição dos níveis séricos de insulina/glicemia de jejum e dos níveis séricos de[49] testosterona.[70,74] Tudo isso repercute clinicamente em provável diminuição do risco cardiovascular para mulheres com SOP.

Estudos randomizados controlados em adolescentes e mulheres adultas têm demonstrado que a metformina aumenta significativamente a frequência de ciclos menstruais regulares e a ovulação em cerca de 50%, e diminui os níveis de testosterona em 20%. Todavia, a diminuição dos níveis de testosterona não são suficientes para promover melhora do hirsutismo. Pode ocorrer discreta diminuição do índice de massa corporal, e um pequeno aumento de HDL tem sido observado nas adolescentes que fizeram uso de metformina.

Das drogas insulino-sensibilizantes, o grupo das tiazolidinas ou glitazonas (troglitazona, rosiglitazona e pioglitazona) poderia ser considerado uma opção terapêutica para mulheres com SOP, todavia, a hepatotoxicidade da troglitazona e o risco cardiovascular associado ao uso da rosiglitazona e da pioglitazona não justificam o seu uso nessas meninas.[75]

A Tabela 14.5 resume os principais medicamentos utilizados em adolescentes com SOP.

■ CONSIDERAÇÕES FINAIS

Embora o diagnóstico da SOP em adolescentes possa ser dificultado nos primeiros anos do menacme, devido à imaturidade do eixo hipotálamo-hipofisário-ovariano, este diagnóstico deve ser considerado em toda adolescente com hirsutismo, acne persistente, irregularidade menstrual e/ou obesidade. O estabelecimento deste diagnóstico o mais rápido possível tem como finalidade minimizar as alterações clínicas e metabólicas que podem interferir na capacidade reprodutiva e evoluir para doenças crônicas degenerativas, com aumento do risco de morbidade e mortalidade.

Ginecologia da infância e adolescência   205

Tabela 14.5. Principais medicamentos utilizados no tratamento da SOP em adolescentes

AGENTE	MECANISMO DE AÇÃO	VANTAGEM E DESVANTAGEM	EXEMPLO	HIRSUTISMO E ACNE
Combinação estrogênios + progestagênios	Aumento de SHBG; Supressão LH, FSH; Supressão ovariana da produção de androgênios; progestagênios.	Exposição cíclica do endométrio a estrogênio e progestagênio; Efetivo no tratamento de hirsutismo e acne.	EE+Levonorgestrel EE+Desogestrel EE+Gestodeno EE+Acetato Ciproterona EE+Clomardinona EE+Drospirenona	+
Progestagênios	Normalização da ciclicidade endometrial.	Ciclicidade endometrial; Efeitos colaterais: retenção hídrica, mastalgia e depressão.	Progesterona micronizada Acetato Medroxiprogesterona Didrogesterona	Não melhora hirsutismo ou acne.
Antiandrogênios	Inibição dos androgênios e sua ligação ao receptor.	Efetivo no tratamento de acne e hirsutismo; Risco de hipercalemia (espirolactona); Toxicidade hepática (flutamida); Teratogênese (masculino).	Espirolactona Flutamida Acetato de ciproterona	+
Inibidores da 5-alfa redutase	Inibição da 5-alfa redutase.	Não são específicos para isoenzima da 5-alfa redutase da unidade do folículo piloso.	Finasterida	+
Inibidores da ornitina decarboxilase	Inibição da ornitina decarboxilase.	Moderada eficácia no tratamento tópico e focal do hirsutismo.	Cloridrato de eflornitina	+
Biguanida	Diminuição da gluconeogênese hepática; Melhora da sensibilidade tecidual à insulina; Aumento da atividade tirosina quinase nos receptores de insulina; Pode ter efeito direto na esteroidogênse ovariana.	Moderada eficácia na restauração da ciclicidade menstrual; Diminuição do nível de testosterona. Pode estar associada à perda de peso no início do tratamento, devido aos efeitos gastrintestinais.	Metformina Metformina XR	Não têm efeito no hirsutismo clínico. Não há estudos controlados em relação à acne.
Tiazolidionas	Melhora da ação da insulina nos tecidos-alvo.	Muito eficaz na redução dos níveis de insulina; menos efetivo no tratamento do hirsutismo; pode estar associado a ganho de peso; eficácia moderada na restauração da ciclicidade menstrual.	Pioglitazona Rosiglitazona	

Fonte: Modificada de Ehrmann.[58]

REFERÊNCIAS

1. Asuncion M, Calvo RM, San Millan JL, Sancho J, Avila S, Escobar-Morreale HF. A prospective study of the prevalence of the polycystic ovary syndrome in unselected Caucasian women from Spain. J Clin Endocrinol Metab. 2000;85(7):2434-8.
2. Buggs C, Rosenfield RL. Polycystic ovary syndrome in adolescence. Endocrinol Metab Clin North Am. 2005;34(3):677-705, x.
3. Dunaif A. Insulin resistance and the polycystic ovary syndrome: mechanism and implications for pathogenesis. Endocr Rev. 1997;18(6):774-800.
4. Kirchengast S, Huber J. Body composition characteristics and fat distribution patterns in young infertile women. Fertil Steril. 2004; 81(3):539-44.
5. Ducluzeau PH, Cousin P, Malvoisin E, Bornet H, Vidal H, Laville M, et al. Glucose-to-insulin ratio rather than sex hormone-binding globulin and adiponectin levels is the best predictor of insulin resistance in nonobese women with polycystic ovary syndrome. J Clin Endocrinol Metab. 2003;88(8):3626-31.
6. Ibanez L, Ong K, Ferrer A, Amin R, Dunger D, de Zegher F. Low-dose flutamide-metformin therapy reverses insulin resistance and reduces fat mass in nonobese adolescents with ovarian hyperandrogenism. J Clin Endocrinol Metab. 2003;88(6):2600-6.
7. Orio F Jr, Palomba S, Cascella T, Di Biase S, Manguso F, Tauchmanova L, et al. The increase of leukocytes as a new putative marker of low--grade chronic inflammation and early cardiovascular risk in polycystic ovary syndrome. J Clin Endocrinol Metab. 2005;90(1):2-5.
8. Rexrode KM, Pradhan A, Manson JE, Buring JE, Ridker PM. Relationship of total and abdominal adiposity with CRP and IL-6 in women. Ann Epidemiol. 2003;13(10):674-82.
9. Ibanez L, de Zegher F, Potau N. Premature pubarche, ovarian hyperandrogenism, hyperinsulinism and the polycystic ovary syndrome: from a complex constellation to a simple sequence of prenatal onset. J Endocrinol Invest. 1998; 21(9):558-66.
10. Melo AS, Vieira CS, Barbieri MA, Rosa ESAC, Silva AA, Cardoso VC, et al. High prevalence of polycystic ovary syndrome in women born small for gestational age. Hum Reprod. 2010; 25(8):2124-31.
11. Ibanez L, Valls C, Miro E, Marcos MV, de Zegher F Early menarche and subclinical ovarian hyperandrogenism in girls with reduced adult height after low birth weight. J Pediatr Endocrinol Metab. 2002;15(4):431-3.
12. Ibanez L, Potau N, de Zegher F. Precocious pubarche, dyslipidemia, and low IGF binding protein-1 in girls: relation to reduced prenatal growth. Pediatr Res. 1999;46(3):320-2.
13. Ibanez L, Potau N, Francois I, de Zegher F. Precocious pubarche, hyperinsulinism, and ovarian hyperandrogenism in girls: relation to reduced fetal growth. J Clin Endocrinol Metab. 1998;83(10):3558-62.
14. Ibanez L, Potau N, Chacon P, Pascual C, Carrascosa A. Hyperinsulinaemia, dyslipaemia and cardiovascular risk in girls with a history of premature pubarche. Diabetologia. 1998; 41(9):1057-63.
15. Ibanez L, Ong K, de Zegher F, Marcos MV, del Rio L, Dunger DB. Fat distribution in non-obese girls with and without precocious pubarche: central adiposity related to insulinaemia and androgenaemia from prepuberty to postmenarche. Clin Endocrinol (Oxf). 2003;58(3):372-9.
16. Ibanez L, Dimartino-Nardi J, Potau N, Saenger P. Premature adrenarche--normal variant or forerunner of adult disease? Endocr Rev. 2000; 21(6):671-96.
17. Ibanez L, de Zegher F, Potau N. Anovulation after precocious pubarche: early markers and time course in adolescence. J Clin Endocrinol Metab. 1999;84(8):2691-5.
18. Ibanez L, Valls C, Potau N, Marcos MV, de Zegher F. Sensitization to insulin in adolescent girls to normalize hirsutism, hyperandrogenism, oligomenorrhea, dyslipidemia, and hyperinsulinism after precocious pubarche. J Clin Endocrinol Metab. 2000;85(10):3526-30.
19. Ibanez L, Potau N, Ferrer A, Rodriguez-Hierro F, Marcos MV, De Zegher F. Anovulation in eumenorrheic, nonobese adolescent girls born small for gestational age: insulin sensitization induces ovulation, increases lean body mass, and reduces abdominal fat excess, dyslipidemia, and subclinical hyperandrogenism. J Clin Endocrinol Metab. 2002;87(12):5702-5.
20. Zhang LH, Rodriguez H, Ohno S, Miller WL. Serine phosphorylation of human P450c17 increases 17,20-lyase activity: implications for adrenarche and the polycystic ovary syndrome. Proc Natl Acad Sci U S A. 1995;92(23):10619-23.
21. De Leo V, Lanzetta D, D'Antona D, la Marca A, Morgante G. Hormonal effects of flutamide in young women with polycystic ovary syndrome. J Clin Endocrinol Metab. 1998;83(1):99-102.
22. Ibanez L, Potau N, Marcos MV, de Zegher F. Treatment of hirsutism, hyperandrogenism, oligomenorrhea, dyslipidemia, and hyperinsulinism in nonobese, adolescent girls: effect of flutamide. J Clin Endocrinol Metab. 2000;85(9):3251-5.
23. Reis RM, Foss MC, de Moura MD, Ferriani RA, Silva de Sa MF. Insulin secretion in obese and non-obese women with polycystic ovary syndrome and its relationship with hyperandrogenism. Gynecol Endocrinol. 1995;9(1):45-50.

24. Premoli AC, Santana LF, Ferriani RA, Moura MD, De Sa MF, Reis RM. Growth hormone secretion and insulin-like growth factor-1 are related to hyperandrogenism in nonobese patients with polycystic ovary syndrome. Fertil Steril. 2005;83(6):1852-5.
25. Kristiansen SB, Endoh A, Casson PR, Buster JE, Hornsby PJ. Induction of steroidogenic enzyme genes by insulin and IGF-I in cultured adult human adrenocortical cells. Steroids. 1997; 62(2):258-65.
26. Cacciatori V, Bellavere F, Pezzarossa A, Dellera A, Gemma ML, Thomaseth K, et al. Power spectral analysis of heart rate in hyperthyroidism. J Clin Endocrinol Metab. 1996;81(8):2828-35.
27. Suikkari AM, Koivisto VA, Rutanen EM, Yki-Jarvinen H, Karonen SL, Seppala M. Insulin regulates the serum levels of low molecular weight insulin-like growth factor-binding protein. J Clin Endocrinol Metab. 1988;66(2):266-72.
28. Coviello AD, Legro RS, Dunaif A. Adolescent girls with polycystic ovary syndrome have an increased risk of the metabolic syndrome associated with increasing androgen levels independent of obesity and insulin resistance. J Clin Endocrinol Metab. 2006;91(2):492-7.
29. Leibel NI, Baumann EE, Kocherginsky M, Rosenfield RL. Relationship of adolescent polycystic ovary syndrome to parental metabolic syndrome. J Clin Endocrinol Metab. 2006;91(4):1275-83.
30. Apridonidze T, Essah PA, Iuorno MJ, Nestler JE. Prevalence and characteristics of the metabolic syndrome in women with polycystic ovary syndrome. J Clin Endocrinol Metab. 2005; 90(4):1929-35.
31. Dunaif A, Segal KR, Futterweit W, Dobrjansky A. Profound peripheral insulin resistance, independent of obesity, in polycystic ovary syndrome. Diabetes. 1989;38(9):1165-74.
32. Alexander-Bridges M, Buggs C, Giere L, Denaro M, Kahn B, White M, et al. Models of insulin action on metabolic and growth response genes. Mol Cell Biochem. 1992;109(2):99-105.
33. Peppard HR, Marfori J, Iuorno MJ, Nestler JE. Prevalence of polycystic ovary syndrome among premenopausal women with type 2 diabetes. Diabetes Care. 2001;24(6):1050-2.
34. Ehrmann DA, Barnes RB, Rosenfield RL, Cavaghan MK, Imperial J. Prevalence of impaired glucose tolerance and diabetes in women with polycystic ovary syndrome. Diabetes Care. 1999;22(1):141-6.
35. Legro RS, Kunselman AR, Dodson WC, Dunaif A. Prevalence and predictors of risk for type 2 diabetes melito and impaired glucose tolerance in polycystic ovary syndrome: a prospective, controlled study in 254 affected women. J Clin Endocrinol Metab. 1999;84(1):165-9.
36. Zawadski JK, Dunaif A. Diagnostic criteria for polycystic ovary syndrome: towards a rational approach. In: Dunaif A, Givens JR, Haseltine F, editors. Polycystic ovary syndrome. Boston: Blackwell Scientific; 1992. p. 377-84.
37. Rotterdam ESHRE/ASRM-Sponsored PCOS Consensus Workshop Group. Revised 2003 consensus on diagnostic criteria and long-term health risks related to polycystic ovary syndrome (PCOS). Hum Reprod. 2004;19(1):41-7.
38. Apter D, Vihko R. Serum pregnenolone, progesterone, 17-hydroxyprogesterone, testosterone and 5 alpha-dihydrotestosterone during female puberty. J Clin Endocrinol Metab. 1977;45(5): 1039-48.
39. Venturoli S, Porcu E, Fabbri R, Paradisi R, Ruggeri S, Bolelli G, et al. Menstrual irregularities in adolescents: hormonal pattern and ovarian morphology. Horm Res. 1986;24(4):269-79.
40. Venturoli S, Porcu E, Gammi L, Magrini O, Fabbri R, Paradisi R, et al. Different gonadotropin pulsatile fashions in anovulatory cycles of young girls indicate different maturational pathways in adolescence. J Clin Endocrinol Metab. 1987;65(4):785-91.
41. Fernandes AR, de Sa Rosa e Silva AC, Romao GS, Pata MC, dos Reis RM. Insulin resistance in adolescents with menstrual irregularities. J Pediatr Adolesc Gynecol. 2005;18(4):269-74.
42. Avvad CK, Holeuwerger R, Silva VC, Bordallo MA, Breitenbach MM. Menstrual irregularity in the first postmenarchal years: an early clinical sign of polycystic ovary syndrome in adolescence. Gynecol Endocrinol. 2001;15(3):170-7.
43. Coviello AD, Sam S, Legro RS, Dunaif A. High prevalence of metabolic syndrome in first-degree male relatives of women with polycystic ovary syndrome is related to high rates of obesity. J Clin Endocrinol Metab. 2009;94(11):4361-6.
44. Ferriman D, Gallwey JD. Clinical assessment of body hair growth in women. J Clin Endocrinol Metab. 1961;21:1440-7.
45. Hatch R, Rosenfield RL, Kim MH, Tredway D. Hirsutism: implications, etiology, and management. Am J Obstet Gynecol. 1981;140(7):815-30.
46. Vermeulen A, Verdonck L, Kaufman JM. A critical evaluation of simple methods for the estimation of free testosterone in serum. J Clin Endocrinol Metab. 1999;84(10):3666-72.
47. Mendelson EB, Bohm-Velez M, Joseph N, Neiman HL. Gynecologic imaging: comparison of transabdominal and transvaginal sonography. Radiology. 1988;166(2):321-4.
48. Michelmore KF, Balen AH, Dunger DB, Vessey MP. Polycystic ovaries and associated clinical and biochemical features in young women. Clin Endocrinol (Oxf). 1999;51(6):779-86.
49. Rosenfield RL. Polycystic ovary syndrome and insulin-resistant hyperinsulinemia. J Am Acad Dermatol. 2001;45(3 Suppl):S95-104.
50. Ciaraldi TP, Aroda V, Mudaliar S, Chang RJ, Henry RR. Polycystic ovary syndrome is associated with tissue-specific differences in insulin resistance. J Clin Endocrinol Metab. 2009;94(1):157-63.

51. de Paula Martins W, Santana LF, Nastri CO, Ferriani FA, de Sa MF, Dos Reis RM. Agreement among insulin sensitivity indexes on the diagnosis of insulin resistance in polycystic ovary syndrome and ovulatory women. Eur J Obstet Gynecol Reprod Biol. 2007;133(2):203-7.
52. Geloneze B, Vasques AC, Stabe CF, Pareja JC, Rosado LE, Queiroz EC, et al. HOMA1-IR and HOMA2-IR indexes in identifying insulin resistance and metabolic syndrome: Brazilian Metabolic Syndrome Study (BRAMS). Arq Bras Endocrinol Metabol. 2009;53(2):281-7.
53. Third Report of the National Cholesterol Education Program (NCEP) Expert Panel on Detection, Evaluation, and Treatment of High Blood Cholesterol in Adults (Adult Treatment Panel III) final report. Circulation. 2002;106(25):3143-421.
54. International Diabetes Federation. The IDF consensus definition of the metabolic syndrome in children and adolescents [Internet]. Brussels: IDF; c2007 [capturado em 29 out. 2010]. Disponível em: http://www.idf.org/webdata/docs/Mets_definition_children.pdf.
55. Carmina E, Rosato F, Janni A, Rizzo M, Longo RA. Extensive clinical experience: relative prevalence of different androgen excess disorders in 950 women referred because of clinical hyperandrogenism. J Clin Endocrinol Metab. 2006; 91(1):2-6.
56. Brassard M, AinMelk Y, Baillargeon JP. Basic infertility including polycystic ovary syndrome. Med Clin North Am. 2008;92(5):1163-92, xi.
57. Santana LF, Ferriani RA, Sa MF, Reis RM. Treatment of infertility in women with polycystic ovary syndrome. Rev Bras Ginecol Obstet. 2008; 30(4):201-9.
58. Ehrmann DA. Polycystic ovary syndrome. N Engl J Med. 2005;352(12):1223-36.
59. Woods KS, Reyna R, Azziz R. Effect of oral micronized progesterone on androgen levels in women with polycystic ovary syndrome. Fertil Steril. 2002;77(6):1125-7.
60. Bagis T, Gokcel A, Zeyneloglu HB, Tarim E, Kilicdag EB, Haydardedeoglu B. The effects of short-term medroxyprogesterone acetate and micronized progesterone on glucose metabolism and lipid profiles in patients with polycystic ovary syndrome: a prospective randomized study. J Clin Endocrinol Metab. 2002;87(10):4536-40.
61. Martin KA, Chang RJ, Ehrmann DA, Ibanez L, Lobo RA, Rosenfield RL, et al. Evaluation and treatment of hirsutism in premenopausal women: an endocrine society clinical practice guideline. J Clin Endocrinol Metab. 2008;93(4):1105-20.
62. Kiddy DS, Hamilton-Fairley D, Bush A, Short F, Aryaoku V, Reed MJ, et al. Improvement in endocrine and ovarian function during dietary treatment of obese women with polycystic ovary syndrome. Clin Endocrinol (Oxf). 1992;36(1):105-11.
63. Guzick DS, Wing R, Smith D, Berga SL, Winters SJ. Endocrine consequences of weight loss in obese, hyperandrogenic, anovulatory women. Fertil Steril. 1994;61(4):598-604.
64. Pasquali R, Gambineri A. Role of changes in dietary habits in polycystic ovary syndrome. Reprod Biomed Online. 2004;8(4):431-9.
65. Norman RJ, Noakes M, Wu R, Davies MJ, Moran L, Wang JX. Improving reproductive performance in overweight/obese women with effective weight management. Hum Reprod Update. 2004;10(3):267-80.
66. Dominguez LJ, Davidoff AJ, Srinivas PR, Standley PR, Walsh MF, Sowers JR. Effects of metformin on tyrosine kinase activity, glucose transport, and intracellular calcium in rat vascular smooth muscle. Endocrinology. 1996;137(1):113-21.
67. Kirpichnikov D, McFarlane SI, Sowers JR. Metformin: an update. Ann Intern Med. 2002;137(1): 25-33.
68. DeFronzo RA, Goodman AM. Efficacy of metformin in patients with non-insulin-dependent diabetes melito. The Multicenter Metformin Study Group. N Engl J Med. 1995;333(9):541-9.
69. Sulkin TV, Bosman D, Krentz AJ. Contraindications to metformin therapy in patients with NIDDM. Diabetes Care. 1997;20(6):925-8.
70. Santana LF, de Sa MF, Ferriani RA, de Moura MD, Foss MC, dos Reis RM. Effect of metformin on the clinical and metabolic assessment of women with polycystic ovary syndrome. Gynecol Endocrinol. 2004;19(2):88-96.
71. Kolodziejczyk B, Duleba AJ, Spaczynski RZ, Pawelczyk L. Metformin therapy decreases hyperandrogenism and hyperinsulinemia in women with polycystic ovary syndrome. Fertil Steril. 2000;73(6):1149-54.
72. Nardo LG, Rai R. Metformin therapy in the management of polycystic ovary syndrome: endocrine, metabolic and reproductive effects. Gynecol Endocrinol. 2001;15(5):373-80.
73. Glueck CJ, Fontaine RN, Wang P, Subbiah MT, Weber K, Illig E, et al. Metformin reduces weight, centripetal obesity, insulin, leptin, and low-density lipoprotein cholesterol in nondiabetic, morbidly obese subjects with body mass index greater than 30. Metabolism. 2001;50(7):856-61.
74. Moghetti P, Castello R, Negri C, Tosi F, Perrone F, Caputo M, et al. Metformin effects on clinical features, endocrine and metabolic profiles, and insulin sensitivity in polycystic ovary syndrome: a randomized, double-blind, placebo-controlled 6-month trial, followed by open, long-term clinical evaluation. J Clin Endocrinol Metab. 2000;85(1):139-46.
75. Nissen SE, Wolski K. Effect of rosiglitazone on the risk of myocardial infarction and death from cardiovascular causes. N Engl J Med. 2007; 356(24):2457-71.

capítulo 15 | Hirsutismo

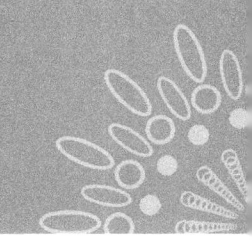

Rosana Maria dos Reis
Laura Ferreira Santana

Introdução 209
Etiologia e quadro clínico 209
Diagnóstico 211
Tratamento 214
Anticoncepcionais combinados orais 215
Antiandrogênios 215
Droga que melhora a sensibilidade à insulina 218
Agonista do hormônio liberador de gonadotrofinas (aGnRH) 218
Considerações finais 220

■ INTRODUÇÃO

Hirsutismo é o aparecimento de pelos em áreas do corpo onde normalmente eles são ausentes. Na mulher, o hirsutismo está relacionado ao hiperandrogenismo; os pelos têm distribuição masculina com maior ou menor intensidade, de acordo com os níveis séricos de hormônios androgênicos e/ou sensibilidade dos receptores nas células-alvo (pele, folículo piloso, etc.).

O hirsutismo resulta da ação dos androgênios circulantes sobre a pele. Isso se deve à atividade de enzimas capazes de disponibilizar ou não metabólitos androgênicos mais ativos no interior do folículo pilossebáceo.

■ ETIOLOGIA E QUADRO CLÍNICO

Pode-se classificar o hirsutismo em três categorias:

1. **Excesso de androgênios produzidos pelos ovários e/ou adrenais:** síndrome dos ovários policísticos (SOP), hiperplasia adrenal congênita na forma não clássica ou de início tardio, Síndrome de Cushing e tumores produtores de androgênios ovarianos ou adrenais.
2. **Aumento da sensibilidade cutânea aos androgênios circulantes:** hirsutismo "idiopático", caracterizado por hirsutismo isolado, na presença de ciclo menstrual regular e ovulatório.
3. **Alterações secundárias no transporte e/ou metabolismo de androgênios:** doenças da tireoide, hiperprolactinemia, uso de drogas (fenotiazinas, danazol, ciclosporina, etc.).

A síndrome dos ovários policísticos (SOP) é uma das causas mais frequentes de hirsutismo. Sua prevalência em mulheres na idade reprodutiva varia de 4 a 8%.[1] O quadro clínico caracteriza-se pela irregularidade menstrual, tipo oligo/amenorreia, associada à manifestação de hiperandrogenismo, como hirsutismo, acne, pele oleosa. A infertilidade está comumente presente nessas mulheres, por se tratar de um quadro de anovulação crônica. Os sintomas se iniciam no período peripuberal. Cerca de 50% dessas mulheres têm obesidade e em 50 a 70% delas, em especial nas obesas, a resistência à insulina com hiperinsulinemia compensatória estará presente.[2] Desta maneira, essas mulheres correm mais riscos de desenvolver intolerância à glicose, diabetes melito e doença cardiovascular.

A hiperplasia adrenal congênita é secundária à deficiência enzimática na cascata da produção de corticosteroides e esteroides, com acúmulo dos precursores e desvio para a produção de outros metabólitos. As deficiências enzimáticas mais comuns são das enzimas 21-hidroxilase, 11-beta-hidroxilase e 3-beta-hidroxiesteroide desidrogenase/4,5-isomerase (3-beta-HSD). Como o metabólito final da esteroidogênese adrenal é o cortisol, sua produção fica comprometida na deficiência dessas enzimas. Quando há escassez ou ausência desse hormônio no organismo, na dependência parcial ou total da enzima, a hipófise, na tentativa de compensar este déficit, promove um hiperestímulo da adrenal e causa a hiperplasia da glândula adrenal. A esteroidogênese adrenal está ilustrada na Figura 15.1.

A hiperplasia adrenal por deficiência da enzima 21-hidroxilase é a causa mais frequente de hirsutismo de origem adrenal. Se a deficiência for total, a manifestação é precoce, geralmente intrauterina, podendo haver masculinização de feto feminino, com formação de clitoromegalia a genitália total masculina. Se a deficiência for parcial, a manifestação pode ser tardia (forma não clássica) ocorrendo geralmente após o período puberal. A clínica, neste caso, é de hiperandrogenismo com diferentes graus de masculinização, como hirsutismo, acne, aumento da oleosidade da pele, queda de cabelo, clitoromegalia, hipertrofia muscular, engrossamento da voz, além das manifestações clínicas de hipocortisolismo. Vale ressaltar que gestantes com hiperplasia adrenal congênita, se não estiverem bem controladas durante toda a gestação e, principalmente, no período da embriogênese, poderão causar a masculinização de seus fetos femininos.

Os tumores produtores de androgênios ovarianos e adrenais são relativamente raros, mas devem ser lembrados como causa de hirsutismo, com início recente,

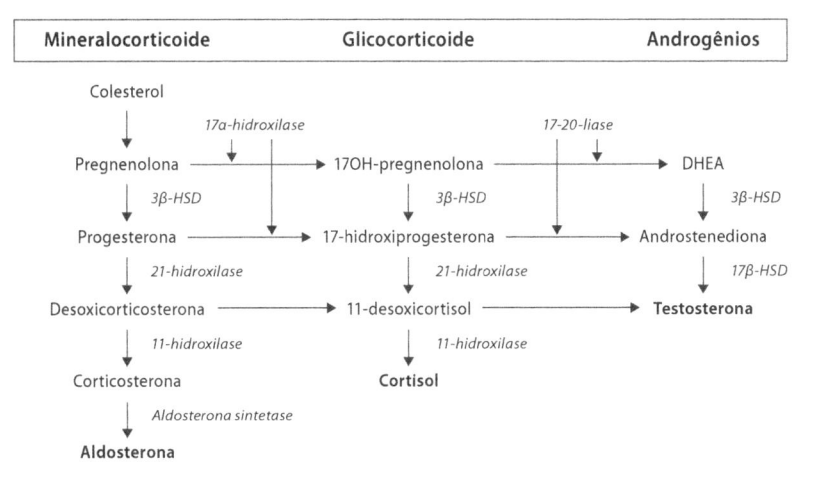

| Mineralocorticoide | Glicocorticoide | Androgênios |

Colesterol
↓ 17α-hidroxilase   17-20-liase
Pregnenolona ──────► 17OH-pregnenolona ──────► DHEA
↓ 3β-HSD   ↓ 3β-HSD   ↓ 3β-HSD
Progesterona ──────► 17-hidroxiprogesterona ──► Androstenediona
↓ 21-hidroxilase   ↓ 21-hidroxilase   ↓ 17β-HSD
Desoxicorticosterona ──► 11-desoxicortisol ──► **Testosterona**
↓ 11-hidroxilase   ↓ 11-hidroxilase
Corticosterona   **Cortisol**
↓ Aldosterona sintetase
Aldosterona

Figura 15.1. Esteroidogênese adrenal. DHEA = deidroepiandrosterona.

progressão rápida e virilização. Entre as neoplasias ovarianas podemos relacionar os arrenoblastomas, androblastomas (tumores de células Sertoli-Leydig), tumores de teca-granulosa, tumores de células hilares, disgerminomas, teratomas, gonadoblastomas, tecomas luteinizados e luteomas. Os tumores virilizantes adrenais, embora sejam muito raros, são graves, e o quadro clínico tem início abrupto e progressão rápida.

A Síndrome de Cushing deve ser lembrada especialmente quando a mulher apresenta obesidade central, estrias purpúreas, hipertensão e diabetes.

Já o hirsutismo idiopático está presente sem outras manifestações clínicas ou alterações laboratoriais.

■ DIAGNÓSTICO

Anamnese

Avaliar:

* Início e evolução do hirsutismo;
* Sintomas associados: acne, seborreia, alopecia;
* Padrão menstrual;
* Antecedentes obstétricos;
* Antecedentes familiares e raciais;
* Manifestações de outras endocrinopatias: diabetes, disfunção tireoidiana ou adrenal, e hipoestrogenismo.

Exame Físico

- **Presença de pelos e distribuição corporal:** escore de Ferriman e Gallwey modificado,[3,4] para avaliação inicial e evolução clínica. Este índice é definido pela soma da pontuação de nove áreas do corpo (de 0 a 4 pontos cada uma) (Anexo 2). Somatória maior que 8 indica hirsutismo;
- Presença de *Acantose nigricans*;
- Índice de massa corporal (IMC = peso/altura^2);
- Medida da cintura para avaliar adiposidade abdominal. Pacientes que apresentam IMC menor ou igual a trinta e medida da cintura maior que 88 cm são de risco para desenvolver doença metabólica;
- **Sinais de virilização:** hipertrofia de clitóris, aumento da massa muscular e modificação do tom da voz;
- Galactorreia;
- Estrias purpúreas, face de "lua cheia", hipertensão arterial e obesidade central;
- Sinais de distúrbio da tireoide ou adrenal.

Exames complementares

Devem ser solicitados de acordo com a hipótese diagnóstica da avaliação clínica.

Avaliação laboratorial e testes funcionais

As amostras de sangue para dosagens hormonais basais devem ser obtidas preferencialmente até o sétimo dia do ciclo:

- Prolactina;
- TSH – Hormônio Estimulador da Tireoide;
- FSH – Hormônio Folículo-estimulante;
- Testosterona total ou testosterona livre ou cálculo do índice de testosterona livre [FAI = (100 × T)/SHBG][5] (FAI = *free androgen index*, T = testosterona, SHBG, proteína transportadora dos hormônios sexuais, do inglês *sex hormone-binding globulin*);
- DHEA-S – Sulfato de Deidroepiandrosterona;
- 17-hidroxiprogesterona – 17-OHP;
- Cortisol;
- Teste do ACTH (Cortrosina). O teste pode ser feito com base num quadro clínico de hirsutismo grave ou virilização ou na presença de níveis plasmáticos basais de 17-OHP limítrofes ou discretamente aumentados (Fig. 15.2). Ver a metodologia no Capítulo 3 – Testes endocrinológicos de uso clínico.
- Insulina e glicose basais. Os valores de insulina de jejum e os índices basais estão expressos na Tabela 15.1.

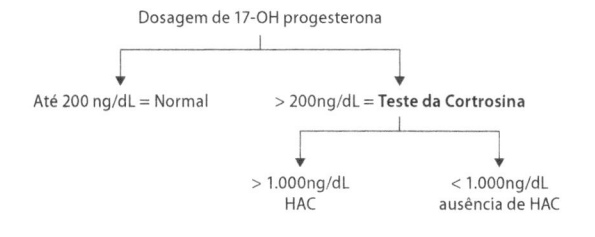

```
                    Dosagem de 17-OH progesterona
                                |
        ┌───────────────────────┴───────────────────────┐
Até 200 ng/dL = Normal                    > 200ng/dL = Teste da Cortrosina
                                ┌───────────────┴───────────────┐
                           > 1.000ng/dL                    < 1.000ng/dL
                              HAC                          ausência de HAC
```

Figura 15.2.
Pesquisa de hiperplasia adrenal congênita.

Tabela 15.1. Insulina de jejum e índices basais para avaliação de resistência à insulina na população brasileira

ÍNDICE	VALOR DE CORTE
Insulina de jejum[2] (µUI/mL)	> 10,8
QUICKI[2] (1/log I + log G)	< 0,35
HOMA-IR[6] (G [mg/dL] x 0,05551 x I [µUI/mL] / 22,5)	> 2,7

QUICKI = *Quantitative insulin sensitivity check index*; HOMA-IR = *Homeostatic model assessment insulin resistence*.

- **Teste de tolerância à glicose oral (TTGO):** indicado para mulheres com irregularidade menstrual e hirsutismo, quando se suspeita de anovulação crônica, independentemente do peso, em especial para portadoras de *Acantosis nigricans*. Ver metodologia no Capítulo 3 – Testes endocrinológicos de uso clínico.
- **Teste de supressão da adrenal com dexametasona:** para detecção da produção autônoma de cortisol ou de ACTH, na suspeita diagnóstica de Síndrome de Cushing. Ver metodologia no Capítulo 3 – Testes endocrinológicos de uso clínico.

Avaliação de imagem

- Ultrassonografia de pelve e abdome: para pesquisa de massas em topografia de ovários e adrenais, de preferência com a realização de ultrassom Doppler para completar a caracterização da massa.
  Na presença de irregularidade menstrual, associada a hiperandrogenismo clínico e/ou laboratorial, o ultrassom dos ovários é recomendado.
- Tomografia computadorizada ou ressonância nuclear magnética: para identificar massas que não foram bem definidas no exame de ultrassom, principalmente massas adrenais.

O resumo da avaliação clínica e dos exames complementares relacionados às diferentes etiologias do hirsutismo encontram-se na Tabela 15.2.

Tabela 15.2. Avaliação clínica e exames complementares das diferentes causas de hirsutismo

CONDIÇÃO	APRESENTAÇÃO CLÍNICA	EXAMES COMPLEMENTARES
Hirsutismo idiopático	Hirsutismo Ciclos menstruais regulares	Testosterona total e livre
SOP	Hirsutismo Irregularidade menstrual Infertilidade Ganho de peso *Acantosis nigricans* Síndrome metabólica	Testosterona total e livre SHBG DHEA-S Androstenediona UST-TV *Screening* metabólico
Hiperplasia adrenal congênita não clássica (de início tardio)	Início do hirsutismo antes da puberdade Irregularidade menstrual ou amenorreia primária Pubarca prematura	Testosterona total e livre SHBG DHEA-S Androstenediona 17-OHP
Hiperprolactinemia	Hirsutismo Galactorreia Defeitos do campo visual	PRL
Tumor ovariano ou adrenal	Hirsutismo de início súbito, severo ou progressivo Virilização	Testosterona total e livre SHBG DHEA-S Androstenediona TC ou RM (abdome ou pelve)
Disfunção da tireoide	Hirsutismo Intolerância ao calor ou ao frio Alopecia Alteração do peso Alteração da textura da pele	Testosterona total e livre SHBG DHEA-S Androstenediona TSH, T4 livre Anticorpos antitireoidianos
Síndrome de Cushing	Hirsutismo Alteração de humor ou de sono Estrias Redistribuição da gordura corporal, face de lua cheia, depósito de gordura supraclavicular Fraqueza proximal, fadiga Hipertensão Resistência à insulina	Cortisol livre urinário de 24 horas Teste de supressão com dexametasona

DHEA-S = Deidroepiandrosterona; PRL = prolactina; RM = ressonância magnética; TC = tomografia computadorizada; SHBG = proteína transportadora dos hormônios sexuais, do inglês *sex-hormone-binding globulin*; TSH = hormônio estimulador da tireoide; T4 = tiroxina; US-TV = ultrassom transvaginal.
Fonte: Adaptada de Harrison e colaboradores.[7]

■ TRATAMENTO

Hiperandrogenismo de origem ovariana

O tratamento medicamentoso para o hirsutismo deve ter como princípio reduzir a produção e diminuir a fração livre de androgênios circulantes, bem como promover o aumento das proteínas carreadoras e também bloquear a sua ação local. Embora exista uma variação individual importante com o uso de antiandrogênios, em média, essa terapia reduz o hirsutismo em um terço. A terapia inibe a transformação do velo em pelo terminal, porém esse efeito somente ocorre após 9 a 12 meses, devido à longa duração do ciclo de crescimento dos folículos pilosos. Os antiandrogênios, quando prescritos, devem ser utilizados em conjunto com anticoncepcional hormonal, pois podem causar irregularidade menstrual e têm potencial teratogênico na feminização de fetos masculinos.[8]

São poucos os estudos que comparam os diferentes tipos de antiandrogênios em mulheres com hirsutismo. A terapia antiandrogênica realizada com medicamentos que inibem a ligação dos andrógenios ao seu receptor são superiores às drogas que interferem apenas no metabolismo da testosterona. A escolha de qual antiandrogênio utilizar depende da avaliação dos custos, dos efeitos colaterais e do potencial de toxicidade.

■ ANTICONCEPCIONAIS COMBINADOS ORAIS

Os Anticoncepcionais Combinados Orais (ACO) são considerados como a primeira linha de tratamento medicamentoso para o tratamento do hirsutismo, segundo as diretrizes de 2008, da Sociedade Endócrina.[9] Eles diminuem a fração livre de testosterona, principalmente por alterar a produção ovariana ao causar a supressão dos níveis séricos de gonadotrofinas e também por aumentar os níveis da SHBG, que provocam diminuição dos andrógenios livres, os quais são biologicamente ativos.[10] Também são eficazes por diminuir os níveis de DHEA-S.[11] O uso dos ACO diminui a transformação do velo em pelo terminal, mas geralmente não reverte o hirsutismo. A maioria das adolescentes com SOP que são tratadas com ACO podem esperar uma progressão arrastada do hirsutismo, com redução da necessidade de raspar os pelos pela metade e melhora da acne dentro de três meses. Os componentes dos ACO para o tratamento do hirsutismo devem ter a menor atividade androgênica possível. São utilizados preferencialmente os ACO com baixa dosagem de etinilestradiol (20 ou 30 μg), associados ao acetato de ciproterona, drospirenona ou clormadinona, pelo seu efeito antiandrogênico. A comparação dos diferentes estudos clínicos prospectivos sugere que drosperinona é um dos tratamentos da acne facial severa mais benéficos.[12] Como segunda opção, preferir as associações com desogestrel ou gestodene. Podem ser utilizados mesmo em pacientes sem vida sexual ativa.

■ ANTIANDROGÊNIOS

Espironolactona

A espironolactona é provavelmente a mais segura e potente droga antiandrogênica aprovada pela Food and Drug Administration (FDA) e recomendada nos Estados Unidos como terapia de escolha. É um antagonista dos receptores de andrógenios e de aldosterona, promove aumento do clearance dos andrógenios e inibição da síntese de testosterona nas células adrenais e ovarianas produtoras de esteroides. Tem ação também por competir com a di-hidrotestosterona por ligação no receptor de androgênios e inibir enzimas envolvidas na sua biossíntese. É a droga antiandrogênica de preferência para pacientes obesas. A dose preconizada é de 100 a 200 mg/dia contínuo (administrada pela manhã ou no horário do almoço).

Melhora o hirsutismo em aproximadamente um terço, o que pode ser demonstrado com a utilização do escore de Ferriman-Gallwey modificado. É importante ressaltar, mais uma vez, que essa resposta depende de cada indivíduo. A dose recomendada para iniciar o tratamento é de 100 mg ao dia. A espironolactona deve ser utilizada enquanto a adolescente desejar manter a melhora do hirsutismo, e a sua administração, nessas doses, costuma ser bem tolerada. Os principais efeitos colaterais incluem fadiga e hipercalemia, sendo esta última rara em mulheres com função renal normal. Análises laboratoriais de eletrólitos deveriam ser realizadas em uma ou duas semanas após o início da terapia com espironolactona. Desconforto abdominal e sangramento menstrual irregular também podem ocorrer com mais frequência, o que costuma melhorar com adição de ACO,[9,13,14] por isso, geralmente, há necessidade de associá-la a este medicamento.

Acetato de ciproterona

É um derivado da 17-OH progesterona. Compete com a di-hidrotestosterona na ligação com o receptor de androgênios, reduzindo as concentrações séricas de prolactina (LH), o que repercute em menores concentrações ovarianas de androgênios.[15]

O acetato de ciproterona é um progestagênio com atividade antiandrogênica efetiva para o tratamento do hirsutismo. O uso deste medicamento não foi avaliado nos Estados Unidos, mas tem sido usado no Brasil, Canadá e México em ACO contendo etinilestradiol e baixas doses de acetato de ciproterona de 2 mg. Está também disponível na Europa e no Brasil, como monoterapia, em doses maiores, de 12,5 a 100 mg. As agências reguladoras do uso de drogas na Europa têm recomendado que a sua utilização seja limitada a segunda opção terapêutica, devido ao aparente risco de hepatoxidade, quando comparado a outros progestagênios. Deve sempre ser associado a um método contraceptivo, pelo risco de teratogênese.

Os comprimidos disponíveis no Brasil são de 50 mg. A dose inicial é de 12,5 mg/dia (um quarto de comprimido), associado ao uso concomitante de ACO, de preferência do 5º ao 14º comprimido da cartela.

Flutamida

A flutamida é um antiandrogênio mais específico, porém com eficácia similar à ciproterona.[16-20] É um antagonista não esteroidal do receptor de androgênio. O seu uso tem sido limitado, devido à idiossincrasia do risco de hepatotoxicidade celular fatal.[21,22] A dose recomendada é de 250 a 750 mg/dia. A flutamida permite ovulação nas mulheres com SOP, no entanto, o seu uso com essa finalidade é limitado, devido ao risco potencial de feminilização de fetos masculinos. As diretrizes de 2008, da Sociedade Endócrina são contrárias ao uso rotineiro da flutamida, devido ao potencial risco de hepatotoxicidade, porém seu uso em baixas doses, de 62,5 mg, não tem sido associado a esse efeito hepático.[23-26] Também vale dizer que não há estudos sobre essa dose como monoterapia para o tratamento do hirsutismo.

Finasterida

A finasterida é um inibidor tipo 2 da 5-alfa-redutase, enzima que converte testosterona em di-hidrotestosterona, porém é menos efetiva que a espironolactona no tratamento do hirsutismo. O efeito inibitório que ocorre no uso dessa droga no tratamento do hirsutismo é parcial, pois nestes casos mantém-se a ação de enzimas tipo 1. A dose indicada é de 2,5 a 7,5 mg ao dia.[16] A dutasteride é um inibidor de ambos os tipos de enzimas, tipos 1 e 2 da 5-alfa-redutase, porém, seu uso só foi avaliado para o tratamento de hiperplasia prostática benigna.[27] Não há estudo clínico prospectivo, até o momento, que tenha avaliado o uso em mulheres com hirsutismo.

Assim como os outros antiandrogênios, a finasterida requer uso de método contraceptivo, pelo potencial risco de feminilização de feto masculino durante a gravidez.

Análise comparativa das drogas antiandrogênicas

A melhor evidência da utilização de antiandrogênios para o tratamento do hirsutismo foi realizada por meio de uma revisão sistemática e de uma meta-análise desenvolvidas em conjunto com as diretrizes de 2008, da Sociedade Endócrina. Os principais resultados dessa análise serão[16] relatados a seguir.

A avaliação da meta-análise de cinco estudos clínicos prospectivos de terapias antiandrogênicas (espironolactona, finasterida e flutamida) mostrou que ocorre uma redução significativa do índice de Ferriman-Gallwey, modificado com uso de drogas antiandrogênicas, quando comparados com placebo (média de diminuição de quatro pontos). Embora não haja comparações individuais entre eles, nesta parte da análise cada um deles mostrou-se mais efetivo que o placebo, e não parece haver diferenças significativas entre essas três drogas e o grupo placebo. Somente um estudo clínico prospectivo avaliou a comparação entre o uso de contraceptivo oral contendo baixas doses de acetato de ciproterona em comparação à finasterida e não foi observada diferença no índice de hirsutismo.

Na análise de quatro estudos clínicos prospectivos, a adição de antiandrogênios (espironolactona ou finasterida) ao contraceptivo oral foi significativamente mais eficaz no tratamento do hirsutismo que o uso de contraceptivo isolado (média da diferença no índice de hirsutismo 1 a 7). Em três estudos clínicos prospectivos que compararam antiandrogênios (flutamida ou espironolactona) com a metformina, o grupo de antiandrogênios mostrou maior redução no índice de hirsutismo (de 3 a 7).

■ DROGA QUE MELHORA A SENSIBILIDADE À INSULINA

A metformina tem sido a droga mais utilizada. É indicada para pacientes com resistência à insulina. Ela diminui a produção hepática de glicose e os níveis de insulina. A dose recomendada é de 1 a 2,5 g/dia (comprimidos de 500 e de 850 mg, que poderão ser usados de 12 em 12 horas a 8 em 8 horas). Habitualmente, inicia-se com a menor dose; o acompanhamento é clínico, com restabelecimento de ciclos ovulatórios, melhora do hirsutismo e perda de peso.[28] Para mais detalhes relativos a esta droga, ver Capítulo 14 – A síndrome dos ovários policísticos e a adolescência.

■ AGONISTA DO HORMÔNIO LIBERADOR DE GONADOTROFINAS (aGnRH)

O aGnRH suprime a liberação de LH e FSH, levando a um declínio na produção de androgênios ovarianos. A terapia com aGnRH parece não ter vantagens sobre a terapia com ACO e antiandrogênios.[29] Além disso, o tratamento com aGnRH é caro, requer administração injetável e precisa da associação de estrogênios para amenizar a sintomatologia do hipoestrogenismo. Seu uso é restrito a casos severos de hiperandrogenismo, como pacientes com hipertecose ovariana com baixa resposta terapêutica ao uso de ACO e antiandrogênios.

Hiperandrogenismo de origem adrenal

Glicocorticoides

Faz-se o bloqueio do ACTH com prednisona, inicialmente com doses baixas de 5 mg/dia pela manhã ou dexametasona na dose de 0,5 mg/dia; o acompanhamento é feito com dosagens de DHEA-S e cortisol, para ajuste da dose.

Em mulheres com hiperandrogenismo, embora os glicocorticoides possam melhorar o hirsutismo, os antiandrogênios são mais efetivos. Em um estudo clínico randomizado, sem placebo, mulheres foram alocadas para terapia com acetato de ciproterona ou hidrocortisona.[30] As pacientes tratadas com acetato de ciproterona apresentaram maior decréscimo no escore do hirsutismo (54%) após um ano, quando comparadas às mulheres tratadas com hidrocortisona (26%). Por outro lado, os níveis de androgênios somente se normalizaram no grupo tratado com hidrocortisona, sugerindo que metade da expressão cutânea do hiperandrogenismo é dependente da receptividade periférica aos androgênios.

Nos tumores ovarianos

Ressecção cirúrgica do tumor; dependendo do tipo histológico e do estadiamento, pode ser necessária a ooforectomia bilateral e a histerectomia. A indicação de terapia complementar, como a quimioterapia, está associada geralmente ao tipo histológico do tumor e ao estadiamento.

Nos tumores adrenais

É feita ressecção cirúrgica do tumor; há relativamente alta frequência de bilateralidade nos tumores adrenais.

Hiperprolactinemia

* **Bromocriptina:** iniciar com 2,5 mg/dia (fracionar o comprimido em quatro partes e administrar um quarto do comprimido; dobrar a dose semanalmente até alcançar a dose desejada). Avaliar os níveis de prolactina após 20 a 30 dias do uso da medicação. Se necessário, aumentar a dose e reavaliar novamente em um período de 20 a 30 dias. O desejado é que os níveis de prolactina estejam abaixo do valor de normalidade. Manter a dose da medicação eficaz para esses níveis por um período de um ano. Somente após esse período interromper a medicação.
* **Cabergolina:** iniciar com 0,25 mg (comprimidos de 0,5 mg), administrado duas vezes na semana. A dose máxima é de 2 mg/semana. O controle dos níveis de prolactina e o ajuste da dose podem ser realizados com um intervalo de 10 dias, e o seguimento, após normalização dos níveis de prolactina, são semelhantes ao descrito anteriormente.

Ver mais detalhes sobre as medicações descritas acima, no Capítulo 13 – Hiperprolactinemia na adolescência.

Disfunção da tireoide

O tratamento dependerá da causa da disfunção tireoidiana. A paciente deverá ser acompanhada pelo endocrinologista.

Medidas complementares

As medidas cosméticas e físicas para o tratamento do hirsutismo vão desde a remoção até o uso de substâncias que retardam o crescimento capilar.[6] A remoção envolve tolerância, custos, desconforto, dor e complicações. Agentes químicos usados para depilar e descolorir pelos podem causar irritação na pele. Nos Estados Unidos são utilizados cremes tópicos que têm em seus componentes o cloridrato de eflornitina (Vaniqa®), medicação aprovada pela FDA e que promove o tratamento do pelo facial em mulheres. Eles promovem a inibição do crescimento do pelo por 6 a 8 semanas, porém o seu uso não atua na prevenção do reaparecimento de pelos corporais, e a duração do tratamento é indefinida.[31]

A terapia a *laser* ou a equivalente terapia de luz pulsada, remove permanentemente o pelo por destruição térmica da papila dérmica. Seu uso é aprovado pela FDA; ocorre redução de aproximadamente 30% dos pelos, sendo necessário em média três ou quatro sessões. Esse tratamento só poderá ser utilizado em uma área limitada.

Em algumas pessoas, especialmente as de pele negra, o seu uso pode levar ao aparecimento de manchas, o que limita a sua aplicação.[32] A eletrólise pode remover definitivamente o pelo, pois destroi a papila dérmica, porém trata-se de um processo doloroso.

Pode-se também lançar mão de descoloração e enfraquecimento dos pelos, com solução de óleo *bleaching* com água oxigenada 20 volumes em partes iguais.

Para pacientes obesas, com manifestações clínicas de hiperandrogenismo, a perda de peso melhora a ovulação e o excesso de androgênios. Mesmo que a mudança de hábitos e estilo de vida seja a principal indicação terapêutica para pacientes com obesidade, é difícil adolescentes obesas conseguirem realizá-la.

■ CONSIDERAÇÕES FINAIS

Nos casos de crianças e adolescentes com hirsutismo moderado ou severo, ou independentemente da intensidade, com manifestação súbita e progressiva, ou hirsutismo associado à virilização, os testes funcionais e exames de imagem devem ser realizados para melhor avaliação do caso.

Diante de hirsutismo grave, apesar da instituição de medidas cosméticas, sugere-se a terapia farmacológica. Os ACO devem ser a primeira opção de tratamento, sendo a associação de antiandrogênios recomendada após seis meses de pobre resposta terapêutica. Recomenda-se evitar a monoterapia antiandrogênica, utilizando-se estes medicamentos, mas apenas associados ao uso de contracepção. Drogas que melhoram a sensibilidade à insulina também são sugeridas.

■ REFERÊNCIAS

1. Carmina E, Rosato F, Janni A, Rizzo M, Longo RA. Extensive clinical experience: relative prevalence of different androgen excess disorders in 950 women referred because of clinical hyperandrogenism. J Clin Endocrinol Metab. 2006;91(1):2-6.
2. de Paula Martins W, Santana LF, Nastri CO, Ferriani FA, de Sa MF, Dos Reis RM. Agreement among insulin sensitivity indexes on the diagnosis of insulin resistance in polycystic ovary syndrome and ovulatory women. Eur J Obstet Gynecol Reprod Biol. 2007;133(2):203-7.
3. Ferriman D, Gallwey JD. Clinical assessment of body hair growth in women. J Clin Endocrinol Metab. 1961;21:1440-7.
4. Hatch R, Rosenfeld RL, Kim MH, Tredway D. Hirsutism: implications, etiology, and management. Am J Obstet Gynecol. 1981;140(7):815-30.
5. Vermeulen A, Verdonck L, Kaufman JM. A critical evaluation of simple methods for the estimation of free testosterone in serum. J Clin Endocrinol Metab. 1999;84(10):3666-72.
6. Geloneze B, Vasques AC, Stabe CF, Pareja JC, Rosado LE, Queiroz EC, et al. HOMA1-IR and HOMA2-IR indexes in identifying insulin resistance and metabolic syndrome: Brazilian Metabolic Syndrome Study (BRAMS). Arq Bras Endocrinol Metabol. 2009;53(2):281-7.
7. Harrison S, Somani N, Bergfeld WF. Update on the management of hirsutism. Cleve Clin J Med. 2010;77(6):388-98.
8. Rosenfield RL. Clinical practice. Hirsutism. N Engl J Med. 2005;353(24):2578-88.
9. Martin KA, Chang RJ, Ehrmann DA, Ibanez L, Lobo RA, Rosenfield RL, et al. Evaluation and treatment of hirsutism in premenopausal women:

an endocrine society clinical practice guideline. J Clin Endocrinol Metab. 2008;93(4):1105-20.
10. Granger LR, Roy S, Mishell DR Jr. Changes in unbound sex steroids and sex hormone binding globulin--binding capacity during oral and vaginal progestogen administration. Am J Obstet Gynecol. 1982;144(5):578-84.
11. Madden JD, Milewich L, Parker CR Jr, Carr BR, Boyar RM, Mac Donald PC. The effect of oral contraceptive treatment on the serum concentration of dehydroisoandrosterone sulfate. Am J Obstet Gynecol. 1978;132(4):380-4.
12. van Vloten WA, Sigurdsson V. Selecting an oral contraceptive agent for the treatment of acne in women. Am J Clin Dermatol. 2004;5(6):435-41.
13. Lobo RA, Shoupe D, Serafini P, Brinton D, Horton R. The effects of two doses of spironolactone on serum androgens and anagen hair in hirsute women. Fertil Steril. 1985;43(2):200-5.
14. Wong IL, Morris RS, Chang L, Spahn MA, Stanczyk FZ, Lobo RA. A prospective randomized trial comparing finasteride to spironolactone in the treatment of hirsute women. J Clin Endocrinol Metab. 1995;80(1):233-8.
15. Heinemann LA, Will-Shahab L, van Kesteren P, Gooren LJ. Safety of cyproterone acetate: report of active surveillance. Pharmacoepidemiol Drug Saf. 1997;6(3):169-78.
16. Swiglo BA, Cosma M, Flynn DN, Kurtz DM, Labella ML, Mullan RJ, et al. Clinical review: antiandrogens for the treatment of hirsutism: a systematic review and metaanalyses of randomized controlled trials. J Clin Endocrinol Metab. 2008;93(4):1153-60.
17. Cusan L, Dupont A, Gomez JL, Tremblay RR, Labrie F. Comparison of flutamide and spironolactone in the treatment of hirsutism: a randomized controlled trial. Fertil Steril. 1994; 61(2):281-7.
18. Venturoli S, Marescalchi O, Colombo FM, Macrelli S, Ravaioli B, Bagnoli A, et al. A prospective randomized trial comparing low dose flutamide, finasteride, ketoconazole, and cyproterone acetate-estrogen regimens in the treatment of hirsutism. J Clin Endocrinol Metab. 1999;84(4):1304-10.
19. Moghetti P, Tosi F, Tosti A, Negri C, Misciali C, Perrone F, et al. Comparison of spironolactone, flutamide, and finasteride efficacy in the treatment of hirsutism: a randomized, double blind, placebo-controlled trial. J Clin Endocrinol Metab. 2000;85(1):89-94.
20. Muderris, II, Bayram F, Guven M. A prospective, randomized trial comparing flutamide (250 mg/d) and finasteride (5 mg/d) in the treatment of hirsutism. Fertil Steril. 2000;73(5):984-7.
21. Wysowski DK, Freiman JP, Tourtelot JB, Horton ML 3rd. Fatal and nonfatal hepatotoxicity associated with flutamide. Ann Intern Med. 1993; 118(11):860-4.
22. Wysowski DK, Fourcroy JL. Flutamide hepatotoxicity. J Urol. 1996;155(1):209-12.
23. Ibanez L, Ong K, Ferrer A, Amin R, Dunger D, de Zegher F. Low-dose flutamide-metformin therapy reverses insulin resistance and reduces fat mass in nonobese adolescents with ovarian hyperandrogenism. J Clin Endocrinol Metab. 2003;88(6):2600-6.
24. Ibanez L, de Zegher F. Ethinylestradiol-drospirenone, flutamide-metformin, or both for adolescents and women with hyperinsulinemic hyperandrogenism: opposite effects on adipocytokines and body adiposity. J Clin Endocrinol Metab. 2004;89(4):1592-7.
25. Ibanez L, de Zegher F. Flutamide-metformin plus an oral contraceptive (OC) for young women with polycystic ovary syndrome: switch from third- to fourth-generation OC reduces body adiposity. Hum Reprod. 2004;19(8):1725-7.
26. Ibanez L, de Zegher F. Flutamide-metformin therapy to reduce fat mass in hyperinsulinemic ovarian hyperandrogenism: effects in adolescents and in women on third-generation oral contraception. J Clin Endocrinol Metab. 2003;88(10):4720-4.
27. Djavan B, Handl MJ, Dianat S. Combined medical treatment using dutasteride and tamsulosin for lower urinary tract symptoms suggestive of benign prostatic hyperplasia. Expert Opin Pharmacother. 2010;11(15):2535-47.
28. Santana LF, de Sa MF, Ferriani RA, de Moura MD, Foss MC, dos Reis RM. Effect of metformin on the clinical and metabolic assessment of women with polycystic ovary syndrome. Gynecol Endocrinol. 2004;19(2):88-96.
29. Carmina E, Lobo RA. Gonadotrophin-releasing hormone agonist therapy for hirsutism is as effective as high dose cyproterone acetate but results in a longer remission. Hum Reprod. 1997;12(4):663-6.
30. Spritzer P, Billaud L, Thalabard JC, Birman P, Mowszowicz I, Raux-Demay MC, et al. Cyproterone acetate versus hydrocortisone treatment in late-onset adrenal hyperplasia. J Clin Endocrinol Metab. 1990;70(3):642-6.
31. Wolf JE Jr, Shander D, Huber F, Jackson J, Lin CS, Mathes BM, et al. Randomized, double-blind clinical evaluation of the efficacy and safety of topical eflornithine HCl 13.9% cream in the treatment of women with facial hair. Int J Dermatol. 2007;46(1):94-8.
32. Smith SR, Piacquadio DJ, Beger B, Littler C. Eflornithine cream combined with laser therapy in the management of unwanted facial hair growth in women: a randomized trial. Dermatol Surg. 2006;32(10):1237-43.

capítulo 16
Sangramento uterino disfuncional na adolescência

Anderson Sanches de Melo
Carolina Sales Vieira

Introdução 223
Fisiopatologia 224
Diagnóstico 227
Tratamento 232
Considerações finais 237

■ INTRODUÇÃO

Sangramento uterino disfuncional (SUD) é a perda sanguínea anormal do útero na ausência de doença orgânica do trato genital.

Os distúrbios menstruais representam a segunda causa mais frequente de referência ginecológica ao hospital durante o período reprodutivo. Estima-se que cerca de 30% das mulheres no menacme apresentarão SUD em algum momento. É mais comum nos extremos da vida reprodutiva (nos primeiros 2 anos pós-menarca e acima dos 40 anos de idade), quando predominam ciclos menstruais anovulatórios.

Anteriormente, o ciclo menstrual normal era considerado aquele com intervalo de 24 a 32 dias (± 3 dias), volume de 20 a 80 mL e duração de 3 a 7 dias. Recentemente, a Federação Internacional de Ginecologia e Obstetrícia (Figo), baseada em novos estudos, propôs a mudança do que é considerado normal em um ciclo menstrual, que engloba dos percentis 5 a 95 da população, ou seja, 90% das mulheres[1]. Desta forma, são considerados normais os seguintes parâmetros:

* Duração: 4,5 a 8 dias;
* Volume: 5 a 80 mL;

♦ Intervalo: 24 a 38 dias;
♦ Regularidade: quando a diferença entre o ciclo mais longo e o ciclo mais curto é de 2 a 20 dias.

Com relação às terminologias usadas para descrever as alterações de ciclo –menorragia, metrorragia, polimenorreia, etc –, a Figo propôs sua abolição em virtude da baixa concordância entres os ginecologistas quanto ao significado dos termos; assim, atualmente é adequado descrever o que ocorre no ciclo (aumento de intervalo, aumento de volume, etc)[1].

O SUD é secundário a um distúrbio na inter-relação do eixo hipotálamo-hipófise-ovário (HHO) com o útero, resultando em estímulo hormonal inadequado sobre o endométrio. Deve ser sempre considerado um diagnóstico de exclusão, no qual é necessário afastar outras causas de sangramento do trato genital para definir a abordagem terapêutica mais adequada.[2]

■ FISIOPATOLOGIA

O conhecimento do mecanismo do fluxo menstrual é fundamental para entender a fisiopatologia e terapêutica do SUD. Sabe-se que o equilíbrio da função do eixo HHO sobre o útero é essencial para que ocorra um ciclo menstrual normal. Este tópico tem como objetivo estudar o controle endócrino do ovário sobre o útero, avaliar as alterações locais no endométrio durante a fase secretora tardia e durante o fluxo menstrual e, finalmente, estudar a fisiopatologia do SUD.

Controle endócrino do ciclo menstrual

No início do ciclo menstrual, sob o estímulo do hormônio folículo-estimulante (FSH), os ovários produzem estradiol (E2) que é o responsável pela proliferação do endométrio. Sabe-se que o E2 aumenta a expressão dos seus próprios receptores (RE) e dos receptores de progesterona (RP) localizados no útero (principalmente nas glândulas endometriais, no miométrio, no estroma e nos vasos sanguíneos), tornando o endométrio mais sensível ao estímulo estrogênico.[3] Após o pico do hormônio luteinizante (LH), na fase média do ciclo, ocorre a ovulação e posterior formação do corpo lúteo. Inicia-se a fase secretora com predomínio na produção de progesterona (P), que promove uma diminuição (*down regulation*) na expressão dos RE e RP, com persistência da expressão dos RP no compartimento estromal do útero. O endométrio torna-se secretor, preparando o ambiente intrauterino para a implantação. Se não houver gravidez, ocorre a regressão do corpo lúteo com queda nos níveis de E2 e P, desencadeando o fluxo menstrual.

Alterações locais no endométrio

Pode-se dizer que a menstruação é um processo dinâmico que depende da interação de diversas substâncias (fatores de coagulação, hormônios, enzimas proteolíticas, substâncias inflamatórias, dentre outras) para que ocorra um fluxo de quantidade e duração normais. Em termos gerais, a produção de enzimas específicas, de substâncias inflamatórias e a atividade fibrinolítica aumentada são os responsáveis em nível local (endométrio) para que ocorra o sangramento cíclico do útero. Em contrapartida, o fim da menstruação é consequência da vasoconstrição das artérias espiraladas, da efetividade da hemostasia local, da reepitelização e regeneração dos vasos e endométrio.[4] Este assunto será dividido em duas partes: aspectos locais relacionados ao início do fluxo menstrual e eventos relacionados à sua interrupção.

Início do fluxo menstrual

Produção enzimática: durante a fase secretora, a progesterona promove a estabilização das membranas dos lisossomos com produção e armazenamento de várias enzimas líticas (fosfatase ácida, proteases, metaloproteinases). Quando há queda nos níveis de estradiol e progesterona (principalmente dessa última) pela regressão do corpo lúteo, ocorre desestabilização destas membranas lisossomais com liberação destas enzimas para o citoplasma das células endometriais e do endotélio vascular. Consequentemente, ocorre a autodigestão enzimática da camada funcional endometrial e da parede dos vasos, expondo as arteríolas espiraladas na camada basal. Os efeitos deste processo sobre o endotélio resultam em agregação plaquetária, produção de prostaglandinas (PGs), trombose vascular e necrose tecidual.[5,6]

Resposta inflamatória: a diminuição dos níveis de P também promove uma resposta inflamatória no endométrio, através da produção de prostaglandinas, incluindo a ação vasodilatadora da prostaciclina. Além disso, a interação da prostaglandina E (PGE) com interleucina-8 (IL-8) favorece a permeabilidade capilar e o aumento do número de leucócitos, tornando o fluido endometrial em um verdadeiro exsudato inflamatório.[7-9]

Atividade fibrinolítica: o fluido menstrual é composto por várias substâncias inflamatórias, células sanguíneas e enzimas proteolíticas. Uma destas enzimas é a plasmina (formada a partir do seu precursor inativo – plasminogênio) cuja potente ação fibrinolítica previne a coagulação da menstruação e facilita a eliminação dos tecidos necrosados. Os ativadores do plasminogênio são encontrados no endométrio secretor tardio e menstrual e são liberados pelo endotélio vascular degenerado.

Assim, em resumo, para que a menstruação ocorra, primeiro temos a queda hormonal, com consequente desestabilização das membranas lisossomais, digestão do endométrio e de arteríolas. Concomitantemente, ocorre a produção de prostaglandinas com vasodilatação e aumento da atividade pró-fibrinolítica local para eliminação do conteúdo intrauterino, que constitui um exsudato com células inflamatórias, sangue e tecido endometrial necrosado.

Término do fluxo menstrual

Vasoconstrição: esta é uma resposta no sentido de cessar o sangramento e ocorre devido à inibição das prostaciclinas. Este é um dos mecanismos pelos quais os anti-inflamatórios não hormonais reduzem o volume de sangramento em pacientes com menorragia.

Hemostasia: o fluxo menstrual é controlado pelo equilíbrio entre os processos de fibrinólise (degradação do coágulo) e coagulação, prevalecendo as forças antifibrinolíticas que irão manter o coágulo nos locais de sangramento até que se complete a regeneração epitelial. O inibidor da ativação do plasminogênio (PAI-1) associado à agregação plaquetária e trombose vascular tem essa função de controle sobre o sangramento uterino periódico.[9,10] Assim, explica-se o motivo de uso de antifibrinolíticos em pacientes com volume anormal do fluxo menstrual.

Reepitelização: a regeneração e proliferação do endométrio também contribuem para a interrupção do sangramento menstrual. Este processo é rápido e, geralmente, se inicia nas regiões do istmo e cornos uterinos, sendo que aproximadamente no quinto dia do ciclo já começa a fusão das áreas de reepitelização endometrial. O verdadeiro ponto-gatilho que desencadeia esta regeneração ainda é desconhecido, mas a literatura sugere que este processo independe da ação dos esteroides, pois a quantidade de receptores de estrogênio e progesterona no início da fase proliferativa é muito reduzida.[11,12] Sabe-se que o fator de crescimento endotelial vascular (VEGF) promove a mitose endometrial e estimula a produção do fator de necrose tumoral alfa (TNF-alfa), do fator de transformação de crescimento beta (TGF-beta) e do fator de crescimento insulina-símile 1 (IGF-1), que podem, em conjunto, explicar a angiogênese que caracteriza a reepitelização do endométrio no início da fase proliferativa do ciclo menstrual subsequente.[13]

Desta forma, o fluxo menstrual cessa pela vasoconstrição, manutenção de coágulos em sítios de sangramento e regeneração de endométrio. A compreensão destes eventos fisiológicos é fundamental para a intervenção terapêutica nos casos de SUD. É importante salientar que o miométrio não participa da interrupção da menstruação, diferentemente do que ocorre no controle do sangramento puerperal. Assim, medicações que agem no miométrio (ocitocina, derivados do *ergot*) não terão lugar no tratamento do SUD.

Fisiopatologia do SUD

A histologia endometrial do útero e a concentração de receptores esteroidais são semelhantes entre mulheres com sangramento disfuncional e aquelas com fluxo normal, mas os fatores relacionados à angiogênese (VEGF) estão diminuídos em mulheres com SUD.[14] A proliferação e diferenciação das arteríolas espiraladas também estão reduzidas no sangramento disfuncional do útero devido a mudanças na estrutura e composição dos vasos presentes no endométrio.[15]

A perda sanguínea aumentada também é consequência da exacerbação da atividade da ciclo-oxigenase (COX), enzima que favorece atividade inflamatória intensa, predominando maior produção de substâncias vasodilatadoras (PGE2 e prostaciclina).

As alterações dos processos de vasoconstrição e de reepitelização envolvidos na interrupção do fluxo menstrual podem contribuir para o surgimento do SUD.

Entretanto, os principais responsáveis são os fatores relacionados à hemostasia. A agregação plaquetária e a deposição de fibrina são menos intensas no endométrio do que em outras áreas do organismo e estes processos encontram-se ainda menos expressivos nos casos de SUD, justificando os distúrbios de quantidade e duração do fluxo menstrual.[16]

O sangramento uterino disfuncional pode ser ovulatório ou anovulatório:

* Ovulatório: é menos frequente e ocorre em ciclos menstruais regulares com distúrbios na quantidade (menorragia), duração do fluxo (hipermenorreia), duração do ciclo menstrual (polimenorreia) ou ainda pode se manifestar pelo *spotting*. Os distúrbios de fluxo ocorrem devido a alterações nos mecanismos de interrupção da menstruação, com produção inadequada de prostaglandinas e prevalecendo substâncias fibrinolíticas que interferem no processo de angiogênese. Já nos casos de polimenorreia há encurtamento da fase folicular devido à maturação folicular mais rápida (pode ser secundária à falência ovariana precoce, aumento dos níveis de inibina no fluido folicular, entre outros). Finalmente, o *spotting* relaciona-se às variações do nível estrogênico durante a fase média folicular, manifestando-se como sangramento periovulatório.
* Anovulatório: é o mais frequente nos extremos reprodutivos, sendo desta forma extremamente comum em adolescentes. Além da oligomenorreia e amenorreia, que são características da anovulação resultante da imaturidade do eixo HHO, comumente encontrada nos primeiros 2 anos após a menarca, podem ser observados períodos de sangramento aumentado em volume e quantidade (metrorragia). O SUD anovulatório pode ser consequente a dois fenômenos:
    * Ruptura: o endométrio é exposto a estímulo prolongado e constante de estrogênio, sem a oposição da progesterona. Com isso, o endométrio torna-se proliferativo e atinge níveis acima da capacidade dos estrogênios em manter a sua integridade, exigindo um aumento de vascularização. Quando este aporte sanguíneo é insuficiente, surgem pequenas áreas de isquemia que evoluem para necrose focal, expondo os vasos destas regiões ao sangramento para a cavidade uterina. A paciente irá apresentar sangramento prolongado, pois as necroses são aleatórias e focais, não havendo a descamação universal da cavidade uterina.
    * Supressão: como consequência da imaturidade do eixo HHO, a produção estrogênica e o estímulo endometrial são desorganizados e imprevisíveis. O endométrio torna-se irregular, e quando os folículos sofrem atresia há diminuição na produção de estrogênio e os seus níveis reduzidos não conseguem mais sustentar o endométrio. Com isso, ocorre o início do sangramento uterino disfuncional por supressão/deficiência dos níveis de estrogênio.[17] A descamação neste caso é universal, podendo ser bastante volumosa.

■ DIAGNÓSTICO

Por definição, o SUD é diagnosticado através da exclusão de causas orgânicas. Uma anamnese detalhada e um exame físico minucioso são etapas fundamentais na investigação inicial do SUD.

O diagnóstico de alterações do intervalo e duração é facilmente obtido com calendário menstrual. Entretanto, avaliar o volume da menstruação é tarefa difícil, uma vez que o padrão ouro é inviável na prática clínica (método da hematina alcalina). Alguns autores sugeriram métodos práticos de diagnóstico de menorragia como troca de absorvente com intervalo inferior a uma hora, eliminação de coágulos maiores que 3 cm e ferritina para comprovar esta entidade, porém todos são passíveis de falha. Na maioria das vezes, considera-se a queixa clínica da paciente, mesmo sabendo que 30% das mulheres com volume de sangramento superior a 80 mL consideram o volume normal e 15% com volume inferior a 20 mL classificam sua perda como maior que 80 mL.[16]

Cada fase da vida reprodutiva (adolescência, menacme e perimenopausa) apresenta doenças com características específicas que podem orientar o diagnóstico. Neste capítulo, o enfoque será a avaliação de adolescentes.

Causas de sangramento uterino anormal na adolescência

A adolescência se caracteriza pelo aumento da amplitude e frequência da pulsatilidade do hormônio luteinizante (LH) pela hipófise e em menor extensão da secreção de hormônio folículo-estimulante (FSH).[16] Neste período, a quantidade de esteroides produzida pelos ovários já é suficiente para desencadear a menarca. Durante os primeiros 2 anos, é frequente o ciclo anovulatório pela imaturidade funcional do eixo HHO (considerado fenômeno fisiológico nestes 2 anos após menarca) com exposição do endométrio à produção incoordenada de E2 e P. Assim, predomina a irregularidade menstrual, e a intensidade do sangramento vai depender da presença ou não de fatores relacionados ao metabolismo/excreção dos esteroides ou de patologias relacionadas com a hemostasia/coagulação. A utilização de alguns medicamentos também pode estar relacionada com o sangramento uterino anormal.

As principais causas de sangramento uterino anormal na adolescência estão resumidas na Tabela 16.1.

Tabela 16.1. Causas principais de sangramento uterino anormal na adolescência

Disfuncional (principal causa)	1. Imaturidade do eixo hipotálamo-hipófise-ovariana (2 primeiros anos após a menarca). 2. Outras causas de anovulação (após 2 anos da menarca): SOP, hiperprolactinemia, etc.
Hematológica (segunda causa de maior frequência)	Doença de von Willebrand, plaquetopatias, deficiências de fatores de coagulação.
Gestação	Ameaça de aborto, aborto inevitável, gravidez ectópica, etc.
Iatrogênica	Uso de antidepressivos tricíclicos, anticoagulantes, propranolol, fenotiazídicos, digoxina.

SOP = síndrome dos ovários policísticos.

Roteiro de diagnóstico

A anamnese deve ser completa e é fundamental a investigação da presença/ausência de atividade sexual (afastar gestação/abortamento), bem como verificar se existem sangramentos em outros locais (gengivas, pele, nariz, etc.) ou outras doenças que podem ser responsáveis pelo sangramento.[4]

Na história clínica, devemos atentar para os seguintes aspectos:

- Idade: SUD é mais frequente nos extremos da vida reprodutiva (adolescência e perimenopausa), nos quais predominam os ciclos anovulatórios.
- Idade da menarca: até 2 anos após a menarca pode ocorrer sangramento irregular anovulatório por imaturidade do eixo HHO.
- Paridade: caracterizar o número de gestações e as possíveis complicações, inclusive se houve hemorragia puerperal que pode facilitar o raciocínio diagnóstico para algumas doenças orgânicas (p. ex.: doenças hematológicas).
- Doenças prévias: existem doenças sistêmicas (insuficiência renal crônica, insuficiência hepática, doenças endócrinas, coagulopatias e distúrbios da hemostasia) ou genitais (pólipos endometriais ou endocervicais; miomas ou tumores uterinos; alterações vaginais ou ovarianas) que podem provocar sangramento que se exterioriza pela vagina. Avaliar antecedentes de doença inflamatória pélvica, já que existem infecções subagudas/crônicas (clamídia) que podem provocar sangramento uterino anormal pela presença de endometrite.
- Importante: deve-se suspeitar de distúrbios da coagulação quando houver antecedentes de casos familiares (*doença de von Willebrand*, hemofilia, outras), presença de outros locais de sangramento no corpo (hematomas, petéquias, epistaxe, sangramento gengival) ou quando existe sangramento de origem uterina (principalmente menorragia desde a menarca) de difícil tratamento clínico.[18,19]
- Medicações: drogas anticoagulantes, tireoidianas, ansiolíticos, antidepressivos, anticoncepcionais, entre outras.
- Método anticoncepcional: o sangramento de escape associado ao uso de anticoncepcional pode ocorrer em decorrência das flutuações dos níveis de estrogênio ou pela presença de níveis reduzidos deste esteroide nos anticoncepcionais (a dose de estrogênio exógena não consegue garantir o limiar de sustentabilidade do endométrio).[20] Os métodos contraceptivos de progestagênio isolado produzem sangramento irregular, sendo assim necessário o questionamento de uso ou não de métodos hormonais.
- Padrão do sangramento: deve-se caracterizar o padrão do sangramento quanto ao intervalo, quantidade, duração do fluxo e tempo de aparecimento do quadro. Quanto mais regular for o sangramento uterino, com alterações na quantidade e/ou na duração da menstruação, maior a probabilidade de doença orgânica.[21] Além disso, quadros de hipermenorreia e/ou menorragia desde a menarca chamam a atenção para distúrbios hematológicos, especialmente na adolescência, período no qual as demais doenças orgânicas têm menor frequência de aparecimento.
- Sinais e sintomas: caracterizar sinais ou sintomas de deficiência estrogênica (fogachos, insônia, sudorese noturna, ansiedade, depressão, diminuição do desejo, falta de

lubrificação vaginal) que podem sugerir insuficiência hipotálamo-hipofisária ou até mesmo a falência ovariana precoce; verificar quadro de hiperandrogenismo (hirsutismo, acne e alopecia androgênica); avaliar hiperprolactinemia (presença de galactorreia, diminuição do desejo e irregularidade menstrual). É importante considerar o perfil psicológico da mulher, já que alterações emocionais podem estar relacionadas com alterações no padrão menstrual.
* Hábitos: extremos de peso (obesidade ou anorexia) podem estar relacionados ao SUD.

Quando a paciente não estiver instável hemodinamicamente, o exame físico deve ser o mais detalhado possível com observação dos seguintes parâmetros:

* Exame físico geral: verificar sinais ou sintomas de anemia, aferir pressão arterial, pulso periférico, peso, altura e calcular o índice de massa corporal.
* Pele: avaliar caracteres sexuais secundários (mama, pelos) estadiados pelos critérios de Tanner e Marshal (Anexo 1); presença de hirsutismo (através da quantificação pelo escore de Ferriman e Gallwey modificado – Anexo 2), acne, oleosidade da pele, alopecia do tipo androgênica; verificar presença da *acantosis nigricans* (fazer o diagnóstico clínico de resistência insulínica); avaliar presença de hematomas e/ou petéquias.
* Pescoço: caracterizar a tireoide quanto a tamanho, consistência, superfície e presença de nódulos.
* Cardiorrespiratório: pode sugerir alguma doença crônica que necessite de tratamento, como insuficiência cardíaca congestiva, levando à doença hepática.
* Abdome: tem como objetivo avaliar a presença de massas palpáveis (inclusive útero gravídico) e medir circunferência abdominal nos casos de irregularidade menstrual compatível com SOP.
* Mamas: verificar presença de galactorreia.
* Especular: verificar a origem do sangramento através da visualização do colo uterino e excluir patologias nesta região ou na vagina. Em casos de abortamento, permite visualizar saída de restos ovulares pelo orifício externo ou na vagina.
* Toque: avaliar anexos e útero quanto a dimensões, consistência, sensibilidade e superfície, bem como a presença de massas pélvicas palpáveis. Além disso, em caso de abortamento em curso, permite diagnóstico pela dilatação do colo uterino.

Considerando a adolescente, na maioria das vezes a história clínica e exame físico são suficientes para fazer o diagnóstico de suspeição de SUD, principalmente se o padrão de sangramento for do tipo anovulatório (infrequente, irregular, imprevisível, que varia em quantidade, duração). Já naqueles casos em que o sangramento é regular (hipermenorreia ou menorragia) é necessária a investigação adicional pela provável presença de doença orgânica, pois nestes casos não há mais a possibilidade de imaturidade do eixo HHO.

De um modo geral, a propedêutica complementar mínima pode ser exemplificada por:

* Beta-hCG: em pacientes com vida sexual ativa é necessário afastar as causas de sangramento do primeiro trimestre da gestação.

Ginecologia da infância e adolescência   231

* Hemograma: para avaliar repercussão sistêmica do sangramento.
* TSH: avaliar presença de doenças tireoidianas.[22] O hipotireoidismo pode ser responsável tanto por ciclos anovulatórios como também por menorragia, ao reduzir a quantidade de fator de von Willebrand.
* Ultrassonografia pélvica transabdominal ou transvaginal: afastar patologias uterinas e anexiais que não puderam ser descartadas no exame físico.

A seguir, na Figura 16.1, um organograma de conduta mínima no SUD, levando em consideração o tempo entre a menarca e idade atual, além do ciclo ser regular ou irregular.

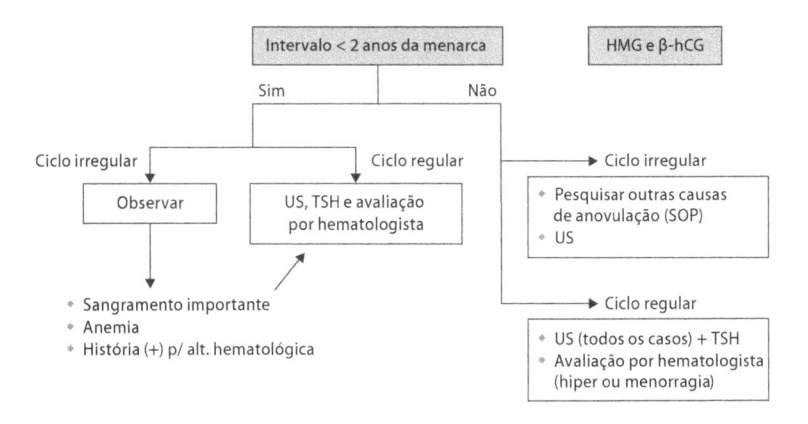

Figura 16.1. Conduta mínima no sangramento uterino disfuncional (SUD). HMG = gonadotrofina menopáusica humana; TSH = hormônio estimulador da tireoide; US = ultrassom.

Os exames acima representam uma avaliação complementar mínima para excluir a maioria das causas orgânicas de sangramento uterino anormal. Outros exames devem ser solicitados de acordo com a suspeição e necessidade clínica:

* Dosagens hormonais: para fazer o diagnóstico diferencial das anovulações, após 2 anos da menarca (FSH, prolactina, androgênios).
* Testes de coagulação: o coagulograma básico é constituído do TTPa (tempo de tromboplastina parcial ativada), TP (tempo de protrombina), TT (tempo de trombina) e fibrinogênio. Além disso, deve-se solicitar a contagem de plaquetas.

O tempo de coagulação não tem valor na avaliação da paciente com suspeita de doença hematológica. A doença mais comum responsável por sangramento uterino anormal é a doença de von Willebrand, responsável por um terço dos sangramentos entre adolescentes com menorragia. Porém, seu diagnóstico demanda testes mais específicos, os quais o ginecologista não está habituado a interpretar (dosagem do antígeno do fator de von Willebrand, cofator ristocetina, ligação ao colágeno, avaliação dos multímeros). Dos testes de triagem hematológica, apenas em 40% dos casos de doença de von Willebrand, o TTPa encontra-se alterado. Nos casos de suspeita clínica (menorragia ou hipermorreia desde a menarca, sangramento em desafios hemostáticos, como cirurgias ou extrações dentárias, outros sítios de sangramento ou história familiar), encaminhar ao hematologista após a realização da ultrassonografia pélvica e dosagem de TSH.[23]

- Demais exames, como histerossonografia, histeroscopia, laparoscopia e biópsia de endométrio são exames de exceção, sendo realizados em casos específicos para complementar o diagnóstico.[24-26]

■ TRATAMENTO

A terapêutica do SUD deve ser individualizada de acordo com a fase da vida reprodutiva da mulher e o desejo de contracepção ou gestação. O primeiro passo é definir a intensidade do sangramento e avaliar se há necessidade de medidas de urgência. Didaticamente, o tratamento será dividido de acordo com a intensidade do sangramento em severo, moderado e leve.

Severo

O SUD severo deve ser considerado como urgência ginecológica e o seu tratamento não difere entre os estágios da vida reprodutiva da mulher. O atendimento deve seguir a rotina de qualquer tipo de hemorragia: internação com monitorização dos sinais vitais, reposição volêmica, exames laboratoriais e controle de diurese. Em mulheres na idade fértil e sexualmente ativas deve-se sempre realizar teste para excluir gravidez como causa de sangramento.

Simultaneamente às medidas gerais, no caso de exclusão de gravidez deve-se administrar altas doses de estrogênio equino conjugado endovenoso na posologia de 25 mg a cada 4 a 6 horas por 24 horas ou até a redução do sangramento, pois o estrogênio promove a coagulação dos vasos capilares com diminuição da perda aguda de sangue.[23,27,28] Normalmente, ocorre cessação do sangramento em 12 a 24 horas, porém esta opção não está disponível no Brasil. Outra opção no tratamento agudo do SUD é a utilização dos antifibrinolíticos, como o ácido aminocaproico (Epsilon®) endovenoso na dose de 50 mg/kg/dose de 6 em 6 horas (1 a 3 ampolas de 6/6 horas) diluídas em soro fisiológico, ringer ou soro glicosado até cessar o sangramento mais intenso (o que ocorre em geral em 24 horas); ou ainda o ácido tranexâmico endovenoso na dose de 25 a 30 mg/kg/dia de 8 em 8 horas.[24,29,30] Os antifibrinolíticos só podem ser usados por um período máximo de 7 dias consecutivos devido ao risco aumentado de trombose após este tempo.

Quando a paciente consegue deglutir, ou mesmo está com sonda nasogástrica (SNG), pode-se associar aos antifibrinolíticos estrogênios orais em altas doses, isolados ou associados aos progestagênios. Pode-se utilizar valerato de estradiol 2 a 4 mg de 4 em 4 horas por 24 horas. Os progestagênios isolados, por qualquer via, não têm lugar na interrupção de sangramento agudo devido à demora da resposta terapêutica, uma vez que não potencializa os mecanismos fisiológicos de interrupção da menstruação, sendo desta forma mais indicados para o tratamento de manutenção do que para o controle agudo do sangramento.

Em locais onde não há acesso a estas medicações ou nos casos de instabilidade hemodinâmica severa (choque hemorrágico) sem controle clínico, pode ser realizada a curetagem uterina com retirada de toda a camada funcional do endométrio, o que facilita o processo de coagulação, vasoconstrição das arteríolas espiraladas e rápida reepitelização do endométrio. Outros procedimentos seriam a ablação endometrial ou histerectomia, porém estas condutas são medidas de exceção e após a compensação da paciente.[5,25]

A seguir, na Figura 16.2, um resumo do manejo terapêutico do SUD severo na adolescência:

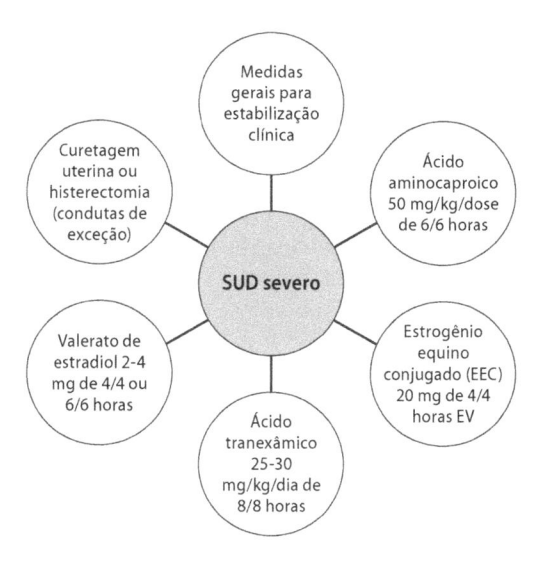

Figura 16.2. Manejo terapêutico do sangramento uterino disfuncional (SUD) severo. EV = endovenoso

O médico não deve esquecer de prescrever o tratamento de manutenção após a interrupção do sangramento agudo pelo risco de recidiva, uma vez que os mecanismos que levaram ao sangramento (anovulação) não foram retirados.

Moderado e leve

O tratamento do SUD moderado e leve na adolescência apresenta várias modalidades e pode ser dividido em:

* Não hormonais: AINH e antifibrinolíticos (utilizados principalmente nos casos de menorragia e hipermenorreia);
* Hormonais: anticoncepcional hormonal, ciclo substitutivo (terapia de reposição hormonal cíclica), progestagênios de segunda fase, dispositivo intraútero liberador de levonorgestrel e agonistas do hormônio liberador de gonadotrofinas (GnRH).[4]

Nesta fase, ocorre predomínio dos ciclos anovulatórios pela imaturidade do eixo HHO; assim, deve-se ter uma conduta mais expectante, especialmente nos casos de oligomenorreia/amenorreia, aguardando a maturação do eixo HHO (em geral 2 anos após a menarca) para iniciar a investigação da causa de anovulação. Porém, em casos de aumento do volume, duração ou frequência do sangramento, está indicado o tratamento medicamentoso.

Em casos de anemia, deve-se realizar a suplementação de ferro pela via oral. Além disso, as adolescentes devem ser orientadas quanto à prevenção da gravidez e de doenças sexualmente transmissíveis.

A terapêutica deve ser orientada de acordo com a necessidade ou não de anticoncepção e pode ser dividida em duas fases: interrupção (parar o sangramento a curto prazo) e manutenção (evitar recorrência do quadro em ciclos subsequentes).

As medicações de interrupção mais utilizadas são:

* Estrogênio isolado (valerato de estradiol (VE) 2 mg a cada 6 a 8 horas por 24 horas ou estrogênio equino conjugado – 1,25 mg a cada 8 horas também por 24 horas).
* Associação de estrogênio (E) e progestagênio na dose de 1 comprimido a cada 8 horas por 7 dias (Primosiston®: etinilestradiol 10 μg/noretisterona 2 mg) ou qualquer contraceptivo de 20 a 30 μg de etinilestradiol + progestagênio, 1 comprimido de 12 em 12 horas por 7 dias.

Se a opção for o uso de hormonioterapia, deve-se esperar o sangramento por privação hormonal (término da medicação) e, na sequência, iniciar as drogas de manutenção. Se for utilizado estrogênio isolado, não ocorre sangramento por privação e a manutenção pode ser iniciada imediatamente.

Nos casos de menorragia ou hipermenorreia, é possível utilizar ainda os AINH (piroxicam 20 mg a cada 12 horas, ácido mefenâmico 500 mg a cada 8 horas, ibuprofeno 400 mg de 8 em 8 horas) ou agentes antifibrinolíticos [ácido tranexâmico (500 a 750 mg 3 a 4 vezes ao dia)]. A princípio, todos os AINH são igualmente efetivos para reduzir o sangramento, porém o ácido mefenâmico e o ibuprofeno foram mais testados. Estas medicações devem ser utilizadas até a interrupção ou redução do sangramento (Tab. 16.2). O AINH reduz o sangramento em até 35%; já os antifibrinolíticos

Tabela 16.2. Drogas utilizadas para cessação do SUD leve/moderado na adolescência

DROGAS PARA SANGRAMENTO COM PADRÃO IRREGULAR	DOSE
Valerato de estradiol ou 17β-estradiol	2 mg de 6/6 ou 8/8 horas por 24 horas
Estrogênio equino conjugado	1,25 mg 8/8 horas por 24 horas
Etinilestradiol (0,01 mg) + norestiterona (2 mg) - Primosiston®	1 comprimido de 8/8 horas por 7 dias
Contraceptivo combinado com 20-30 μg de etinilestradiol + progestagênio	1 comprimido de 12/12 horas por 7 dias
DROGAS PARA O SANGRAMENTO COM PADRÃO REGULAR (MENORRAGIA/HIPERMENORREIA)	**DOSE**
Piroxicam (AINH)	20 mg de 12/12 horas até redução do sangramento
Ibuprofeno (AINH)	400 mg de 8/8 horas até redução do sangramento
Ácido mefenâmico (AINH)	500 mg de 8/8 horas até redução do sangramento
Ácido tranexâmico (antifibrinolítico)	500-750 mg de 3-4x/dia por até 7 dias

reduzem em até 55% desde que usados em doses terapêuticas (doses subterapêuticas não têm efeito desejado).[24,30]

As principais drogas de manutenção são:

1. Atividade sexual presente:
   - Contraceptivo hormonal pela via mais conveniente à paciente. Apesar de a via oral ser a mais comumente usada, devemos ter em mente que as adolescentes têm menor aderência à via oral por esquecerem com maior frequência da ingestão diária de comprimidos. Nesse caso, pode-se usar os combinados ou de progestagênio isolado.
2. Atividade sexual ausente:
   - Progestagênio de segunda fase: progesterona micronizada 200 mg ao dia a cada 10 a 14 dias; diidrogesterona 10 a 20 mg ao dia a cada 10 a 14 dias; acetato de medroxiprogesterona 5 a 10 mg ao dia a cada 10 a 14 dias. Devem ser utilizadas ciclicamente.[4]
   - Ciclo substitutivo: pacientes que não necessitam de anticoncepção ou apresentam sinais/sintomas de hipoestrogenismo. A reposição hormonal pode ser cíclica ou contínua nos casos de hipoestrogenismo; em casos de normoestrogenismo, prefere-se a reposição cíclica.

Em mulheres anovulatórias, o endométrio é mais espesso e são necessários no mínimo 3 ciclos menstruais para que ocorra normalização da espessura da camada funcional do endométrio. Nota-se que a quantidade do fluxo vai diminuindo a cada sangramento até se tornar normal após este período. Portanto, as drogas de manutenção devem ser utilizadas no mínimo em 3 ciclos (Tab. 16.3).

Tabela 16.3. Medicações utilizadas em adolescentes para o tratamento de manutenção em sangramento uterino anormal

DROGAS DE MANUTENÇÃO	DOSE
Contracepção hormonal	A depender da via e da composição
Progesterona micronizada	200 mg ao dia por 10-14 dias
Di-hidrogesterona	10-20 mg ao dia por 10-14 dias
Acetato de medroxiprogesterona	5-10 mg ao dia por 10-14 dias
Ciclo substitutivo (estrogênio + progesterona)	1 cápsula ao dia contínuo ou por 21 dias

Geralmente, utilizam-se os contraceptivos orais, em especial aqueles com 30 a 15 µg de etinilestradiol associados a progestagênio. Porém, pode-se usar o anel, adesivo e injetável mensal dentre as opções de contraceptivo hormonal combinado, visando sempre à maior adesão das adolescentes.[26,31] Há certo receio no uso de progestagênios isolados para adolescentes devido a um efeito deletério na massa óssea; porém, até os 18 anos os progestagênios ainda são categoria 2 pela Organização Mundial de Saúde – OMS (benefícios superam os riscos teóricos ou comprovados), pois a perda óssea é transitória e, sem dúvidas, com prejuízo inferior ao de uma gestação indesejada. Assim, a preferência inicial são os combinados, porém os progestagênios isolados (orais, implantes, dispositivo intrauterino – DIU liberador de levonorgestrel e injetável) podem ser usados.[32]

O SUD que se inicia com o uso de anticoncepcional hormonal é autolimitado e apresenta tendência de melhora após os 3 primeiros meses de uso. Se o sangramento ocorrer após este período, pode-se utilizar: AINH[33,34] e estrogênios em baixa dose, além de iniciar anticoncepcional oral combinado bifásico ou trifásico, trocar o anticoncepcional (aumentar a dose de etinilestradiol ou trocar o progestagênio). Outra opção seria a via vaginal (quando a adolescente já teve relação sexual), pois esta via está associada à baixa frequência de *spotting*.[30]

Quando se utiliza o progestagênio isolado pode ocorrer SUD, que em geral também é autolimitado. Mas, nestes casos, deve-se optar primeiro pelo uso de AINH por 5 a 7 dias. Em caso de insucesso, tentar o antifibrinolítico e por último, o uso de estrogênios (EEC 1,25 mg ao dia, por 7 a 14 dias ou valerato de estradiol 2 mg por 7 a 14 dias) pode ser benéfico.[35]

Os agonistas do GnRH têm indicação no tratamento do SUD de pacientes com doença crônica que não toleram perda sanguínea e necessitam de controle do sangramento a curto prazo. Mas nos primeiros 15 dias pode ocorrer sangramento devido ao efeito *flare-up* da medicação. A contraindicação para o uso de estrogênio, como em alguns casos de doenças hematológicas, também representa uma das indicações para o uso dos agonistas do GnRH, quando é imperativa a parada de sangramento e não houve resposta com as demais medicações. A limitação desta medicação é o tempo de uso, que para não haver prejuízo importante da massa óssea, não deve exceder 6 meses.[36] Assim, após este período, deve-se discutir outra opção para controle do sangramento.

O uso do dispositivo intrauterino liberador de levonorgestrel (DIU-LNG) é muito eficaz no tratamento do SUD, principalmente na hipermenorreia e menorragia, reduzindo em 90% o volume de sangramento. A melhora na qualidade de vida das usuárias do DIU-LNG é semelhante àquelas que foram submetidas à cirurgia. O fato de ser nulípara não impede o uso deste medicamento, sendo considerado categoria 2 pela OMS (os benefícios superam os possíveis riscos). Apenas quando a adolescente apresenta comportamento de risco para doenças sexualmente transmissíveis apresentam contraindicação relativa ao uso do DIU. Em casos de malformações uterinas e doença inflamatória pélvica vigente, o seu uso tem contraindicação absoluta. Uma vantagem deste método é que pode ser indicado para pacientes com SUD decorrente de doenças hemostáticas.[37]

A cirurgia tem indicação somente nos casos de difícil controle clínico e representa uma conduta de exceção.[38]

Deve-se ter em mente que os protocolos são importantes para direcionar a conduta, mas a individualização de cada caso é que vai definir qual a melhor terapêutica.

Obs.: o tratamento de manutenção deve ser realizado por no mínimo 3 ciclos.

■ CONSIDERAÇÕES FINAIS

O SUD é uma entidade frequente em ambulatórios e consultórios de ginecologia, sendo também uma das causas de procura por serviços de urgência e emergência. Em primeiro lugar, deve-se ter em mente as causas orgânicas mais comuns de sangramento. Há um padrão de sangramento que auxilia na definição de sangramento por causa orgânica (em geral os ciclos são regulares) ou por causa disfuncional (em geral os ciclos são irregulares). Tratando-se de SUD, causa esta mais comum em adolescentes, a abordagem do caso depende de sua severidade.

■ REFERÊNCIAS

1. Fraser IS, Critchley HO, Munro MG, Broder M. A process designed to lead to international agreement on terminologies and definitions used to describe abnormalities of menstrual bleeding. Fertil Steril. 2007;87(3):466-76.
2. Pitkin J. Dysfunctional uterine bleeding. BMJ. 2007;334(7603):1110-1.
3. Jabbour HN, Kelly RW, Fraser HM, Critchley HO. Endocrine regulation of menstruation. Endocr Rev. 2006;27(1):17-46.
4. Collins J, Crosignani PG. Endometrial bleeding. Hum Reprod Update. 2007;13(5):421-31.
5. Ferenczy A. Pathophysiology of endometrial bleeding. Maturitas. 2003;45(1):1-14.
6. Tabibzadeh S. The signals and molecular pathways involved in human menstruation, a unique process of tissue destruction and remodelling. Mol Hum Reprod. 1996;2(2):77-92.
7. Colditz IG. Effect of exogenous prostaglandin E2 and actinomycin D on plasma leakage induced by neutrophil-activating peptide-1/interleukin-8. Immunol Cell Biol. 1990;68 (Pt 6):397-403.
8. Critchley HO, Kelly RW, Brenner RM, Baird DT. The endocrinology of menstruation--a role for the immune system. Clin Endocrinol (Oxf). 2001;55(6):701-10.
9. Ferrara A, Quesenberry CP, Karter AJ, Njoroge CW, Jacobson AS, Selby JV. Current use of unopposed estrogen and estrogen plus progestin and the risk of acute myocardial infarction among women with diabetes: the Northern California Kaiser Permanente Diabetes Registry, 1995-1998. Circulation. 2003;107(1):43-8.
10. Lockwood CJ, Krikun G, Papp C, Toth-Pal E, Markiewicz L, Wang EY, et al. The role of progestationally regulated stromal cell tissue factor

and type-1 plasminogen activator inhibitor (PAI-1) in endometrial hemostasis and menstruation. Ann N Y Acad Sci. 1994;734:57-79.
11. Okulicz WC, Scarrell R. Estrogen receptor alpha and progesterone receptor in the rhesus endometrium during the late secretory phase and menses. Proc Soc Exp Biol Med. 1998;218(4): 316-21.
12. Bigsby RM. Control of growth and differentiation of the endometrium: the role of tissue interactions. Ann N Y Acad Sci. 2002;955:110-7; discussion 8, 396-406.
13. Jones RL, Salamonsen LA, Findlay JK. Potential roles for endometrial inhibins, activins and follistatin during human embryo implantation and early pregnancy. Trends Endocrinol Metab. 2002;13(4):144-50.
14. Rees MC, Dunnill MS, Anderson AB, Turnbull AC. Quantitative uterine histology during the menstrual cycle in relation to measured menstrual blood loss. Br J Obstet Gynaecol. 1984; 91(7):662-6.
15. Rogers PA, Abberton KM. Endometrial arteriogenesis: vascular smooth muscle cell proliferation and differentiation during the menstrual cycle and changes associated with endometrial bleeding disorders. Microsc Res Tech. 2003; 60(4):412-9.
16. Apter D, Butzow TL, Laughlin GA, Yen SS. Gonadotropin-releasing hormone pulse generator activity during pubertal transition in girls: pulsatile and diurnal patterns of circulating gonadotropins. J Clin Endocrinol Metab. 1993;76(4):940-9.
17. Speroff L, Glass RH, Kase NG. Clinical ginecologic endocrinology and infertility. 7th ed. Philadelphia: Lippincott Williams & Wilkins; 2006.
18. Strickland J, Gibson EJ, Levine SB. Dysfunctional uterine bleeding in adolescents. J Pediatr Adolesc Gynecol. 2006;19(1):49-51.
19. Demers C, Derzko C, David M, Douglas J. Gynaecological and obstetric management of women with inherited bleeding disorders. Int J Gynaecol Obstet. 2006;95(1):75-87.
20. Endrikat J, Gerlinger C, Plettig K, Wessel J, Schmidt W, Grubb G, et al. A meta-analysis on the correlation between ovarian activity and the incidence of intermenstrual bleeding during low-dose oral contraceptive use. Gynecol Endocrinol. 2003;17(2):107-14.
21. Geller SE, Harlow SD, Bernstein SJ. Differences in menstrual bleeding characteristics, functional status, and attitudes toward menstruation in three groups of women. J Womens Health Gend Based Med. 1999;8(4):533-40.
22. Shy KK, Stergachis A, Grothaus LG, Wagner EH, Hecht J, Anderson G. Tubal sterilization and risk of subsequent hospital admission for menstrual disorders. Am J Obstet Gynecol. 1992;166(6 Pt 1):698-705; discussion 705-6.

23. Livio M, Mannucci PM, Vigano G, Mingardi G, Lombardi R, Mecca G, et al. Conjugated estrogens for the management of bleeding associated with renal failure. N Engl J Med. 1986; 315(12):731-5.
24. Lethaby A, Farquhar C, Cooke I. Antifibrinolytics for heavy menstrual bleeding. Cochrane Database Syst Rev. 2000;(4):CD000249.
25. Hamilton JV, Knab DR. Suction curettage: therapeutic effectiveness in dysfunctional uterine bleeding. Obstet Gynecol. 1975;45(1):47-8.
26. Stewart FH, Brown BA, Raine TR, Weitz TA, Harper CC. Adolescent and young women's experience with the vaginal ring and oral contraceptive pills. J Pediatr Adolesc Gynecol. 2007;20(6):345-51.
27. DeVore GR, Owens O, Kase N. Use of intravenous Premarin in the treatment of dysfunctional uterine bleeding--a double-blind randomized control study. Obstet Gynecol. 1982;59(3):285-91.
28. Heistinger M, Stockenhuber F, Schneider B, Pabinger I, Brenner B, Wagner B, et al. Effect of conjugated estrogens on platelet function and prostacyclin generation in CRF. Kidney Int. 1990;38(6):1181-6.
29. Sheppard BL. The pathology of dysfunctional uterine bleeding. Clin Obstet Gynaecol. 1984;11(1):227-36.
30. Bonnar J, Sheppard BL. Treatment of menorrhagia during menstruation: randomised controlled trial of ethamsylate, mefenamic acid, and tranexamic acid. BMJ. 1996;313(7057):579-82.
31. Guazzelli CA, Jacobucci MS, Barbieri M, Araújo FF, Moron AF. Monthly injectable contraceptive use by adolescents in Brazil: evaluation of clinical aspects. Contraception. 2007;76(1):45-8.
32. Zurawin RK, Ayensu-Coker L. Innovations in contraception: a review. Clin Obstet Gynecol. 2007;50(2):425-39.
33. Pedron N, Lozano M, Aznar R. Treatment of hypermenorrhea with mefenamic acid in women using IUDs. Contracept Deliv Syst. 1982; 3(2):135-9.
34. Toppozada M, Anwar M, Abdel Rahman H, Gaweesh S. Control of IUD-induced bleeding by three non-steroidal anti-inflammatory drugs. Contracept Deliv Syst. 1982;3(2):117-25.
35. Díaz S, Croxatto HB, Pavez M, Belhadj H, Stern J, Sivin I. Clinical assessment of treatments for prolonged bleeding in users of Norplant implants. Contraception. 1990;42(1):97-109.
36. Apter D, Bützow TL, Laughlin GA, Yen SS. Gonadotropin-releasing hormone pulse generator activity during pubertal transition in girls: pulsatile and diurnal patterns of circulating gonadotropins. J Clin Endocrinol Metab. 1993;76(4):940-9.
37. World Health Organization. Medical eligibility criteria for contraceptive use. 5th ed. Geneve; 2009.
38. Marjoribanks J, Lethaby A, Farquhar C. Surgery versus medical therapy for heavy menstrual bleeding. Cochrane Database Syst Rev. 2006;(2): CD003855.

capítulo 17 | Dismenorreia

Paulo Meyer de Paula Philbert

Introdução	239
Epidemiologia	240
Morbidade	240
Etiologia	240
Fisiopatologia	241
Quadro clínico	245
Diagnóstico	246
Diagnóstico diferencial	247
Tratamento	248
Considerações finais	253

■ INTRODUÇÃO

As algias pélvicas agudas (dores de localização no hipogástrico ou baixo ventre) podem ser classificadas segundo o seu local de origem (tecido, estrutura, ou órgão) (Quadro 17.1).

De etimologia grega (dis = alteração, transtorno, anomalia; menós = mensal; rrheia = fluxo), o termo dismenorreia se refere ao conjunto de sintomas desagradáveis que ocorrem durante o período menstrual, em especial, à dor pélvica, sua mais comum e importante manifestação. Vale lembrar que, entre alguns segmentos da população brasileira, o período menstrual é conhecido por "incômodo" ou "doença", talvez exatamente em função deste desconforto.

Quando o quadro é leve, denomina-se molime menstrual. O sintoma dominante é a dor pélvica, que tem sido denominada de algomenorreia, odinomenorreia, menoalgia ou, como popularmente é conhecida, cólica menstrual. Denominam-se exmenorreia as demais manifestações que compõem o quadro clínico da síndrome dismenorreica.

Quadro 17.1. Classificação topográfica das algias pélvicas agudas na mulher

Ginecológica	Não ginecológica
✦ Cíclica	✦ Urológica
✦ Dismenorreia primária	✦ Proctológica
✦ Dor da ovulação	✦ Ortopédica
✦ Dor da síndrome pré-menstrual	✦ Neurológica
✦ Dor de patologia orgânica	✦ Outras
✦ Não cíclica	
✦ Dores do ciclo gravidopuerperal	
✦ Dor de patologia orgânica	

Historicamente, a dismenorreia é classificada como primária (funcional, intrínseca, espasmódica, essencial, idiopática ou psicogênica) quando ocorre na ausência de patologia pélvica orgânica demonstrável e como secundária (orgânica, extrínseca, congestiva, sintomática, adquirida ou somatopsíquica), quando está presente uma doença pélvica (geralmente uma ginecopatia) que possa ser responsabilizada pelo quadro clínico.

■ EPIDEMIOLOGIA

A dismenorreia primária ocorre em 50 a 75% das mulheres adolescentes e adultas jovens (15 a 25 anos), diminuindo sua prevalência com o aumento da idade. Causa sofrimento físico e psicológico em grau variável, não se constituindo, no entanto, em ameaça à vida. É causa frequente de consulta médica, apesar de, na maioria das portadoras das formas leve e moderada, serem comuns a sua não notificação e a automedicação, indicada por parente, amiga ou balconista de farmácia.

■ MORBIDADE

Estima-se que 60% das mulheres dismenorreicas diminuam seu ritmo de atividade (com diminuição da produtividade) durante 1 a 2 dias por mês, e que, 10 a 15% manifestem absenteísmo regular (faltas ao trabalho, escola), ficando algumas inclusive acamadas (dismenorreia incapacitante). Como as mulheres tendem a constituir quase a metade da força de trabalho de uma nação, as perdas econômicas acarretadas pelo desconforto dismenorreico são significativas, existindo também repercussões negativas nos ambientes familiar e social.

■ ETIOLOGIA

Ao longo dos tempos, inúmeras hipóteses (atualmente já abandonadas) foram propostas para explicar a ocorrência de dismenorreia. Destacam-se entre elas a hipoplasia uterina, imaturidade uterina e sua pouca vascularização, alteração do Sistema Nervoso Autônomo, alergia, etc. Esta proliferação de hipóteses levou, inclusive, a dismenorreia a ser denominada de "doença das teorias", pois até meados do século XX eram vigentes teorias invocando causas obstrutivas (estenose cervical, pouco poder impulsivo do útero, sangue em volume exagerado e/ou espesso), atualmente aplicáveis apenas à dismenorreia secundária.

Inúmeras abordagens psicogênicas foram realizadas, considerando a dismenorreia primária uma afecção psicossomática. Em defesa deste argumento, várias interpretações foram propostas, para justificar que as mulheres dismenorreicas somatizassem (Quadro 17.2).

Quadro 17.2. Interpretações psiquiátricas da dismenorreia primária

- Rejeição do papel feminino
- Conflitos inconscientes quanto ao amadurecimento
- Dificuldades na área da sexualidade
- Masoquismo
- Chamar a atenção, despertar interesse ou pena
- Obter regalias, carinhos ou cuidados especiais
- Fuga das responsabilidades
- Frustração, pelo desejo de engravidar

Estas proposições estão hoje descartadas, pois as eventuais alterações psicológicas e/ou comportamentais encontradas em mulheres dismenorreicas são consequência dos desagradáveis sintomas repetitivos e não a sua causa. Além disso, estas alterações psicológicas e/ou comportamentais eventualmente detectadas nunca puderam ser evidenciadas nestas mulheres antes do aparecimento da dismenorreia.

Estudos da incidência da dismenorreia em mãe e filha mostram uma concordância de até 70%. Este dado, que já foi atribuído à influência ambiental (condicionamento cultural das filhas, em função da maneira como lhes foram transmitidas e recebidas as informações sobre menstruação na puberdade) ou à tendência a imitar o modelo materno sugerem, no entanto, a existência de uma causa genética, ainda não identificada.

■ FISIOPATOLOGIA

Quanto à fisiopatologia da dismenorreia primária, na década de 1940, o casal Smith postulou a existência de uma substância tóxica produzida pelo endométrio – por eles denominada menotoxina, posteriormente rebatizada por Zondek de menotensina. Coube a Pickles, em 1965, a demonstração da existência de uma substância de natureza lipídica no fluxo menstrual capaz de estimular a contração da musculatura lisa uterina, por ele denominada de estimulante menstrual. Tal substância foi subsequentemente identificada como uma prostaglandina (PG), produzida pelo endométrio e atuante na contratilidade uterina.

Em condições fisiológicas, a prostaglandina E2, de ação miorrelaxante, tem sua produção constante ao longo de todo o ciclo menstrual, e a prostaglandina F2-alfa, de ação mioestimulante, tem sua produção triplicada na segunda fase do ciclo menstrual, o que pode explicar a ocorrência da dismenorreia.

A ação fisiológica da prostaglandina F2-alfa é promover a transferência do cálcio da membrana celular para os elementos contráteis da fibra muscular. Por sua vez, o cálcio ativa a interação da actinomiosina com o adenosina trifosfato (ATP), com fornecimento de energia para contração muscular. A contratilidade uterina, variável ao longo do ciclo, é maior durante o período menstrual, pois a queda dos níveis de progesterona libera o cálcio fixado na membrana celular, disponibilizando-o para a contração muscular (Fig. 17.1).

A participação das prostaglandinas na gênese da dismenorreia primária está baseada nas seguintes evidências:

1. Nas mulheres dismenorreicas, a dosagem de prostaglandinas F2-alfa no lavado endometrial, fluxo menstrual ou produto de curetagem uterina é 2 a 5 vezes maior do que em mulheres não dismenorreicas. Idem para os seus metabólitos dosados no sangue periférico.
2. O quadro clínico da dismenorreia primária pode ser reproduzido pela utilização endovenosa de prostaglandinas F2-alfa, mesmo em mulheres que nunca tiveram dismenorreia.
3. As drogas que diminuem a síntese de prostaglandinas F2-alfa são altamente eficazes no tratamento da dismenorreia primária.

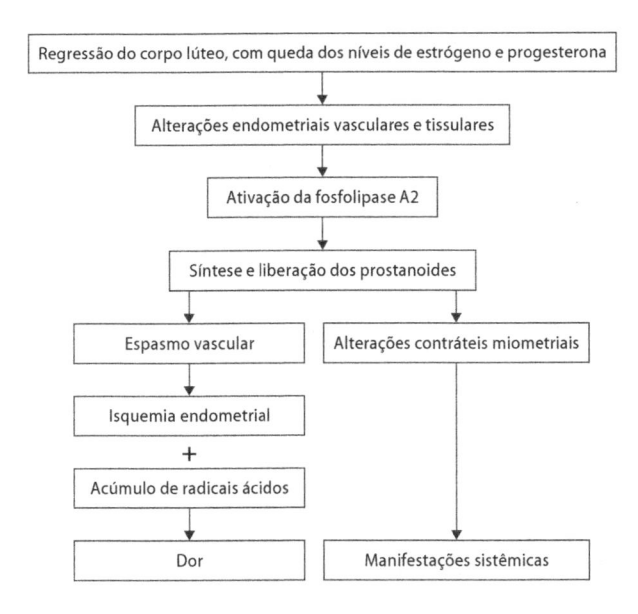

Figura 17.1. Fisiopatologia da dismenorreia primária.

Ginecologia da infância e adolescência 243

Outras substâncias também capazes de contrair a musculatura lisa uterina (tromboxano, leucotrienos) estão elevadas nas mulheres dismenorreicas. O mesmo ocorre com a vasopressina, que também é capaz de contrair a musculatura lisa dos vasos sanguíneos.

Mulheres dismenorreicas têm também menor produção de prostaciclina (miorrelaxante) e do fator ativador das plaquetas. Nas mulheres dismenorreicas, os níveis elevados de prostaglandina F2-alfa promovem alterações da atividade contrátil do miométrio, causando hipertonia uterina, taquissistolia, hiperssistolia e incoordenação das contrações (Figs. 17.2 e 17.3).

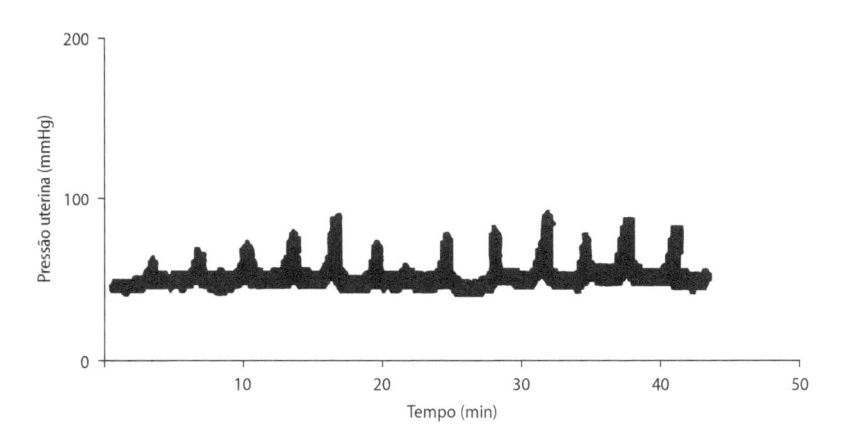

Figura 17.2. Registro da pressão uterina em mulher SEM dismenorreia.

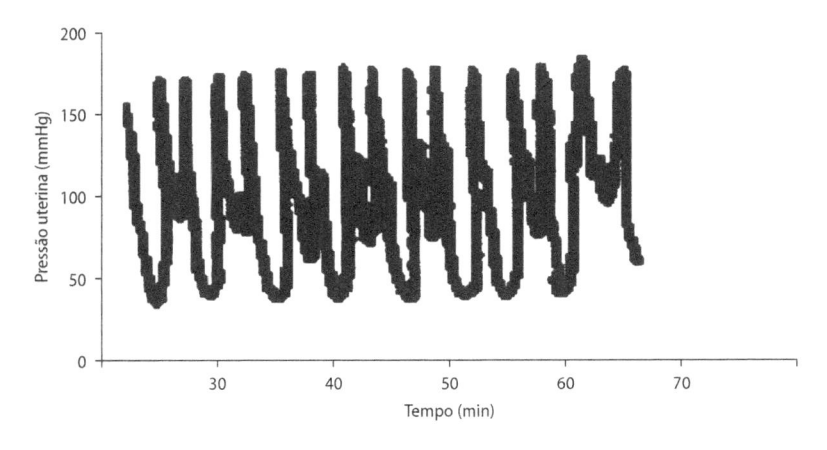

Figura 17.3. Registro da pressão uterina em mulher COM dismenorreia.

Assim, encontramos hipertonia do istmo em 70% destas mulheres, acentuada hipertonia do fundo em 15% e incoordenação em 15%. Tais alterações, associadas ao vaso espasmo, produzem isquemia endometrial, que determina a dor local. Além disso, os endoperóxidos e as PG sensibilizam as terminações nervosas livres que transportam a sensação dolorosa e são mediadas por bradicinina, histamina e serotonina (Quadro 17.3). As manifestações sistêmicas (exmenorreia) são decorrentes da atuação das PG em outros órgãos/sistemas e da intensidade da dor pélvica.

É durante o período menstrual que ocorre a ativação da hidrolase lisossômica, fosfolipase A2, que libera o ácido araquidônico dos fosfolipídios das membranas celulares (fosfatidilinusitol e fosfatidiletanolamina). A seguir, por meio de um sistema enzimático microsomal denominado ciclo-oxigenase (COX), o ácido araquidônico é convertido em diferentes prostanoides (Fig. 17.4).

Quadro 17.3. Fisiopatologia da dismenorreia primária

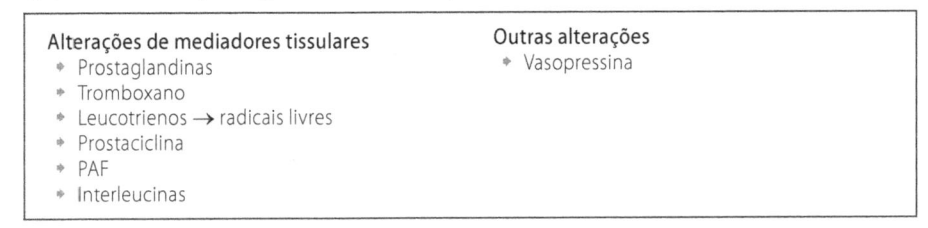

Alterações de mediadores tissulares	Outras alterações
• Prostaglandinas • Tromboxano • Leucotrienos → radicais livres • Prostaciclina • PAF • Interleucinas	• Vasopressina

PAF = fator de ativação plaquetária, do inglês *platelet activating factor*.

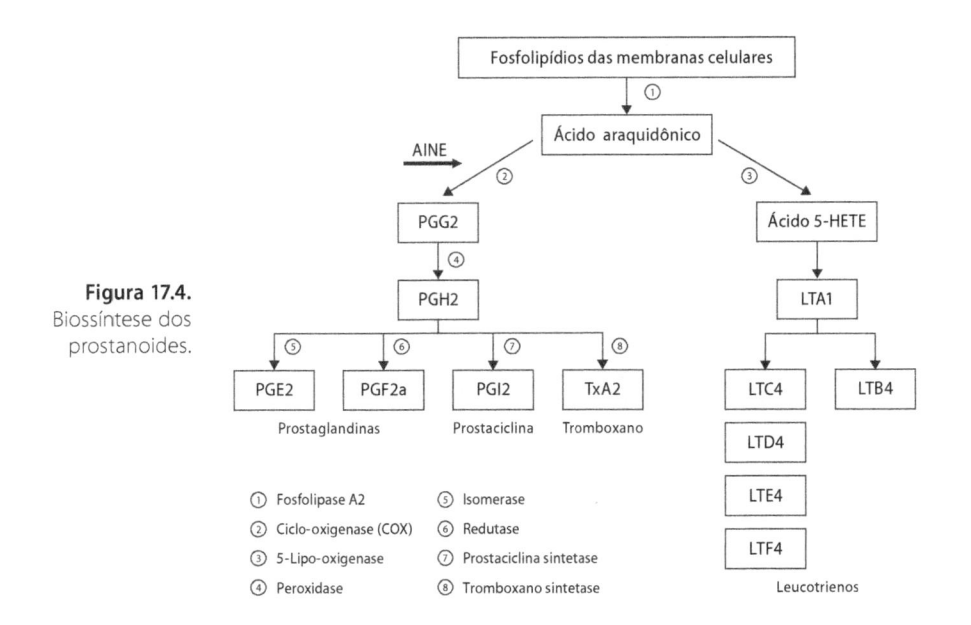

Figura 17.4. Biossíntese dos prostanoides.

Fosfolipídios das membranas celulares
① → Ácido araquidônico
AINE → ② PGG2 → ④ PGH2 → ⑤ PGE2 (Prostaglandinas), ⑥ PGF2a (Prostaglandinas), ⑦ PGI2 (Prostaciclina), ⑧ TxA2 (Tromboxano)
③ → Ácido 5-HETE → LTA1 → LTC4 → LTD4 → LTE4 → LTF4, LTB4 (Leucotrienos)

① Fosfolipase A2
② Ciclo-oxigenase (COX)
③ 5-Lipo-oxigenase
④ Peroxidase
⑤ Isomerase
⑥ Redutase
⑦ Prostaciclina sintetase
⑧ Tromboxano sintetase

■ QUADRO CLÍNICO

No quadro clínico da dismenorreia primária, a dor é a manifestação mais importante.

Caracteristicamente, ela surge entre 6 e 18 meses após a menarca, época em que se estabelecem com regularidade os ciclos ovulatórios, já que nos ciclos anovulatórios a quantidade de PG produzida é pequena e insuficiente para causar dor. Logo, a dismenorreia primária é uma característica de mulheres com ciclos ovulatórios.

A dor se inicia algumas horas antes do início do fluxo menstrual (antecede-o no máximo em 1 dia), depois dele ou coincide com ele. Recorre em todos os ciclos, o que contribui para a manutenção de um estado psicológico negativo em relação à ocorrência da menstruação. A dor é do tipo agudo (em pontada, espasmo, constritiva ou cólica), semelhante à observada no trabalho de parto ou abortamento. Tem intensidade variável (leve, moderada ou acentuada), sendo máxima no primeiro dia e decrescendo nos dias subsequentes, sobretudo no terceiro ou quarto dias, quando se torna irrelevante para a produtividade da mulher. Nos intervalos entre as cólicas, persiste dor "surda" ou sensação de peso na região hipogástrica.

A dor se localiza na região suprapúbica e se irradia para a região inferior do dorso, face anteromedial das coxas ou genitais externos. Os vários fatores que modulam a resposta individual à dor (limiar individual, nível cultural, experiências semelhantes anteriormente vivenciadas ou conhecidas, produção variável de beta-endorfinas), influenciam na exteriorização do quadro clínico. Isto explica porque mulheres com produção similar de PG referem dores de diferentes intensidades (Fig. 17.5).

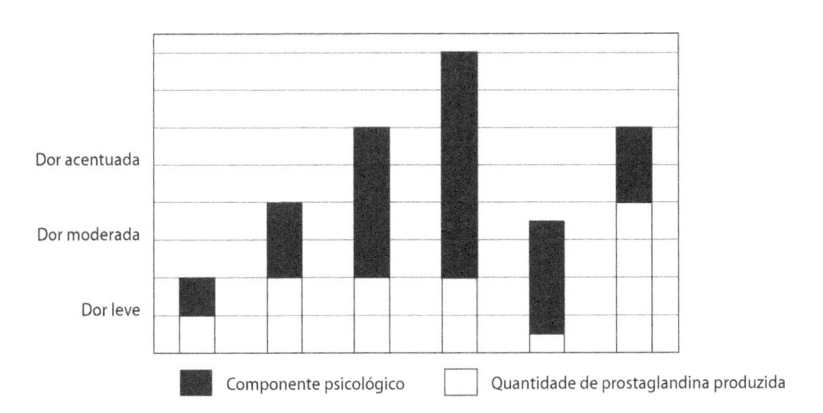

Figura 17.5. Interação dos fatores físicos e psicológicos determinando variação da intensidade da dor referida.

O quadro clínico desencadeado pelos componentes da dor se inicia em nível cognitivo (quando ocorre conscientização da presença da dor, sua localização, característica e intensidade), prossegue com mudanças do estado emocional (nervosismo, irritabilidade, diminuição do bem-estar), alterações motoras (fácies sofredora, atitude antálgica, tônus muscular aumentado e massagens locais) e autonômicas (elevação da pressão arterial, frequências cardíaca e respiratória, midríase, fogachos, sudorese, palidez cutaneomucosa) (Quadro 17.4).

As manifestações extragenitais (exmenorreia) ocorrem mais frequentemente quando a dor é moderada ou intensa e duram algumas horas ou estão restritas ao primeiro dia (Quadro 17.5).

Quadro 17.4. Consequências da dor aguda

Nível cognitivo	Alterações comportamentais
• Conscientização da presença da dor, sua localização, tipo, intensidade e evolução cronológica, influenciável por fatores culturais, familiares, morais, religiosos	• *Fácies* sofredora • Imobilização • Atitude antálgica • Tônus muscular aumentado • Massagens locais
Nível emocional	**Alterações autonômicas**
• Nervosismo, irritabilidade • Diminuição do bem-estar	• Aumento da PA, FC, FR • Midríase • Fogachos e sudorese • Palidez cutaneomucosa

FC = frequência cardíaca; FR = frequência respiratória; PA = pressão arterial.

Quadro 17.5. Manifestações extragenitais da dismenorreia primária

• Náuseas, vômitos, anorexia • Aumento da frequência de evacuações com fezes normais, amolecidas ou diarreicas com cólicas intestinais	• Cefaleia, enxaqueca • Sonolência, fadiga • Tonturas, lipotímia

■ DIAGNÓSTICO

A prevalência da dismenorreia primária segundo os seus aspectos clínicos pode ser verificada no Quadro 17.6. Seu diagnóstico geralmente é fácil e baseia-se numa história clínica típica (principalmente para as características da dor) e na exclusão de patologia orgânica pelo exame físico (palpação abdominal, exame especular, toque vaginal e/ou retal).

Quadro 17.6. Prevalência de dismenorreia primária em mulheres entre 15 e 20 anos

INTENSIDADE DA DOR	PREVALÊNCIA (%)	EXMENORREIA	MORBIDADE	ANALGÉSICOS
Ausente	25-30	–	–	–
Leve	30-35	–	–	–
Moderada	20-25	Leve	Pequena	Eficazes
Acentuada	10-15	Intensa	Grande	Ineficazes

Pico da prevalência entre 16 e 18 anos.

No caso da história clínica não ser típica e/ou o exame físico deixar dúvidas ou ser de difícil realização (obesidade, resistência ao exame) e/ou na eventualidade de falha terapêutica dos tratamentos de primeira linha, pode-se lançar mão de exames de imagem complementares (ultrassonografia, histeroscopia e laparoscopia). Quando do diagnóstico avaliam-se também as repercussões do quadro clínico nos ambientes familiar, social e profissional da mulher. O diagnóstico diferencial deve ser feito com as entidades que causam dismenorreia secundária.

Na dismenorreia secundária, a dor se manifesta desde a menarca ou aparece após os 25 anos. Mais frequentemente a dor tem caráter crônico, com exacerbação pré-menstrual ou menstrual. Nesta última alternativa, sua intensidade poderá ser crescente ao longo dos dias de menstruação, ou pode ter irradiação atípica (face posterior das coxas, ultrapassar o nível dos joelhos). A ocorrência de dismenorreia em mulheres com ciclos sabidamente anovulatórios também sugere a presença de causa orgânica.

■ DIAGNÓSTICO DIFERENCIAL

As causas de dismenorreia secundária (ou algia pélvica) têm quadros clínicos próprios e achados característicos ao exame físico e exames complementares (Quadros 17.7 e 17.8).

Quadro 17.7. Causas de dismenorreia secundária

MALFORMAÇÕES MÜLLERIANAS	
Ginatresias	Anomalias de fusão
• Hímen imperfurado	• Septo uterino
• Septo vaginal transverso imperfurado	• Corno uterino rudimentar não comunicante
• Atresia vaginal	Distopias
• Atresia cervical	• Retroversoflexão uterina exagerada

Quadro 17.8. Causas de dismenorreia secundária

• Endometriose pélvica	• Sinéquias uterinas
• Adenomiose	• Estenose cervical
• Leiomioma uterino	• Síndrome do ovário remanescente
• Doença inflamatória pélvica cronica (aderências)	• Relaxamento pélvico
	• Tumores ovarianos
• Síndrome da congestão pélvica (varizes pélvicas)	• Câncer de endométrio
	• Uso de dispositivo intrauterino
• Pólipo endometrial	• Dismenorreia membranosa

A ocorrência de um fator obstrutivo ao livre escoar do fluxo menstrual aumenta a reabsorção das prostaglandinas, com incremento de sua ação local e sistêmica.

■ TRATAMENTO

Historicamente, a atitude das mulheres com dismenorreia primária sempre foi de conformismo, aceitando que sua sintomatologia estivesse intimamente associada à "condição feminina" (ser mulher).

As primeiras descrições da dismenorreia e de seu tratamento através de fumigações podem ser encontradas no papiro de Ebers (reinado de Amon-Hotep). No papiro de Hakum (2160 a.C.) são sugeridas bebidas quentes à base de ervas.

Até meados do século XX os adeptos das causas obstrutivas preconizavam tratamento do tipo dilatação cervical ou mesmo cirurgias mais radicais. Os defensores das causas psicogênicas recomendavam para os casos leves e moderados analgésicos comuns e repouso com bolsa de água quente e, para os casos acentuados, analgésicos opiáceos e psicoterapia formal (análise).

Na década de 1950, os estrógenos foram empiricamente utilizados no tratamento da dismenorreia primária e na década de 1960, com a introdução dos anticoncepcionais orais do tipo combinado, ocorreu uma verdadeira revolução terapêutica, pela sua elevada eficácia.

Atualmente, o tratamento da dismenorreia primária é proposto com base nos conhecimentos disponíveis a respeito de sua fisiopatologia.

Ignorando-se a causa básica que leva algumas mulheres a produzirem uma quantidade excessiva de prostaglandina e o grau de participação de outros fatores envolvidos na sua fisiopatologia, a intervenção médica, mesmo que planejada de modo racional, cura poucas mulheres (8%), mas proporciona um controle sintomático adequado na maioria restante, que irá se curar definitivamente após o início da atividade sexual (18%), após o primeiro parto via vaginal (29%), fato já descrito por Sorano de Éfeso no século II a.C., com o aumentar da idade, sem outra causa aparente (39%) ou em casos-limite, só com a menopausa (6%).

Mulheres na pós-menopausa, que iniciam terapia de reposição hormonal com esquema combinado cíclico e voltam a menstruar artificialmente podem voltar a apresentar dismenorreia, que, no entanto, raramente requer tratamento específico.

O tratamento deve ser individualizado, levando-se em consideração as características individuais (idade, vida sexual, desejo de anticoncepção, presença de patologias associadas, etc.), a intensidade e duração das manifestações clínicas, assim como sua repercussão nos planos familiar, social e profissional.

Uma atitude simpática e compreensiva durante a consulta, com interesse e valorização das queixas, a ênfase à inexistência de doença orgânica, a explanação sumarizada dos aspectos pertinentes da fisiologia menstrual, a tranquilização quanto à ausência de repercussões na esfera sexual e reprodutiva e a garantia de que o tratamento trará benefícios são tópicos que sempre farão parte da psicoterapia superficial (de apoio) empregada, almejando a redução do componente reativo individual à dor.

Na vigência da crise, as medidas gerais incluem a aplicação de calor local (bolsa de água quente no hipogástrio) e repouso em decúbito ventral. Tais práticas determinam vasodilatação, com aumento do fluxo sanguíneo e redução do tônus uterino. Especificamente, são utilizadas drogas antiprostaglandinas por via endovenosa.

No tratamento de longo prazo, utilizam-se drogas denominadas anti-inflamatórias não esteroides (AINE) ou hormonais (AINH), que agem inibindo a enzima ciclo-oxigenase (COX), determinando uma menor produção de PG e consequente diminuição do tônus uterino, da intensidade e frequência das contrações e do vasoespasmo que ocorrem durante a menstruação. Estas drogas também agem através de outros mecanismos (diminuição da produção de radicais livres, de proteases extracelulares, bloqueio dos mecanismos que causam alodínea e hiperalgia, entre outros).

Dentre os inúmeros AINE disponíveis no mercado farmacêutico, o tratamento deve ser iniciado com aquele ao qual o médico estiver mais habituado e que satisfaça aos requisitos de droga ideal (alta eficácia, baixo índice de efeitos colaterais e de interação com outras drogas, fácil posologia, baixo custo, etc.) (Quadro 17.9).

Sabendo-se que as prostaglandinas são mediadores celulares (autacoides) e, portanto, sintetizadas e liberadas imediatamente antes de exercerem sua ação biológica, além de terem meia-vida muito curta, a medicação deve ser iniciada ao surgirem as primeiras manifestações clínicas ou o fluxo menstrual, não existindo diferenças de resultados quando a medicação é iniciada dias antes do fluxo, o que seria um risco potencial em mulheres com possibilidade de engravidar.

O tratamento deve abranger um período mínimo de 24 horas e um máximo de 4 dias, devendo ser repetido por quantos ciclos for necessário. Mulheres que não respondem ou deixam de responder a alguma destas drogas, podem se beneficiar com sua substituição.

A eficácia do tratamento com AINE é de 80 a 95%.

Quadro 17.9. Classificação dos AINE

Derivados do ácido fenilacético 　Diclofenaco 　Aceclofenaco Derivados do ácido indolacético 　Indometacina 　Sulindaco 　Cetorolaco 　Benzidamina Derivados do ácido arilpropiônico 　Naproxeno 　Flurbiprofeno 　Ibuprofeno 　Cetoprofeno 　Fenoprofeno Derivado do ácido antranílico 　Clonixinato de lisina Derivados da butirofenona (pirazolônicos) 　Pirazolona 　Fenilbutazona 　Oxifenilbutazona 　Feprazona	Derivados do ácido enólico (oxicans) 　Piroxicam 　Sudoxicam 　Tenoxicam 　Meloxicam Derivados do ácido salicílico 　Ácido acetilsalicílico 　Diflunisal Derivados do ácido fenâmico 　Ácido mefenâmico 　Ácido flufenâmico 　Ácido tolfenâmico Derivado da sulfonanilida 　Nimesulida Coxibes 　Celecoxibe 　Etoricoxibe 　Lumiracoxibe

Os anticoncepcionais hormonais, por determinarem uma menor proliferação endometrial, com menor produção de prostaglandina (menor inclusive do que a de mulheres eumenorreicas) são os tratamentos de eleição para as mulheres que assim o desejarem e necessitarem. Sua eficácia é de 90 a 95%, com 50% de respostas completas. Sua utilização veio modificar drasticamente o tratamento de mulheres que anteriormente eram encaminhadas a variados procedimentos cirúrgicos ou psiquiátricos, com riscos de droga-adição e sequelas pós-operatórias.

Por mecanismo semelhante atuam a progesterona (utilizada por via oral na forma micronizada), os progestagênios, ministrados do 15º ao 25º dia do ciclo menstrual e o DIU medicado com levonorgestrel. A utilização de piridoxina (vitamina B6) associada ao magnésio auxilia a promover um relaxamento uterino, sendo medida adjuvante. Deve-se também disponibilizar medicação analgésica adicional, cujo mecanismo de ação seja no nível do Sistema Nervoso Central (Quadro 17.10).

A avaliação do tratamento deve, inicialmente, ser realizada após 3 meses, pois os benefícios costumam ser progressivos. As drogas conhecidas como uterolíticas (agonistas beta-2-adrenérgicos e bloqueadores dos canais de cálcio) requerem elevadas doses para serem efetivas, com maiores efeitos colaterais, mas constituem-se numa alternativa, quando da falha ou contraindicação das outras drogas anteriormente citadas (Quadro 17.11).

Psicoterapia formal, medicina alternativa (homeopatia e acupuntura), técnicas de relaxamento (ioga) e até a utilização de analgésicos opiáceos (Quadro 17.12) se constituem nas últimas tentativas de tratamento clínico antes de se optar por intervenções cirúrgicas (Fig. 17.6).

O tratamento cirúrgico da dismenorreia primária, que no passado já teve ampla aceitação, é hoje de indicação excepcional e restrita a casos selecionados. Mais comumente tem sido utilizado para tratar dismenorreia secundária e outras causas de algia pélvica. As intervenções mais utilizadas isoladamente ou em associações variadas podem ser vistas no Quadro 17.13.

No campo da profilaxia, incluem-se as necessárias e corretas explicações que a menina púbere deve receber por ocasião da puberdade, destituídas de mitos, crendices e negativismos. Também como medida preventiva cita-se a prática regular de atividade física (Quadro 17.14).

Quadro 17.10. Analgésicos de segunda linha para tratamento da dismenorreia primária

* Paracetamol (acetaminofeno)	* Tiapridal
* Dipirona	* Espasmolíticos

Quadro 17.11. Medicamentos de segunda linha para tratamento da dismenorreia primária

* Progesterona – progestagênios	* Bloqueadores dos canais de cálcio
* DIU medicado com levonorgestrel	* Agonistas β-adrenérgicos

Quadro 17.12. Analgésicos opioides para tratamento da dismenorreia primária

Fracos	Fortes
* Propoxifeno	* Morfina
* Tramadol	* Metadona
* Codeína	* Fentanil
Intermediários	* Oxicodona
* Meperidina (petidina)	
* Buprenorfina	
* Pentazocina	

Figura 17.6

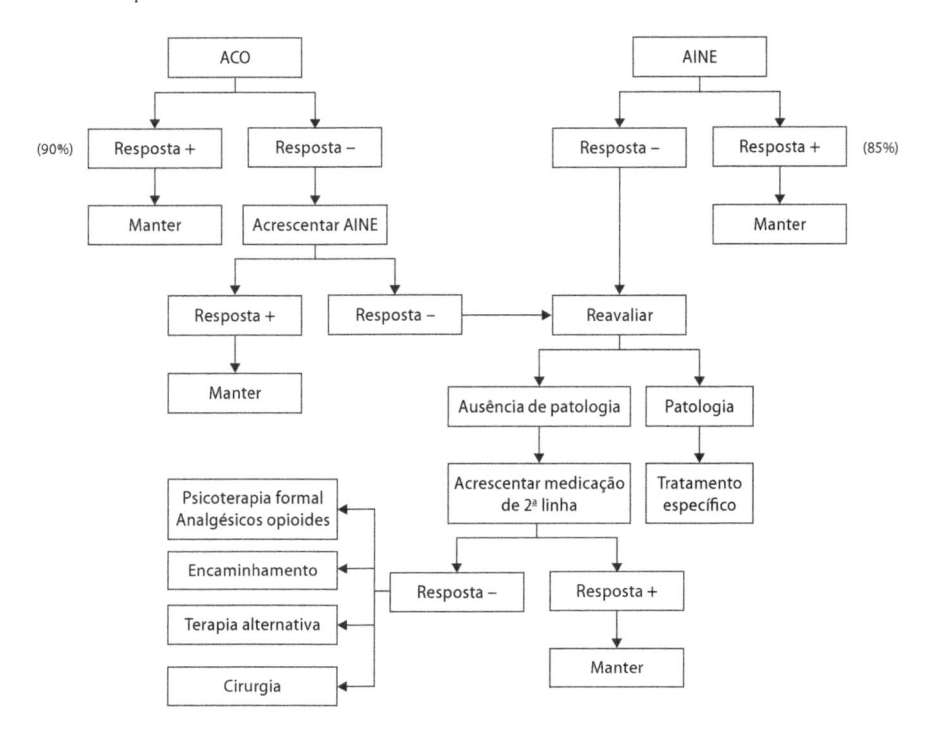

```
                ACO                                    AINE
                 │                                      │
        ┌────────┴────────┐                   ┌─────────┴─────────┐
(90%) Resposta +      Resposta −            Resposta −        Resposta +  (85%)
        │                │                     │                │
      Manter        Acrescentar AINE            │              Manter
                         │                      │
              ┌──────────┼──────────┐           │
         Resposta +  Resposta − → Reavaliar ────┘
              │                    │
           Manter          ┌───────┴───────┐
                     Ausência de patologia  Patologia
                              │               │
                     Acrescentar medicação  Tratamento
                          de 2ª linha       específico
                              │
                     ┌────────┴────────┐
                 Resposta −        Resposta +
                     │                  │
                                     Manter

  Psicoterapia formal
  Analgésicos opioides
  Encaminhamento
  Terapia alternativa
  Cirurgia
```

Figura 17.6. Fluxograma do manuseio de pacientes com dignóstico presuntivo de dismenorreia primária. ACO = anticoncepcionais combinados orais.

Quadro 17.13. Tratamento cirúrgico da dismenorreia

- Dilatação cervical
- Histerotomia ístmica
- Neurectomia pré-sacral (operação de Cotté)
- Neurectomia infundibular (operação de Castāno)
- Secção dos ligamentos uterossacros (operação de Doyle)
- Histerectomia
- Ooforectomia
- Alcoolização paracervical

Quadro 17.14. Comparação do ciclo menstrual entre atletas e não atletas

CARACTERÍSTICAS DOS CICLOS MENSTRUAIS	NÃO ATLETAS (%)	ATLETAS (%)
Duração do ciclo < 35 dias	100	80
Oligomenorreia ou amenorreia	4	53
Dismenorreia	23	1

■ CONSIDERAÇÕES FINAIS

A dismenorreia primária, altamente prevalente entre as adolescentes, apresenta abordagem terapêutica excepcionalmente clinica, com manejo durante a crise e, também, nos intervalos das crises. A dismenorreia secundária, por outro lado, pode representar o único ou o mais importante achado clínico de quadros como doença inflamatória pélvica, endometriose, anomalias müllerianas, hipoplasia uterina, pólipos uterinos, miomas uterinos, uso do DIU, varizes pélvicas e afecções extragenitais.

■ LEITURAS SUGERIDAS

- Dawood MY. Primary dysmenorrhea: advances in pathogenesis and management. Obstet Gynecol. 2006;108(2):428-41.
- Doty E, Attaran M. Managing primary dysmenorrhea. J Pediatr Adolesc Gynecol. 2006; 19(5):341-4.
- French L. Dysmenorrhea. Am Fam Physician. 2005;71(2):285-91.
- Giudice LC, Kao LC. Endometriosis. Lancet. 2004;364(13):1789-99.
- Harel Z. Dysmenorrhea in adolescents and young adults: etiology and management. J Pediatr Adolesc Gynecol. 2006;19(6):363-71.
- Latthe P, Mignini L, Gray R, Hills R, Khan K. Factors predisposing women to chronic pelvic pain: systematic review. BMJ. 2006;332(7544): 749-55.
- Proctor ML, Murphy PA, Pattison HM, Suckling J, Farquhar CM. Behavioural interventions for primary and secondary dysmenorrhoea. Cochrane Database Syst Rev. 2007;(3):CD002248.
- Reddish S. Dysmenorrhoea. Aust Fam Physician. 2006;35(11):842-4, 846-9.

capítulo 18 | Síndrome de tensão pré-menstrual

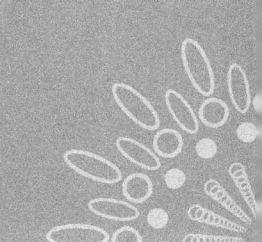

Paulo Meyer de Paula Philbert

Introdução	255
Histórico	256
Conceito	256
Prevalência	256
Etiologia	257
Quadro clínico	257
Diagnóstico	258
Classificação	259
Diagnóstico diferencial	259
Morbidade	260
Tratamento	260
Considerações finais	263

■ **INTRODUÇÃO**

A sigla TPM é a mais clássica e conhecida forma de referir-se abreviadamente à Tensão Pré-menstrual, tendo sido utilizada pela primeira vez na literatura por Frank, em 1931.[1]

O termo Síndrome Pré-menstrual (SPM) foi introduzido na literatura em 1953 por Katherine Dalton, gerando duas outras expressões: Síndrome de Tensão Pré-menstrual, para realçar as alterações do humor e Síndrome Paramenstrual, enfatizando que os sintomas iniciam antes, mas podem persistir durante os primeiros dias da menstruação. Na mesma família semântica fala-se também em Transtorno Disfórico Pré-menstrual (TDPM), ocorrência cujo diagnóstico se vale de critérios mais estritos, designando-se com isso a doença psiquiátrica em que a sintomatologia tem severidade suficiente para resultar em deterioração das relações interpessoais e/ou das atividades habituais.

■ HISTÓRICO

Já Hipócrates (400 a.C.), considerado pai da Medicina, observou que as mulheres apresentavam uma maior incidência de cefaleia, queixas somáticas e aumento da tensão emocional no período pré-menstrual. Durante os séculos subsequentes houve descaso da ciência médica, que não se ocupou deste problema, atribuído à "condição feminina", restando às mulheres suportar estoicamente seus sintomas e suas consequências.

Ainda nos dias atuais, existe um grande desconhecimento por parte dos médicos, incapazes de entenderem perfeitamente a etiopatogenia da TPM, diagnosticá-la e tratá-la; e também grande parte das mulheres ignora que tratando os sintomas da TPM podem desfrutar de uma melhor qualidade de vida. Esta situação, todavia, vem sendo revertida, tanto pelo maior interesse dos profissionais quanto pelo maior esclarecimento das mulheres relativamente à saúde feminina.

■ CONCEITO

A TPM constitui uma síndrome neuro-endócrino-metabólica-psicológica, que em interação com o ambiente e fatores estressores se manifesta por um conjunto variável e não uniforme de sintomas (somáticos, cognitivos, do humor) e por mudanças comportamentais, ciclicamente recorrentes. Ocorrem na maioria dos ciclos, na fase lútea do ciclo menstrual e regridem durante a menstruação, de forma abrupta ou gradativa.

A ocorrência dos sintomas pode ter duração variável, manifestando-se em alguns casos apenas na véspera da menstruação (durante 1 dia) ou se iniciar logo após a ovulação (durante aproximadamente 2 semanas) ou mesmo em qualquer época deste intervalo. De modo geral, o atraso na menstruação tende a piorar os sintomas de TPM.

Se um sintoma também ocorrer durante a primeira fase do ciclo, para ser valorizado é necessário que sua intensidade aumente em pelo menos 30% durante a fase lútea.

Os sintomas podem variar entre diferentes mulheres e, embora geralmente obedeçam a um padrão individual característico, numa mesma mulher os sintomas podem se modificar (ocorrendo ou não e em diferentes intensidades) em diferentes momentos da vida.

■ PREVALÊNCIA

A variação da prevalência observada na literatura decorre da falta de uniformidade nos critérios definidos para o seu diagnóstico.

Entre os casos, 20 a 25% das mulheres não se queixam das manifestações da TPM; 70 a 75% apresentam poucas queixas e relatam pequena intensidade e duração dos sintomas, não necessitando tratamento medicamentoso, mas apenas orientações; 5 a 10% apresentam queixas múltiplas e mais intensas, necessitando tratamento específico e em 2 a 5% o quadro pode ser caracterizado como Transtorno Disfórico Pré-menstrual, que também necessita de tratamento específico.

Podendo se manifestar desde a menarca até a menopausa, o maior comprometimento ocorre entre 30 e 45 anos. Uma vez estabelecido o quadro, este provavelmente se manterá até a menopausa.

Entre adolescentes, estima-se que de 51 a 86% delas experimentam algum sintoma pré-menstrual. Em um estudo realizado com 1.488 mulheres entre 14 e 24 anos, 5,8% delas preencheram critérios para TDPM.

■ ETIOLOGIA

Ao longo dos tempos, várias teorias propuseram causas diversas para a TPM. Até o início do século XX, as explicações privilegiavam causas psiquiátricas com bases psicanalíticas (um novo despertar da angústia de castração, desejo ou temor da gravidez, conflitos na identidade sexual), hoje pouco evocadas. Entretanto, aspectos psicológicos estão presentes, o que é respaldado pela resposta ao tratamento com placebos (20 a 40% de eficácia) e pelo reconhecimento de que a recorrência cíclica do quadro cria um estado antecipatório negativo em relação ao próximo período, o que pode exacerbar os sintomas. Os fatores ambientais de estresse, bem como experiências e expectativas individuais e preconceitos sociais e culturais relativos à menstruação, quando presentes e persistentes, agravam os sintomas.

Nos anos de 1930 a 1950, aventava-se como causa da TPM o desequilíbrio entre estrogênio e progesterona (hipótese nunca confirmada) e nos anos de 1970 investigou-se a participação da prolactina no quadro. Dos anos 1980 até os dias atuais, os pesquisadores investigam o papel dos neurotransmissores, peptídeos opioides, polimorfismos, nutrientes, etc., reconhecendo-se, no entanto, que a etiologia da TPM é ainda desconhecida, complexa, multifatorial e heterogênea.

Um histórico familiar positivo encontrado em 30 a 50% das pacientes, assim também como a taxa de incidência em gêmeas mono e dizigóticas, sugerem a possibilidade de uma suscetibilidade de base genética.

Aceita-se hoje que as variações hormonais cíclicas normais, para algumas mulheres, possam desencadear (e não causar) alterações dos neurotransmissores (serotoninérgicos, dopaminérgicos, noradrenérgicos, gabaérgicos) no sistema nervoso central, das betaendorfinas, da melatonina, das prostaglandinas (PGE1), da aldosterona, da resposta à insulina e da resposta imunitária.

■ QUADRO CLÍNICO

A TPM apresenta sintomas físicos, psíquicos e sensoriais.

Seus sintomas físicos incluem a exacerbação de algumas doenças crônicas, doenças alérgicas e infecções cutaneomucosas, passando, assim, a integrar o campo de atuação de diferentes especialidades médicas, como a seguir se especifica. Angiologia: varizes (dores e peso nas pernas), edemas (mãos, tornozelos, pés), cãibras. Cardiologia: palpitações, varizes (dores e peso nas pernas), edemas (mãos, tornozelos, pés). Clínica geral:

ganho de peso. Dermatologia: acne, herpes, urticária, candidíase. Gastroenterologia: náuseas e vômitos, flatulência. Ginecologia: ingurgitamento e dor mamária, dores ou cólicas no hipogástrio, fogachos. Nefrologia: diminuição da diurese. Neurologia: cefaleia, enxaqueca, tonturas, síncope, tremores, arrepios de frio, fogachos, epilepsia, incoordenação motora, diminuição da velocidade dos reflexos, alteração do olfato. Oftalmologia: alterações da acuidade visual, hordéolo, conjuntivite, glaucoma. Ortopedia: mialgia, artralgia, lombalgia, síndrome do túnel do carpo. Otorrinolaringologia: rinite vasomotora, faringite, sinusite. Pneumologia: asma, infecções das vias aéreas superiores. Proctologia: distensão abdominal, cólicas, constipação intestinal, diarreia, hemorroidas.

Os sintomas psíquicos da TPM incluem: instabilidade emocional, labilidade afetiva; tensão, ansiedade, irritabilidade, nervosismo, impaciência, impulsividade, intolerância, hostilidade, agressividade; humor depressivo, tristeza, choro fácil, isolamento, insegurança, baixa autoestima; letargia, fadiga, cansaço, fraqueza, exaustão, falta de energia, apatia, redução do interesse pelas atividades rotineiras; insônia ou hipersonia; alterações da libido; falha na capacidade de concentração e diminuição na velocidade de raciocínio; respostas mal adaptativas em situações difíceis; comportamento semelhante a quem age sob o efeito de álcool ou drogas ilícitas.

Já seus sintomas sensoriais incluem: sede, anorexia ou aumento do apetite e apetite específico por hidratos de carbono (doces e principalmente chocolate).

■ DIAGNÓSTICO

Inexistindo alteração orgânica (a não ser das patologias crônicas que recorrem ou se exacerbam) ou anormalidade nos exames laboratoriais que permitam o diagnóstico, este independe do sintoma/sinal apresentado, e se apoia fortemente no relato de seu aparecimento/desaparecimento relacionado à época do ciclo menstrual.

Sugere-se à paciente com queixa de TPM a confecção de um diário para o registro dos sintomas, sua intensidade (0, +, ++, +++) e repercussão ao longo do ciclo menstrual por pelo menos 2 meses consecutivos, devendo existir um período assintomático de vários dias de duração durante a fase folicular de todos os ciclos. Existem diversos calendários já validados, como o Moos Menstrual Distress Questionnaire (MMDQ), Abraham Menstrual Distress Questionnaire (AMDQ), Self-Rating Scale for Premenstrual Syndrome (SRSPS) e o Prospective Record of the Impact and Severity of Symptons of Menstruation (PRISM).

Os critérios para o diagnóstico do transtorno disfórico pré-menstrual, segundo o *Manual Diagnóstico e Estatístico de Transtornos Mentais* – 4ª edição (DSM-IV),[2] são os seguintes:

a) Presença, durante a maior parte da última semana da fase lútea, em muitos dos ciclos menstruais do ano precedente, de pelo menos cinco dos sintomas a seguir apresentados, iniciando-se sua remissão no início do ciclo seguinte e, ausentando-se completamente na semana seguinte à menstruação, com pelo menos um dos sintomas incluídos nas classes 1, 2, 3 ou 4.
   1. Humor acentuadamente deprimido, sensação de desesperança ou pensamentos autodepreciativos.

2. Ansiedade acentuada, sensação de inquietação ou de impaciência, tensão ou excitação.
3. Labilidade afetiva acentuada (sentir-se repentinamente triste ou com vontade de chorar) ou aumento da sensibilidade à rejeição.
4. Nervosismo, raiva ou irritabilidade persistente e acentuada ou conflitos interpessoais exacerbados.
5. Diminuição do interesse por atividades usuais (trabalho, escola, amigos, passatempos).
6. Sensação subjetiva de dificuldade em concentrar-se.
7. Letargia, fácil fatigabilidade ou acentuada perda de energia.
8. Alteração acentuada do apetite, comer em excesso ou desejo voraz por determinado alimento.
9. Insônia ou hipersônia.
10. Uma sensação subjetiva de estar sendo oprimida ou fora de controle.
11. Outros sintomas físicos, tais como dor ou intumescimento das mamas, cefaleia, artralgia, mialgia, uma sensação de inchaço ou ganho de peso.

b) Registro de que os sintomas interferem marcadamente no trabalho, na escola, nas atividades sociais costumeiras e nos relacionamentos com os demais (fuga de atividades sociais, diminuição da produtividade e da eficiência no trabalho ou na escola).
c) Os sintomas não devem ser apenas exacerbação de outras doenças.
d) Confirmação, por avaliações diárias prospectivas durante pelo menos dois ciclos sintomáticos consecutivos, da ocorrência das situações descritas em A, B e C.

■ CLASSIFICAÇÃO

Apesar da heterogeneidade dos quadros clínicos manifestados como associados à TPM, é possível o estabelecimento de tipos, a partir de alguns sintomas mais prevalentes em detrimento de outros, mais raros:

* TPM tipo A (Ansiedade) – As manifestações incluem ansiedade, irritabilidade, agressividade, tensão nervosa e alterações comportamentais com repercussões negativas nos ambientes social, profissional, familiar e nos relacionamentos afetivos. É a apresentação mais frequente.
* TPM tipo C (Compulsão): as manifestações incluem cefaleias, palpitações, tremores, sensação de desmaio, sudorese com extremidades frias, aumento do apetite, apetite específico por doces e chocolate, fadiga.
* TPM tipo D (Depressão): as manifestações incluem depressão, astenia, letargia, insônia, confusão mental, perda de memória e risco de suicídio. É a apresentação mais rara.
* TPM tipo H (Hídrica): as manifestações incluem dores variadas, ganho de peso e edemas, que são decorrentes da retenção hídrica. Ocorre em segundo lugar em frequência.

■ DIAGNÓSTICO DIFERENCIAL

Deve anteceder ao diagnóstico da TPM a exclusão da ocorrência de doenças com sintomas semelhantes, como doenças psiquiátricas (transtorno depressivo maior, transtorno distímico, transtorno do pânico, transtorno de personalidade, abuso de álcool e/ou drogas ilícitas), certas condições clínicas (anemia, hipotireoidismo, edema cíclico idiopático, hipoglicemia), doenças autoimunes (fibromialgia, síndrome da fadiga crônica), síndrome climatérica, síndrome dos ovários policísticos e endometriose.

■ MORBIDADE

São grandes e de consequências graves as repercussões socioeconômicas decorrentes dos efeitos adversos da TPM sobre a personalidade. As consequências afetam a sociabilidade e o desempenho (diminuição da produtividade) e acarretam faltas à escola ou trabalho.

Além de sofrimento individual em grau variável, ocorre um aumento das consultas médicas, internações psiquiátricas, tentativas de suicídio, acidentes (automobilísticos, domésticos ou no trabalho), resultados anormais em testes psicológicos e falhas em exames. São, também, nos períodos de TPM, mais comuns as discórdias conjugais, as agressões aos filhos e explosões de violência física, que resultam em agressões e assassinatos. Algumas legislações consideram o transtorno disfórico pré-menstrual como insanidade mental temporária, e, portanto, um atenuante para atos criminosos cometidos naquele período. Como se vê, este quadro compõe uma situação que aponta para a importância de um maior conhecimento, por parte da classe médica, da TPM.

■ TRATAMENTO

Até hoje, o desconhecimento da etiologia da TPM proscreve a cura, e prescreve tratamento baseado em controle sintomático.

Durante a consulta em que ocorrem queixas de pacientes virtualmente vítimas de TPM, o médico deve adotar uma atitude simpática e compreensiva, manifestando interesse e valorizando as queixas e, ao mesmo tempo, tranquilizar a paciente quanto à inexistência de alteração orgânica. Explanar sumariamente a fisiologia menstrual e induzir confiança na eficácia do tratamento que será proposto. Deve também sugerir uma programação das atividades para o período sintomático, evitando a tomada de decisões ou situações de estresse e aconselhando atividades recreativas ou relaxantes. Como técnicas de relaxamento, são adequadas a meditação e ioga.

Deve também ser encorajada a prática regular de exercícios físicos aeróbicos, que, sabidamente, melhoram a disposição física, a autoestima e o humor. Deve-se também informar as pacientes que um suporte mamário adequado e o uso de meias elásticas podem ser aliados no combate ao mal-estar, bem como a participação em grupos de apoio pode colaborar para o autoconhecimento.

A suplementação de certos nutrientes como magnésio, zinco, cálcio, vitamina B6 (piridoxina), vitamina E, ácido gamalinolênico tem se mostrado útil para algumas mulheres com sintomas leves e moderados.

É desaconselhável o uso de gorduras animais, cafeína, álcool, nicotina e o excesso de sal de cozinha e açúcar refinado.

No tratamento medicamentoso existem controvérsias sobre qual droga teria melhor efeito para cada sintoma, sendo altamente recomendável a realização de estudos prospectivos de longa duração, duplo-cegos, randomizados e controlados com placebo para uma melhor definição.

Uma opção terapêutica são os anticoncepcionais hormonais combinados, no intuito de suprimir a ovulação. Entretanto, o esquema tradicional, 21/7, nem sempre cursa com melhora dos sintomas pré-menstruais, visto o intervalo de 7 dias permitir flutuação hormonal e, com isso, sintomas de TPM. Anticoncepcionais com esquema 24/4, combinados a um progestágeno de meia-vida longa, como a drospirenona, podem ocasionar uma supressão mais efetiva da foliculogênese e do estradiol endógeno. Estudos comprovam a eficácia da formulação etinilestradiol 20 μg/drospirenona 3 mg, para o tratamento do TDPM, inclusive estudo realizado por Pearlstein e colaboradores[3] mostrou resultado similar ao obtido com os inibidores seletivos da recaptação da serotonina (ISRS). Em adolescentes, o uso deste anticoncepcional combinado oral (ACO) é recomendado como conduta inicial para o tratamento do TDPM, nos casos em que se faz necessária uma terapia medicamentosa.

Os ISRS, fluoxetina (20 mg/dia), sertralina (50 a 150 mg/dia) e paroxetina (10 a 30 mg/dia), são o tratamento de escolha para os casos de TPM severa e TDPM em mulheres adultas. Poucos estudos, entretanto, incluíram adolescentes em sua casuística. Os ISRS podem ser utilizados apenas na fase lútea ou em esquema contínuo. Recomenda-se o uso por 2 meses em esquema intermitente e apenas na ausência de resposta, o uso diário. Caso haja falha de um ISRS, deve-se tentar outro, visto que os efeitos podem variar de uma droga para outra.

Há relatos de risco 2 vezes maior de pensamentos ou comportamentos suicidas durante os primeiros meses de exposição aos antidepressivos entre adolescentes em tratamento para depressão. Não há relatos ligados ao uso dos ISRS para o TDPM nesta faixa etária. De qualquer forma, os ISRS não devem ser considerados o tratamento de primeira linha em adolescentes. Neste grupo, quando for necessário o uso dos ISRS deve-se preferir a fluoxetina, única aprovada para uso pediátrico, além de manter-se monitorização estrita pelo risco de pensamentos ou comportamentos suicidas.

Sintomas específicos podem ser tratados com outras opções terapêuticas. A TPM tipo H, por exemplo, pode ser tratada com o antagonista da aldosterona espironolactona (50 a 100 mg/dia), a mastalgia pode ser tratada com tamoxifeno (10 a 20 mg/dia), bromocriptina (2,5 a 5 mg/dia) ou cabergolina (0,5 mg/2 vezes por semana).

Sintomas dolorosos podem ser tratados com inibidores da ciclo-oxigenase como o ácido mefenâmico (500 mg a cada 8 horas). A cefaleia, um dos sintomas mais frequentes e incapacitantes, pode ser prevenida com o betabloqueador propranolol (40 mg/dia).

Nos casos graves, refratários às condutas até aqui descritas, pode ser adequado o bloqueio do ciclo menstrual, utilizando-se ou drogas antigonadotróficas, como o danazol (200 a 400 mg/dia) e a gestrinona (2,5 mg 2 a 3 vezes por semana), ou agonistas do GnRH (aGnRH – goserelina, leuprolida, nafarelina). Em relação aos aGnRH, os efeitos do hipoestrogenismo em longo prazo podem ser prevenidos através do uso contínuo de baixas doses de estrógeno/progesterona (esquema *add-back*), embora não haja estudos que demonstrem ser essas doses de reposição, suficientes para adolescentes.

Terapias alternativas incluem a psicoterapia (auxilia no autoconhecimento e na aceitação dos sintomas), a homeopatia e a acupuntura.

A Figura 18.1 mostra o fluxograma que resume a abordagem da TPM/TDPM em adolescentes.

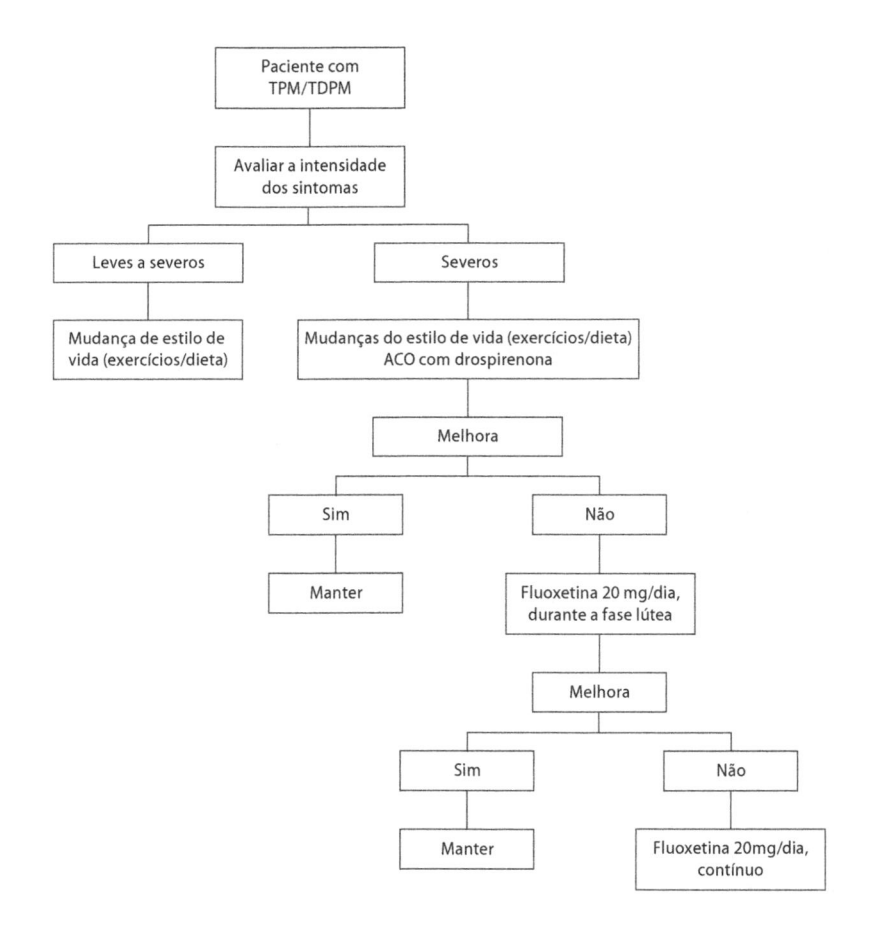

Figura 18.1. Fluxograma de tratamento da síndrome pré-menstrual/transtorno disfórico pré-menstrual (SPM/TDPM) em adolescentes.
ACO = anticoncepcionais combinados orais; TPM = tensão pré-menstrual.

■ CONSIDERAÇÕES FINAIS

A TPM compreende um amplo espectro de sintomas, com intensidade e duração variáveis e grande repercussão na qualidade de vida das pacientes. Valorizar a queixa apresentada e orientar adequadamente a paciente sobre medidas comportamentais capazes de aliviar esses sintomas é parte fundamental do seguimento da adolescente. Deve-se sempre lembrar que o tratamento medicamentoso difere para a paciente adolescente em relação à adulta, com uso preferencial, entre as pacientes jovens, dos anticoncepcionais orais combinados, com drospirenona.

■ REFERÊNCIAS

1. Frank, RT. The hormonal causes of premenstrual tension. Arch Neurol Psychiatry. 1931; 26:1053-57.
2. American Psychiatric Association. Diagnostic and statistical manual of mental disorders. 4th ed. Washington; 1994.
3. Pearlstein TB, Bachmann GA, Zacur HA, Yonkers KA. Treatment of premenstrual dysphoric disorder with a new drospirenone-containing oral contraceptive formulation. Contraception. 2005;72(6):414-21.

■ LEITURAS SUGERIDAS

* Borges LE, Andrade RP, Aldrighi JM, Guazelli C, Yazlle ME, Isaia CF, et al. Effect of a combination of ethinylestradiol 30 microg and drospirenone 3 mg on tolerance, cycle control, general well-being and fluid-related symptoms in women with premenstrual disorders requesting contraception. Contraception. 2006;74(6):446-50.
* Diegoli MSC, Diegoli CA. Síndrome pré-menstrual. In: Pinotti JÁ, Barros ACSD. Ginecologia moderna. Rio de Janeiro: Revinter; 2004. p. 191-9.
* Dimmock PW, Wyatt KM, Jones PW, O'Brien PM. Efficacy of selective serotonin-reuptake inhibitors in premenstrual syndrome: a systematic review. Lancet. 2000;356(9236):1131-6.
* Elliott H. Premenstrual dysphoric disorder. A guide for the treating clinician. N C Med J. 2002;63(2):72-5.
* Eriksson E, Andersch B, Ho HP, Landén M, Sundblad C. Diagnosis and treatment of premenstrual dysphoria. J Clin Psychiatry. 2002;63 Suppl 7:16-23.
* Grady-Weliky TA. Premenstrual dysphoric disorder. N Engl J Med. 2003;348(5):433-8.
* Jovanovic H, Cerin A, Karlsson P, Lundberg J, Halldin C, Nordström AL. A PET study of 5-HT1A receptors at different phases of the menstrual cycle in women with premenstrual dysphoria. Psychiatry Res. 2006;148(2-3):185-93.
* Qureshi NA, Al-Habeeb TA. Making gynecological and psychiatric sense out of premenstrual pains, tension and dysphoria. Saudi Med J. 2004;25(6):717-27.
* Rapkin AJ, Mikacich JA. Premenstrual syndrome and premenstrual dysphoric disorder in adolescents. Curr Opin Obstet Gynecol. 2008;20(5): 455-63.
* Steiner M, Born L. Diagnosis and treatment of premenstrual dysphoric disorder: an update. Clin Psychopharmacol. 2000;15 Suppl 3:S5-17.
* Wang YP, Teng CT, Vieira Filho AH, Gorenstein C, Andrade LH. Dimensionality of the premenstrual syndrome: confirmatory factor analysis of premenstrual dysphoric symptoms among college students. Braz J Med Biol Res. 2007; 40(5):639-47.
* Vicckers K, McNally RJ. Is premenstrual dysphoria a variant of panic disorder? Clin Psychol Rev. 2004;24(8):933-56.

capítulo 19 | Endometriose na adolescência

Júlio Cesar Rosa e Silva
Antonio Alberto Nogueira

Introdução	265
Etiopatogenia	266
Diagnóstico da endometriose	269
Tratamento da endometriose	271
Considerações finais	275

■ INTRODUÇÃO

A endometriose se caracteriza pela presença de tecido endometrial ectópico, ou seja, fora da cavidade endometrial. Sua etiopatogenia não está muito bem estabelecida, e aberrações emergem como possíveis alvos de defeitos. Acredita-se que cerca de 10% da população feminina global e que 50% das pacientes com infertilidade e dor pélvica tenham endometriose. A sua incidência na fase da adolescência não está muito bem determinada e o que se sabe é que cerca de 60 a 70% das pacientes com diagnóstico de endometriose na fase de adulta jovem já tinham sintomas sugestivos da doença antes de completarem 20 anos de idade.[1]

A teoria mais aceita para a etiologia da endometriose é a postulada por Sampson em 1929, de que haveria aderência de tecido endometrial pós-menstrual na cavidade peritoneal e demais órgãos após fluxo tubário retrógrado. A comprovação de que praticamente 90% das mulheres que têm trompas pérvias apresentam fluxo retrógrado e, no entanto, somente 10% delas apresentarão endometriose, sugere que outros fatores associados ao fluxo retrógrado seriam capazes de permitir a implantação deste tecido na cavidade abdominal.

Outras teorias tentam explicar a presença de lesões de endometriose fora da cavidade pélvica. A metaplasia das células da linhagem peritoneal explica a endometriose em homens, em pré-púberes, mulheres que nunca menstruaram e lesões em sítios atípicos, como cavidade pleural e meninges.

A constatação da presença de células endometriais viáveis na luz de vasos sanguíneos e linfáticos sugere que focos distantes de endometriose podem surgir a partir da disseminação de células endometriais por via hematogênica ou linfática. Esta teoria explica lesões na pleura, cicatriz umbilical, espaço retroperitoneal, vagina e colo do útero.

■ ETIOPATOGENIA

Como as células endometriais refluídas aderem ao peritônio pélvico

Durante a menstruação, ocorre refluxo retrógrado pelas tubas de células endometriais viáveis. Os mecanismos que envolvem a adesão destas células na superfície peritoneal têm sido exaustivamente estudados. Fazem parte da constituição da matriz extracelular (MEC) o colágeno, elastina, proteoglicanos e glicoproteínas adesivas (fibronectinas, lamininas, vitronectinas, osteopontina e fibrinogênio). As células expressam várias moléculas que permitem a adesão a estes componentes da MEC, como integrinas, caderinas, selectinas e moléculas da superfamília de imunoglobulinas.

Vários autores encontraram maior expressão de integrinas no endométrio tópico de pacientes com endometriose,[2] e estes estudos apontam para uma maior capacidade de aderência das células endometriais de pacientes com endometriose à superfície peritoneal; este fenômeno de adesão celular seria o primeiro dentro da cascata de eventos que ocorreria para a formação das lesões endometrióticas.

Como as células endometriais aderidas invadem a MEC

Após o processo de adesão, para o crescimento dos implantes endometrióticos é necessária a invasão da MEC. Acredita-se que esta invasão ocorra devido a um desequilíbrio entre enzimas de degradação de componentes da matriz extracelular e seus reguladores. Vários estudos têm observado um aumento na quantidade de algumas *matrix metalloproteinases* (MMPs) e redução de *tissue inhibitor of metalloproteinases* (TIMPs) produzidos pelo endométrio tópico e ectópico de pacientes com endometriose, o que justificaria uma maior capacidade invasora deste tecido no fluxo menstrual retrógrado. As principais MMPs envolvidas na endometriose são a MMP-1, MMP-3 e MMP-7; várias citocinas atuam como reguladores da expressão destas MMPs e podem sofrer influências hormonais.[3]

Como os novos implantes crescem e sobrevivem

Após a invasão peritoneal, a viabilidade do foco endometriótico seria mantida pela neoformação vascular local desenvolvida sob estímulo de substâncias angiogênicas, como o VEGF (fator de crescimento endotelial vascular). O VEGF seria produzido e secretado no fluido peritoneal por macrófagos ali presentes, e teria capacidade de promover crescimento endotelial, aumento da permeabilidade vascular e modulação da secreção de enzimas proteolíticas relacionadas a angiogênese. Há estudos descrevendo a presença de VEGF aumentado no fluido peritoneal e no soro de pacientes com endometriose.

Papel do sistema imune

O que permite que as células endometriais refluidas na menstruação retrógrada não sejam depuradas pelo sistema imune, representado pelas células fagocíticas, principalmente macrófagos, é uma resposta imunológica alterada. Alterações tanto no sistema imune celular quanto humoral são descritas. O fluido peritoneal de pacientes com endometriose apresenta um maior número e maior atividade macrocítica; entretanto, os mesmos apresentam menor atividade fagocítica e produzem maior quantidade de fatores de crescimento e citocinas que estimulam a adesão celular e expressão de MMPs, favorecendo a formação dos implantes endometrióticos.[4]

Níveis elevados de citocinas no fluido peritoneal de pacientes com endometriose foram relatados em diversos estudos. Entre elas estão interleucinas (IL): IL-1, IL-6, IL-8, IL-10, VEGF, fator de necrose tumoral alfa (TNF-alfa), fator de transformação de crescimento beta (TGF-beta) (Fig. 19.1).[5] A IL-6 corresponde a uma das IL mais importantes na etiopatogenia da endometriose. Está envolvida na produção esteroidogênica ovariana, foliculogênese e implantação embrionária, apresenta atividade multifuncional e possui efeitos angiogênicos, induzindo a expressão de VEGF.

Pesquisa-se também a presença de alterações nos mecanismos de controle de proliferação celular do endométrio de pacientes com endometriose. A "homeostase tecidual" normalmente é produto de um equilíbrio entre mecanismos de destruição ou degradação celular (apoptose) e de proliferação celular. Na endometriose parece haver um desequilíbrio nesta homeostase, com maior proliferação celular nas lesões endometrióticas e menor apoptose, permitindo a sobrevivência e crescimentos das lesões.[6]

Estresse oxidativo

Acredita-se que a cavidade peritoneal de pacientes com endometriose represente um ambiente pró-oxidante, com produção de substâncias denominadas espécies reativas de oxigênio (ROS), que podem contribuir para a reação inflamatória associada à endometriose.[7]

As ROS são substâncias intermediárias, produzidas normalmente no metabolismo do oxigênio e, para proteção contra seus efeitos deletérios, as células desenvolveram uma variedade de sistemas antioxidantes. Os antioxidantes enzimáticos correspondem à superóxido dismutase, catalase, glutationa redutase e os antioxidantes não enzimáticos à vitamina E, vitamina C, taurina e glutationa. Por outro lado, moléculas

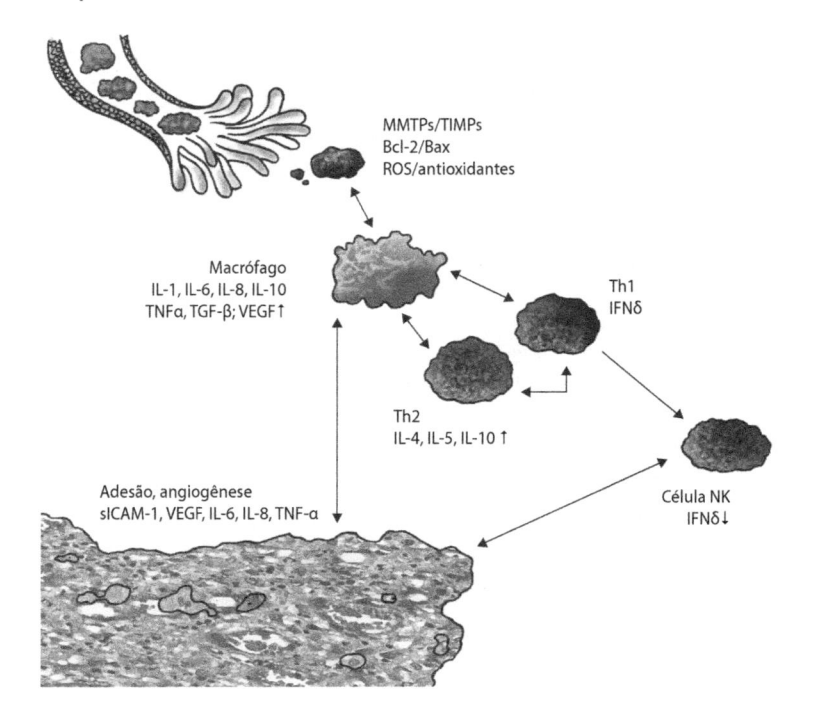

Figura 19.1. Possíveis alterações fisiopatológicas na cavidade peritoneal de mulheres com endometriose. O endométrio anormal da endometriose em ROS (espécies reativas de oxigênio), antioxidantes, metaloproteinases e seus inibidores (MMPs e TIMPs). Th1 = subpopulação de linfócitos 1; Th2 = subpopulação de linfócitos 2; SICAM-1: molécula de adesão intercelular na forma solúvel. VEGF = fator de crescimento vascular endotelial; Bcl-2 e Bax = proteínas antiapoptóticas; IFNδ = interferon delta; TNFα = fator de necrose tumoral alfa; TGF-β = fator de transformação de crescimento beta; IL = interleucina.

como o óxido nítrico, os metais e os poluentes ambientais são tidos como pró-oxidantes. Quando ocorre um predomínio destas ROS em detrimento dos antioxidantes, há o estresse oxidativo celular.[7]

Existem algumas evidências de estresse oxidativo na endometriose: a enzima óxido nítrico sintetase encontra-se superexpressa, levando a uma maior produção de óxido nítrico; aumento da peroxidação lipídica com produção de substâncias reativas como o malonaldeído e lisofosfatidilcolina; expressão aumentada de enzimas antioxidantes no endométrio de pacientes com endometriose, que ocorreria em resposta à presença de maior quantidade de ROS; níveis reduzidos de vitamina E no fluido peritoneal de mulheres com endometriose consumida durante reações de oxidação; presença de indutores potenciais de estresse oxidativo na cavidade peritoneal, como eritrócitos, debris celulares e macrófagos.[7]

Localizações e diferentes lesões de endometriose

A endometriose é uma doença complexa, com múltiplas manifestações e diferentes formas de apresentação. De acordo com Nisolle e Donnez,[8] a endometriose peritoneal, o endometrioma ovariano e a endometriose de septo retovaginal podem ser consideradas três entidades diferentes, com origens etiopatogênicas e comportamentos clínicos diferentes, porém esta teoria é criticada por diversos autores. Segundo Nisolle e Donnez,[8] a endometriose peritoneal deriva de implantação de tecido endometrial refluído durante o fluxo menstrual. Para a formação do endometrioma ovariano, existem três teorias: o acúmulo de debris menstruais e posterior invaginação e inversão do córtex para o interior do ovário, formando o cisto endometriótico; por envolvimento secundário de cistos funcionais por implantes localizados na superfície do ovário, ou por metaplasia celômica nos cistos de inclusão ovarianos. Para explicar a endometriose de septo retovaginal, duas teorias foram propostas: ou trata-se de metaplasia de remanescentes müllerianos da musculatura do septo em glândulas e/ou estroma que formariam nódulos locais, ou é a evolução natural de uma endometriose peritoneal que invadiu o septo retovaginal.

Além disso, a endometriose peritoneal pode ter diversas apresentações laparoscópicas; o seu aspecto típico é uma lesão negra, arroxeada, preguada, associada a uma cicatrização em forma de estrela, decorrente do sangramento tecidual e retenção de pigmentos sanguíneos. As lesões vermelhas, em chama de vela, são ativas e elevadas, de aspecto vesicular e geralmente apresentam histologia semelhante à do epitélio tópico proliferativo, sendo difícil a sua diferenciação. As lesões brancas possuem aspecto cicatricial, e incluem as aderências subovarianas e os defeitos peritoneais. Existe correlação entre o tipo de lesão e a sua atividade, sendo as lesões em chama de vela mais agressivas, mais vascularizadas e com maior poder de invasão, correspondendo a um primeiro estágio de desenvolvimento da doença; posteriormente estas lesões vão sendo substituídas por outras, negras e brancas. As lesões vermelhas possuem vascularização aumentada em relação às lesões negras e brancas. Este fato é diretamente proporcional ao índice de mitoses, sugerindo que as lesões vermelhas são mais ativas que as negras e estas mais ativas que as brancas, que geralmente não apresentam mitoses.

■ DIAGNÓSTICO DA ENDOMETRIOSE

O diagnóstico da endometriose inicialmente é feito com a história clínica da paciente, ou seja, anamnese, antecedentes pessoais e familiares da paciente e até mesmo o exame físico. Alguns sintomas são característicos desta doença, como a dismenorreia, dispareunia, dor pélvica acíclica e infertilidade. Entretanto, este tipo de diagnóstico é inconclusivo devido à sintomatologia variada e sua pobre correlação com a severidade da doença.[9] A severidade da endometriose é variável e as pacientes são usualmente categorizadas dentro de quatro grupos, de acordo com a American

Society for Reproductive Medicine,[10] que varia de I (mínima) até IV (severa). Este método é baseado em um sistema de escores unificados nos quatro estádios, na avaliação percentual e volume das lesões, incluindo a predição sobre a probabilidade de gravidez após o tratamento. Embora este método de classificação seja mundialmente aceito, existem controvérsias devido à arbitrariedade na atribuição dos escores.

Alguns exames complementares auxiliam no diagnóstico como: a dosagem sérica do CA-125 e métodos de imagem, como ultrassonografia transvaginal, ultrassonografia endorretal e a ressonância magnética. Entretanto, tais exames não são adequadamente sensíveis e específicos,[10] e até os dias atuais o padrão ouro no diagnóstico da doença é a cirurgia laparoscópica e a histologia das lesões.[11]

Exames de Imagem

Ultrassom transvaginal (US-TV)

O US-TV é um bom método de imagem, com ótimo custo-benefício e boa acurácia no diagnóstico da endometriose pélvica. É o método de escolha para identificação de endometriomas ovarianos, que em geral se caracterizam pela presença de imagem cística, de paredes lisas e com finos debris no seu interior. O uso do Doppler pode ajudar mostrando ausência de fluxo vascular ou vascularização escassa.

Ultrassom endoanal

Este exame é muito utilizado na investigação de lesões profundas intestinais, porém não apresentam melhores resultados em relação ao US-TV e possuem o inconveniente de não diagnosticarem lesões anteriores de bexiga.

Ressonância magnética (RM)

A RM é um exame com ótima acurácia para diagnóstico de doenças pélvicas, incluindo a endometriose, com sensibilidade e especificidade para lesões endometrióticas profundas, tanto ovarianas, intestinais ou vesicais, de cerca de 90 e 98% respectivamente.[12] Contudo, devido ao alto custo e menor disponibilidade deveria ser utilizada somente em casos selecionados.

Diagnóstico laboratorial

Muitos marcadores séricos para endometriose têm sido descritos, entre eles: CA-125 e CA-19-9, marcadores imunológicos, tais como, IL-6 e TNF, marcadores genéticos, EGR-1, P450 aromatase e PP14 e marcadores teciduais, aromatase P 450, citoqueratinas e receptores hormonais. Contudo, o CA-125 é o principal marcador utilizado no diagnóstico e seguimento desta doença, com limitação principal nos estádios iniciais.[10]

CA-125

O CA-125 sérico é associado a diversos distúrbios ginecológicos, incluindo a endometriose. É expresso na maioria dos tecidos normais, tais como endométrio, endocérvice e peritônio. Embora seja controverso, seus níveis séricos variam com a idade, e é elevado durante o período menstrual de pacientes com e sem endometriose. Desta forma, não se recomendam suas dosagens neste período.

O importante uso clínico desse marcador sérico é no monitoramento de câncer de ovário e no acompanhamento da eficácia do tratamento. Além disso, níveis extremamente altos têm sido reportados em mulheres com endometriose, abscesso tubo-ovariano e tuberculose multivisceral. Vários estudos associaram a dosagem do CA-125 à detecção de endometriose,[10,13] porém não existe um consenso sobre o valor de corte a ser utilizado.[10] Para um valor de corte 20 U/mL, o CA-125 sérico varia a sua sensibilidade de 24 a 94% e a especificidade de 83 a 93%.[10,13]

■ TRATAMENTO DA ENDOMETRIOSE

O tratamento deve ser individualizado, levando-se em conta sempre os sintomas da paciente e o impacto da doença e de seu tratamento sobre a sua qualidade de vida. Uma equipe multidisciplinar especializada deve ser, sempre que possível, envolvida, na tentativa de fornecer um tratamento capaz de abranger todos os aspectos biopsicossociais da paciente.

Tratamento clínico

O uso de terapias medicamentosas para endometriose é baseado no fato que a endometriose é responsiva aos hormônios. As principais drogas utilizadas são os progestagênios, anticoncepcionais combinados orais (ACO), os androgênios e agonistas do GnRH (aGnRH).

Conforme as evidências documentadas a seguir, podemos concluir que o tratamento clínico medicamentoso para a dor pélvica associada à endometriose é altamente eficaz, com taxas de sucesso que variam de 80 até 100% de melhora e intervalo livre dos sintomas que pode chegar até a 2 anos. As drogas hormonais investigadas – acetato de medroxiprogesterona, gestrinona, ACO, danazol e aGnRH – mostram-se igualmente efetivas no alívio da dor. Contudo, os efeitos adversos apresentados e os custos são diferenciados e devem ser levados em consideração quando da escolha terapêutica.

Progestagênios e anticoncepcionais combinados orais

Embora a progesterona cause alterações secretoras no endométrio durante a fase lútea do ciclo menstrual normal, os progestagênios sintéticos causam atrofia endometrial por diminuição da síntese de receptores de estrogênio. O acetato de medroxiprogesterona (AMP) é um dos progestagênios mais utilizados com o objetivo de tratar a dor pélvica associada à endometriose, porém os dados da literatura são controversos, com estudos que evidenciam melhora significativa em torno de 80 a 85% da dor pélvica associada à endometriose, e outros estudos que não mostraram melhora maior que o do grupo controle, sem medicação.[14]

O AMP de depósito é uma formulação contraceptiva que tem sido adotada por alguns pesquisadores no tratamento da endometriose. Em um estudo controlado comparativo entre o AMP de depósito de 150 mg a cada 90 dias e o uso de contraceptivo oral combinado associado ao danazol 50 mg/dia, os autores mostraram que os dois tratamentos foram igual e altamente efetivos no controle da dor, principalmente após 6 meses de tratamento, atingindo-se o máximo de satisfação das pacientes após 12 meses. Entretanto, há relatos de efeitos colaterais em cerca de 30% das usuárias[15] e a sua utilização em adolescentes deve ser criteriosa e nunca a primeira opção.

A gestrinona, um progestagênio com atividade androgênica, também tem sido utilizada no tratamento da endometriose e quando comparada ao aGnRH parece ter efeito semelhante no controle da dor e satisfação das pacientes. Porém esta medicação apresenta efeitos colaterais, que muitas vezes não são suportados pelas pacientes, tais como amenorreia, *spotting*, acne, hirsutismo, edema e ganho de peso que pode chegar até a 3 kg em 6 meses de tratamento. A posologia adequada é a de 200 a 300 mg/semana, e deve ser sempre seguida pelo parâmetro clínico da amenorreia.

Outros progestagênios orais podem ser usados e já foram testados no tratamento da endometriose, tais como acetato de ciproterona, desogestrel, acetato de noretindrona, levonorgestrel, di-hidrogesterona, entre outros, porém mais estudos devem ser realizados para definir a sua utilização em pacientes com dor pélvica e endometriose.[16]

Outras vias de administração de progestagênios têm sido testadas, tais como o implante subdérmico de etonorgestrel e o sistema intrauterino com liberação lenta de levonorgestrel; o primeiro com apenas um estudo piloto na literatura mostrando boa resposta e satisfação das pacientes.[17,18] Petta e colaboradores, em 2005, em um estudo prospectivo, randomizado e controlado, mostraram uma diminuição importante já no primeiro mês de uso da dor pélvica crônica secundária à endometriose.[18] Associada à melhora clínica, observou-se também a diminuição dos valores séricos de CA-125.[19] Apesar dos dados referidos serem promissores, os estudos ainda são poucos e com casuística pequena. Recentemente, este método foi utilizado em adolescentes com menorragia e dismenorreia com boa tolerabilidade e eficácia no controle destes sintomas.[20]

Os ACO são a primeira escolha de tratamento clínico em muitos centros, principalmente em adolescentes. Vercellini e colaboradores, em 1993, realizaram o primeiro estudo controlado utilizando-se esta terapêutica e a compararam ao uso do aGnRH, demonstrando que o uso de ACO, mesmo que cíclico, isto é, 21 dias de hormônio e 7 sem medicação, tem eficácia similar à da administração de aGnRH na redução da dor pélvica associada à endometriose.[21] Por ser um tratamento simples, barato, de fácil manejo e com bons resultados embasados pela literatura, os ACO têm sido amplamente utilizados no controle da dor pélvica associada à endometriose.

Seria interessante notar que em pacientes cujo principal sintoma é a dismenorreia, o uso contínuo de ACO, isto é, sem pausa, levando à amenorreia, deve ser considerado, promovendo melhores resultados a curto prazo no controle da dismenorreia e na melhora da qualidade de vida das pacientes.

Danazol

O danazol é um androgênio que suprime as gonadotrofinas e age inibindo a ovulação. Vários estudos comparativos entre esta medicação e aGnRH, ACO e progestagênios mostram uma grande eficácia desta droga no tratamento da endometriose, promovendo grande satisfação das pacientes, melhora dos sintomas apresentados e consequente impacto positivo sobre a qualidade de vida.[22] Porém, a incidência de efeitos colaterais é muito alta, atingindo cerca de 85% das usuárias. Os principais efeitos adversos descritos são ganho de peso, edema, diminuição do tamanho das mamas, acne, hirsutismo, oleosidade da pele e alterações no timbre da voz, além da potencial influência negativa sobre o metabolismo dos lipídios, elevando LDL colesterol e colesterol total. A posologia adequada é a de 600 mg/dia.

aGnRH

Considerados hoje o tratamento padrão para a dor associada à endometriose, devido ao estado de hipoestrogenismo que acarretam. Vários estudos já foram realizados com este tipo de medicação, comparando esta classe de drogas com os tratamentos para endometriose já existentes, mostrando excelente resposta terapêutica, com melhora significativa na dor pélvica associada à endometriose, maior tempo para recidiva dos sintomas e para o aparecimento de lesões císticas ovarianas.[23] Seu uso, entretanto, não deve ser prolongado, devido aos efeitos do hipoestrogenismo sobre a massa óssea. Por isso, recomendamos a utilização de outras formas de tratamento após o término do uso do aGnRH, tais como ACO, progestagênios em suas diferentes vias de administração ou anti-inflamatórios não hormonais. Em adolescentes e adultas jovens esta medicação deve ser apenas considerada na ausência de resposta clínica aos outros tratamentos clínicos propostos.[24]

Contudo, o tempo exato de utilização desta classe de medicamento no tratamento clínico da dor associada à endometriose ainda não está definido na literatura. Alguns autores preconizam o uso por 6 meses, outros por 3 meses, porém a tendência parece ser utilizar pelo menor tempo necessário. O inconveniente do uso do aGnRH no tratamento da dor associada à endometriose é a ocorrência de efeitos adversos secundários ao hipoestrogenismo, sendo os principais as ondas de calor e ressecamento vaginal, além de cefaleia, tontura, labilidade emocional, acne, mialgia, edema, redução do volume mamário, ganho de peso, diminuição da libido e insônia. Outro problema é a perda de massa óssea induzida por seu uso, que pode variar de 3 a 6% em um período de 6 meses, sendo reversível após a suspensão do tratamento, daí preconizar-se seu uso por 6 a 9 meses.

Tratamento cirúrgico

A adequada avaliação da eficácia das diferentes técnicas cirúrgicas utilizadas na abordagem da endometriose associada à dor pélvica fica dificultada pelo pequeno número de trabalhos randomizados e controlados existentes.

Dependendo da severidade da doença encontrada, a prática ideal consiste em realizar o diagnóstico e exérese cirúrgica dos focos de endometriose no mesmo ato operatório. Não dispomos de dados concretos que justifiquem a prescrição de tratamento hormonal antes da cirurgia, com o objetivo de melhorar as taxas de sucesso da abordagem cirúrgica.

Laparoscopia versus laparotomia

Hoje, com o desenvolvimento e tecnologia dos aparelhos laparoscópicos, a eficácia desta técnica na abordagem das pacientes com dor pélvica e endometriose é inquestionável, proporcionando uma excelente visão da pelve e, consequentemente, das lesões endometrióticas.

Vários trabalhos foram realizados na tentativa de comparar as duas técnicas cirúrgicas na abordagem da mulher com dor e endometriose, tendo como objetivo avaliar o tempo de recorrência da dismenorreia, dispareunia e dor acíclica. Crosignani e colaboradores, em 1996, mostraram que em pacientes com dor pélvica considerada como moderada ou severa e com endometriose estádio IV, as taxas de recorrência de dor acíclica, dismenorreia e dispareunia após 24 meses de seguimento foram estatisticamente semelhantes entre as duas técnicas,[25] dados estes que foram corroborados por outros estudos mais recentes. Porém, a laparoscopia apresenta vantagens quanto à menor perda sanguínea, tempo de recuperação pós-cirúrgico, menor dor pós-operatória e tempo de estada no hospital.

Tratamento laparoscópico

A destruição das lesões por coagulação, fulguração ou vaporização, ou a exérese das lesões superficiais mostram resultados semelhantes na melhora da dor pélvica associada à endometriose. Sutton e colaboradores publicaram em 1997 um estudo prospectivo e controlado, no qual a destruição das lesões endometrióticas tem efeito benéfico quando comparada apenas à laparoscopia, sem a destruição das lesões.[26]

Quanto à abordagem dos endometriomas ovarianos, em pacientes portadoras de dor pélvica, a discussão principal é sobre a retirada total da pseudocápsula ou drenagem e coagulação desta. Beretta e colaboradores, em 1998, realizaram um estudo prospectivo e comparativo entre estas duas técnicas laparoscópicas e mostraram que a recidiva da dor pélvica e do aparecimento de novos endometriomas foi maior no grupo submetido à drenagem e coagulação da pseudocápsula, com taxas de complicação cirúrgica semelhantes.[27] Estes achados foram corroborados por outros estudos e demonstram uma tendência da literatura a esta técnica, que também possibilita a obtenção de material para análise anatomopatológica.

Na endometriose infiltrativa profunda, seja ela retrocervical, de septo retovaginal, intestinal ou vesical, o benefício do tratamento cirúrgico é muito grande. Chapron e colaboradores mostraram que a laparoscopia pode ser realizada com sucesso na abordagem da endometriose de septo retovaginal, proporcionando uma grande melhora na dor pélvica crônica e cursando com baixas taxas de complicação.[28] A via laparoscópica também foi utilizada por Abrão e colaboradores, na ressecção de endometriose infiltrativa profunda acometendo o retossigmoide com grande sucesso. Estes autores realizaram a ressecção segmentar do retossigmoide infiltrado pela endometriose por via vaginal assistida por laparoscopia.[29] Com isso, podemos concluir que a melhora clínica dos sintomas ginecológicos e intestinais que acometem estas mulheres é significativa com o tratamento cirúrgico, que deve ser sempre encorajado, porém deve ser realizado por cirurgião experiente, além da paciente ter conhecimento das possíveis complicações.

■ CONSIDERAÇÕES FINAIS

A endometriose na adolescência é causa de dor pélvica crônica. Assim, o objetivo do tratamento é minimizar a dismenorreia e a dor pélvica, por longo tempo, com terapia medicamentosa. A falha do tratamento da dismenorreia na adolescência, com ACO e anti-inflamatórios, requer melhor investigação e subsequente tratamento. A intervenção cirúrgica, neste caso, está indicada para estabelecer o diagnóstico de endometriose. Um ponto importante é ter consciência de que ajudar a paciente a entender sua doença melhora sua qualidade de vida.

■ REFERÊNCIAS

1. Vicino M, Parazzini F, Cipriani S, Frontino G. Endometriosis in young women: the experience of GISE. J Pediatr Adolesc Gynecol. 2010;23(4):223-5.
2. Koks CA, Groothuis PG, Dunselman GA, de Goeij AF, Evers JL. Adhesion of menstrual endometrium to extracellular matrix: the possible role of integrin alpha(6)beta(1) and laminin interaction. Mol Hum Reprod. 2000;6(2):170-7.
3. Keller NR, Sierra-Rivera E, Eisenberg E, Osteen KG. Progesterone exposure prevents matrix metalloproteinase-3 (MMP-3) stimulation by interleukin-1alpha in human endometrial stromal cells. J Clin Endocrinol Metab. 2000;85(4):1611-9.
4. Dunselman GA, Hendrix MG, Bouckaert PX, Evers JL. Functional aspects of peritoneal macrophages in endometriosis of women. J Reprod Fertil. 1988;82(2):707-10.
5. Wu MY, Ho HN. The role of cytokines in endometriosis. Am J Reprod Immunol. 2003;49(5):285-96.
6. Braun DP, Ding J, Shen J, Rana N, Fernandez BB, Dmowski WP. Relationship between apoptosis and the number of macrophages in eutopic

endometrium from women with and without endometriosis. Fertil Steril. 2002;78(4):830-5.
7. Langendonckt AV, Casanas-Roux F, Donnez J. Oxidative stress and peritoneal endometriosis. Fertil Steril. 2002;77(5):868-78.
8. Nisolle M, Donnez J. Peritoneal endometriosis, ovarian endometriosis, and adenomyotic nodules of the rectovaginal septum are three different entities. Fertil Steril. 1997;68(4):585-96.
9. Vercellini P, Bocciolone L, Vendola N, Colombo A, Rognoni MT, Fedele L. Peritoneal endometriosis. Morphologic appearance in women with chronic pelvic pain. J Reprod Med. 1991; 36(7):533-6.
10. Rosa e Silva AC, Rosa e Silva JC, Ferriani RA. Serum CA-125 in the diagnosis of endometriosis. Int J Gynaecol Obstet. 2007;96(3):206-7.
11. Catenacci M, Sastry S, Falcone T. Laparoscopic surgery for endometriosis. Clin Obstet Gynecol. 2009;52(3):351-61.
12. Togashi K, Nishimura K, Kimura I, Tsuda Y, Yamashita K, Shibata T, et al. Endometrial cysts: diagnosis with MR imaging. Radiology. 1991; 180(1):73-8.
13. Amaral VF, Ferriani RA, Sá MF, Nogueira AA, Rosa e Silva JC, Rosa e Silva AC, et al. Positive correlation between serum and peritoneal fluid CA-125 levels in women with pelvic endometriosis. Sao Paulo Med J. 2006;124(4):223-7.
14. Harrison RF, Barry-Kinsella C. Efficacy of medroxyprogesterone treatment in infertile women with endometriosis: a prospective, randomized, placebo-controlled study. Fertil Steril. 2000;74(1):24-30.
15. Nieto A, Tacuri C, Serra M, Keller J, Cortés-Prieto J. Long-term follow-up of endometriosis after two different therapies (Gestrinone and Buserelin). Clin Exp Obstet Gynecol. 1996;23(4):198-204.
16. Vercellini P, Aimi G, Panazza S, De Giorgi O, Pesole A, Crosignani PG. A levonorgestrel-releasing intrauterine system for the treatment of dysmenorrhea associated with endometriosis: a pilot study. Fertil Steril. 1999;72(3):505-8.
17. Yisa SB, Okenwa AA, Husemeyer RP. Treatment of pelvic endometriosis with etonogestrel subdermal implant (Implanon). J Fam Plann Reprod Health Care. 2005;31(1):67-70.
18. Petta CA, Ferriani RA, Abrao MS, Hassan D, Rosa e Silva JC, Podgaec S, et al. Randomized clinical trial of a levonorgestrel-releasing intrauterine system and a depot GnRH analogue for the treatment of chronic pelvic pain in women with endometriosis. Hum Reprod. 2005;20(7):1993-8.

19. Rosa e Silva AC, Rosa e Silva JC, Nogueira AA, Petta CA, Abrao MS, Ferriani RA. The levonorgestrel-releasing intrauterine device reduces CA-125 serum levels in patients with endometriosis. Fertil Steril. 2006;86(3):742-4.
20. Aslam N, Blunt S, Latthe P. Effectiveness and tolerability of levonorgestrel intrauterine system in adolescents. J Obstet Gynaecol. 2010; 30(5):489-91.
21. Vercellini P, Trespidi L, Colombo A, Vendola N, Marchini M, Crosignani PG. A gonadotropin-releasing hormone agonist versus a low-dose oral contraceptive for pelvic pain associated with endometriosis. Fertil Steril. 1993;60(1):75-9.
22. Barbieri RL, Evans S, Kistner RW. Danazol in the treatment of endometriosis: analysis of 100 cases with a 4-year follow-up. Fertil Steril. 1982; 37(6):737-46.
23. Ling FW. Randomized controlled trial of depot leuprolide in patients with chronic pelvic pain and clinically suspected endometriosis. Obstet Gynecol. 1999;93(1):51-8.
24. Laufer MR, Sanfilippo J, Rose G. Adolescent endometriosis: diagnosis and treatment approaches. J Pediatr Adolesc Gynecol. 2003;16(3 Suppl.):S3-11.
25. Crosignani PG, Vercellini P, Biffignandi F, Costantini W, Cortesi I, Imparato E. Laparoscopy versus laparotomy in conservative surgical treatment for severe endometriosis. Fertil Steril. 1996; 66(5):706-11.
26. Sutton CJ, Pooley AS, Ewen SP, Haines P. Follow-up report on a randomized controlled trial of laser laparoscopy in the treatment of pelvic pain associated with minimal to moderate endometriosis. Fertil Steril. 1997;68(6):1070-4.
27. Beretta P, Franchi M, Ghezzi F, Busacca M, Zupi E, Bolis P. Randomized clinical trial of two laparoscopic treatments of endometriomas: cystectomy versus drainage and coagulation. Fertil Steril. 1998;70(6):1176-80.
28. Chapron C, Jacob S, Dubuisson JB, Vieira M, Liaras E, Fauconnier A. Laparoscopically assisted vaginal management of deep endometriosis infiltrating the rectovaginal septum. Acta Obstet Gynecol Scand. 2001;80(4):349-54.
29. Abrao MS, Sagae UE, Gonzales M, Podgaec S, Dias JA Jr. Treatment of rectosigmoid endometriosis by laparoscopically assisted vaginal rectosigmoidectomy. Int J Gynaecol Obstet. 2005;91(1):27-31.

capítulo 20 | Vulvovaginites em meninas

Areana Diogo Nascimento Mendonça
Flávia Raquel Rosa Junqueira
Rosana Maria dos Reis

Introdução	277
Etiologia	278
Diagnóstico	280
Outras causas de fluxo vaginal anormal na infância	281
Tratamento	282
Sinéquia de pequenos lábios	283
Considerações finais	283

■ INTRODUÇÃO

As vulvovaginites constituem o problema ginecológico mais comum em meninas no período pré-menarca[1] e são a causa mais frequente de procura do ginecologista por pacientes pediátricos.[2] Estima-se que correspondem a cerca de 60% das alterações ginecológicas durante a infância e a adolescência.

Embora na prática clínica seja bastante comum o atendimento de meninas com vulvovaginite, o manejo destas pacientes é frequentemente empírico e desconsidera os fatores causais, sendo prescritos antibióticos tópicos e sistêmicos de maneira indiscriminada. Assim, este capítulo objetiva a orientação para o procedimento, através da melhor compreensão dos mecanismos relacionados ao desenvolvimento das vulvovaginites em lactantes, pré-escolares e escolares. Além disso, são abordados outros aspectos relacionados ao diagnóstico diferencial do corrimento genital na infância, bem como a propedêutica recomendada nestes casos.

ETIOLOGIA

Fatores anatômicos e fisiológicos

O hipoestrogenismo inerente ao período pré-puberal é um fator importante que faz com que a mucosa genital seja mais suscetível à infecção. Além disso, a fragilidade da mucosa e o pH alcalino, auxiliados por fatores anatômicos, como ausência de pelos pubianos e grandes lábios pouco desenvolvidos, eventualmente agravados por más condições de higiene, facilitam a invasão por patógenos.[3]

Fatores microbiológicos

O papel do desequilíbrio da flora vaginal para a ocorrência de vulvovaginites em meninas no período pré-puberal é difícil de ser estabelecido, principalmente devido à dificuldade em se caracterizar a flora genital normal na infância. Os estudos com esse objetivo geralmente apresentam um número de casos limitados, carecem de controles e muitos incluem tanto pacientes pré-púberes quanto meninas que já iniciaram o desenvolvimento puberal. Alguns autores avaliaram a flora vaginal de meninas pré-púberes e não há um consenso quanto à espécie bacteriana dominante, tanto em meninas assintomáticas quanto naquelas que apresentam quadro de vulvovaginite. Ankirskaia e colaboradores,[4] em um estudo com 20 meninas entre 3 e 7 anos sem vulvovaginite, não encontraram uma bactéria dominante na flora vaginal, tendo sido isolados cocos gram-positivos, estafilococos (como *Staphylococcus epidermidis*) e estreptococos alfa e beta-hemolíticos. Não foram isolados lactobacilos, fungos e *Staphylococcus aureus*.

Gerstner e colaboradores[5] avaliaram a flora vaginal de 31 meninas em idade pré-puberal assintomáticas e compararam a 36 meninas com quadro de vulvovaginite na mesma faixa etária. Foi obtida secreção vaginal por vaginoscopia e realizada cultura para anaeróbios e aeróbios em todos os casos. Ambos os grupos tiveram semelhanças microbiológicas. Assim, os autores concluíram que mesmo pacientes assintomáticas podem apresentar uma cultura vaginal positiva para aeróbios, anaeróbios ou ambos. Portanto, nos casos em que há sintomas e sinais clínicos de vulvovaginite, o isolamento de uma determinada bactéria não necessariamente significa o reconhecimento do agente causal,[1] mas uma bactéria patogênica pode ser identificada por cultura em 20 a 79% dos casos.[1,6,7]

Cuadros e colaboradores[1] avaliaram 74 meninas entre 2 e 12 anos com quadro clínico de vulvovaginite e células inflamatórias na secreção vaginal na coloração de Gram. As culturas de secreção vaginal dessas pacientes foram comparadas com as culturas de 11 meninas assintomáticas. Além disso, os responsáveis pelas pacientes responderam a um questionário visando à identificação de possíveis fatores de risco para vulvovaginite. Nas pacientes com vulvovaginite, *Streptococcus pyogenes* foi identificado em 47 pacientes e *Haemophilus influenzae*, em 12 delas. A ocorrência de uma infecção respiratória alta e quadro de vulvovaginite no ano anterior (p < 0,001 e p < 0,05, respectivamente) foram identificados como fatores de risco significativos. Sikanić-Dugić e colaboradores[8] também identificaram este fator: em 37,4% dos casos de vulvovaginite havia histórico de antibioticoterapia mais de 1 mês antes, principalmente para infecção do trato respiratório superior. Cox e Slack[9] analisaram 32 meninas com vulvovaginite e idades entre 18 meses e 11 anos que apresentavam cultura de secreção vaginal positiva para *Haemophilus influenzae*. Eles concluíram que meninas com vulvovaginite por esta espécie bacteriana são mais suscetíveis a quadros recorrentes e que o subtipo II é o mais associado a esta condição.

Stricker e colaboradores[6] observaram através de microscopia e cultura da secreção vaginal 80 meninas entre 2 e 12 anos com vulvovaginite. Em 36% dos casos, foi isolada uma bactéria patogênica, principalmente estreptococo do grupo beta-hemolítico (59% das culturas positivas), espécies que também foram as mais frequentemente isoladas no estudo de Jaquiery e colaboradores,[10] com uma casuística de 50 meninas com sintomas e sinais de vulvovaginite. Stricker e colaboradores[6] também descrevem que o achado de leucócitos na secreção vaginal, como indicador de crescimento de uma bactéria patogênica, apresentou uma sensibilidade de 83% e uma especificidade de 59%. Assim, os autores recomendam que o tratamento antimicrobiano deva ser instituído na ocorrência de uma cultura positiva e não somente no achado de leucócitos na secreção vaginal.

Escherichia coli[7] ou *Streptococcus pyogenes* também foram descritos como agentes causais. A maioria dos autores exclui a *Candida* sp como agente de vulvovaginites em crianças,[6,11] a não ser naquelas pacientes que apresentam fatores predisponentes como diabetes, uso prolongado de fraldas ou antibioticoterapia recorrente.[12] O achado de agentes sexualmente transmissíveis, como *Trichomonas hominis*, *Neisseria gonorrhoeae* e *Chlamydia trachomatis*, é altamente sugestivo de abuso sexual. A possibilidade de abuso também deve ser investigada nos casos de sangramento anal e na presença de comportamento sexual inadequado ou incompatível com o estágio de desenvolvimento da criança.

O Quadro 20.1 apresenta os agentes etiológicos mais frequentemente isolados em meninas com vulvovaginites e sua incidência.

Quadro 20.1. Agentes etiológicos mais frequentemente identificados em meninas com vulvovaginite e sua incidência

AGENTE	INCIDÊNCIA (%)
Streptococcus sp	11,5 a 63,5
Haemophilus influenzae	8 a 47
Escherichia coli	18,1 a 80

Ressalta-se, entretanto, que a metodologia utilizada por praticamente todos os estudos consiste na realização de cultura da secreção vaginal. Poucos autores utilizam a bacterioscopia como método para caracterização da flora vaginal nestas pacientes.

Fatores imunológicos

Quanto ao sistema imunológico, não se sabe claramente qual o seu papel na etiopatogenia das vulvovaginites. As proteínas secretadas pelas mucosas, principalmente as imunoglobulinas, têm importância fundamental na aquisição e regulação da microflora. Alguns microrganismos utilizam as proteínas secretadas pelo hospedeiro para aderir à mucosa, um primeiro passo para a colonização e infecção. Fatores que alteram a secreção e regulação destas proteínas, como por exemplo, o estresse, favorecem o processo de colonização e aderência bacteriana.[13] A imunoglobulina A (IgA) é a principal entre as secreções externas e o principal mediador do sistema imune local, limitando a fixação de agentes infecciosos às superfícies de mucosas, o que leva à eliminação de bactérias ou permite apenas a colonização.[14] A deficiência de IgA está associada a infecções que ocorrem predominantemente nos tratos respiratório, gastrintestinal e urogenital. A correlação entre deficiência local ou sistêmica de IgA e ocorrência de infecção ou aumento da suscetibilidade à colonização bacteriana no trato gastrintestinal já foi estabelecida.[14]

Quanto ao trato genital, valores aumentados de IgA foram encontrados na secreção vaginal de mulheres com tricomoníase.[15] Valores alterados de IgA também foram encontrados na secreção cervical de mulheres colonizadas por estreptococos do grupo B.[16] Títulos séricos de IgA diminuídos foram encontrados em mulheres com episódios recorrentes de vulvovaginite por *Candida glabrata*.[16] Por enquanto, não há estudos que avaliem os níveis de IgA em pacientes pré-púberes com vulvovaginite.

Fatores comportamentais

O uso local de substâncias irritantes, como sabonetes ou perfumes, higiene inapropriada, uso de roupas íntimas de material sintético são causas de irritação genital na infância e contribuem para a manutenção do quadro de vulvovaginite em pacientes que possuem um agente etiológico específico associado.[12]

■ DIAGNÓSTICO

O Quadro 20.2 apresenta as manifestações clínicas mais comuns em meninas com vulvovaginite. Os sintomas mais comuns são corrimento (62 a 92% dos casos) e prurido genitais (45 a 58%).

Quadro 20.2. Manifestações clínicas das vulvovaginites em meninas

SINTOMAS	SINAIS
• Corrimento genital • Prurido • Irritação • Vermelhidão • Disúria • Sangramento	• Corrimento genital • Escoriações em órgãos genitais e períneo • Hiperemia genital

Todas as pacientes devem ser submetidas à anamnese e exame físico detalhado, incluindo a inspeção dos genitais, ressaltando as peculiaridades inerentes à realização do exame ginecológico na faixa etária aqui abordada.

Quanto à propedêutica complementar, até o momento, as evidências disponíveis sugerem que deve ser realizada a avaliação microbiológica da secreção vaginal através de cultura para aeróbios e anaeróbios e coloração de Gram. A técnica de coleta mais adequada é a que utiliza *swab* de algodão estéril, a qual, além de não apresentar diferença de resultados em relação a outros métodos, é mais bem tolerada por pacientes pediátricas.[17] Em casos de suspeita de corpo estranho, vaginoscopia deve ser realizada.

■ OUTRAS CAUSAS DE FLUXO VAGINAL ANORMAL NA INFÂNCIA

Cerca de 60% dos casos de sangramento genital na pré-menarca são decorrentes de vulvovaginites, mas sempre devem ser excluídos puberdade precoce, presença de corpo estranho e tumores genitais.[18] Deve-se suspeitar de puberdade precoce principalmente nos casos em que o sangramento genital ocorrer associado à telarca ou pubarca precoces. Lembrar que a menarca precoce isolada é incomum e deve ser um diagnóstico de exclusão.

A presença de corpo estranho deve ser aventada nos casos de corrimento genital persistente, em especial se apresentar odor fétido. Striegel e colaboradores[19] avaliaram 24 meninas com corrimento ou sangramento genital persistentes utilizando método de imagem não invasivo (como a ultrassonografia pélvica transabdominal), exame pélvico sob anestesia, vaginoscopia e cistoscopia. Dos 7 casos em que foram encontrados corpos estranhos à vaginoscopia, apenas 5 foram previamente identificados por um método de imagem; e de 6 tumores malignos encontrados pelo método direto, apenas 2 foram visualizados por um método de diagnóstico por imagem. Assim, a ocorrência de sangramento vaginal alerta para a possibilidade, embora rara, de tumor do trato genital.

■ TRATAMENTO

Para todas as pacientes devem ser instituídas medidas higiênico-comportamentais (Quadro 20.3), como o uso de sabonetes adequados e roupas íntimas de algodão, troca regular de fraldas em bebês, além da correta orientação para a higiene dos genitais que, conforme a necessidade, sempre deve ser feita sob supervisão de um adulto. Atentar para a manutenção do uso de fraldas em crianças maiores e para o uso de substâncias irritantes, como produtos de higiene perfumados e talcos. Meninas com parasitose intestinal, infecção urinária e malformações genitais devem receber tratamento adequado.

Quadro 20.3. Medidas higiênico-comportamentais adotadas no tratamento das vulvovaginites em meninas

- Uso de sabonetes adequados
- Roupas íntimas de algodão
- Troca regular de fraldas em bebês
- Retirada de fraldas em idade apropriada
- Correta higiene dos genitais (supervisionada)
- Não utilizar substâncias irritantes (p. ex., talcos perfumados)

Antibioticoterapia baseada no antibiograma deve ser instituída nos casos em que a cultura de secreção vaginal permitiu a identificação de um agente isolado. Ressaltar que bactérias inofensivas em proliferação excessiva podem causar vulvovaginite. A presença isolada de leucócitos na secreção vaginal com cultura negativa não deve ser indicativa da prescrição de antibióticos. Embora as evidências até o momento apontem para a administração de antibióticos nos casos em que é identificado um agente através da cultura da secreção vaginal, deve-se salientar que não há estudos randomizados, que comparem a utilização de antibióticos à administração de placebo.

A via de administração sempre deve ser sistêmica. Cremes vaginais não devem ser usados nestas pacientes, visto que os agentes mais comuns sensíveis a estas medicações, como *Candida* sp e *Gardnerella vaginalis*, não são causadores habituais de vulvovaginite nessa idade. Há dados acerca da utilização de amoxicilina 50 mg/kg/dia, dividido em 3 doses durante 10 dias, em caso de *S. pyogenes*.[20] A amoxicilina também é o antibiótico de primeira escolha para infecções causadas por *H. influenzae*. Quando há falha do tratamento pode-se utilizar amoxicilina-clavulanato. Em casos de *Staphylococcus aureus* a amoxicilina-clavulanato também pode ser usada na dose 45 mg/kg/dia, durante 7 dias.[20]

A vulvovaginite, principalmente a de repetição, pode apresentar como fenômeno de reparação do processo inflamatório e/ou infeccioso a fusão dos pequenos lábios. A vulvovaginite e as alterações anatômicas genitais, como a fusão de pequenos lábios, são considerados fatores de risco para recorrência de infecção urinária e prejuízo de função renal, segundo estudo de Felea e colaboradores,[21] em meninas com idades entre 1 mês e 16 anos.

■ SINÉQUIA DE PEQUENOS LÁBIOS

A sinéquia de pequenos lábios é uma alteração comum entre 3 meses e 6 anos de idade, com prevalência de 1,8 a 3,3%.[22] Ocorre com menor frequência após os 6 anos. Pode ser assintomática, sendo um achado acidental durante o exame físico, ou manifestar-se por sintomas, como retenção da urina, infecções urinárias de repetição ou dor. O medo dos pais, relacionado ao desenvolvimento anormal da genitália, é muitas vezes a causa da busca por atendimento médico.

O diagnóstico se dá pela inspeção visual da genitália. A visualização de uma "rafe" mediana exclui outros diagnósticos, como as malformações genitais ou hímen imperfurado.[23]

Foi observado que, em caso de conduta expectante, em 6 meses, 50% das pacientes evoluem com separação espontânea e completa dos lábios, e, em 18 meses, 100% evoluem com resolução do quadro.[24] A resolução espontânea do quadro se dá principalmente com o início da puberdade.

A presença, entretanto, de sintomas urinários ou dor indica uma conduta intervencionista. O tratamento de primeira linha é o uso de estrogênio tópico. A aplicação deste deve ser realizada 2 vezes ao dia, até que se desfaça a aderência entre os pequenos lábios, o que ocorre entre 2 e 4 semanas, em cerca de 90% dos casos. Os pais devem ser orientados a aplicar o creme exatamente sobre a linha de aderência labial, com suave pressão, o que pode ser feito com o auxílio de um cotonete. Falhas nesta conduta estão relacionadas muitas vezes à aplicação em local incorreto. Após a separação, deve-se manter higiene cuidadosa da região e aplicar pomada suave (com vitaminas A e D) ou creme emoliente, por pelo menos 1 mês. Lembrar que o uso do estrogênio tópico pode estar associado a efeitos colaterais, como pigmentação vulvar, eritema local, telarca e pubarca precoces, que regridem com a descontinuação do uso.[23, 25]

Em caso de falha no uso de estrogênio, considerar a possibilidade de desfazer manualmente a aderência sob uso de gel anestésico ou em centro cirúrgico, sob sedação. Em caso de aderência densa é preferível o procedimento sob sedação e sempre com algum tipo de anestesia, em vista da possibilidade de dor e trauma emocional associado. Após a lise da aderência, também aqui se deve manter higiene cuidadosa da região, além de manter uso de estrogênio tópico durante 1 semana, seguido de uso de pomada ou creme emoliente.

■ CONSIDERAÇÕES FINAIS

Os estudos realizados para avaliação da flora vaginal pré-púbere ainda são escassos e apresentam limitações metodológicas, principalmente relativas à ausência de avaliação de controles assintomáticos para caracterização da flora normal na infância. Entretanto, as evidências até o momento sugerem que a investigação microbiológica deve ser realizada para todas as pacientes e a antibioticoterapia deve ser instituída apenas quando encontrado um agente específico.

Não deve ser prescrito tratamento semelhante ao utilizado em mulheres adultas, visto que a etiologia da vulvovaginite difere de acordo com a faixa etária. Além disso, o manejo de pacientes pré-púberes com vulvovaginite deve incluir sempre as medidas comportamentais e a correta orientação quanto à higiene como parte da terapêutica.

Deve-se atentar também para a realização do diagnóstico diferencial com puberdade precoce, presença de corpo estranho e tumores genitais; nas duas últimas situações a avaliação por vaginoscopia é superior à realização de exames de imagem apenas.

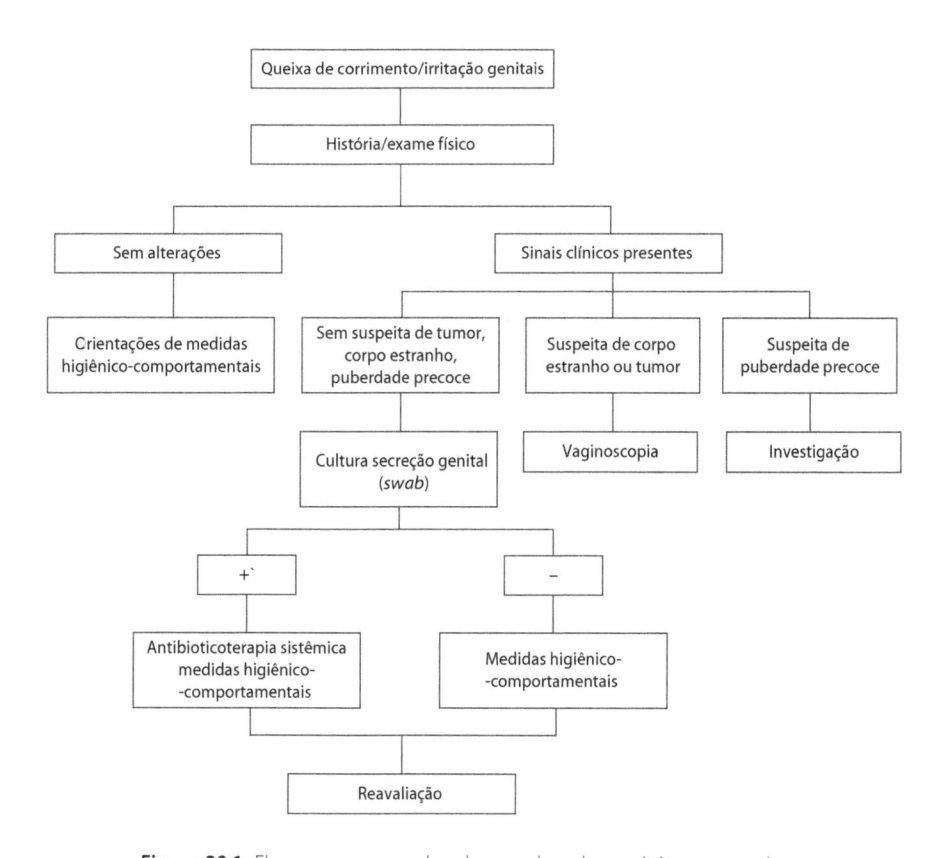

Figura 20.1. Fluxograma para abordagem de vulvovaginite em meninas.

REFERÊNCIAS

1. Cuadros J, Mazón A, Martinez R, González P, Gil-Setas A, Flores U, et al. The aetiology of paediatric inflammatory vulvovaginitis. Eur J Pediatr. 2004;163(2):105-7. Erratum in: Eur J Pediatr. 2004;163(4):283.
2. Wilamowska A, Gołab-Lipińska M, Zydowicz-Mucha E. Trial of characterizing bacterial strains isolated from vaginal discharge of girls. Ginekol Pol. 1993;64(7):332-5.
3. Altchek A. Pediatric vulvovaginitis. J Reprod Med. 1984;29(6):359-75.
4. Ankirskaia AS, Uvarova EV, Murav'eva VV, Sultanova FSh, Lavrushko IL. Specific features of normal vaginal microflora in girls of preschool age. Zh Mikrobiol Epidemiol Immunobiol. 2004; (4):54-8.
5. Gerstner GJ, Grünberger W, Boschitsch E, Rotter M. Vaginal organisms in prepubertal children with and without vulvovaginitis. A vaginoscopic study. Arch Gynecol. 1982;231(3):247-52.
6. Stricker T, Navratil F, Sennhauser FH. Vulvovaginitis in prepubertal girls. Arch Dis Child. 2003; 88(4):324-6.
7. Röpke-Brandt B, Gerhard I. Clinical results of pediatric gynecologic consultation at the Heidelberg University gynecologic Clinic. Zentralbl Gynakol. 1993;115(2):68-76.
8. Sikanić-Dugić N, Pustisek N, Hirsl-Hećej V, Lukić-Grlić A. Microbiological findings in prepubertal girls with vulvovaginitis. Acta Dermatovenerol Croat. 2009;17(4):267-72.
9. Cox RA, Slack MP. Clinical and microbiological features of Haemophilus influenzae vulvovaginitis in young girls. J Clin Pathol. 2002;55(12):961-4.
10. Jaquiery A, Stylianopoulos A, Hogg G, Grover S. Vulvovaginitis: clinical features, aetiology and microbiology of the genital tract. Arch Dis Child. 1999;81(1):64-7.
11. Fischer G, Rogers M. Vulvar disease in children: a clinical audit of 130 cases. Pediatr Dermatol. 2000;17(1):1-6
12. Joishy M, Ashtekar CS, Jain A, Gonsalves R. Do we need to treat vulvovaginitis in prepubertal girls? BMJ. 2005;330(7484):186-8.
13. Bosch JA, Turkenburg M, Nazmi K. Stress as a determinant of saliva-mediated adherence and coadherence of oral and nonoral microorganisms. Psychosom Med. 2003;65(4):604-12.
14. Hordnes K, Jonsson R, Brandtzaeg P, Haneberg B. What is the purpose of mucosal antibodies? Relevance to colonization with group B streptococci. Tidsskr Nor Laegeforen. 1997;117(28):4109-13.
15. El-Sharkawy IM, Hamza SM, El-Sayed MK. Correlation between trichomoniasis vaginalis and female infertility. J Egypt Soc Parasitol. 2000; 30(1):287-94.
16. Mendling W, Koldovsky U. Immunological investigations in vaginal mycoses. Mycoses. 1996;39(5-6):177-83.
17. Beolchi S, Mastromatteo C, Baietti M, Lista G, Facchini M, Nicolini U. Vaginal swab in pediatric age. Pediatr Med Chir. 2005;27(3-4):88-90.
18. Imai A, Horibe S, Tamaya T. Genital bleeding in premenarchal children. Int J Gynaecol Obstet. 1995;49(1):41-5.
19. Striegel AM, Myers JB, Sorensen MD, Furness PD, Koyle MA. Vaginal discharge and bleeding in girls younger than 6 years. J Urol. 2006;176 (6 Pt 1):2632-5.
20. Dei M, Di Maggio F, Di Paolo G, Bruni V. Vulvovaginitis in childhood. Best Pract Res Clin Obstet Gynaecol. 2010;24(2):129-37.
21. Felea D, Matasaru S, Mihailescu L, Cosmescu A, Varvara R, Zaharia T. The interrelations of genital lesions-urinary tract infections in girls. Rev Med Chir Soc Med Nat Iasi. 1999;103(1-2):103-6.
22. Leung AK, Robson WL, Tay-Uyboco J. The incidence of labial fusion in children. J Paediatr Child Health. 1993;29(3):235-6.
23. Bacon JL. Prepubertal labial adhesions: evaluation of a referral population. Am J Obstet Gynecol. 2002;187(2):327-31; discussion 332.
24. Jenkinson SD, MacKinnon AE. Spontaneous separation of fused labia minora in prepubertal girls. Br Med J (Clin Res Ed). 1984;289(6438):160-1.
25. Leung AK, Robson WL, Kao CP, Liu EK, Fong JH. Treatment of labial fusion with topical estrogen therapy. Clin Pediatr (Phila). 2005;44(3):245-7.

PARTE 4
Sexualidade e consequências reprodutivas

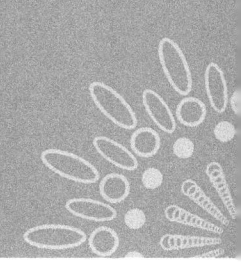

CAPÍTULO 21 | Sexualidade na infância e na adolescência
Lucia Alves da Silva Lara, Adriana Peterson Mariano Salata Romão e
Flávia Raquel Rosa Junqueira

CAPÍTULO 22 | Contracepção na adolescência
Maristela Carbol, Bruno Ramalho de Carvalho,
Rui Alberto Ferriani e Carolina Sales Vieira

CAPÍTULO 23 | Doenças sexualmente transmissíveis
Maria Célia Mendes e Marta Edna Holanda Diógenes Yazlle

CAPÍTULO 24 | Gravidez na adolescência
Ricardo de Carvalho Cavalli e Geraldo Duarte

CAPÍTULO 25 | Repercussões psicossociais da gravidez na adolescência
Adriana Peterson Mariano Salata Romão e Ricardo de Carvalho Cavalli

capítulo 21 | Sexualidade na infância e na adolescência

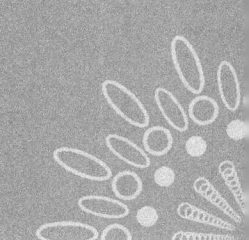

Lucia Alves da Silva Lara
Adriana Peterson Mariano Salata Romão
Flávia Raquel Rosa Junqueira

Introdução	289
Resposta sexual humana	290
Sexo e gênero: a formação da identidade sexual	292
Desenvolvimento da sexualidade da infância à adolescência	293
Sexualidade na infância	295
Iniciação sexual na adolescência	297
Educação sexual	303
Atuação do ginecologista	303
Agravos relacionados à prática sexual na adolescência	304
Transtornos da sexualidade	305
Abordagem das disfunções sexuais	306
Considerações finais	309

■ INTRODUÇÃO

Segundo a Organização Mundial de Saúde (OMS),[1] sexualidade é uma necessidade básica e um aspecto central do ser humano, do começo ao fim da vida, envolvendo sexo, identidade de gênero, orientação sexual, erotismo, prazer, intimidade e reprodução, e não pode ser separada de outros aspectos da vida. Ela influencia pensamentos, sentimentos, ações e integrações e, portanto, a saúde física e mental. Se saúde é um direito humano fundamental, a saúde sexual também deve ser considerada como direito humano básico.

A sexualidade caracteriza-se pela necessidade que o indivíduo tem de sentir e exprimir afeto e prazer por meio do contato consigo mesmo e com o outro, utilizando a linguagem de gestos, palavras, toque, olhar e atitudes que induzem ao compartilhamento de sensações agradáveis. A relação sexual é uma das inúmeras maneiras de expressar a sexualidade.

A sexualidade fundamenta-se na estrutura biológica, psíquica e sociocultural do indivíduo, sendo, portanto, complexa e sujeita a variações. Além disso, é fundamental para a formação psíquica do ser humano.[2] Evolui a partir do instinto, sobre o qual incidem os valores e a cultura. Manifesta-se desde a mais tenra idade, é aprendida e sofre evolução ao longo da vida e as fases da infância e adolescência são básicas para a expressão da sexualidade na vida adulta.

Visando ao aprimoramento da prática médica na intervenção da saúde sexual da criança e do adolescente, este capítulo será dedicado ao enfoque das questões sexuais comuns a essa fase do desenvolvimento.

■ RESPOSTA SEXUAL HUMANA

A resposta sexual é específica de cada gênero e se origina de componentes biológicos em sintonia com o componente psíquico. É delineada pela cultura do meio no qual o indivíduo está inserido.

A sexologia, como área de estudo específica, surgiu no final do século XIX, em consonância com a psicanálise. Entretanto, apenas na década de 1950 foi possível sistematizar a fisiologia da resposta sexual humana através das pesquisas conduzidas por Masters e Johnson.[3] Esses estudos consideravam a resposta sexual humana de homens e mulheres semelhantes. Ao estudarem casais que tinham relações sexuais monitoradas em laboratório, tais estudiosos desenvolveram o primeiro modelo de resposta sexual, conhecido como EPOR: excitação (E), platô (P), orgasmo (O) e resolução (R), baseado em uma sequência linear e coordenada de fases, focada nos eventos genitais, priorizando o orgasmo.

Helen Kaplan[4] constatou que um subgrupo considerável de pacientes tinha pouca ou nenhuma vontade sexual com seus parceiros. Em consequência, desenvolviam disfunção erétil ou anorgasmia por ter relação sexual sem vontade, ou seja, essas disfunções sexuais eram secundárias à falta de desejo sexual. Assim, em 1974, Kaplan apresentou um novo modelo de resposta, no qual incorporou o conceito de desejo sexual conhecido por DEO: desejo (D), excitação (E) e orgasmo (O), que foi modificado pela mesma autora em 1979,[5] com a introdução da fase da resolução (DEOR). É também um modelo linear trifásico, temporal e coordenado de fases cuja maior contribuição foi incluir o "pensar" do paciente e suas cognições como cruciais ao funcionamento sexual.

Esses modelos mostram semelhança nas respostas sexuais masculina e feminina, mas o avançar dos estudos evidenciou que a mulher tem comportamento sexual diferente do homem. A maioria das mulheres relata que o desejo sexual não é o principal motivo do início ou do aceite da atividade sexual, ou seja, o desejo sexual espontâneo não é a primeira fase da resposta sexual nas mulheres, principalmente nos relacionamentos de longa duração.[6]

Um novo modelo de resposta sexual feminina foi elaborado por Basson (Fig. 21.1),[7] ampliando os aspectos da sexualidade feminina. Esse novo modelo é cíclico e muda o foco do início da resposta sexual da mulher, considerando que este pode começar a partir de um estado de neutralidade sexual. Tal estado pode, entretanto, ser modificado na dependência de estímulo não sexual e da receptividade da mulher, e será proporcional à intimidade emocional do casal. Este novo conceito dá cada vez mais importância à sexualidade em seu todo, como interação e integração entre duas pessoas do que simplesmente a resposta genital. No entanto, vale frisar que o modelo da resposta sexual feminina proposto por Basson tem sido alvo de críticas e, possivelmente, será reformulado levando em consideração o resultado de vários estudos que têm sido desenhados no sentido de elucidar melhor os mecanismos psicofisiológicos da resposta sexual feminina e masculina. Esta última ainda é definida dentro de um modelo linear, que considera que o homem parte do desejo, passa pela excitação e tem como alvo o orgasmo, enquanto a mulher busca a satisfação sexual na interação efetiva com a parceria. Porém, isso não significa que a mulher não tenha interesse em orgasmo, mas que o orgasmo por si só não traz satisfação sexual para ela.

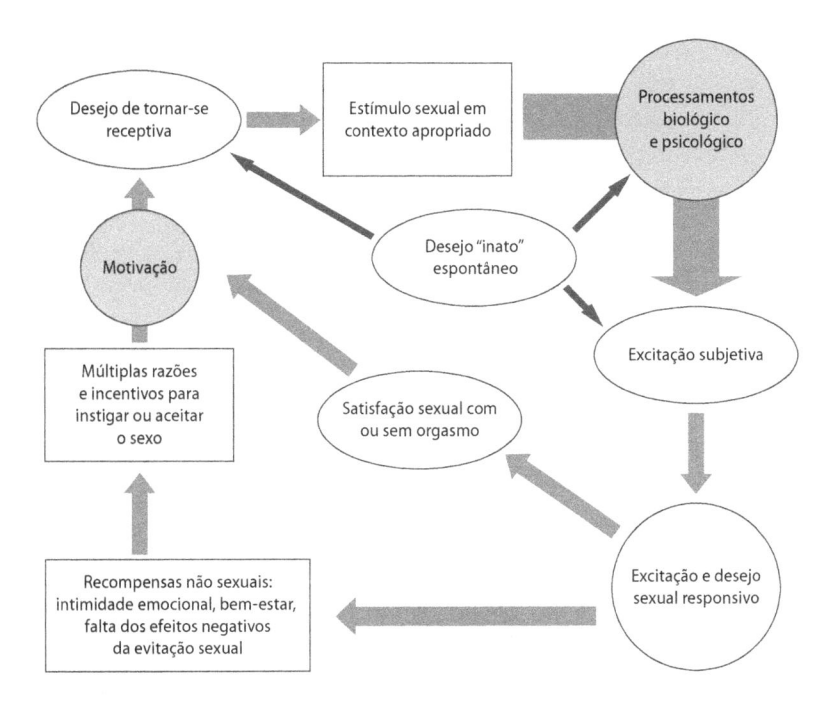

Figura 21.1. Modelo circular da resposta sexual feminina.
Fonte: Basson.[7]

A recente modificação do modelo da resposta sexual feminina abriu novos caminhos para a atenção à saúde sexual da mulher, permitindo uma ampliação da abordagem das queixas sexuais e norteando de maneira mais adequada a orientação e a terapia sexual.

■ SEXO E GÊNERO: A FORMAÇÃO DA IDENTIDADE SEXUAL

Sexo

É um conjunto de caracteres estruturais e funcionais, segundo os quais um ser vivo classifica-se como feminino ou masculino, cuja finalidade é exercer o papel de reprodução da espécie. É, portanto, uma determinação biológica.[8]

Gênero

Enquanto o sexo remete às considerações biológicas que especificam uma pessoa como masculino ou feminino, gênero se refere ao papel que o indivíduo exerce na sociedade.[9] Portanto, gênero é um conceito multidimensional resultante da cultura e da estruturação social que regula os papéis sexualmente diferenciados e socialmente definidos.[10] Assim, é importante diferenciar os conceitos de identidade de gênero (se sentir masculino ou feminino), papel de gênero (preferências e habilidades para coisas correlacionadas com o masculino e feminino) e orientação sexual (objeto do interesse erótico).[11]

Segundo a teoria de Mischel,[12] a criança aprende os comportamentos associados aos papéis sexuais através da observação e imitação dos modelos de seu próprio gênero e de recompensas e punições, que recebe quando apresenta um comportamento adequado ou inadequado. Nesse sentido, os pais são propostos como modelos potenciais para a criança, com papel de grande importância na formação da identidade de gênero.[13]

É necessário que a criança tenha contato com pessoas de ambos os sexos, pois isto estimulará a percepção de suas semelhanças e diferenças, o que possibilita à criança compor o modelo com o qual se identificará.[14] É normal também que a criança se interesse por objetos ou brincadeiras pertinentes ao outro sexo, e as experiências diversas favorecerão o processo de socialização e formação da identidade da criança, como pertencente àquele sexo. Vale ressaltar que a definição da identidade sexual é bastante complexa e não depende deste fato isolado.[15]

Em resumo, a identidade de gênero é produto da interação do meio biológico com o meio ambiente e, portanto, sujeita a inúmeras variáveis, o que torna o resultado imprevisível. Desta forma, a criança pode vir a orientar-se para uma identidade de gênero diferente do seu sexo biológico.[16]

Ginecologia da infância e adolescência 293

■ DESENVOLVIMENTO DA SEXUALIDADE DA INFÂNCIA À ADOLESCÊNCIA

Mesmo antes do bebê nascer tem início a formação de uma importante parte da sexualidade do indivíduo: o sexo biológico, que vai determinar a designação sexual ao nascimento como menino ou menina. A partir daí, a sexualidade vai se desenvolvendo com características específicas para cada fase, transformando-se e ampliando-se até o fim da vida. De acordo com estas etapas do desenvolvimento, o indivíduo localiza em determinadas regiões do corpo (zonas erógenas) o interesse libidinoso,[17-19] que é a energia que alimenta a conduta sexual.

Fase oral (0 a 18 meses)

A vida afetiva está ligada aos processos instintivos. O recém-nascido tem necessidades básicas, que precisam ser atendidas para propiciar-lhe prazer e, assim, estabelecer estreita relação afetiva com a mãe ou com quem o alimenta. O bebê suga para alimentar-se e satisfazer uma necessidade erótica, pois a libido, nos primeiros 18 meses, polariza-se na zona oral e perioral, e, segundo alguns autores, em toda a extensão da pele. A sucção do seio materno e o contato com a pele da mãe são gratificantes para o bebê. Desta forma, a criança apresenta sensações prazerosas pela exploração oral (mamar, sugar, chupar dedo, levar coisas à boca), explora e conhece o próprio corpo (identidade corporal), com formação da identidade genital (brinca com os genitais na hora do banho ou da troca da fralda).

Fase anal (18 meses a 3 anos)

Dos 18 meses aos 3 anos de idade, a criança se interessa pelas diferenças entre adultos e crianças e tem consciência da identidade de gênero (sente que pertence ao grupo de meninos ou de meninas). Nesta fase, a libido se polariza no polo inferior do intestino, região anal e perineal. A eliminação de fezes não é apenas reflexa, nessa etapa adquire gradativamente o controle das eliminações e isso lhe dá prazer. É frequente a manipulação e colocação das fezes na boca. Surgem também as primeiras perguntas sobre a diferença de sexos. Aproximadamente aos 2 anos, inicia-se a determinação da identidade sexual e do papel de gênero.

Fase genital (3 a 5 anos)

A libido nesta fase está direcionada para a região dos genitais. A criança aprende e se identifica com as figuras parentais, reconhece as diferenças entre os sexos (olha e toca o próprio corpo e o de outras crianças), aprende os papéis sociais (comportar-se como homem ou como mulher). A manipulação de genitais é frequente. Realiza grande exploração do mundo que a rodeia. Nessa época, as crianças costumam ser exibicionistas e mostram preferência ao progenitor do sexo oposto, hostilizando o de mesmo sexo (namoro edípico). As indagações costumam ser mais amplas: querem saber de onde vêm os bebês. Brincam e satisfazem suas curiosidades com outras crianças.

Fase de latência (6 anos à puberdade)

Nesta fase, o pensamento é do tipo lógico concreto. Segundo Freud,[2] durante esses anos haveria uma trégua instintiva, mas outros autores acreditam que há erotização intelectual e muscular, pois é grande o prazer no aprendizado formal e na atividade física e esportiva. Existe uma diferenciação entre os sexos e maior intimidade com amigos do mesmo sexo. Podem ocorrer práticas masturbatórias. A identificação já está determinada e se reforça com o grupo de amigos do mesmo sexo, com normas e características próprias, diferentes para homens e mulheres, oportunizam-se os jogos homoeróticos, aumenta o interesse em assuntos sexuais e a vivência das influências externas – família, escola, igreja, amigos, mídia (modelos educativos mais repressores ou mais liberais).

Etapa precoce da adolescência (10 aos 14 anos)[20,21]

Quanto à perspectiva biológica, a adolescência é associada à puberdade, que é caracterizada por modificações corporais decorrentes da ação hormonal do eixo neuro-hipofisário.[22] Inicia-se o interesse e a atração pelo sexo, as relações costumam ser platônicas e sem contato físico. Há vergonha do corpo (retraimento nas atividades mais íntimas, necessidade de privacidade), aumenta a atividade autoerótica (masturbação) e a procura de informações sobre sexo. As fantasias sexuais e a masturbação são frequentes; no entanto, dependendo da vivência de cada um, podem ser acompanhadas de sentimentos de culpa.

Neste processo de mudança progressiva na forma corporal e reestruturação psíquica, o adolescente experimenta sensação de perda em relação às brincadeiras da infância e ao cuidado que lhe era dispensado. O corpo modificado provoca uma reformulação de sua autoimagem e, por consequência, da autoestima.

Adolescência (acima dos 14 anos)

Interesse consciente pelo sexo – masturbação, relação sexual, virgindade, métodos anticoncepcionais, sexo seguro; aprendizado das relações afetivas interpessoais (ficar, namorar, transar, romper, separar); expectativas, fantasias e ansiedades sobre a iniciação sexual e consciência da orientação afetivo-sexual (homo/hetero/bissexualidade). Constituem características principais do adolescente, a focalização da sexualidade na genitália e a abstração em relação ao risco potencial da gravidez e a probabilidade de contrair doenças sexualmente transmissíveis (DST).

Desta forma, as experiências e transformações sofridas na adolescência, como afirmação da personalidade, exercício pleno da sexualidade e função reprodutora, crescimento espiritual, conclusão de projetos de vida produtiva, autoestima, independência e autonomia levam à estruturação do perfil psíquico do adolescente.[24,25]

De acordo com o Ministério da Saúde,[22] o término da adolescência, em linhas gerais, atende às seguintes condições:

- Estabelecimento de uma identidade sexual e possibilidade de estabelecer relações afetivas estáveis;
- Capacidade de assumir compromissos profissionais e de manter-se;
- Aquisição de um sistema de valores pessoais;
- Relações de reciprocidade com a geração precedente, principalmente com os pais e demais membros da família e com a sociedade.

O Quadro 21.1 resume as características do desenvolvimento psicossocial do adolescente e orienta como o ginecologista deve abordá-lo, a depender da faixa etária em que este se encontra.

■ SEXUALIDADE NA INFÂNCIA

Os órgãos genitais são dotados de terminações nervosas sensitivas, cujo toque, em qualquer fase da vida, resulta em prazer. A criança, em torno de 3 anos, após a retirada da fralda, tem acesso mais fácil aos seus genitais e experimenta sensação de prazer ao tocá-los. Esta prática é, sem exageros, benéfica para a construção da sexualidade. Os pais devem fazer com que a criança saiba lidar com esta descoberta, além de orientar para que esta prática seja realizada em lugares apropriados, como em sua casa, por exemplo. Isto é importante para que a criança perceba que também a busca pelo prazer tem limites, que estão relacionados com os direitos das pessoas que a cercam.

Se, no entanto, a criança demonstrar uma tendência ao isolamento para a busca deste prazer de forma compulsiva e recorrente, é fundamental tomar medidas para modificar esta condição. Inicialmente, chama-se a atenção da criança para atividades que possam prender seu interesse e ocupar grande parte do seu tempo. A compulsão por estímulo genital pode aparecer em crianças que ficam sozinhas por longo tempo, ou quando há indícios de algum transtorno psíquico, como a depressão e irritabilidade excessiva.[26] É importante perceber quando a criança está demonstrando uma curiosidade de acordo com sua idade ou está com interesse exagerado no assunto, o que pode configurar uma fixação.

A partir dos 5 anos de idade, já no ambiente escolar ou em casa, é natural que a criança se interesse por explorar o corpo de outra criança de faixa etária semelhante, porém, este fato não tem um significado erótico como no adulto.[23] São estes os jogos (brincadeiras) sexuais da infância, que são práticas naturais, mas que, se praticados em exagero, podem configurar alguma patologia psíquica. Como na situação anterior, é importante observar a frequência e, em casos de excesso, agir com naturalidade

Quadro 21.1. Desenvolvimento psicossocial do adolescente e abordagem profissional

	11-14 ANOS	15-17 ANOS	18-25 ANOS
Pensamento cognitivo	Pensamento concreto: aqui e agora Avalia as consequências imediatas, mas não as tardias de seus atos	Pensamento abstrato inicial: raciocínio dedutivo e indutivo Entende consequências tardias Introspectivo, excesso de fantasias	Pensamento abstrato Idealismo Filosófico intenso
Sexual	Não é comum a experimentação sexual	Experimentação sexual Atitudes de risco Avaliação não realista do papel do parceiro Necessidade de agradar aos outros	Seleção de parceiros Conceito realista do papel do parceiro Necessidade de agradar a si próprio também
Valores	Bom comportamento em troca de recompensas	Valores do grupo	Responsabilidade social, comportamento consistente com leis e deveres
Abordagem profissional Importante: gostar de adolescentes, entender seu desenvolvimento, ser flexível e paciente	Firme, suporte direto Transmitir limites: opções concretas, simples Não se alinhe aos pais, mas seja um adulto objetivo Decisões sexuais: encorajar diretamente a esperar e dizer não Estimule a presença dos pais, mas entreviste o adolescente sozinho	Seja objetivo, mas os deixe resolver seus próprios problemas Negocie as opções Confrontar delicadamente as consequências e responsabilidades Considere: o que dará *status* no grupo? Assegure o sigilo Permita a demanda espontânea do adolescente	Permite participação madura nas decisões Seja um recurso Idade idealista: transmita imagem profissional Discutir desejos inconscientes (p. ex., baixa aderência à contracepção pode indicar desejo de gravidez)

Fonte: Adaptado de Fonseca e Greydanus.[23]

chamando a atenção da criança para outras atividades, evitando comentários repressivos ou repulsivos.

Os pais devem responder com simplicidade aos questionamentos sexuais que a criança fizer. Quando não souberem responder, basta dizer que não sabem e que irão procurar uma resposta e, mais tarde, fornecê-la à criança.[23] A regra é oferecer sempre informações verdadeiras e responder apenas o que a criança pergunta, sem criar demanda, oferecendo informações além das solicitadas. É fundamental deixar claro que o tema sexualidade é natural e faz parte do contexto da vida. Com frequência, o ginecologista é solicitado a ajudar os pais na tarefa de dar orientação sexual a seus filhos, respondendo questões sobre sexualidade para as quais se sentem despreparados.

Atualmente, as crianças são erotizadas precocemente, não só pelos meios de comunicação como a televisão, mas também no ambiente familiar, que reforçam esta condição quando questionam os meninos sobre suas preferências por artistas que se insinuam de forma sensual e vestem as meninas de forma a mimetizar a sensualidade exibida na mídia. Esta é a tendência moderna de tratar a criança como se fosse um adulto pequeno.[27] As crianças que são hiperestimuladas podem apresentar distorção em sua capacidade de sentir, pensar, integrar, conhecer e de se relacionar, pois são incentivadas a atentar para a sexualidade genital sem que tenham adquirido maturidade física e psicológica para isto.[28]

O Quadro 21.2 resume as principais características de cada fase do desenvolvimento e a maneira pela qual o profissional e a família devem abordá-las.

■ INICIAÇÃO SEXUAL NA ADOLESCÊNCIA

A prática da masturbação é a maneira pela qual, usualmente, o adolescente entra em primeiro contato com o prazer sexual. É mais frequente entre os meninos, em geral estimulada e permitida pelos pais, enquanto nas meninas, pela incidência dos fatores culturais repressivos, apresenta-se menos frequente.

No início da adolescência, meninos e meninas podem apresentar um período de aparente homoerotismo, caracterizado por fantasias, atração e interesse por pessoas do mesmo sexo, além de episódios de excitação ou masturbação mútua, conhecidos por "troca-troca". São atividades experimentais, que podem ocorrer como defesa temporária contra o medo e insegurança em relação ao sexo oposto. Não significam necessariamente homossexualidade e nem a determinam.[29] Aqui, vale lembrar que a orientação sexual não é definida pela prática sexual em si, mas pela atração, ou seja, é o fato de sentir-se atraído por pessoas do mesmo sexo ou do sexo oposto que define o indivíduo como homo, hetero ou bissexual.[30] Em caso de homossexualidade confirmada, o apoio profissional pode ser necessário para ajudar o adolescente e sua família a elaborar e lidar com o preconceito ainda existente em nossa sociedade.[29]

A escolha do momento da iniciação sexual pelo adolescente está fortemente ligada às tendências de comportamento do seu grupo em um dado momento. O mais importante fator preditivo de forte intenção de iniciação sexual por um adolescente é o fato de seus amigos já terem feito a iniciação.[31]

A motivação para a iniciação sexual precoce decorre, além disso, de fatores como falta de informação, estímulo à erotização precoce pela mídia, desestruturação familiar, onipotência do adolescente, autoestima rebaixada, dentre outros.[32] Os meios de comunicação, além de influenciarem o comportamento, podem ser um fator de distorção da sexualidade.

Quadro 21.2. Educação sexual

IDADE	NECESSIDADES	ORIENTAÇÕES
Recém--nascido	Sucção, toque (base para segurança, confiança e capacidade futura de dar afeição física são estabelecidos agora)	Ensinar aos pais a importância do toque e carinho Incentivar a amamentação Expectativas: ao escolher "rosa" ou "azul", já envia mensagens do papel de gênero
6 meses	Criança descobre próprio corpo Autoestimulação e toque dos genitais	Orientar os pais a esperar esse comportamento, que é normal Questionar os pais acerca de suas atitudes relacionadas à autoestimulação infantil Lembrá-los: não retirar as mãos da criança, pois transmite mensagem negativa, de que aquela parte do corpo é ruim Usar nome correto das partes do corpo, inclusive da genitália
1 ano	Curiosidade sobre a aparência do pai e da mãe sem roupa	Nudez em casa: a melhor atitude é aquela na qual os pais se sintam confortáveis Criança começa a estabelecer a identidade de gênero pela observação das diferenças entre o corpo feminino e masculino Utilizar figuras, se a nudez for desconfortável Pais devem evitar mensagens que transformem a nudez em algo "sujo" ou "pornográfico"
1,5-3 anos	Desenvolvimento da autoestima Sentimentos sobre ser menino ou menina Eficácia da disciplina nesta idade determina posterior capacidade de lidar com frustração e ter autocontrole Exploração de partes do corpo é comum Atividades de banho são de grande interesse Senso de privacidade desenvolve-se	Forneça mensagens positivas sobre ser menina ou menino Deixe as crianças procurarem as próprias preferências acerca dos papéis de gênero (é normal meninos brincarem com bonecas ou meninas com caminhões) Discutir disciplina Fornecer reforço positivo ("eu gosto quando você...") Encorajar os pais a ensinar os nomes corretos dos genitais e das funções corporais (pênis, vagina, movimento do intestino) Treino do controle de esfíncter – recompensas e reforço positivo

Ginecologia da infância e adolescência

(Continuação)

Idade		
3-5 anos	Crianças necessitam de respostas para os questionamentos sexuais, apropriados ao nível de desenvolvimento cognitivo Tocar os genitais é prazeroso, pode acontecer quanto estão chateadas Crianças tornam-se sedutoras em relação ao pai do sexo oposto Assimilação das características do modelo do mesmo sexo As crianças começam a aprender o que é aceitável socialmente, que comportamentos são públicos ou privados e como mostrar respeito pelos outros	Pais devem esperar os questionamentos sexuais ("de onde vêm os bebês?") Fornecer técnicas para avaliar o nível de entendimento ("de onde você pensa que eles vêm?") Criança deve sentir que é normal falar sobre sexo Utilizar material educacional Preparar os pais para o comportamento sedutor dos filhos Encorajar o apoio mútuo entre os pais (não é um bom momento para um divórcio) Lembrar aos pais sobre que tipo de modelo de relacionamento homem-mulher eles desejam que seus filhos imitem
5-7 anos	"Brincar de médico" As crianças já aprenderam as limitações dos pais, começam a guardar segredos sobre sexo Escola	Explicar aos pais que a exploração genital satisfaz a curiosidade acerca do sexo oposto Questionar os pais sobre suas próprias experiências na infância Discutir formas de lidar com a situação ("É normal ser curioso – mas o corpo de cada um faz parte de sua privacidade – gostaria que você se vestisse e brincasse de outra coisa") Encoraje os pais a conversar sobre sexo com os filhos Discutir sobre o risco de abuso sexual – ensinar técnicas de prevenção à criança
7-9 anos	Crianças precisam de respostas mais "científicas" às questões sexuais ("Como os bebês entram na barriga?") Precisam de orientação prévia sobre as mudanças associadas à puberdade Valores inseridos agora durarão a vida toda (bondade, responsabilidade)	Questionar os pais se as crianças perguntam sobre sexo (caso não, podem estar sentindo que não há espaço) Desmitificar que a informação leva à experimentação sexual ou que crianças são muito "inocentes" para falar sobre sexo Encorajar os pais a aproveitar experiências, como programas de TV, novo bebê na família, para falar sobre o assunto Assegure aos pais que é normal não saberem responder a todas as questões Orientações aos pais sobre o desenvolvimento puberal Ensinar a diferença de fato e opinião (p. ex., fato, homens masturbam-se com mais frequência; opinião, masturbação é bom [ou ruim]) É importante ensinar às crianças os valores e crenças familiares, assim como os fatos

(Continua)

(Continuação)

IDADE	NECESSIDADES	ORIENTAÇÕES
10-12 anos	Desenvolvimento puberal Ambos os sexos devem saber sobre mudanças corporais, menarca, polução noturna e fantasias sexuais Ensaio dos comportamentos do gênero (p. ex., ver a *Playboy*) Surgem questões sobre a homossexualidade Aumenta a necessidade de privacidade Autoestima é frágil	Profissionais já podem orientar diretamente o pré-adolescente Pais devem entender a normalidade dos questionamentos sexuais e conversar sem julgar (última chance de ser fonte de informação; depois a criança irá buscar respostas com outras pessoas) Simpatizar com o desconforto parental ("algumas vezes nos sentimos desconfortáveis de falar sobre sexo, mas...") Perguntar de forma não julgadora ("alguns pais não se importam dos filhos verem a Playboy, outros desaprovam. Como vocês se sentem a respeito?") Estimule a autoestima (pré-adolescentes necessitam de muito reforço positivo)
11-15 anos	Preocupação obsessiva com o corpo e a aparência Finalização do desenvolvimento puberal Emergem comportamentos sexuais (masturbação, sonhos eróticos, encontros homossexuais) Primeiros encontros – questões sobre amor Pressão externa torna-se significante Necessidade de habilidades assertivas, direito de dizer não Meninos devem saber que são igualmente responsáveis pelas consequências da atividade sexual Ambos os sexos devem estar preparados para o uso de contraceptivos quando for necessário Educação sobre a prevenção das DST/Aids Autoestima ainda é baixa	Na puberdade, os pais terão os resultados dos esforços anteriores Pais devem permitir que os adolescentes assumam responsabilidades Uma escuta reflexiva é mais importante que falar Afirmar a normalidade dos sentimentos sexuais ("é normal querer fazer sexo") enquanto opina ("mas seria melhor que você esperasse até ter certeza") Muitos adolescentes heterossexuais têm alguma experiência homossexual Devem receber segurança e informação Preparar os filhos sobre o uso dos contraceptivos Desmitificar que o acesso leva à promiscuidade A mensagem deve ser: "espere até ter certeza que está pronto, daí utilize contracepção todas as vezes" Não forneça mensagens como "boas garotas" não fazem sexo, isto pode induzir a inabilidade em assumir responsabilidades pelas suas escolhas Continue a discutir valores pessoais, diferenciando fatos de opiniões e reforçando autoestima

(Continuação)

15-17 anos	Iniciação sexual É essencial o acesso a serviços de orientação sexual Exploram o significado dos relacionamentos Planos sobre o futuro Aumento da independência pode levar a risco (ato sexual não consentido, estupro) Preferências sexuais tornam-se aparentes – homossexuais Pode apresentar confusão e dúvidas	Encorajar os pais a dar permissão aos filhos para obter contracepção Garantir confidencialidade e sigilo aos adolescentes que procurarem os serviços de saúde Muitos adolescentes não desejam discutir suas experiências sexuais com seus pais Sugira aos pais discutir planos sobre o futuro e como estes poderiam ser afetados por uma gravidez não planejada Adolescentes devem saber que a sociedade espera deles, caso optem pela atividade sexual, a prevenção de gravidez e DST Discutir formas de prevenir o estupro Orientação sexual deve ser questionada (e não presumida) Encaminhar para serviços de referência pode ajudar caso haja dificuldades emocionais entre adolescentes homossexuais e seus pais

DST = doenças sexualmente transmissíveis.
Fonte: Adaptado de Fonseca e Greydanus.[23]

O adolescente, ao iniciar sua vivência sexual com uma parceira, o faz muitas vezes despreparado, pois, paralelamente ao desejo de explorar sua sexualidade, cursam as normas sociais e tabus em relação ao tema, resultando em desinformação e concepções errôneas, que conduzem a práticas equívocas contrárias à saúde sexual.[33]

A iniciação sexual das meninas adolescentes acontece envolvida, muitas vezes, por temores, como dor ao rompimento do hímen, ser descoberta pelos pais, gravidez, não agradar o parceiro, entre outros, que podem culminar com disfunção sexual. Com frequência, iniciam sua vida sexual não por decisão própria, mas coagidas pelo temor de perder o parceiro, estando, desta forma, psiquicamente despreparadas para o ato. Nesta situação, é frequente o aparecimento de disfunção sexual secundária à culpa e perda da autoestima.

Os pais têm um importante papel na saúde sexual dos filhos e é fundamental que sejam tomadas medidas que possibilitem o aprimoramento da comunicação do binômio pais-adolescente.[34] A relação pais-adolescente no que diz respeito à iniciação sexual é bastante complexa. Existe uma tendência histórica de perpetuação dos valores familiares no sentido de postergar a iniciação sexual para após o casamento, um arquétipo que sobrevive à modernização. Embora os pais, por constrangimento da fidelidade aos velhos valores queiram parecer modernos, cerceiam a sexualidade dos filhos usando como argumento a fala "fazer amor com a pessoa certa e no momento certo". Acontece que a pessoa certa e o momento certo nunca chegam para os pais e, na maioria das vezes, não coincidem com a vontade dos filhos. Estabelece-se então uma situação de "faz de conta", na qual o adolescente finge que não é sexualmente ativo e os pais fingem que não sabem. Esta situação se torna confortável até que todos se deparam com uma DST ou gravidez indesejada, momento de choque que se torna o veículo da tomada de consciência da família em relação à vivência sexual dos filhos.

Há a fantasia dos pais, de que oferecer orientação sexual e informações sobre métodos contraceptivos aos adolescentes pode significar estímulo à prática sexual precoce. No entanto, a conscientização reforça a livre escolha baseada em orientações, conhecimento e valorização do sentimento, possibilitando, assim, a iniciação sexual responsável.

O ginecologista tem grande importância neste momento, pois é, com frequência, o primeiro profissional a quem os pais recorrem. No Quadro 21.3 encontramos algumas orientações importantes para que os ginecologistas aconselhem os adolescentes que irão iniciar sua vida sexual.

Quadro 21.3. Orientações quanto à iniciação sexual

- Orientação médica prévia à iniciação, para esclarecimentos quanto à anticoncepção e prevenção de DST, além de orientação sexual sobre anseios, medos e expectativas.
- Escolha de um ambiente adequado pelos parceiros, já que o carro ou a casa de um deles pode ser fator de inibição, por não existir a privacidade necessária.
- Saber dizer sim e não nos momentos adequados. Sabendo lidar com as pressões sociais, adolescentes se previnem de perder a virgindade por modismo.
- Saber que quantidade é diferente de qualidade, que sexo não é sinônimo de genitalidade (pênis-vagina), e que prazer não se restringe ao orgasmo.
- É mais fácil a mulher atingir o orgasmo pela estimulação direta do clitóris (boca, mão, vibrador, etc.) do que através da penetração.
- Como não há obrigação do orgasmo, também não existe a de ambos os parceiros terem o orgasmo de forma simultânea.
- Diminuir a ansiedade do adolescente quanto à sua iniciação, criando a expectativa real de que o sexo melhora com o tempo, aprendizado e maturidade.

Fonte: Adaptado de Lopes e Maia.[29]

Segundo dados da Unicef, 32,8% dos jovens brasileiros entre 12 e 17 anos já iniciaram a sua vida sexual, e destes 61% são rapazes e 39% são moças.[35] Quanto menor a escolaridade, mais cedo começa a vida sexual. A idade média da primeira relação sexual, no Brasil, varia entre 13 e 15 anos, em meninos e entre 15 e 16 anos, em meninas. Na faixa etária de 10 a 14 anos, entre 16 e 31% dos meninos e 2 e 9% das meninas já tiveram relações sexuais.[36]

O Estudo da Vida Sexual do Brasileiro[37] evidencia uma tendência histórica de redução da idade da iniciação sexual ao longo das gerações. Assim, entre mulheres, a idade caiu de 22,3 anos, entre aquelas com mais de 60 anos, para 17,2 anos naquelas entre 18 e 25 anos, no momento do estudo. Nos homens, a média caiu de 16,4 anos para os que têm mais de 60 anos e para 14,7 anos naqueles entre 18 e 25 anos.

O número de parceiros sexuais, nos últimos 12 meses, associa-se à escolaridade do adolescente, ao uso de drogas ilícitas e cigarro no último mês, assim como ao consumo de bebida alcoólica antes da última relação sexual. Assim, o incentivo à escolaridade e a prevenção ao uso de drogas poderão ter um efeito positivo na redução do número de parceiros.[38]

■ EDUCAÇÃO SEXUAL

A educação sexual abrange ampla gama de tópicos, podendo significar desde orientação sobre o desenvolvimento físico e sexual do indivíduo até informações mais abrangentes sobre a construção da sexualidade, a saúde sexual, a prevenção de DST, gravidez indesejada e outros. Estudos em países desenvolvidos mostram que nas escolas onde a educação sexual é oferecida na grade curricular houve um incremento no uso de métodos contraceptivos, iniciação sexual mais tardia e maior aderência aos métodos de prevenção das DST.[39]

No Brasil, os programas de educação sexual nas escolas são ineficientes ou inexistentes. Entre outras razões, contribui para isto a precária condição de preparo dos professores para esta finalidade. Na formação do médico, só recentemente o tema Sexualidade Humana está sendo implantado na grade curricular de algumas escolas de medicina.[40]

O acesso limitado à educação sexual e o conhecimento limitado da função sexual podem contribuir para que a maioria das crianças apresente dificuldade para dizer não ao sexo indesejado ou mesmo para negociar a prática do sexo seguro. Além disso, contribui para as disfunções sexuais, tanto em homens, quanto em mulheres.[41]

■ ATUAÇÃO DO GINECOLOGISTA

O plano de ação da Conferência Mundial de População e Desenvolvimento[35] introduziu o conceito de direitos sexuais e reprodutivos na normativa internacional, inseriu os adolescentes como sujeitos que deverão ser alcançados pelas normas, programas e políticas públicas, garantindo seus direitos à privacidade, sigilo, consentimento informado, educação sexual (inclusive no currículo escolar), informação e assistência à saúde reprodutiva, sem depender da interferência dos pais.[42] Isto garante ao médico uma significativa liberdade de ação junto ao adolescente sem ferir os princípios éticos.

A atuação médica na saúde sexual do adolescente é de grande importância e requer a observância de alguns aspectos sob pena de tornar a intervenção ineficiente e até mesmo danosa (Quadro 21.1).

- O adolescente é, em geral, onipotente, isto é, ele crê que nada acontece a ele e que tudo acontece somente com o outro;
- Os conceitos preestabelecidos são reeditados, rapidamente, pelo grupo no qual está inserido;
- A intimidação resulta, quase sempre, em distanciamento do adolescente da fonte orientadora;
- Conquista-se a confiança do adolescente ao demonstrar-se profissionalismo, através de informações científicas acerca de anatomia dos genitais, resposta sexual feminina e masculina, prevenção de DST e de gravidez indesejada;
- Ser fundamentalmente ético: garantir a privacidade do adolescente (é comum que o adolescente tenha receio de pacto entre o médico e seus pais).

O ginecologista atuará em dois aspectos principais: na educação sexual e no tratamento das disfunções sexuais.

A educação sexual oferece elementos para que a criança e o adolescente se conscientizem de que:

- A sexualidade é construída ao longo da vida;
- Que a prática sexual é, antes de tudo, um prazer legado ao ser humano;
- Que cada um tem sua maneira particular de expressar a sexualidade;
- Que sexualidade saudável está relacionada à manifestação dos primeiros elementos ligados à expressão da sexualidade, como o toque nos genitais, os jogos sexuais da infância, a orientação recebida no lar, a interação com os pais, a afetividade e espiritualidade da família na qual o indivíduo está inserido.
- Que a resposta sexual feminina é diferente da masculina, além dos conceitos de sexualidade, genitalidade, desejo, excitação, orgasmo, interação sexual e intercurso sexual;
- Valorizar a interação sexual, e o intercurso como consequência.

Com frequência, é necessário fazer a orientação para os pais a respeito do desenvolvimento sexual dos seus filhos (Quadro 21.2).

■ AGRAVOS RELACIONADOS À PRÁTICA SEXUAL NA ADOLESCÊNCIA

É alta a prevalência de agravos relacionados à prática sexual na adolescência. Além da gravidez, que será abordada em capítulo específico, é expressivo o índice de jovens que não põem em prática as medidas recomendadas para a prevenção das DST/Aids. Um dos principais argumentos utilizados para justificar esta atitude baseia-se na tranquilidade dos adolescentes, que não acreditam estar em situação de risco ao relacionarem-se com o sexo oposto.[43] Segundo dados do Boletim Epidemiológico – Aids e DST,[44] nota-se uma diminuição no uso de preservativo entre 2004 e 2008. O uso na última relação com parceiro casual passou de 67% para 60% e o uso regular com parceiro casual de 51,5% para 46,5%, no mesmo período. O uso regular com parceiro fixo também diminuiu, de quase 25% para 20%. Sabe-se que o uso ocasional de preservativo está associado ao sexo feminino e à baixa escolaridade materna, demonstrando que os aspectos socioculturais ligados à condição da mulher ainda necessitam maior atenção nas estratégias de prevenção das DST e da gravidez.[38]

Outro dado que chama atenção é a análise da razão de sexo em jovens na faixa etária de 13 a 19 anos, na qual o número de casos de Aids é maior entre as meninas, desde 1998, com 8 casos em meninos para cada 10 casos em meninas.[44] O crescimento do número de casos de Aids entre os jovens é também um dos destaques do Aids Epidemic Update 2006,[45] visto que pessoas na faixa dos 15 aos 24 anos respondem por 40% das 4,3 milhões de novas infecções em 2006.

■ TRANSTORNOS DA SEXUALIDADE

Além dos agravos descritos anteriormente, os transtornos da sexualidade também se apresentam entre os adolescentes. Estes transtornos subdividem-se em: disfunções sexuais, transtornos de preferência sexual e transtornos de identidade de gênero.

Considerando que a sexualidade pode ser caracterizada como uma função, na qual ocorrem as fases de desejo, excitação e orgasmo, quando um ou mais desses elementos não se desenvolve a contento, isto configura uma disfunção. Entre as disfunções sexuais, encontra-se também a dor associada ao coito, que é subdividida em dispareunia e vaginismo.

Nossa cultura padroniza como "normal" (apesar da imprecisão desse termo) a heterossexualidade, adulta e genitalizada. Quaisquer formas de atração por outros objetos fora dos "parâmetros normais" sociais e culturais caracterizam uma quebra de paradigma do exercício da sexualidade. Isto caracteriza o "desvio" ou "parafilia", que são os transtornos da preferência sexual. Os desvios podem ser de objeto (como é o caso da zoofilia) ou de finalidade (como é o caso do sadomasoquismo). Entretanto, não há estudos que avaliem a prevalência destes transtornos entre adolescentes. No Brasil,[46] 52,3% dos homens e 30,4% da mulheres, acima de 18 anos, apresentam algum tipo de comportamento sexual não convencional, sendo o fetichismo (13,4%) e o voyerismo (13%) os mais frequentes.

A dissociação entre identidade psicológica e sexo biológico, ou seja, quando há discordância entre identidade de gênero e sexo anatômico em um indivíduo, é conhecida como transexualidade ou transtorno de identidade de gênero.[14] A partir de 1990, este tema tem despertado interesse científico em virtude dos avanços na clínica cirúrgica e na área jurídica, visando à adequação física e psicossocial do indivíduo.[47] A incidência dessa desordem é baixa na população mundial, sendo calculada entre 0,001 e 0,002%.[48] Dados indicam uma prevalência mais alta entre os habitantes dos Países Baixos, onde se alcança uma relação de aproximadamente 1 homem para 12 mil mulheres e 1 mulher para 30 mil homens.[49] Essa condição cursa, em geral, com alto risco para conflitos psíquicos e desajuste social tanto para o indivíduo quanto para seus familiares. É fundamental que o diagnóstico seja preciso para que o processo de readequação sexual seja efetivo nos contextos psicológico, social e sexual.

Recomenda-se que em adolescentes, cuja condição preencha os critérios de elegibilidade para o tratamento de readequação sexual, inicie-se tratamento para suprimir o desenvolvimento puberal com agonista do hormônio liberador de gonadotrofinas (aGnRH) (Quadro 21.4). Aos 16 anos, pode-se iniciar o uso de hormônios, para o desenvolvimento dos caracteres sexuais secundários do sexo desejado, com aumento progressivo de doses. A hormonioterapia destes pacientes é descrita em detalhes por Hembree e colaboradores.[50] A cirurgia de readequação sexual pode ser realizada após os 21 anos, no Brasil, conforme legislação do Conselho Federal de Medicina.[51]

Quadro 21.4. Hormonioterapia em adolescentes

Adolescente é elegível para o tratamento com aGnRH, se:
1. Preencher critérios de transexualismo, segundo o DSM-IV ou CID-10.
2. Apresentou desenvolvimento puberal, pelo menos até o estádio de Tanner 2.
3. As alterações puberais iniciais acentuaram o quadro de disforia de gênero.
4. Não apresente comorbidade psiquiátrica que interfira no diagnóstico ou tratamento.
5. Presença de suporte psicológico e social durante o tratamento.
6. Apresente entendimento e conhecimento dos resultados do tratamento com aGnRH, hormônios e cirurgia, assim como dos riscos médicos e sociais e dos benefícios da readequação sexual.

Adolescentes são elegíveis para a hormonioterapia, se:
1. Preencherem os critérios para tratamento com aGnRH.
2. Tiverem idade superior ou igual a 16 anos.

DSM-IV = *Manual Diagnóstico e Estatístico de Transtornos Mentais*, 4ª ed.; CID-10 = *Classificação Internacional de Doenças*, 10ª ed.
Fonte: Adaptado de Hembree e colaboradores.[50]

■ ABORDAGEM DAS DISFUNÇÕES SEXUAIS

Apesar de quase metade dos adolescentes serem sexualmente ativos, as pesquisas envolvendo as disfunções sexuais nesta faixa etária são escassas. Em geral, os estudos são direcionados para a gravidez na adolescência e DST, mas não para a função sexual deste grupo. As pesquisas sobre as disfunções sexuais, em geral, incluem apenas indivíduos com mais de 18 anos, dificultando o entendimento dos distúrbios nesta faixa etária.[41]

De qualquer forma, os princípios da abordagem das disfunções sexuais em adolescentes incluem: exame físico, correção dos fatores psíquicos, retirada de drogas potencialmente deletérias à função sexual e tratamento das comorbidades. O tratamento cirúrgico pode ser necessário, em casos como hímen imperfurado e agenesia vaginal.[41]

Na prática clínica pode-se observar que, nesta faixa etária, as disfunções sexuais mais comuns são a anorgasmia primária e a dor coital.

A anorgasmia, nesta fase, em geral está relacionada ao desconhecimento da anatomia e da resposta sexual e à prática sexual em locais inadequados com tempo restrito, que dificultam a entrega durante o ato sexual. É necessário, portanto, oferecer orientação sobre a anatomia dos genitais, sobre locais e tempo adequados para a prática sexual e estimular a concentração e a entrega durante a interação sexual. Associa-se a isto orientar exercícios com a musculatura perivaginal pela técnica de Kegel.[53,54] Estes exercícios envolvem a contração voluntária da musculatura, durante 5 segundos, seguida de relaxamento, durante 5 segundos, em séries de 15 vezes diariamente. Estes exercícios têm como objetivo estimular a propriocepção, favorecendo o controle da musculatura pélvica, além de favorecer o orgasmo. Orientações sobre o autoerotismo, para conhecimento das sensações prazerosas, e sobre a importância da manipulação do clitóris também são fundamentais. Além disso, é necessário desconstruir o mito da obrigatoriedade do orgasmo em todas as relações.[52]

A dispareunia é uma condição patológica com etiologia multifatorial. A abordagem desta condição envolve a identificação do fator etiológico, seguida da abordagem apropriada.[52] O Quadro 21.5 evidencia algumas condições que cursam com a dispareunia, descreve o panorama clínico e norteia o tratamento específico para cada condição.

O vaginismo é uma doença que se caracteriza por contração involuntária da musculatura perivaginal, de grau variável, que se associa à fobia em relação ao intercurso sexual. Pode ser classificada em 1º, 2º, 3º e 4º graus, segundo Lamont (Quadro 21.6).[55]

Na adolescente, o vaginismo está, quase sempre, associado ao medo da dor no coito, ao abuso sexual e a experiências sexuais pregressas traumáticas.[56] É fundamental estabelecer com exatidão a causa do vaginismo para a eficácia do tratamento. Vale ressaltar que, embora o tratamento seja muitas vezes efetivo, a abordagem ideal do vaginismo ainda carece de protocolos específicos.[57] No Serviço de Medicina Sexual do Departamento de Ginecologia e Obstetrícia da Faculdade de Medicina de Ribeirão Preto, a atuação do ginecologista envolve: a orientação sobre a anatomia genital, a prescrição de exercícios de relaxamento da musculatura perivaginal, o estímulo ao autoerotismo e a discussão sobre a sexualidade integrada às sensações de prazer. Essa abordagem inicial pode solucionar o vaginismo de 1º e 2º graus, mas pacientes portadoras de vaginismo de 3º ou 4º graus devem ser encaminhadas para a terapia sexual. O tratamento, neste caso, envolve exercícios de dilatação e dessensibilização, associados a técnicas de relaxamento.[54] Os casos de abuso sexual devem ser encaminhados à psicoterapia conjunta com a terapia sexual.

A atuação do ginecologista, na orientação sexual e prevenção das disfunções sexuais, é de extrema importância. Segundo Abdo,[58] "a simples orientação diminuindo mitos e tabus, bem como legitimando o prazer sexual, pode resolver uma parcela das dificuldades sexuais, em especial de mulheres mais jovens e daquelas que ainda não tiveram repercussão da sintomatologia disfuncional na vida como um todo e/ou sobre o desempenho sexual do parceiro".

Na intervenção em disfunções sexuais, uma importante estratégia é a aplicação da terapia de grupo temática de pequena duração,[59] que requer a atuação de profissional especializado na área. Muitas vezes, a intervenção só será efetiva com a atuação de equipe multidisciplinar. É fundamental que o ginecologista esteja atento para este fato e estabeleça o limite de sua ação para beneficiar o adolescente.

Quadro 21.5. Manejos dos subtipos de dispareunia mais comuns na adolescência

ETIOLOGIA	TIPO	ACHADOS	TRATAMENTO
Anatômica	DS/DP	Hímen rígido, septo vaginal, agenesia ou hipoplasia vaginal	Ver Capítulo 8 – Malformações müllerianas
Alterações dermatológicas	DS/DP	Eczema atópico, dermatite de contato, líquen, psoríase, doença de Behçet, úlcera aftosa, penfigoide, doença de Crohn anorretal, DST, queimadura, trauma	Direcionado à patologia de base
Vulvodínea generalizada	DS Dor geralmente constante	Nenhum	Antidepressivos tricíclicos e antiepilépticos
Vulvodínea provocada (associada à fibromialgia, cistite intersticial e outras síndromes dolorosas)	DS Queimação pós-coito	Eritema do vestíbulo	Direcionado à patologia de base
Atrofia (FOP, DHH)	DS	Palidez, ressecamento, fragilidade, diminuição da rugosidade	Terapia hormonal sistêmica ou local
Dor abdominal crônica (endometriose, RU, doença de Crohn, tumor de ovário)	DP	Dor ao toque bimanual	Direcionado à patologia de base
Candidíase de repetição	DS	Eritema, corrimento branco	Antifúngicos via oral

DS = dispareunia superficial; DP = dispareunia profunda; FOP = falência ovariana precoce; DHH = doenças do hipotálamo ou hipófise; RU = retocolite ulcerativa.
Fonte: Adaptado de Basson e colaboradores.[52]

Quadro 21.6. Classificação do vaginismo

1º Espasmo da musculatura perivaginal, que é aliviado quando a paciente se sente segura
2º Espasmo da musculatura perivaginal, mantido
3º Espasmo da musculatura perivaginal e elevação dos glúteos
4º Espasmo da musculatura perivaginal, elevação dos glúteos, adução dos membros inferiores, seguida de retirada

■ CONSIDERAÇÕES FINAIS

A infância é um período crucial para a construção da sexualidade, que é o resultado dos estímulos vindos do meio ambiente em associação com a capacidade cognitiva da criança para interpretá-los. Esses aspectos são determinantes das características da expressão do afeto e das relações interpessoais do indivíduo.

O adolescente passa por profundas mudanças hormonais, corporais e psíquicas, as quais podem modular a sexualidade do individuo. Embora não exista um comportamento padrão que possa predizer a formação adequada da sexualidade, atitudes de interesse excessivo em relação às questões sexuais na infância podem indicar alguma alteração nesse processo e até mesmo resultar em distúrbio sexual na adolescência e na idade adulta. A masturbação excessiva na infância e adolescência, por exemplo, pode decorrer de quadros de estresse; entretanto, assim como a hipersexualidade, pode estar associada a distúrbios psíquicos profundos que requerem, também, abordagem psiquiátrica.

■ REFERÊNCIAS

1. World Health Organization. Working definitions of sex, sexuality, sexual health and sexual rights. In: World Health Organization. Sexual health for the millennium: a declaration and technical document. Minneapolis: World Association for Sexual Health; 2008.
2. Freud S. Três ensaios sobre a teoria da sexualidade. In: Freud S. Obras psicológicas completas de Sigmund Freud. Vol. 7. Rio de Janeiro: Imago; 1989. p. 117-231.
3. Masters W, Johnson V. A resposta sexual humana. São Paulo: Roca; 1984.
4. Kaplan H. A nova terapia do sexo: tratamento dinâmico das disfunções sexuais. Rio de Janeiro: Nova Fronteira; 1974.
5. Kaplan HS. Disorders of sexual desire. New York: Brunner; 1979.
6. Basson R. The female sexual response: a different model. J Sex Marital Ther. 2000;26(1):51-65.
7. Basson R. Women's sexual dysfunction: revised and expanded definitions. CMAJ. 2005;172(10):1327-33.
8. Monroy A, Arrués I. Salud y sexualidad en la adolescencia y juventud: guía práctica para padres y educadores. México: Pax; 2002.
9. Wisniewski AB, Migeon CJ. Gender identity/role differentiation in adolescents affected by syndromes of abnormal sex differentiation. Adolesc Med. 2002;13(1):119-28, vii.
10. Jayawickramarajah PT. Gender issues in education of health professionals. New Delhi: WHO South-East Asia Region; 2006.
11. Houk CP, Lee PA. The diagnosis and care of transsexual children and adolescents: a pediatric endocrinologists perspective. J Pediatr Endocrinol Metab. 2006;19(2):103-9.
12. Mischel W. A social learning view of sex differences in behavior. In: Maccoby EE, editor. The development of sex differences. Stanford: Stanford University; 1966. p. 56-81.
13. Waterston T, Welsh B. Helping fathers understand their new infant: a pilot study of a parenting newsletter. Community Pract. 2006;79(9):293-5.
14. Stoller R. Masculinidade e feminilidade: apresentações de gênero. Porto Alegre: Artmed; 1993.
15. Roccella M. Children of homoparental families: psychological and sexual development. Minerva Pediatr. 2005;57(2):73-82.
16. Chainho ARAM. Mulher?! Homem ?! Assim-assim?! [Internet]. [Rio de Janeiro: s.n; 2002] [capturado em 01 dez. 2011]. Disponível em: http://a-trans.planetaclix.pt/ documentacao/mulher_homem.htm.
17. Basso SC. Sexualidad humana. Montevideo: OMS; 1991.
18. Andrade HHSM. Desenvolvimento psicossexual na infância e adolescência. In: Magalhães MLC, Andrade HHSM, editores. Ginecologia infanto-puberal. Rio de Janeiro: Medsi; 1998. p. 515-21.
19. Brenner C. Noções básicas de psicanálise e introdução à psicologia psicanalítica. Rio de Janeiro: Imago; 1973.

20. Souza RP. Sexualidade: riscos - escola. In: Sá CAMd, Passos MRL, Kalil RS, editores. Sexualidade humana. Rio de Janeiro: Revinter; 2000.
21. Costa MCO, Souza RP. Avaliação e cuidados primários da criança e do adolescente. Porto Alegre: Artmed; 1998.
22. Brasil. Ministério da Saúde. Normas de atenção à saúde integral do adolescente. Brasília: MS; 1993.
23. Fonseca H, Greydanus DE. Sexuality in the child, teen, and young adult: concepts for the clinician. Prim Care. 2007;34(2):275-92; abstract vii.
24. Barreto D. Depressión em la adolescencia. Quito: Grumenthal; 1997.
25. Wagner A, Ribeiro LS, Arteche AX, Bornholdt EA. Configuração familiar e o bem-estar psicológico dos adolescentes. Psicol Reflex Crit. 1999;12(1):147-56.
26. Massa JLP, Sastre SH, Berjano ME. Compulsive masturbation in the child. An Esp Pediatr. 1983;18(3):209-16.
27. Bullough VL. Children and adolescents as sexual beings: a historical overview. Child Adolesc Psychiatr Clin N Am. 2004;13(3):447-59, v.
28. Oliveira NED. Sexualidade infantil. Rio de Janeiro: SAEP; 2000.
29. Lopes G, Maia M. Conversando com o adolescente sobre sexo: quem vai responder? Belo Horizonte: Autêntica; 2001.
30. Abdo CHN. Descobrimento sexual do Brasil: para curiosos e estudiosos. São Paulo: Summus; 2004.
31. Kinsman SB, Romer D, Furstenberg FF, Schwarz DF. Early sexual initiation: the role of peer norms. Pediatrics. 1998;102(5):1185-92.
32. Saito MI, Leal MM. O exercício da sexualidade na adolescência: a contracepção em questão. Pediatria. 2003;25:36-42.
33. Dhoundiyal M, Venkatesh R. Knowledge regarding human sexuality among adolescent girls. Indian J Pediatr. 2006;73(8):743.
34. Eastman KL, Corona R, Schuster MA. Talking parents, healthy teens: a worksite-based program for parents to promote adolescent sexual health. Prev Chronic Dis. 2006;3(4):A126.
35. Brasil. Ministério da Saúde. Marco teórico e referencial: saúde sexual e saúde reprodutiva de adolescentes e jovens. Brasília: MS; 2006.
36. Abramovay M, Lorena MGC, Silva B. Juventude e sexualidade. Brasília: UNESCO; 2004.
37. Abdo CHN. Estudo da vida sexual do brasileiro. São Paulo: Bregantini; 2004.
38. Cruzeiro AL, Souza LD, Silva RA, Pinheiro RT, Rocha CL, Horta BL. Sexual risk behavior: factors associated to the number of sexual partners and condom use in adolescents. Cien Saude Colet. 2010;15 Suppl. 1:1149-58.
39. Darroch JE, Landry DJ, Singh S. Changing emphases in sexuality education in U.S. public secondary schools, 1988-1999. Fam Plann Perspect. 2000;32(5):204-11, 65.
40. Lara LA. Sexuality, sexual health and Sexual Medicine: current overview. Rev Bras Ginecol Obstet. 2009;31(12):583-5.

41. Greydanus DE, Matytsina L. Female sexual dysfunction and adolescents. Curr Opin Obstet Gynecol. 2010;22(5):375-80.
42. Guidelines for adolescent health research. Society for Adolescent Medicine. J Adolesc Health. 1995;17(5):264-9.
43. Bogaski NT, Schirmer J, Barbieri M. A prevenção das DST/AIDS entre adolescentes. Acta Paul Enfermagem. 2000;13(1):18-26.
44. Brasil. Ministério da Saúde. Boletim epidemiológico: Aids e DST. Brasília: MS; 2010.
45. World Health Organization. AIDS epidemic update: special report on HIV/AIDS: 2006. Geneva: WHO; 2006.
46. Oliveira Júnior WM, Abdo CH. Unconventional sexual behaviors and their associations with physical, mental and sexual health parameters: a study in 18 large Brazilian cities. Rev Bras Psiquiatr. 2010;32(3):264-74.
47. Zucker KJ. Measurement of psychosexual differentiation. Arch Sex Behav. 2005;34(4):375-88.
48. Campo J, Nijman H, Merckelbach H, Evers C. Psychiatric comorbidity of gender identity disorders: a survey among Dutch psychiatrists. Am J Psychiatry. 2003;160(7):1332-6.
49. Bakker A, van Kesteren PJ, Gooren LJ, Bezemer PD. The prevalence of transsexualism in The Netherlands. Acta Psychiatr Scand. 1993;87(4):237-8.
50. Hembree WC, Cohen-Kettenis P, Delemarre-van de Waal HA, Gooren LJ, Meyer WJ 3rd, Spack NP, et al. Endocrine treatment of transsexual persons: an Endocrine Society clinical practice guideline. J Clin Endocrinol Metab. 2009;94(9):3132-54.
51. Conselho Federal de Medicina. Resolução nº 1.955, de 12 de agosto de 2010. Dispõe sobre a cirurgia de transgenitalismo e revoga a Resolução CFM nº 1.652/02. Diário Oficial da União. 2010;Seção 1:109-10.
52. Basson R, Wierman ME, van Lankveld J, Brotto L. Summary of the recommendations on sexual dysfunctions in women. J Sex Med. 2010;7(1 Pt 2):314-26.
53. Kegel AH. Progressive resistance exercise in the functional restoration of the perineal muscles. Am J Obstet Gynecol. 1948;56(2):238-48.
54. Kegel AH. Sexual functions of the pubococcygeus muscle. West J Surg Obstet Gynecol. 1952;60(10):521-4.
55. Lamont JA. Vaginismus. Am J Obstet Gynecol. 1978;131(6):633-6.
56. Graziottin A. Etiology and diagnosis of coital pain. J Endocrinol Invest. 2003;26(3 Suppl.):115-21.
57. McGuire H, Hawton K. Interventions for vaginismus. Cochrane Database Syst Rev. 2003(1):CD001760.
58. Abdo CHN, Fleury HJ. Aspectos diagnósticos e terapêuticos das disfunções sexuais femininas. Rev Psiquiatr Clin. 2006;33(3):162-7.
59. Abdo CHN. Sexualidade humana e seus transtornos. 2. ed. São Paulo: Lemos; 2000.

capítulo 22 | Contracepção na adolescência

Maristela Carbol
Bruno Ramalho de Carvalho
Rui Alberto Ferriani
Carolina Sales Vieira

Introdução	311
Aspectos éticos	312
Abordagem inicial e acompanhamento	313
Métodos hormonais combinados	314
Métodos de barreira	324
Considerações finais	326

■ INTRODUÇÃO

Numa época em que o acesso à informação é cada vez mais fácil e a indústria farmacêutica disponibiliza a cada dia novas opções contraceptivas, deparamo-nos, ainda, com estimativas preocupantes sugerindo que metade das 150 milhões de gestações ocorridas anualmente em todo o mundo acontece sem planejamento.[1] Essas gestações não programadas constituem verdadeiro problema de saúde pública, com alto impacto psicossocial sobre a mulher e elevados custos gerados para a sociedade.[2]

Com este cenário de 50% de gestações indesejadas, há a necessidade imediata de melhoria das políticas de contracepção e o preparo de equipes multidisciplinares que a abordem de maneira objetiva e eficiente. Além da contribuição das famílias e das escolas, busca-se uma estrutura de saúde que permita englobar várias atividades educativas em uma mesma consulta ou período de internação, exercendo papel importante na economia dos recursos do sistema de saúde.[3] Sabe-se hoje que os custos pela falta da oferta superam em 5 vezes o valor gasto para manutenção da distribuição dos métodos contraceptivos.[4]

■ ASPECTOS ÉTICOS

Muitas dúvidas ainda existem acerca da prescrição de anticoncepcionais para adolescentes e é grande o número de médicos que não se sentem seguros em realizá-la na ausência dos seus responsáveis legais. A Federação Brasileira das Sociedades de Ginecologia e Obstetrícia (Febrasgo), entretanto, recomenda que os serviços de orientação em saúde sexual e reprodutiva da adolescente estejam preparados para o atendimento e a orientação anticoncepcional, focando suas ações no componente educativo, pela atuação de profissionais qualificados, capazes de estabelecer boa comunicação com a paciente, garantindo-lhe avaliação completa, ausência de julgamentos e repreensões, confidencialidade, privacidade e facilidade de acesso.[5]

A princípio, a adolescente que for capaz de analisar seus problemas e resolvê-los por seus próprios meios pode receber orientação contraceptiva, não havendo limitações éticas para realização de tal prescrição. Ao contrário, no cenário atual em que a conjuntura é favorável à iniciação sexual precoce, a prevenção de gestação e transmissão de doenças sexualmente transmissíveis (DST) torna-se uma meta. Assim, a orientação das meninas nesse sentido passa a ser um dever do ginecologista no atendimento desde a puberdade, posto que seja notório o comprometimento da saúde das jovens que, não tendo recebido orientação, iniciam e mantêm coitos desprotegidos, aumentando a população de gestantes e DST nesta faixa etária.

Entrando na esfera ético-legal, percebemos serem vastos os pontos que apoiam as iniciativas de caráter preventivo adotadas pelo ginecologista no atendimento à adolescente. A Constituição Federal é a primeira a garantir o planejamento familiar a essas pacientes, em seu artigo 226, parágrafo 7º:

> Fundado nos princípios da dignidade da pessoa humana e da paternidade responsável, o planejamento familiar é de livre decisão do casal, competindo ao estado propiciar recursos educacionais e científicos para o exercício desse direito, vedada qualquer forma coercitiva por parte de instituições oficiais ou privadas.[6]

Também o Estatuto da Criança e do Adolescente, em seus artigos 7º e 11, garante o direito à proteção, à vida e à saúde, mediante a efetivação de políticas sociais públicas, e define que deve ser assegurado atendimento médico à criança e ao adolescente pelo Sistema Único de Saúde, com garantias de acesso universal e igualitário às ações para promoção, proteção e recuperação da saúde.[7]

O *Código de Ética Médica*, por fim, contempla o assunto e respalda a decisão de prescrever contraceptivos às adolescentes que o solicitarem. O artigo 31 veda ao médico "desrespeitar o direito do paciente ou de seu representante legal de decidir livremente sobre a execução de práticas diagnósticas ou terapêuticas, salvo em caso de iminente risco de morte" e o artigo 32 complementa proibindo o médico de "deixar de usar todos os meios disponíveis de diagnósticos e tratamento, cientificamente reconhecidos e a seu alcance, em favor do paciente". Põe fim à questão o artigo 42, que veda ao médico desrespeitar o direito do paciente de decidir livremente sobre método contraceptivo, devendo o médico sempre esclarecer sobre indicação, segurança, reversibilidade e risco de cada método".[8]

Uma situação na qual podem existir conflitos legais frente à prescrição de contraceptivos é quando ela é realizada para adolescentes com idade inferior a 14 anos, uma vez que a prática sexual nessa faixa etária é considerada crime hediondo pela legislação brasileira atual. Esta situação específica coloca o médico em situação dicotômica, confrontando seu dever profissional a seu dever legal e merece uma análise cautelosa, uma vez que o profissional pode ser enquadrado como agente permissivo a um ato criminoso. Entretanto, ainda que exista tal possibilidade, acreditamos ser necessária avaliação individualizada do caso, não havendo infração quando o objetivo for preservar a integridade à saúde da adolescente que procura auxílio.

A abordagem da sexualidade na adolescência pode ser uma tarefa árdua, pelas dificuldades de se estabelecer uma boa relação médico-paciente, o que exige habilidade do profissional para aquisição da confiança necessária. Garantir-lhe o conforto e a privacidade é de fundamental importância e para tanto corrobora o dever profissional previsto no artigo 73 do código de ética médica, pelo qual é vedado ao médico "revelar fato de que tenha conhecimento em virtude do exercício de sua profissão".[8] Dessa forma, a presença dos pais ou responsáveis durante a consulta é uma decisão que cabe única e exclusivamente à paciente.

O Código de Ética Médica permite que o segredo seja guardado, mesmo se a paciente for menor. O artigo 74 veda ao médico "revelar sigilo profissional referente a paciente menor de idade, inclusive a seus pais ou representantes legais, desde que o menor tenha capacidade de discernimento, salvo quando a não revelação possa acarretar danos ao paciente".[8] Também respalda a confidencialidade o Estatuto da Criança e do Adolescente em seu artigo 17, garantindo o direito ao respeito, que "consiste na inviolabilidade da integridade física, psíquica e moral da criança e do adolescente, abrangendo a preservação da imagem, da identidade, da autonomia, dos valores, ideias e crenças, dos espaços e objetos pessoais".[7] Portanto, em situações danosas em que pese a necessidade do conhecimento e da participação dos responsáveis legais pela paciente, a atitude mais condizente é encorajá-la a envolver os pais, ao invés da delação, deixando a quebra de sigilo para situações muito especiais, em que, ainda assim, deve ser comunicada à adolescente.

Para avaliar as condições de uma adolescente a receber orientação contraceptiva, há que se considerar que a simples procura por um serviço de saúde é indicativa de que há ciência dos riscos decorrentes do coito desprotegido. Isso deve ser valorizado, já que a paciente demonstra ser capaz de discernir sobre seus atos, compreender a orientação e utilizar o método recomendado. Deve ser estimulada a participação dos responsáveis quando da iniciação sexual e da decisão por métodos preventivos, mas nunca em condição *sine qua non* para o atendimento.

■ ABORDAGEM INICIAL E ACOMPANHAMENTO

A abordagem inicial em relação ao uso de qualquer método contraceptivo e ao acompanhamento das usuárias pode ser decisiva na adesão ao método. Conhecer experiências contraceptivas prévias da adolescente pode ser um primeiro passo para a orientação adequada. Durante a abordagem inicial, é preciso detalhar os métodos já utilizados e as razões para a descontinuidade. Durante a anamnese é de suma importância oferecer à paciente o conforto necessário para o esclarecimento de suas dúvidas e anseios, valorizando a prática sexual responsável e sua decisão pela contracepção, além de auxiliar em questões referentes à sexualidade do casal.

A grande variedade de métodos contraceptivos disponíveis atualmente tem aumentado os níveis de adesão dos casais assistidos. A decisão deve ser conjunta, permitindo que a adolescente e o parceiro participem questionando e sanando dúvidas após conhecerem as vantagens e desvantagens de cada método. Obviamente, embora julguemos que a melhor alternativa contraceptiva sempre seja a que melhor se adapta aos aspectos socioeconômicos e culturais do casal, a prescrição deve contemplar as características desejáveis de um método adequado, sejam elas segurança, conveniência, controle dos fluxos menstruais, reversibilidade e eficácia, esta dada pelo índice de Pearl – número de gestações ocorridas em 100 mulheres em 1 ano de uso do método (Tab. 22.1).[9]

Apesar de uma redução na taxa de gestação na adolescência, esta continua elevada, o que pode ser atribuído, em parte, à descontinuidade do uso dos métodos contraceptivos. Os efeitos adversos, como irregularidades do fluxo menstrual, insatisfação do parceiro, problemas de entendimento no modo de usar e falta de motivação para o uso têm sido relatados como motivos para o abandono.[10] Dessa forma, o seguimento após a prescrição de um método contraceptivo deve ser feito periodicamente, em curtos espaços de tempo, sempre abordando as inseguranças do casal quanto ao método, com especial atenção para o modo de uso e a identificação de efeitos adversos. É preciso assegurar à adolescente atendimento sempre que ela necessite, demonstrando, além de interesse e disponibilidade da equipe assistente, preocupação com o assunto.

■ MÉTODOS HORMONAIS COMBINADOS

Anticoncepcionais combinados orais

Os anticoncepcionais combinados orais (ACO) foram introduzidos na prática clínica ginecológica na década de 1960 e, atualmente, são os métodos mais utilizados no Brasil e em todo o mundo para a prevenção de gravidez indesejada. Os ACO são formulações que associam um estrogênio sintético, em geral o etinilestradiol (EE), a um dos vários progestagênios disponíveis atualmente (Tab. 22.2). Apresentam alta eficácia e não dependem do coito para serem utilizados. Porém, o uso de um método oral depende da adesão diária da adolescente para manter sua eficácia, o que pode ser um problema para este público. Um estudo com adolescentes em condições econômicas desfavoráveis, que avaliou recorrência de gravidez, mostrou que o uso de ACO foi associado a maiores taxas (25%) que o de injetável trimestral (11%) e o implante de progestagênio (0%), só ganhando do aconselhamento que teve taxas de recorrência de gravidez de

Tabela 22.1. Taxa de efetividade e continuidade dos métodos contraceptivos disponíveis

MÉTODO	TAXA DE GESTAÇÃO INDESEJADA NO PRIMEIRO ANO DE USO (EM 100 MULHERES USUÁRIAS/ANO)		TAXA DE CONTINUIDADE APÓS 1 ANO
	USO TÍPICO	USO SISTEMÁTICO	
Sem método	85	85	
Espermicida	29	18	42
Coito interrompido	27	4	43
Métodos comportamentais	25	3-5	51
Diafragma	16	6	57
Condom			
Feminino	21	5	49
Masculino	15	2	53
Anticoncepcional oral (combinado e apenas de progestagênio)	8	0,3	68
Anel e adesivo	8	0,3	68
Injetável trimestral (AMP-D)	3	0,3	56
Injetável combinado mensal	3	0,05	56
DIU			
Cobre	0,8	0,6	78
LNG	0,2	0,2	81
Implante de progestagênio	0,05	0,05	84
Cirúrgico			
Laqueadura	0,5	0,5	100
Vasectomia	0,15	0,1	100

AMP-D = acetato de medroxiprogesterona de depósito, DIU = dispositivo intrauterino, LNG = levonorgestrel.
Fonte: Adaptada de World Health Organization.[9]

38% em 1 ano. Este estudo ilustra bem a situação da necessidade de métodos que não dependam da lembrança diária da adolescente para garantir sua eficácia.[11]

O mecanismo de ação fundamental dos ACO é a inibição da ovulação a partir do bloqueio da secreção de gonadotrofinas pela hipófise. O componente progestagênico é o verdadeiro agente supressor, uma vez que impede a ocorrência do pico do LH na metade do ciclo, mas também atua sobre o muco cervical, tornando-o espesso e hostil à passagem de espermatozoides, e sobre a contratilidade tubária, com interferência sobre a migração do oócito. O componente estrogênico também coopera para a inibição da dinâmica gonadotrófica e principalmente por alterações funcionais e estruturais do endométrio, que é dimórfico, com predomínio estromal sobre as glândulas.[12]

Além da contracepção propriamente dita, são notórios outros efeitos benéficos dos ACO, como desaparecimento das queixas periovulatórias, redução de sintomas pré-menstruais e do fluxo menstrual, regularização de ciclos menstruais, melhora dos quadros dismenorreicos e, em caso de endometriose, há redução da proliferação de novos focos e da dor associada a esta doença.[13,14] Considerando a troca de parceiros mais frequente e a falta comum de um método de barreira associado, os efeitos dos ACO sobre o muco cervical, o fluxo menstrual e as contrações tubárias dificultam ascensão, proliferação e disseminação canalicular de agentes patogênicos, reduzindo o risco de ocorrer doença inflamatória pélvica sintomática.[14]

Ainda quanto aos benefícios dos ACO, tanto o etinilestradiol como alguns progestagênios reduzem a produção ovariana de testosterona e aumentam as concentrações da proteína transportadora dos hormônios sexuais (SHBG, do inglês), reduzindo, assim, os androgênios livres na circulação e, consequentemente, seus efeitos indesejados, como acne, seborreia, hirsutismo e a policistose ovariana.[12,13]

Assim como os benefícios, existem efeitos colaterais clínicos e metabólicos, que também devem ser considerados para a prescrição de contraceptivos hormonais. São comumente associados ao componente estrogênico os sintomas gastrintestinais (náuseas e vômitos), manchas cutâneas (cloasma) e aumento de telangiectasias, cefaleias, sensibilidade mamária exacerbada e retenção hídrica leve, que pode gerar aumento de peso.[12] O estrogênio aumenta a síntese de angiotensinogênio hepático, o que acaba por descontrolar a pressão arterial em hipertensas (em normotensas este efeito é desprezível), além de também elevar os níveis séricos de triglicérides.[12,15]

Com relação ao componente progestagênico, as queixas clínicas mais evidentes remetem às suas propriedades androgênicas, bem como alterações do desejo sexual, humor depressivo, fadiga e aumento do apetite, que pode levar a elevação ponderal em uma minoria de usuárias. Metabolicamente, podem ocorrer alterações dos níveis lipídicos, especialmente redução do HDL colesterol.[16]

Há ainda efeitos raros (entre 1 caso/1.000 usuárias a 1 caso/10.000 usuárias) e muitos raros (< 1 caso/10.000 usuárias) associados aos ACO, como o tromboembolismo venoso (TEV) e arteriais (TA) (infarto agudo do miocárdio e acidente vascular cerebral).[17-19] Vale ressaltar que a TA é menos frequente na idade reprodutiva que o TEV (1 caso de TA para cada 5 a 10 casos de TEV), o que dificulta conclusões mais acuradas sobre a associação entre ACO e TA.[20]

O risco de TEV é dependente da dosagem de etinilestradiol. A alta dosagem desse hormônio (≥50 µg) está associada a um aumento de 2 vezes no risco de TEV quando comparada à baixa dosagem deste hormônio (<50 µg). Recentemente, publicou-se que as formulações contendo 20 µg de etinilestradiol foram associadas a menor risco trombótico (OR, *odds ratio*: 0,8; IC 95%: 0,5 a 1,2) quando comparadas às preparações com 30 µg, porém sem diferença significativa.[21] O estudo mais recente, coordenado pela Universidade de Leiden, Holanda, conduzido para avaliar os diferentes progestagênios e risco para trombose venosa [Multiple Environmental and Genetics Assessment of Risk Factors for Venous Thrombosis (Mega)][21] confirmou associação entre o tipo de progestagênio e risco para trombose, porém evidenciou uma diferença menos pronunciada que a previamente descrita entre os diferentes progestagênios, porém, algumas formulações apresentaram uma amostra pequena para uma conclusão definitiva. Considerando o risco de TEV, o levonorgestrel oferece menor risco, enquanto os demais progestagênios parecem ter riscos semelhantes, superiores ao da associação com levonorgestrel, provavelmente porque este último é mais androgênico que os demais. Apesar dos dados apresentados, isso não significa que se deva sempre orientar o uso de ACO contendo levonorgestrel, mas sim conhecer os riscos de TEV, bem como os benefícios adicionais de cada progestagênio, para uma prescrição adequada aos anseios e características clínicas da adolescente.

Assim como para TEV, o uso de ACO também está associado à elevação do risco para TA.[22-26] Este risco está diretamente relacionado à dose do componente estrogênico; entretanto, mesmo em usuárias das pílulas de baixa dosagem (EE < 50 µg) observou-se aumento deste risco. O uso de ACO de baixa dosagem (EE < 50 µg) aumenta o risco de trombose arterial em aproximadamente 2 vezes entre usuárias do método, mesmo após a correção das variáveis confusas para fatores de risco de doença cardiovascular. Ao contrário de TEV, o tipo de progestagênio associado ao etinilestradiol não modifica de forma significativa o risco de TA.[27] A associação de fatores de risco para TA, como tabagismo e hipertensão arterial, potencializam o risco quando associados ao ACO.

Em 2007, uma coorte do Reino Unido que acompanha usuárias de ACO desde 1968, publicou os dados referentes a risco de neoplasias associado ao uso de ACO. Neste estudo, o uso de ACO reduziu o risco de câncer de cólon, de endométrio e de ovário. Além disso, não aumentou o risco de câncer de mama e de colo de útero.[28] As evidências com relação ao câncer de mama ainda não são conclusivas, mas à luz dos conhecimentos atuais, o uso de ACO não aumenta o risco de câncer de mama ou, se aumenta, este risco é pequeno (3 vezes menor que o risco de se postergar a maternidade para idade superior a 35 anos). Em 2010, foi publicada uma meta-análise que avaliou todas as evidências disponíveis até o momento sobre a associação de câncer com o uso de ACO. De acordo com os autores, há redução de 20% no risco de câncer de ovário a cada 5 anos de uso do ACO, redução de 50% do risco de câncer de endométrio e aumento discreto de câncer de colo uterino. O risco para câncer de mama teve um aumento discreto com uso de ACO, especialmente em mulheres com mutação para o gene BRCA1 e naquelas com câncer de mama diagnosticado antes dos 40 anos de idade.[29]

Considerando-se que a adolescente precisará da contracepção por longos períodos, durante o menacme, e visando à redução de efeitos colaterais potenciais, deve ser dada preferência à prescrição de combinações com menor dosagem de etinilestradiol (15 a 35 µg), embora se saiba que os ACO de menor dosagem (15 µg) costumem causar sangramentos de escape com maior frequência.

O progestagênio combinado deve ser escolhido de acordo com as características da paciente, considerando se há algum benefício não contraceptivo que ele seja capaz de oferecer, uma vez que, de modo geral, todos são competentes em permitir bom controle do ciclo. Quando não há nenhum benefício extracontraceptivo a ser atingido, a associação de etinilestradiol com levonorgestrel é a mais segura do ponto de vista de risco para tromboembolismo venoso.

As falhas dos ACO ocorrem em até 8% das adolescentes no primeiro ano de uso, o que é devido, provavelmente, aos erros de utilização, aos efeitos colaterais e às dificuldades de adaptação. Em geral, as taxas de falha chegam a 25% contra 1 a 3% em mulheres adultas.[12]

Além das taxas de falha mais elevadas, somente 66% das pacientes completam o primeiro ano de uso e 48%, o segundo. A descontinuidade do uso dos ACO é atribuída principalmente aos efeitos adversos, principalmente sangramentos menstruais irregulares.[10] Estes, assim, devem ser abordados na primeira consulta da adolescente e, dependendo de sua intensidade, indicar o reajuste das dosagens hormonais ou mesmo a troca da combinação ou do método. Essa conduta não deve ocorrer em tempo inferior a 3 ciclos, quando a maior parte dos efeitos colaterais tende a desaparecer ou permanecem em intensidades toleráveis. Conquanto seja clássica a associação de descontinuidade e efeitos indesejados, há estudos que apontam as dificuldades de obtenção das pílulas e o uso incorreto destas como os principais fatores, chamando a atenção para a necessidade de políticas públicas de orientação e fornecimento de métodos contraceptivos.[30]

Anticoncepcionais injetáveis combinados

Os anticoncepcionais injetáveis combinados estão indicados em casos de esquecimento repetido, doenças psiquiátricas, uso de anticonvulsivos e intolerância gástrica aos correspondentes orais. Seus mecanismos de atuação são os mesmos, mas existe maior comodidade posológica com doses únicas mensais, o que facilita seu uso, e têm efeitos adversos mais amenos, haja vista a utilização de componentes estrogênicos mais semelhantes à molécula natural e a ausência de absorção gastrintestinal (Tab. 22.2).

O maior inconveniente para as adolescentes está na ocorrência de ciclos mais curtos, especialmente nos 3 primeiros meses de uso do método, podendo ocorrer também cefaleia, mastalgia e irritabilidade,[12] além de todos os efeitos metabólicos comuns e raros descritos para os ACO. É importante orientar também que 25% das usuárias desta modalidade de contraceptivo optam por suspender a menstruação. As contraindicações para os injetáveis são as mesmas descritas para os ACO.[9]

Anticoncepcionais de progestagênio exclusivo

Os anticoncepcionais de progestagênio exclusivo têm sua principal indicação no período de amamentação, nas situações em que a combinação com etinilestradiol não é recomendada (como trombofilias ou antecedentes tromboembólicos, hipertensão arterial sistêmica e migrânea com sintomas neurológicos focais) e quando a paciente apresenta efeitos adversos que impossibilitam a continuidade do método combinado.

A grande vantagem dos progestagênios exclusivos durante a lactação é a ausência de efeitos deletérios sobre a produção do leite materno e sobre crescimento e desenvolvimento do lactente. A Organização Mundial de Saúde (OMS) endossa o uso do método, desde que para seu início seja obedecido um intervalo de 6 semanas após o parto, durante o qual a mulher dificilmente conceberá nova gestação.[9] A postergação

Ginecologia da infância e adolescência   319

Tabela 22.2. Formulações dos contraceptivos hormonais combinados disponíveis no Brasil

ESTROGÊNIO	PROGESTAGÊNIO	NOME COMERCIAL
VIA ORAL MONOFÁSICO		
Etinilestradiol (50 µg)	dl-norgestrel (500 µg)	Anfertil, Primovlar
	Noretindrona (250 µg)	Ciclovulon
	Levonorgestrel (250 µg)	Evanor, Neovlar, Normamor
Etinilestradiol (35 µg)	Acetato de ciproterona (2 mg)	Diane 35, Diclin, Artemidis 35, Selene
Etinilestradiol (30 µg)	Levonorgestrel (150 µg)	Microvlar, Ciclo 21, Ciclon, Nociclin, Gestrelan, Levordiol, Nordette
	Gestodeno (75 µg)	Gynera, Minulet, Tâmisa 30, Gestinol 28
	Desogestrel (150 µg)	Microdiol, Primera 30
	Drospirenona (3 mg)	Yasmin, Elani Ciclo, Elani 28
	Clormadinona (2 mg)	Belara
Etinilestradiol (20 µg)	Levonorgestrel (100 µg)	Level, Miranova
	Gestodeno (75 µg)	Femiane, Harmonet, Allestra 20, Diminut, Ginesse, Micropil R21, Tâmisa 20
	Desogestrel (150 µg)	Mercilon, Mercilon Conti, Femina, Minian, Malu, Primera 20
	Drospirenona (3 mg)	Yaz
Etinilestradiol (15 µg)	Gestodeno (60 µg)	Minesse, Mirelle, Siblima, Mínima, Adoless, Tantin
VIA ORAL BIFÁSICO		
Etinilestradiol (40 µg/25µg)	Desogestrel (30 µg / 125 µg)	Gracial
VIA ORAL TRIFÁSICO		
Etinilestradiol (30 µg/40 µg/30 µg)	Levonorgestrel (50 µg/70 µg/125 µg)	Trinordiol, Triquilar
Etinilestradiol (35 µg)	Noretisterona (0,5 mg/0,75 mg/1 mg)	Trinovum
VIA INTRAMUSCULAR		
Valerato de estradiol (5 mg)	Enantato de noretisterona (50 mg)	Mesigyna
Enantato de estradiol (10 mg)	Di-hidroxiprogesterona (150 mg)	Perlutan, Ciclovular, Unociclo
Cipionato de estradiol (5 mg)	Acetato de medroxiprogesterona (25 mg)	Cyclofemina
VIA TRANSDÉRMICA		
Etinilestradiol (0,60 mg)	Norelgestromina (6 mg)	Evra
VIA VAGINAL		
Etinilestradiol (2,7 mg)	Etonogestrel (11,7 mg)	NuvaRing (anel vaginal)

da prescrição por 42 dias de pós-parto é devida à imaturidade das funções hepática e renal do neonato, principalmente pré-termo,[3] e na provável incapacidade de metabolização e excreção dos esteroides exógenos transferidos para a circulação nas primeiras semanas de vida.[31] Porém, apesar desta preocupação teórica, há estudos que mostram que o início precoce de métodos contraceptivos de progestagênios (antes da alta hospitalar) não trouxe consequências negativas para a mãe e o recém-nascido,[32,33] o que pode ser interessante para evitar a recorrência de gravidez em adolescentes, especialmente aquelas com fatores que contribuem para a baixa adesão, como o uso de drogas ilícitas ou alcoolismo.

Os mecanismos contraceptivos dos progestagênios exclusivos dependem, provavelmente, da dose e apresentações utilizadas, mas, de forma geral, inibem a ovulação pela supressão do pico de hormônio luteinizante (LH) na metade do ciclo, provocam espessamento do muco cervical, diminuem a motilidade tubária e induzem atrofia endometrial.[12,34]

Os contraceptivos de progestagênio exclusivo encontram-se disponíveis para administração vias oral e parenteral, pelas vias intramuscular, subdérmica e intrauterina (Tab. 22.3). Os principais efeitos adversos destes métodos são sangramento irregular e acne (10 a 15% das usuárias). Quanto ao sangramento irregular, é importante informar à adolescente as taxas de amenorreia, sangramento infrequente, sangramento frequente e prolongado, para que esta possa manter sua adesão nos primeiros 4 a 6 meses, período de maior taxa de sangramento frequente e/ou prolongado. Apresentam vantagem de não causar trombose venosa ou arterial, sendo desta forma indicados para mulheres que apresentem risco para estas doenças.[9]

Tabela 22.3. Formulações dos contraceptivos de progestagênios isolados disponíveis no Brasil

VIA DE ADMINISTRAÇÃO	PROGESTAGÊNIO (DOSE)	NOME COMERCIAL
Oral	Desogestrel (0,75 mg)	Cerazette, Kelly
	Noretisterona (0,35 mg)	Micronor, Norestin
	Linestrenol (0,5 mg)	Exluton
	Levonorgestrel (0,03 mg)	Minipil, Nortrel
Intramuscular	Acetato de medroxiprogesterona de depósito (150 mg)	Depo-provera, Contracep
Implante subdérmico	Etonogestrel (68 mg)	Implanon
Sistema intrauterino	Levonorgestrel (52 mg)	Mirena

Contraceptivos orais de progestagênio isolado

As minipílulas estão disponíveis nas apresentações com 0,35 mg de noretisterona, 0,03 mg de levonorgestrel ou 0,5 mg de linestrenol. Apresentam os efeitos locais dos progestagênios (endométrio, muco e tuba), mas promovem inibição da ovulação em apenas 50% das usuárias.[35] São igualmente eficazes às pílulas combinadas se usadas de forma ideal, ou seja, com atrasos iguais ou menores que 3 horas no máximo, o que não ocorre na prática. Assim, opta-se por estes contraceptivos enquanto a puérpera estiver em amamentação exclusiva para potencializar a proteção das minipílulas, considerando que as usuárias devam ter comportamentos de má adesão (atrasos superiores a 3 horas, esquecimento).[36]

Há no mercado uma pílula apenas de progestagênio (PP) que inibe a ovulação de forma semelhante aos ACO. Ela é composta de 75 μg de desogestrel, o que garante eficácia prática superior à das minipílulas, mantendo ausência de efeitos negativos sobre a amamentação e o recém-nascido.[37] Como inibe a ovulação, esta PP pode ser usada em situações distintas do período de aleitamento, especialmente em mulheres com contraindicação ao uso do estrogênio.[9]

Contraceptivos injetáveis de progestagênio

Como os correspondentes orais, os contraceptivos injetáveis de progestagênio exclusivo também são especialmente recomendados para mulheres com contraindicações ao uso de componentes estrogênicos ou àquelas que não conseguem fazer uso regular do ACO. Apenas a formulação com acetato de medroxiprogesterona de depósito (AMPD) está disponível no mercado brasileiro, em ampola para administração intramuscular trimestral, na dosagem de 150 mg.

Por ser a única droga de progestagênio injetável disponível em nosso país, o AMPD é popularmente utilizado. Seu uso é seguro em qualquer período da vida reprodutiva, mesmo durante o puerpério. Conquanto existam pontos positivos, como diminuição da incidência de anemia, mastalgia, síndrome pré-menstrual, redução de crises de falcização em portadoras de anemia falciforme,[9] dismenorreia, endometriose, acne e hirsutismo.[38] Da mesma forma, efeitos adversos como irregularidade menstrual e atraso no retorno da fertilidade (chegando até 12 meses) são atribuídos ao seu uso e devem ser expostos no momento da tomada de decisão.[39]

Há um grande debate em torno da prescrição de AMPD para adolescentes devido à redução de massa óssea atribuída a esta medicação. Dos progestagênios isolados, esta seria a única droga com efeitos negativos na massa óssea. Desta forma, há perda de cerca de 5% da massa óssea em 2 anos de uso de AMPD, diferença significativa comparada a não usuárias, o que levou à limitação do uso desta medicação pelo período de 2 anos, especialmente em adolescentes.[40] Porém, nos últimos anos, estudos têm demonstrado que esta perda é transitória e há recuperação da massa óssea após a suspensão da droga, mesmo em adolescentes.[41] Mulheres no período de pós-menopausa, que usaram AMPD previamente por um período médio de 9 anos, não apresentaram diferença de massa óssea quando comparadas a mulheres que usaram dispositivo intrauterino com cobre, mostrando que a massa óssea diminui, mas em seguida se recupera.[42] Assim, a preocupação com a massa óssea não deve restringir a prescrição de nenhum método contraceptivo disponível atualmente. Desta forma, a

Organização Mundial de Saúde considera que a prescrição de AMPD em menores de 18 anos é categoria 2, ou seja, os benefícios da prescrição são maiores que os riscos comprovados ou teóricos.[9] Porém, ainda há algumas lacunas que precisam de mais estudos para serem respondidas de maneira adequada: se o uso de AMPD aumentaria o risco de fratura e se o início de AMPD na adolescência alteraria a massa óssea no período pós-menopausa.

Outro ponto polêmico desta medicação consiste no ganho de peso. Dos métodos hormonais disponíveis, ele é o único em que a média de peso de usuárias é maior que a de não usuárias, porém, ao contrário do que se imaginava, este aumento de peso ocorre em mulheres magras e com sobrepeso. Em obesas, a média de ganho de peso é similar ao de usuárias de dispositivo intrauterino (DIU). É importante ressaltar que 24% das usuárias ganham peso contra 12% de usuárias de DIU, ou seja, a maioria das mulheres irá manter seu peso durante o uso deste contraceptivo.[43]

Implante subdérmico liberador de etonogestrel

Os implantes subdérmicos de progestagênio exclusivo surgem como nova opção contraceptiva puerperal nos últimos anos e, também, para utilização fora deste período. Apresentam elevada eficácia (superior do que a do método cirúrgico), garantem o bloqueio da ovulação[44] e apresentam concentrações inferiores no leite materno quando comparados ao AMP injetável.[45] Há 2 tipos de implantes no mundo: os liberadores de levonorgestrel (não disponíveis no Brasil) e de etonogestrel. O implante de etonogestrel é efetivo por 3 anos e apresenta as menores taxas de descontinuidade em 1 ano (15%) quando comparado a outros métodos reversíveis (Tab. 22.1), o que pode ser particularmente interessante em adolescentes. Não apresenta efeito adverso na massa óssea.[40] O padrão de sangramento uterino mais indesejável é o sangramento prolongado e frequente, que ocorre em 15 e 6% das usuárias, respectivamente. As demais usuárias terão amenorreia (20 a 40% dos casos), sangramento infrequente (33,3%) e sangramento regular.[46]

Sistema intrauterino liberador de levonorgestrel

O sistema intrauterino liberador de levonorgestrel (SIU-LNG) apresenta vantagens em relação ao dispositivo sem hormônio, pois se somam a ele os efeitos hormonais sobre o muco cervical e o endométrio, impedindo a fertilização.[47] A ovulação é inibida em menos de 50% das usuárias.[16] Por apresentar concentrações reduzidas do hormônio na circulação e combinar dois mecanismos de ação distintos, parece constituir, atualmente, uma opção anticoncepcional de maior eficácia até mesmo se comparada aos métodos de esterilização, podendo ser utilizado por até 5 anos. Também para esse método, os efeitos adversos comumente observados em usuárias de DIU contendo cobre, como cólicas em hipogástrio e menorragia, estão diminuídos,[44] mas as usuárias podem experimentar escapes sanguíneos e episódios de maior sangramento nos primeiros meses de uso.[16] Não altera a massa óssea.[48] As taxas de amenorreia são elevadas, cerca de 60 a 70% após 6 meses de uso.

Contracepção de emergência

O comportamento dos adolescentes e a liberdade sexual da atualidade favorecem a ocorrência do coito não programado e desprotegido. Para esses casos, pode-se lançar mão da contracepção de emergência em até 5 dias após a ocorrência.[14] É importante frisar que, quanto antes for administrado, maior será sua eficácia. É imprescindível que, no momento da prescrição, oriente-se quanto à importância do uso regular de um método anticoncepcional para evitar novos imprevistos. A apresentação disponível no mercado atualmente é de levonorgestrel, nas dosagens de 0,75 mg (2 comprimidos) e 1,5 mg, que devem ser tomados em 2 doses com intervalo de 12 horas ou em dose única, respectivamente, sem diferença de eficácia. Estima-se uma redução do risco de gestação de 88%.[49]

Dispositivo intrauterino

O DIU é um método anticoncepcional reversível de longa duração e conveniente, por não exigir da mulher alterações em sua rotina, como o estabelecimento de horários para a sua utilização ou a mudança no comportamento sexual. O baixo custo do método favorece sua utilização por mulheres de nível econômico baixo,[50] o que torna o método particularmente interessante para os serviços de saúde pública nos países em desenvolvimento. Dados mostram que, quando utilizado por tempo maior que 2 anos, torna-se o método mais barato dentre os reversíveis.[51]

O mecanismo de ação baseia-se, principalmente, nas modificações causadas no endométrio, transformando-o em um meio hostil aos espermatozoides, ou seja, em um meio com características espermicidas.[44] No Brasil, encontram-se disponíveis dois tipos de DIU, o Multiload 375 e TCu 380A, respectivamente com tempo de validade de 5 anos para o primeiro tipo e de 10 anos para o segundo, com baixa taxa de descontinuação e de gestação, sendo esta sua principal vantagem sobre os demais métodos. A expulsão é maior nos primeiros 6 meses após a colocação. A ocorrência ou aumento da dismenorreia e o aumento do fluxo menstrual são desvantagens que devem ser abordadas antes da indicação do método.

Mesmo em adolescentes e nuligestas, populações em que no passado receava-se a inserção do DIU, a OMS considera que este pode ser utilizado, uma vez que os benefícios são maiores que os riscos[9] (Tab. 22.4). Isso decorre do início precoce da atividade sexual e baixa aderência de outros métodos anticoncepcionais que requeiram ação diária da mulher.[52] A porcentagem de descontinuação do DIU pelas mulheres, inclusive adolescentes, é menor que a dos ACO e injetáveis (Tab. 22.1).

Os principais motivos da não inserção do DIU em nuligestas era o medo do aumento de doença inflamatória pélvica (DIP) e o prejuízo na fertilidade dessas mulheres. Diversos estudos comprovam que não há maior ocorrência de DIP ou doenças sexualmente transmissíveis (DST) em usuárias do DIU. O aumento dessas doenças decorre do comportamento sexual de alto risco, e independe do método anticoncepcional. O SIU-LNG, pelo contrário, atua no muco cervical e endométrio, sendo fator protetor contra essas infecções.[52,53] Havia também o receio de aumento de infertilidade de causa tubária nas nuligestas usuárias de DIU. Porém, em 2001, foi publicado um estudo caso-controle avaliando mulheres com infertilidade de causa tubária comparadas a mulheres com outras causas de infertilidade e mulheres com gestação prévia. Neste estudo, o uso prévio de DIU não foi associado a aumento de risco para infertilidade tubária.[54]

Tabela 22.4. Critérios médicos de elegibilidade da OMS para uso de métodos anticoncepcionais de acordo com a idade e paridade

CONDIÇÃO	AHCO	AHCI	AC/AV	PP	AMPD	IMPLANTE ETG	DIU-CU	SIU-LNG
IDADE	Da menarca aos < 40 = 1 ≥ 40 = 2			Da menarca aos < 18 = 1 18-45 = 1 > 45 = 1	Da menarca aos < 18 = 2 18-45 = 1 > 45 = 2	Da menarca aos < 18 = 1 18-45 = 1 > 45 = 1		Da menarca aos < 20 = 2 ≥ 20 = 1
PARIDADE								
a) Nulípara	1	1	1	1	1	1	2	2
b) Multípara	1	1	1	1	1	1	1	1

(AHCO = anticoncepcionais hormonais combinados orais; AHIC = anticoncepcionais hormonais combinados injetáveis; AC = adesivo hormonal combinado; AV = anel vaginal hormonal combinado; PP = pílula só de progestagênio; AMPD = acetato de medroxiprogesterona de depósito; Implante ETG = implante liberador de etonogestrel; DIU-Cu = DIU de cobre; SIU-LNG = sistema intrauterino liberador de levonorgestrel).

■ MÉTODOS DE BARREIRA

Os métodos de barreira oferecem boa proteção anticoncepcional, porém aquém dos métodos hormonais (Tab. 22.1), em qualquer fase da vida reprodutiva da mulher e, particularmente, os preservativos masculino e feminino oferecem proteção contra DST. Entretanto, exigem do casal conhecimento e utilização adequada em todas as relações sexuais.

Preservativo

O preservativo masculino (camisinha) é um dos mais antigos e utilizados métodos anticoncepcionais, cujo mecanismo contraceptivo baseia-se exclusivamente na prevenção da passagem do sêmen para o interior da vagina. A sua efetividade baseia-se em características do casal usuário, como aspectos socioeconômicos e culturais,[55] mas, de modo geral, têm baixa eficácia se usados isoladamente, o que se deve provavelmente à baixa adesão pelos casais adolescentes, principalmente pelo parceiro. A vantagem de oferecer proteção contra DST torna o preservativo um método extremamente importante entre adolescentes, devendo, assim, ser utilizado em associação com outro método, como o hormonal.

O preservativo feminino tem como vantagem em relação ao masculino por ser controlado pela própria mulher, mas parece haver alguma resistência à sua utilização, como ocorre com o preservativo masculino, além de ser ainda um método recente, caro e pouco difundido.

Diafragma

O diafragma, outro método de barreira, foi um método muito difundido em países europeus no século XIX e atualmente ainda encontra lugar em alguns países como os EUA. Globalmente, entretanto, é pouco conhecido e até mesmo os profissionais têm dificuldade de orientar seu uso. A obrigatoriedade da associação ao espermicida e de encaixe perfeito sobre a cérvice uterina tornam o método pouco prático e de difícil adesão, com altas taxas de falha contraceptiva com o uso típico. Assim, não é recomendado para qualquer faixa etária. No caso das adolescentes, que apresentam maior frequência de relações sexuais e menor adesão aos contraceptivos em geral, seu uso configuraria maior índice de falhas e exposição às doenças sexualmente transmissíveis, mesmo quando utilizado com espermicida.

Métodos comportamentais

Os métodos comportamentais (calendário menstrual, curva de temperatura basal, avaliação do muco cervical, coito interrompido) dependem, entre outros fatores, das modificações fisiológicas do organismo feminino nos períodos férteis e do conhecimento perfeito pela paciente do funcionamento de seu corpo. Sinais de fertilidade, como alterações do muco cervical, elevação da temperatura basal e dor do meio, podem ser de difícil percepção. Assim, são de difícil orientação entre adolescentes, faixa etária em que as modificações são constantes, o comportamento é efêmero e as consequências de uma gestação não programada são desastrosas. Portanto, por necessitarem da atenção da paciente e do bom conhecimento sobre o funcionamento do organismo, não se constituem como opção contraceptiva adequada.

Esterilização

A esterilização feminina por laqueadura tubária (LT) é um eficaz método contraceptivo, com taxas de falha que variam de 0,3 a 0,6%. No Brasil, um dos países onde mais se realiza a laqueadura, as taxas de arrependimento são elevadas, principalmente na população mais jovem e as mulheres submetidas à intervenção antes dos 25 anos de idade representam mais da metade das solicitações de reversão do método.[56]

Apesar da existência de técnicas para reversão, a laqueadura é considerada método definitivo de anticoncepção e essa é a razão pela qual é restrita sua indicação, estando sob o regimento da Lei nº 9263 de 1996:[57]

> Art. 10. Somente é permitida a esterilização voluntária nas seguintes situações:
> I – em homens e mulheres com capacidade civil plena e maiores de vinte e cinco anos de idade ou, pelo menos, com dois filhos vivos, desde que observado o prazo mínimo de sessenta dias entre a manifestação da vontade e o ato cirúrgico, período no qual será propiciado à pessoa interessada acesso a serviço de regulação da fecundidade, incluindo aconselhamento por equipe multidisciplinar, visando desencorajar a esterilização precoce;
> II – risco à vida ou à saúde da mulher ou do futuro concepto, testemunhado em relatório escrito e assinado por dois médicos.

Apesar de o artigo citado prever a realização de esterilização voluntária em mulheres maiores de 25 anos de idade ou, pelo menos, com dois filhos vivos, tendemos na prática a unir os dois critérios, apenas realizando o procedimento em maiores de 25 anos e com pelo menos dois filhos vivos. Dessa forma, a realização de laqueadura tubária em adolescentes deve ser considerada apenas em situações especiais, como naquelas pacientes consideradas absolutamente incapazes, por déficit cognitivo ou por doenças cuja associação com a gestação ofereça risco de vida à mulher, devendo a autoridade judiciária proceder à autorização, de acordo com a mesma lei:[57]

> § 6º A esterilização cirúrgica em pessoas absolutamente incapazes somente poderá ocorrer mediante autorização judicial, regulamentada na forma da Lei.

■ CONSIDERAÇÕES FINAIS

A gravidez na adolescência representa cerca de 20% das gestações brasileiras, sendo muitas delas indesejadas. Atualmente dispomos de uma variedade de métodos contraceptivos de alta eficácia que podem, além de promover a anticoncepção, trazer benefícios não contraceptivos, como melhora da acne, da dismenorreia e da tensão pré-menstrual, por exemplo. Após orientações de eficácia, efeitos adversos mais comuns e modo de utilização dos métodos contraceptivos, cabe à adolescente a escolha do método a ser prescrito.

REFERÊNCIAS

1. Van der Wijden C, Kleijnen J, Van den Berk T. Lactational amenorrhea for family planning. Cochrane Database Syst Rev. 2003;(4):CD001329.
2. Oakeley P. Choices of contraception. Curr Obstet Gynaecol. 2004;14(2):68-71.
3. Petta C, Polli M, Díaz J, Bahamondes L. Anticoncepção durante a amamentação. In: Oliveira H, Lemgruber I, editores. Tratado de ginecologia da FEBRASGO. Rio de Janeiro: Revinter; 2000. p. 451-5.
4. Sonnenberg FA, Burkman RT, Hagerty CG, Speroff L, Speroff T. Costs and net health effects of contraceptive methods. Contraception. 2004; 69(6):447-59.
5. Ramos LO, Lopes GP, editores. Saúde da adolescente: manual de orientação. São Paulo: Febrasgo; 2001.
6. Brasil. Constituição da República Federativa do Brasil, de 5 de outubro de 1988. Diário Oficial da União. 1988;191-A.
7. Brasil. Lei nº 8.069/90, de 13 de julho de 1990. Dispõe sobre o Estatuto da Criança e do Adolescente e dá outras providências. Diário Oficial da União. 1990;Seção 1:142.
8. Conselho Federal de Medicina. Resolução nº 1.931, de 24 de setembro de 2009. Aprova o Código de Ética Médica. Diário Oficial da União. 2009;Seção 1:90-2.
9. World Health Organization. Medical eligibility criteria for contraceptive use. 4th ed. Geneva: WHO; 2009.
10. Moreau C, Cleland K, Trussell J. Contraceptive discontinuation attributed to method dissatisfaction in the United States. Contraception. 2007;76(4):267-72.
11. Stevens-Simon C, Kelly L, Kulick R. A village would be nice but...it takes a long-acting contraceptive to prevent repeat adolescent pregnancies. Am J Prev Med. 2001;21(1):60-5.
12. Zamith R, Lima G. Contracepção na adolescência. In: Lima G, Girão M, Baracat E, editores. Ginecologia de consultório. São Paulo: Projetos Médicos; 2003. p. 147-56.
13. Noncontraceptive health benefits of combined oral contraception. Hum Reprod Update. 2005;11(5):513-25.
14. Johns Hopkins Bloomberg School of Public Health. Family planning: a global handbook for providers. Geneva: WHO; 2007.
15. Lubianca JN, Moreira LB, Gus M, Fuchs FD. Stopping oral contraceptives: an effective blood pressure-lowering intervention in women with hypertension. J Hum Hypertens. 2005;19(6):451-5.
16. Mishell DR Jr. State of the art in hormonal contraception: an overview. Am J Obstet Gynecol. 2004;190(4 Suppl.):S1-4.
17. Venous thromboembolic disease and combined oral contraceptives: results of international multicentre case-control study. World Health Organization Collaborative Study of Cardiovascular Disease and Steroid Hormone Contraception. Lancet. 1995;346(8990):1575-82.
18. Effect of different progestagens in low oestrogen oral contraceptives on venous thromboembolic disease. World Health Organization Collaborative Study of Cardiovascular Disease and Steroid Hormone Contraception. Lancet. 1995;346(8990):1582-8.
19. Khader YS, Rice J, John L, Abueita O. Oral contraceptives use and the risk of myocardial infarction: a meta-analysis. Contraception. 2003; 68(1):11-7.
20. Girolami A, Scandellari R, Tezza F, Paternoster D, Girolami B. Arterial thrombosis in young women after ovarian stimulation: case report and review of the literature. J Thromb Thrombolysis. 2007;24(2):169-74.
21. van Hylckama VA, Helmerhorst FM, Vandenbroucke JP, Doggen CJ, Rosendaal FR. The venous thrombotic risk of oral contraceptives, effects of oestrogen dose and progestogen type: results of the MEGA case-control study. BMJ. 2009;339:b2921.
22. Ischaemic stroke and combined oral contraceptives: results of an international, multicentre, case-control study. WHO Collaborative Study of Cardiovascular Disease and Steroid Hormone Contraception. Lancet. 1996;348(9026):498-505.
23. Acute myocardial infarction and combined oral contraceptives: results of an international multicentre case-control study. WHO Collaborative Study of Cardiovascular Disease and Steroid Hormone Contraception. Lancet. 1997;349 (9060):1202-9.
24. Gillum LA, Mamidipudi SK, Johnston SC. Ischemic stroke risk with oral contraceptives: a meta-analysis. JAMA. 2000;284(1):72-8.
25. Tanis BC, van den Bosch MA, Kemmeren JM, Cats VM, Helmerhorst FM, Algra A, et al. Oral contraceptives and the risk of myocardial infarction. N Engl J Med. 2001;345(25):1787-93.
26. Kemmeren JM, Tanis BC, van den Bosch MA, Bollen EL, Helmerhorst FM, van der Graaf Y, et al. Risk of Arterial thrombosis in relation to oral contraceptives (RATIO) study: oral contraceptives and the risk of ischemic stroke. Stroke. 2002;33(5):1202-8.
27. ESHRE Capri Workshop Group. Hormones and cardiovascular health in women. Hum Reprod Update. 2006;12(5):483-97.
28. Hannaford PC, Selvaraj S, Elliott AM, Angus V, Iversen L, Lee AJ. Cancer risk among users of oral contraceptives: cohort data from the Royal

College of General Practitioner's oral contraception study. BMJ. 2007;335(7621):651.
29. Cibula D, Gompel A, Mueck AO, La Vecchia C, Hannaford PC, Skouby SO, et al. Dusek L. Hormonal contraception and risk of cancer. Hum Reprod Update. 2010;16(6):631-50.
30. Westhoff CL, Heartwell S, Edwards S, Zieman M, Stuart G, Cwiak C, et al. Oral contraceptive discontinuation: do side effects matter? Am J Obstet Gynecol. 2007;196(4):412.e1-6; discussion 412.e6-7.
31. Kennedy KI, Short RV, Tully MR. Premature introduction of progestin-only contraceptive methods during lactation. Contraception. 1997; 55(6):347-50.
32. Brito MB, Ferriani RA, Quintana SM, Yazlle ME, Silva de Sa MF, Vieira CS. Safety of the etonogestrel-releasing implant during the immediate postpartum period: a pilot study. Contraception. 2009;80(6):519-26.
33. Kapp N, Curtis K, Nanda K. Progestogen-only contraceptive use among breastfeeding women: a systematic review. Contraception. 2010; 82(1):17-37.
34. Chi IC. The progestin-only pills and the levonorgestrel-releasing IUD: two progestin-only contraceptives. Clin Obstet Gynecol. 1995;38(4):872-89.
35. Perheentupa A, Critchley HO, Illingworth PJ, McNeilly AS. Effect of progestin-only pill on pituitary-ovarian axis activity during lactation. Contraception. 2003;67(6):467-71.
36. Korver T, Klipping C, Heger-Mahn D, Duijkers I, van Osta G, Dieben T. Maintenance of ovulation inhibition with the 75-microg desogestrel-only contraceptive pill (Cerazette) after scheduled 12-h delays in tablet intake. Contraception. 2005;71(1):8-13.
37. Grimes DA, Lopez LM, O'Brien PA, Raymond EG. Progestin-only pills for contraception. Cochrane Database Syst Rev. 2010(1):CD007541.
38. Ovarian and endometrial function during hormonal contraception. Hum Reprod. 2001;16(7):1527-35.
39. Oakeley P. Choices of contraception. Curr Obstet Gynaecol. 2004;14(1):68-71.
40. Curtis KM, Martins SL. Progestogen-only contraception and bone mineral density: a systematic review. Contraception. 2006;73(5):470-87.
41. Harel Z, Johnson CC, Gold MA, Cromer B, Peterson E, Burkman R, et al. Recovery of bone mineral density in adolescents following the use of depot medroxyprogesterone acetate contraceptive injections. Contraception. 2010;81(4):281-91.
42. Sanches L, Marchi NM, Castro S, Juliato CT, Villarroel M, Bahamondes L. Forearm bone mineral density in postmenopausal former users of depot medroxyprogesterone acetate. Contraception. 2008;78(5):365-9.

43. Pantoja M, Medeiros T, Baccarin MC, Morais SS, Bahamondes L, Fernandes AM. Variations in body mass index of users of depot-medroxyprogesterone acetate as a contraceptive. Contraception. 2010;81(2):107-11.
44. Drey EA, Darney PD. Recent developments in hormonal contraception. Rev Endocr Metab Disord. 2002;3(3):257-65.
45. Diaz S. Contraceptive implants and lactation. Contraception. 2002;65(1):39-46.
46. Darney P, Patel A, Rosen K, Shapiro LS, Kaunitz AM. Safety and efficacy of a single-rod etonogestrel implant (Implanon): results from 11 international clinical trials. Fertil Steril. 2009; 91(5):1646-53.
47. Foran TM. New contraceptive choices across reproductive life. Med J Aust. 2003;178(12):616-20.
48. Bahamondes MV, Monteiro I, Castro S, Espejo-Arce X, Bahamondes L. Prospective study of the forearm bone mineral density of long-term users of the levonorgestrel-releasing intrauterine system. Hum Reprod. 2010;25(5):1158-64.
49. Trussell J, Ellertson C, Stewart F, Raymond EG, Shochet T. The role of emergency contraception. Am J Obstet Gynecol. 2004;190(4 Suppl.):S30-8.
50. Celen S, Moroy P, Sucak A, Aktulay A, Danisman N. Clinical outcomes of early postplacental insertion of intrauterine contraceptive devices. Contraception. 2004;69(4):279-82.
51. Rivera R, Best K. Current opinion: consensus statement on intrauterine contraception. Contraception. 2002;65(6):385-8.
52. American College of Obstetricians and Gynecologists. ACOG Committee Opinion No. 392, December 2007. Intrauterine device and adolescents. Obstet Gynecol. 2007;110(6):1493-5.
53. Prager S, Darney PD. The levonorgestrel intrauterine system in nulliparous women. Contraception. 2007;75(6 Suppl.):S12-5.
54. Hubacher D, Lara-Ricalde R, Taylor DJ, Guerra-Infante F, Guzman-Rodriguez R. Use of copper intrauterine devices and the risk of tubal infertility among nulligravid women. N Engl J Med. 2001;345(8):561-7.
55. Melo N, Sacilotto M. Métodos de barreira. In: Oliveira H, Lemgruber I, editores. Tratado de ginecologia da FEBRASGO. Rio de Janeiro: Revinter; 2001. p. 431-9.
56. Fernandes A, Arruda M, Palhares M, Júnior N, Moreira C. Seguimento de mulheres laqueadas arrependidas em serviço público de esterilidade conjugal. Rev Bras Ginecol Obstet. 2001; 23(2):69-73.
57. Brasil. Lei nº 9.263, de 12 de janeiro de 1996. Regula o § 7º do art. 226 da Constituição Federal, que trata do planejamento familiar, estabelece penalidades e dá outras providências. Brasília: Diário Oficial da União. 1996;Seção 1:41.

capítulo 23 | Doenças sexualmente transmissíveis

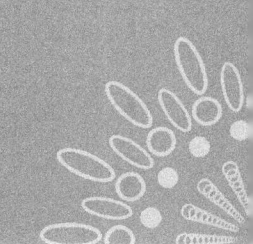

Maria Célia Mendes
Marta Edna Holanda Diógenes Yazlle

Introdução 329
Abordagem sindrômica 330
Considerações finais 350

■ INTRODUÇÃO

Em 2009, o Ministério da Saúde apresentou os resultados da Pesquisa de Conhecimentos, Atitudes e Práticas na População Brasileira de 15 a 64 anos de idade (PCAP-2008) sobre o comportamento sexual dos brasileiros, realizada nas cinco regiões do país. Nesse estudo foram observadas as principais diferenças no comportamento sexual entre os dois sexos. A porcentagem de mulheres que tiveram mais de cinco parceiros casuais no ano anterior foi três vezes menor que os homens, sendo relatados por 13,2% homens e 4,1% das mulheres. A vida sexual foi iniciada antes dos 15 anos no sexo masculino em 36,9% e no sexo feminino em 17%.[1]

A iniciação precoce da atividade sexual entre os adolescentes provoca o aumento da incidência de doenças sexualmente transmissíveis (DST) nesta camada da população brasileira.

Além disso, os adolescentes são mais vulneráveis às DST, porque, frequentemente, têm relações desprotegidas; têm relacionamento sexual, geralmente, de duração limitada; são biologicamente mais suscetíveis à infecção e enfrentam múltiplos obstáculos para usar o sistema de saúde. Esses aspectos são preocupantes no atendimento desses pacientes.[2]

Durante a adolescência, as taxas de muitas DST são mais elevadas, como as infecções por clamídia e gonococo entre mulheres com idades de 15 a 19 anos, e é nessa fase da vida que muitas pessoas adquirem infecção por HPV.[2]

Adolescentes mais jovens (<15 anos) e sexualmente ativos têm um risco particular para DST, especialmente, homossexuais masculinos e usuários de drogas injetáveis.[2]

Quanto às crianças, a presença de algumas DST, como gonorreia, sífilis e clamidíase genital, quando adquiridas após o período neonatal, são indicativas de contato sexual. Por outro lado, o surgimento de algumas infecções, como vaginites e HPV, ainda não está claramente associado ao contato sexual.[2] No atendimento de crianças com suspeita de DST, é necessária íntima cooperação entre médicos, técnicos de laboratórios e autoridades que atuam na proteção das crianças. Além disso, quando a investigação é indicada, esta deve ser prontamente iniciada e os profissionais devem estar abertos ao trabalho conjunto com órgãos oficiais, aptos para trabalhar em prevenção, investigação e tratamento dessas doenças.[2]

As DST constituem um grupo de doenças cujo diagnóstico não é tão fácil, devido à dificuldade de acesso imediato aos exames laboratoriais. Mais recentemente, para evitar a transmissão da doença e prevenir as recorrências, tem sido preconizado que, em uma só consulta, fosse feito o diagnóstico, instituído o tratamento e fornecidas orientações. Para que esses objetivos sejam eficientemente alcançados, uma maneira prática tem sido defendida através da utilização da abordagem sindrômica. Nesse tipo de atendimento, a anamnese e exame físico da paciente, assim como informações sobre o parceiro sexual, são elementos essenciais para se chegar ao diagnóstico das DST.

No Brasil, o atendimento às pacientes com DST através da abordagem sindrômica tem sido recomendado pelo Ministério da Saúde. Diante disso, optamos por apresentar as principais síndromes, seus fluxogramas e, posteriormente, apresentar as infecções mais importantes de cada síndrome.

■ ABORDAGEM SINDRÔMICA

As DST podem ser agrupadas dentro de grandes síndromes: úlceras, verrugas, corrimento e dor pélvica.

Úlceras genitais[3]

A maioria das pacientes que apresenta úlceras é portadora de herpes genital, cancro mole ou sífilis e, entre elas, a mais prevalente é o herpes genital.[2] Nessas doenças há um risco aumentado para a associação com infecção por HIV.[2] As mulheres de baixo *status* socioeconômico são as mais vulneráveis ao aparecimento de doenças com úlceras genitais.[4] Entre as DST que cursam com o aparecimento de úlceras, abordaremos em seguida apenas as mais frequentes.

Herpes genital

O herpes genital é uma infecção causada por vírus, sendo o *Herpes simplex* vírus (HSV-2) o mais prevalente. O HSV-1 pode, também, causar lesões genitais, mas aparece com mais frequência como causa das lesões herpéticas orais e labiais.

O HSV-2 é responsável pela maioria dos casos de lesões herpéticas genitais recorrentes, enquanto o HSV-1 é mais comum como causa do primeiro episódio de herpes genital.[2]

A soroprevalência de HSV-2 em pessoas com idades entre 14 e 49 anos, nos EUA, no período de 2005 a 2008, foi de 16,2%, sem diferença em relação ao período de 1999-2004, onde foi encontrado 17%.[5]

Após a infecção, as lesões surgem seguindo uma ordem cronológica de aparecimento: prurido, dor, vesícula, erosão/úlcera, acompanhadas de febrícula, mal-estar e queixa de dor importante.[6]

Cancro mole

O cancro mole é causado pela bactéria *Haemophilus ducreyi*.

Na última década, segundo alguns pesquisadores franceses, houve uma mudança na epidemiologia das úlceras genitais, devido à diminuição do cancro mole e reincidência da sífilis. Em trabalho realizado em Paris, de 1995 a 2005, foram identificados em portadores de úlceras genitais (34 mulheres e 244 homens); 35% de sífilis primária, 27% de herpes genital, 3% de cancro mole e 5% eram outras infecções.[7]

A queixa do paciente é o surgimento de úlcera (única ou múltipla) bastante dolorosa, geralmente rasa, com fundo purulento, bordas bem delimitadas e amolecidas. A combinação de úlcera genital dolorosa e tendência à adenopatia inguinal supurativa sugerem o diagnóstico de cancro mole.[2]

Sífilis

A sífilis é causada por bactéria, uma espiroqueta denominada *Treponema pallidum*.

O risco aumentado de apresentar VDRL (Venereal Diseases Research Laboratory) e FTA-Abs (*fluorescent treponemal antibody-absorption*) positivos está associado a algumas características que são: primeira gravidez em idade $\leq$ 14 anos, primeira relação sexual em idade < 17 anos, família com renda abaixo de um salário mínimo, história de sífilis ou outras DST prévias à gravidez atual, tratamento para sífilis durante a gravidez atual, parceiro sexual tendo realizado exame para sífilis, ter um teste positivo para HIV, parto pré-termo prévio e natimorto. Nesse estudo, realizado em 24 centros de saúde do Brasil, foi encontrada a prevalência de sífilis de 1,7% em mulheres no período puerperal.[8]

A paciente, em torno de 3 semanas após o contágio, apresenta no local da inoculação da bactéria o cancro duro, que é uma úlcera única, indolor, com bordas endurecidas e com fundo liso. Comumente, a sífilis não é diagnosticada na fase de úlcera, mas a todas as pacientes com úlceras o teste sorológico para sífilis deve ser solicitado.

A partir desse momento, a sífilis evolui e, clinicamente, é dividida em fases de acordo com os sinais e sintomas. A fase de úlcera é denominada sífilis primária. As manifestações de *rash* cutâneo, lesões mucocutâneas, como nódulos e gomas, acompanhadas de linfadenopatia são incluídas na sífilis secundária. A sífilis terciária apresenta manifestações no sistema cardiovascular, oftalmológico, auditivo e lesões nervosas.

A sífilis pode ser classificada também em latente, quando não existem manifestações clínicas e a detecção é feita por teste sorológico. A sífilis latente pode ser classificada como precoce, quando adquirida no ano precedente ao diagnóstico, e tardia, quando a evolução tem mais de um ano ou sua duração é desconhecida.

Mesmo após uma avaliação diagnóstica completa, em pelo menos 25% das pacientes com úlcera genital não existe confirmação laboratorial.[2] Este dado reafirma que a estratégia de utilizar fluxograma é uma boa opção.

O Centers for Disease Control and Prevention (CDC) propõe que a biópsia seja reservada à identificação da causa de úlceras raras ou naquelas que não respondem à terapia inicial,[2] coincidindo com a proposta da Figura 23.1.

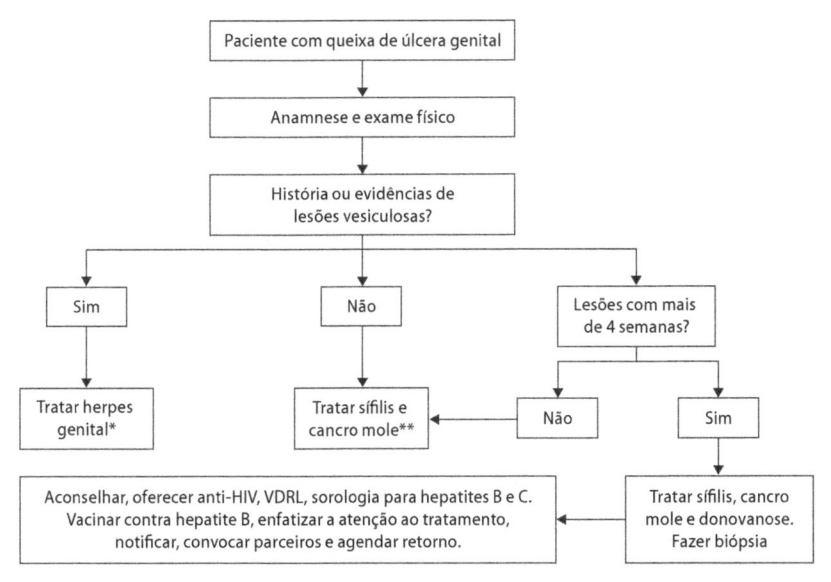

```
                    ┌──────────────────────────────────────┐
                    │ Paciente com queixa de úlcera genital│
                    └──────────────────┬───────────────────┘
                                       │
                    ┌──────────────────┴───────────────────┐
                    │       Anamnese e exame físico        │
                    └──────────────────┬───────────────────┘
                                       │
                    ┌──────────────────┴───────────────────┐
                    │        História ou evidências de     │
                    │          lesões vesiculosas?         │
                    └──────────────────┬───────────────────┘
           ┌───────────┬───────────────┴──────────────┐
          Sim          Não              Lesões com mais de 4 semanas?
           │            │                      │
     Tratar herpes   Tratar sífilis e   Não ──┤     Sim
      genital*      cancro mole** ←──┘         │
                                        Tratar sífilis, cancro
                                        mole e donovanose.
                                            Fazer biópsia

     Aconselhar, oferecer anti-HIV, VDRL, sorologia para hepatites B e C.
     Vacinar contra hepatite B, enfatizar a atenção ao tratamento,
     notificar, convocar parceiros e agendar retorno.
```

* Em caso de herpes genital, tratar sífilis se VDRL ou FTA-Abs reagentes, o que será visto no retorno. Se o quadro não é sugestivo de herpes, tratar sífilis e cancro mole.

** Se forem lesões ulcerosas múltiplas e a soroprevalência de herpes for maior ou igual a 30% na região, deve-se tratar herpes concomitante à sífilis e ao cancro mole.

Figura 23.1. Fluxograma de úlceras genitais. FTA-Abs = *fluorescent treponemal antibody-absorption*; VDRL = Venereal Diseases Research Laboratory.
Fonte: Fundação de Medicina Tropical Dr. Heitor Vieira Dourado[3] e Ministério da Saúde.[9]

Herpes genital

Tratamento proposto pelo CDC – 2006[2]

a) 1º episódio clínico
    1. Aciclovir, 400 mg, 3 vezes por dia, via oral – VO, por 7 a 10 dias
       Ou Aciclovir, 200 mg, 5 vezes por dia, VO, por 7 a 10 dias
    2. Ou Fanciclovir, 250 mg, 3 vezes por dia, VO, por 7 a 10 dias
    3. Ou Valaciclovir, 1 g, 2 vezes por dia, VO, por 7 a 10 dias
b) Recorrência
    O tratamento episódico de herpes genital recorrente, para ser efetivo, deve ser iniciado no período prodrômico ou até 1 dia após o surgimento da lesão.
    1. Aciclovir, 400 mg, 3 vezes por dia, VO, por 5 dias
       Ou Aciclovir, 800 mg, 2 vezes por dia, VO, por 5 dias
       Ou Aciclovir, 800 mg, 3 vezes por dia, VO, por 2 dias
    2. Fanciclovir, 125 mg, 2 vezes por dia, VO, por 5 dias
       Ou Fanciclovir, 1 g, 2 vezes por dia, por 1 dia
    3. Valaciclovir, 500 mg, 2 vezes por dia, por 3 dias
       Ou Valaciclovir, 1 g, 1 vez por dia, por 5 dias

Tratamento proposto pelo Ministério da Saúde (MS) – 2006[9]

a) Primoinfecção
    1. Aciclovir, 200 mg, 4/4 horas, 5 vezes por dia, VO, por 7 dias
       Ou Aciclovir, 400 mg, 8/8 horas, 3 vezes por dia, por 7 dias
    2. Valaciclovir, 1 g, 12/12 horas, VO, por 7 dias
    3. Fanciclovir, 250 mg, 8/8 horas, VO, por 7 dias
b) Recorrência
    1. Aciclovir, 200 mg, 4/4 horas, 5 vezes por dia, VO, por 5 dias
       ou Aciclovir, 400 mg , 8/8 horas, 3 vezes por dia, VO, por 5 dias
    2. Valaciclovir, 500 mg, 12/12 horas, VO, por 5 dias
       Ou Valaciclovir, 1 g, VO, 1 vez por dia, por 5 dias
    3. Fanciclovir, 125 mg, 12/12 horas, VO, por 5 dias
    Nas recorrências de herpes genital, o tratamento deve ser iniciado de preferência ao aparecimento dos primeiros pródromos (aumento de sensibilidade, ardor, dor, prurido).
c) Recidivas
    1. Aciclovir, 400 mg, 12/12 horas, VO, por até 6 anos
    2. Valaciclovir, 500 mg por dia, VO, por até 1 ano
    3. Fanciclovir, 250 mg 12/12 horas, VO, por até 1 ano
    Nos casos recidivantes de herpes genital (≥ 6 recorrência por ano), a instituição de terapia supressiva pode reduzir a recorrência em 70 a 80%. O tratamento pode ser indicado, também, em pacientes com recorrência menos frequente.

Cancro mole

Tratamento proposto pelo CDC – 2006[2]

1. Azitromicina, 1 g, VO, em dose única
2. Ou Ceftriaxona, 250 mg, intramuscular – IM, em dose única
3. Ou Ciprofloxacino, 500 mg, 2 vezes por dia, por 3 dias (contraindicação: gestantes e lactantes).
4. Ou Eritromicina, 500 mg, VO, 3 vezes por dia, por 7 dias

Tratamento proposto pelo MS – 2006[9]

a) 1ª opção
   1. Azitromicina 1 g, VO, em dose única
   2. Ou Ciprofloxacino*, 500 mg, 12/12 horas, 2 vezes por dia, por 3 dias
   3. Ou Estearato de Eritromicina, 500 mg, VO, 6/6 horas, por 7 dias
b) 2ª opção
   1. Ceftriaxona, 250 mg, IM, em dose única
c) Gestantes
   1. Ceftriaxona ou Estearato de Eritromicina
      Contraindicado: Ciprofloxacino

Sífilis

Esquema proposto pelo CDC – 2006[2]

Sífilis primária e secundária

Esquema recomendado para adultos
1. Penicilina G benzatina, 2,4 milhões de unidades internacionais – UI, IM, em dose única

Esquema recomendado para crianças
1. Penicilina G benzatina, 50.000 UI/kg, IM, em dose única (até a dose de 2,4 milhões UI do adulto).

Sífilis latente precoce

Esquema recomendado para adultos
1. Penicilina G benzatina, 2,4 milhões UI, IM, em dose única

---

* Contraindicação: gestantes, nutrizes e menores de 18 anos.

Esquema recomendado para crianças
1. Penicilina G benzatina, 50.000 UI/kg, IM, em dose única (até a dose de 2,4 milhões UI)

Sífilis latente tardia ou de duração desconhecida

Esquema recomendado para adultos
1. Penicilina G benzatina, dose total de 7, 2 milhões UI, IM, administrada em 3 doses de 2,4 milhões UI, com intervalo de 1 semana.

Esquema recomendado para crianças
1. Penicilina G benzatina, 50.000 UI/kg, IM, (até a dose de 2,4 milhões UI), administrada em 3 doses, com intervalo de 1 semana (total de 150.000 U/kg até a dose de total de 7, 2 milhões UI).

Sífilis terciária

1. Penicilina G benzatina, 7, 2 milhões UI, IM, administrada em 3 doses de 2,4 milhões UI, com intervalo de 1 semana.

Alergia à penicilina

a) Em pacientes não grávidas, portadoras de sífilis primária e secundária, latente precoce
   1. Doxiciclina, 100 mg, 2 vezes por dia, VO, por 14 dias
   2. Tetraciclina, 500 mg, 4 vezes ao dia, VO, por 14 dias
      Efeitos colaterais: sintomas gastrintestinais
   3. Ceftriaxona, 1 g por dia, IM ou endovenosa – EV, por 8 a 10 dias (algumas pacientes que apresentam alergia à penicilina podem apresentar alergia à ceftriaxona).
   4. Azitromicina, 2 g, VO, em dose única (existem relatos de falha ao tratamento com azitromicina e de resistência ao tratamento com esse medicamento).
b) Em pacientes portadoras de sífilis latente tardia e de duração desconhecida
   1. Doxiciclina, 100 mg, 2 vezes por dia, VO, por 28 dias
   2. Tetraciclina, 500 mg, 4 vezes ao dia, VO, por 28 dias
      Durante o tratamento com alguma dessas substâncias deve haver seguimentos clínico e sorológico.
   3. Ceftriaxona: algumas pacientes que têm alergia a penicilina também apresentam alergia a essa droga.

Tratamento proposto pelo MS – 2006[9]

Sífilis primária

a) 1ª opção
   1. Penicilina G benzatina, 2,4 milhões UI, IM, em dose única (1,2 milhão em cada nádega)

b) 2ª opção
1. Doxiciclina, 100 mg, 12/12h, VO, por 14 dias ou até cura clínica
Em casos de alergia à penicilina usar estearato de eritromicina, 500 mg, 6/6h, VO, por 15 dias.

Sífilis latente recente e secundária

1. Penicilina G benzatina 2,4 milhões UI, IM, repetir após 1 semana. Dose total de 4,8 milhões UI.

Sífilis latente tardia e terciária

1. Penicilina G benzatina, 2,4 milhões UI, IM, semanal, por 3 semanas. Dose total de 7,2 milhões UI.

Verrugas genitais[3]

Condiloma ou infecção pelo HPV

O condiloma é causado por um DNA-vírus denominado papilomavírus humano (HPV).

Existem mais de 100 tipos de HPV conhecidos e, destes, mais de 30 podem infectar a área genital.[10] Os tipos 6 e 11 são classificados como de baixo risco e os tipos 16, 18, 31, 33 e 45 são de alto risco.

Estima-se que 100 milhões de mulheres sejam portadoras de HPV 16 e 18.[11] Em mulheres jovens, as taxas de exposição ao HPV são elevadas e, geralmente, incluem múltiplos tipos.[12]

Em todas as regiões do mundo, a prevalência de HPV é mais elevada em mulheres com menos de 35 anos, diminuindo com o avançar da idade. Um segundo pico de prevalência de HPV foi observado em mulheres com 45 anos ou mais na África, Américas e Europa.[13]

Os tipos 6 e 11 são responsáveis pelo aparecimento de lesões verrucosas genitais e lesões intraepiteliais de baixo grau. Os tipos 16, 18, 31, 33 e 45, classificados em alto risco, são os mais prevalentes e associados ao aparecimento de lesões intraepiteliais de alto grau e neoplasia maligna cervical.[12,13] Infecção persistente com HPV de alto risco é o fator de risco mais importante para o desenvolvimento de carcinoma invasivo na cérvice.[2]

É frequente a associação das infecções por HPV com HIV. Em trabalho realizado em Ribeirão Preto, foi observado que grávidas com HIV positivo apresentavam maior proporção de infecção por HPV do que aquelas com HIV negativo. Nas gestantes soropositivas, a associação com HPV foi de 79,5%, enquanto naquelas com HIV negativo a presença de infecção por HPV foi de 58,5%.[14]

A maioria das infecções por HPV é assintomática. A forma clínica denominada condiloma acuminado caracteriza-se pela presença de verrugas genitais. Na cérvice,

Ginecologia da infância e adolescência   337

a infecção subclínica pode ser visível após aplicação de ácido acético e exame colposcópico. Os casos de infecção por HPV de alto risco podem evoluir para lesão intraepitelial de alto grau, podendo apresentar alterações colposcópicas, como mosaico, pontilhado e vasos atípicos ou evoluir para lesões sangrantes e ulceradas típicas do câncer no colo uterino.

Durante o exame ginecológico, todas as pacientes devem ser submetidas ao exame cuidadoso da vulva e coleta de material para colpocitologia e colposcopia, se necessário.

O tratamento da infecção para HPV genital não tem por objetivo a cura completa da doença, porque nenhuma terapia, até o momento, consegue erradicar a infecção. Se diagnosticada a lesão cervical intraepitelial, o tratamento seguirá protocolo próprio. Na presença de verrugas genitais, apresentamos o tratamento preconizado pelo MS, Brasil e CDC, EUA (Fig. 23.2).

Condiloma acuminado

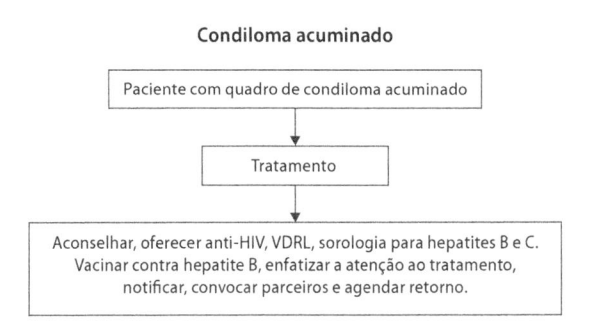

```
Paciente com quadro de condiloma acuminado
                    ↓
              Tratamento
                    ↓
Aconselhar, oferecer anti-HIV, VDRL, sorologia para hepatites B e C.
Vacinar contra hepatite B, enfatizar a atenção ao tratamento,
notificar, convocar parceiros e agendar retorno.
```

Figura 23.2. Fluxograma de verrugas genitais.[3] VDRL = Venereal Diseases Research Laboratory. Fonte: Fundação de Medicina Tropical Dr. Heitor Vieira Dourado.[3]

Tratamento das verrugas genitais

Esquema preconizado pelo CDC – 2006[2]

a) Aplicação realizada pela paciente
   1. Podofilotoxina 0,5% solução ou gel: aplicar 2 vezes por dia durante 3 dias nas verrugas genitais visíveis (usar a solução com a ajuda de um cotonete e o gel com os dedos). Pode-se repetir até 4 vezes, com intervalos de 4 dias sem terapia. O volume total de podofilotoxina não deve ultrapassar 0,5 mL por dia e a área total não deve exceder 10 cm2. Na gravidez, a segurança desse medicamento não foi estabelecida.
   2. Imiquimod 5% creme: aplicar 1 vez por dia 3 vezes por semana, à noite ao deitar, durante até 16 semanas. A área deve ser lavada depois de 6 a 10 horas da aplicação do medicamento, com sabão e água. Na gravidez, a segurança desse medicamento não foi estabelecida.

b) Tratamento realizado pelo médico
   1. Crioterapia com nitrogênio líquido ou *cryoprobe*: pode-se repetir a aplicação em 1 a 2 semanas.
   2. Ácido tricloroacético (TCA, do inglês *trichloroacetic acid* ou ATA) ou ácido bicloroacético (BCA) 80 a 90%: uma pequena quantidade deve ser aplicada somente sobre a verruga e após desenvolver superfície branca, deixar secar. Se necessário, pode-se repetir o tratamento semanalmente. Se uma quantidade excessiva de ácido foi aplicada, deve-se polvilhar a área tratada com talco, bicarbonato de sódio, ou sabão líquido para remover o ácido que não reagiu.
   3. Podofilina resina 10 a 25% em composto de tintura de benjoim: uma pequena quantidade deve ser aplicada em cada verruga e deixar secar. Se necessário, pode-se repetir o tratamento semanalmente. Para evitar a possibilidade de complicações, devido à absorção e toxicidade, dois procedimentos devem ser seguidos: a aplicação deve ser limitada a < 0,5 mL de podofilina ou em área < 10 cm^2 de verrugas por sessão e não devem existir úlceras ou ferimentos na área de tratamento. Alguns especialistas sugerem que a região deve ser lavada 1 a 4 horas após a aplicação para reduzir a irritação local. Na gravidez, a segurança da podofilina não foi estabelecida.
   4. Remoção cirúrgica: por excisão cirúrgica, curetagem ou eletrocirurgia.
   5. Regime alternativo: interferon intralesional; cirurgia a *laser*.

Esquema preconizado pelo Ministério da Saúde – 2006[9]

1. Ácido tricloroacético 80 a 90% em solução alcoólica (ATA): aplicar sobre os condilomas (as lesões ficarão brancas) e deixar secar. Se necessário, repetir semanalmente. Pode ser usado na gestação, em lesões com discreta extensão.
2. Podofilotoxina 0,15% creme: aplicar sobre as lesões 2 vezes por dia durante 3 dias. Se necessário, pode-se repetir até 4 vezes, com intervalos de 4 dias. Não ultrapassar o volume de 0,5 mL por dia. Áreas superiores a 10 cm^2 devem ser tratadas pelo médico. Contraindicada em crianças e grávidas.
3. Imiquimod 5% creme: aplicar 3 vezes por semana, em dias alternados, à noite ao deitar, por 16 semanas no máximo. Lavar com sabão neutro e água, 6 a 10 horas depois da aplicação.
4. Podofilina 10 a 25% em solução alcoólica ou em tintura de benjoim: aplicar sobre o condiloma e deixar secar. Se necessário, repetir semanalmente. Não ultrapassar o volume de 0,5 mL em cada aplicação ou a área tratada a 10 cm^2 por sessão.
5. Eletrocauterização ou eletrocoagulação ou eletrofulguração
6. Criocauterização ou crioterapia ou criocoagulação: indicado quando há poucas lesões ou em lesões muito ceratinizadas. Se necessário, repetir com intervalos de 1 a 2 semanas.
7. Exérese cirúrgica: indicada na presença de grande número de lesões ou acometimento de área extensa ou em casos de resistência a outros tratamentos.

Corrimento genital[3]

Clamidíase genital

A clamidíase é causada por uma bactéria denominada *Chlamydia trachomatis*. Nos Estados Unidos é a DST mais notificada,[2] além de ser mais prevalente em pessoas com idade superior a 25 anos.[15]

A prevalência de infecção por clamídia entre adultos jovens, com idades de 18 a 26 anos, nos EUA foi de 4,19%, sendo mais elevada entre mulheres (4,74%) do que em homens (3,67%). Esses dados foram obtidos no Estudo Nacional Longitudinal de Saúde do adolescente, realizado de 2000 a 2002.[16]

Em criança pré-adolescente, o abuso sexual pode ser considerado como uma causa de infecção por clamídia, embora a infecção transmitida durante o período perinatal possa persistir por mais de 1 ano. O diagnóstico de infecção por clamídia durante o pré-natal pode prevenir a clamidíase entre os neonatos.[2]

Em virtude disso, recomenda-se o *screening* anual em mulheres sexualmente ativas com idade inferior a 25 anos[17] e em mulheres com idade superior a essa e com fator de risco para DST (novo parceiro sexual ou múltiplos parceiros). O aumento de cobertura de *screening* para clamídia e gonococo pode levar à redução de DIP na população.[18]

A infecção por clamídia pode ser assintomática, sendo comum em mulheres e homens. Na infecção sintomática, a queixa é de corrimento incaracterístico, na maioria das vezes, ou piossanguinolento. *Chlamydia trachomatis* tem preferência por tecido colunar, acometendo o tecido endocervical e, também o tecido uretral, causando uretrite.

Frequentemente, pacientes com cervicite são assintomáticas, mas algumas mulheres queixam-se de corrimento vaginal e sangramento vaginal intermenstrual, após relação sexual. Os dois principais sinais de cervicite são exsudato mucopurulento ou purulento endocervical, exteriorizando-se pelo ectocérvice e sangramento endocervical induzido pela passagem da escovinha no canal endocervical. Um ou ambos os sinais devem estar presentes.[2]

Algumas mulheres com infecção cervical não complicada já têm a infecção subclínica no trato reprodutivo superior.[2] Nessas mulheres e também naquelas não tratadas, a infecção pode propagar-se para o útero, tubas e causar DIP. Isto acontece em cerca de 10 a 15% das mulheres com clamídia não tratada. Assim, a clamidíase pode evoluir para salpingite, peritonite, peri-hepatite e dor inflamatória pélvica (DIP). Como consequência, a paciente poderá desenvolver esterilidade e prenhez ectópica.

No exame físico, a cérvice pode apresentar-se fragilizada, com sufusões hemorrágicas ou sangramento cervical após a passagem da espátula, escovinha ou ao simples contato com espéculo.[19] Nos casos mais graves, podem ser encontrados dor à mobilização da cérvice, dor no hipogástrio e sinais de peritonismo.

Gonorreia

A gonorreia é causada pela bactéria *Neisseria gonorrhoeae*, diplococos Gram-negativos.

Nos Estados Unidos, a gonorreia é a segunda DST mais notificada.[20] Nesse país, a prevalência de gonorreia entre adultos jovens (18 a 26 anos) é de 0,43% e a coinfecção de gonococo com clamídia é de 0,030%.[16]

Adolescentes sexualmente ativos têm a mais alta incidência de *Chlamydia trachomatis, Neisseria gonorrhoeae* e DIP entre os grupos sexualmente ativos classificados por idade.[21]

O uso de contraceptivos hormonais modernos exerce um efeito protetor na aquisição de *Neisseria gonorrhoeae*. Foi observado que mulheres com idades de 15 a 35 anos, que usavam anticoncepcionais hormonais combinados (ACHC) ou acetato de depomedroxiprogesterona (AMP), e tiveram contato com parceiros diagnosticados com gonorreia, apresentaram menos testes positivos para *Neisseria gonorrhoeae* do que aquelas que não usavam essas medicações.[22]

Quanto à clínica, nos homens, a infecção uretral causada pelo gonococo produz corrimento purulento ou mucopurulento, que determina a procura rápida de tratamento.[2] Nas mulheres, na maioria das vezes, a infecção por *Neisseria gonorrhoeae* não produz sintomas. Nos casos sintomáticos, as queixas podem variar desde corrimento amarelado sem odor característico, sinais de cervicite, mucopus, disúria, polaciúria até dor no hipogástrio e dor abdominal difusa.

Como a infecção gonocócica entre mulheres é, frequentemente, assintomática, o controle da gonorreia nos EUA continua sendo o *screening* em mulheres de alto risco para DST.[2]

O U.S. Preventive Services Task Force (USPSTF) recomenda o *screening* clínico para mulheres ativas sexualmente, com menos de 25 anos e para aquelas com outros fatores de risco para gonorreia, que incluem: infecção prévia por gonococo, presenças de outras DST, novo ou múltiplos parceiros sexuais, uso inconstante de preservativos, prostituição e uso de drogas.[23]

Tricomoníase

A tricomoníase é causada pelo protozoário *Trichomonas vaginalis*.

Tem sido observada redução na frequência de infecção cervical por *Trichomonas*. Esta foi a conclusão de um trabalho realizado na Faculdade de Medicina do Triângulo Mineiro, em que foram revisados os exames colpocitológicos, no período de 1968 a 1998. Foi constatado também que as infecções por *Candida* sp, *Trichomonas vaginalis* e *Gardnerella vaginalis* são mais frequentes em pacientes com menos de 20 anos.[24]

As pacientes referem o aparecimento de corrimento amarelado ou esverdeado, com prurido e odor desagradável. No exame físico, observam-se corrimento amarelo-esverdeado bolhoso, odor acre, hiperemia de mucosas cervical e vaginal. Muitas vezes, a cérvice apresenta-se com manchas hiperemiadas (aspecto de framboesa) e cervicocolpite focal após a passagem de lugol.[25]

Corrimento vaginal e cervicite

- Parceiro com sintoma?
- Paciente com múltiplos parceiros?
- Paciente pensa ter sido exposta a uma DST?
- Paciente proveniente de região de alta prevalência de gonococo e clamídia?
(pelo menos um sim)

↓

Paciente com queixa de corrimento vaginal
↓
Anamnese e avaliação de risco + exame ginecológico
↓
Critérios de risco positivo e/ou sinais de cervicite com mucopus/teste do cotonete/friabilidade/sangramento do colo
↓
- Não → pH vaginal – teste do KOH a 10%
- Sim → Tratar gonorreia e clamídia → pH vaginal – teste do KOH a 10%

pH ≥ 4,5 e/ou KOH (+) → Tratar vaginose bacteriana e tricomoníase

pH < 4,5 e/ou KOH (–) → Aspecto de corrimento grumoso ou eritema vulvar
- Sim → Tratar candidíase
- Não → Causa fisiológica

↓

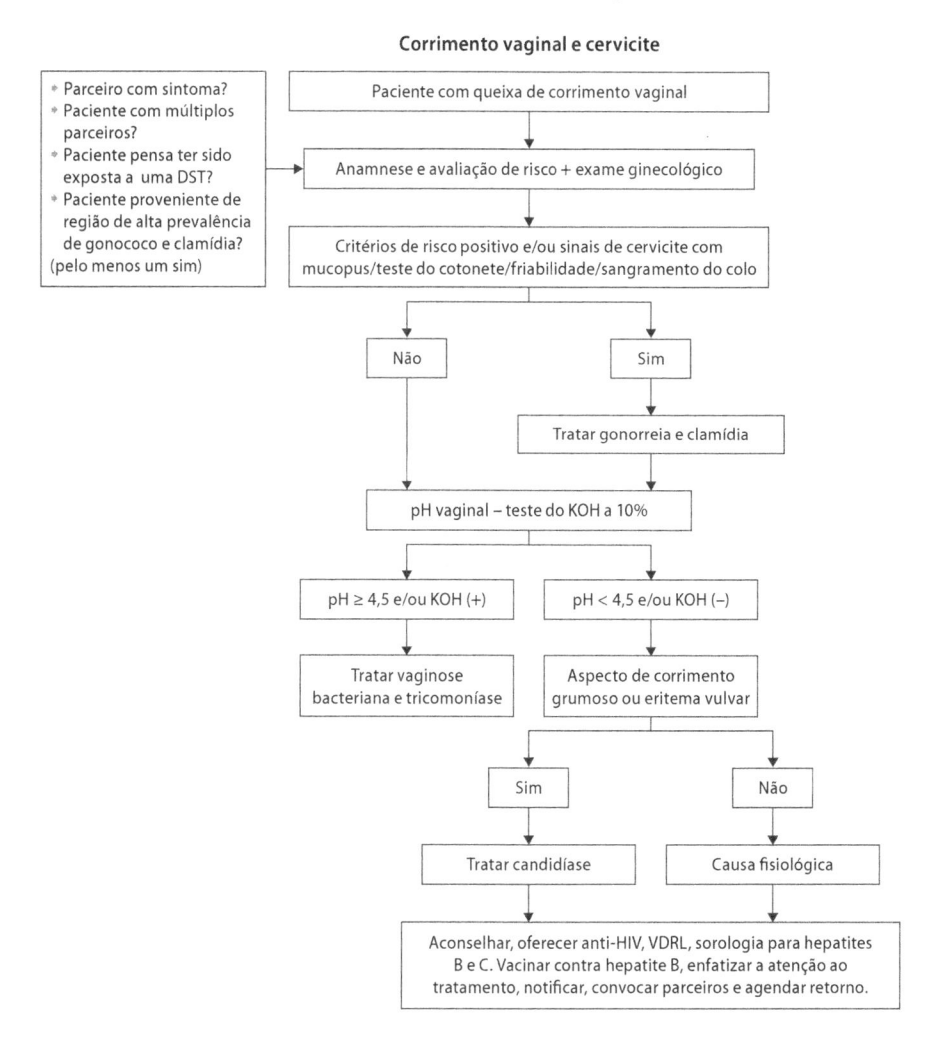

Aconselhar, oferecer anti-HIV, VDRL, sorologia para hepatites B e C. Vacinar contra hepatite B, enfatizar a atenção ao tratamento, notificar, convocar parceiros e agendar retorno.

Figura 23.3. Fluxograma de corrimento genital (sem microscopia). KOH = hidróxido de potássio. Fonte: Fundação de Medicina Tropical Dr. Heitor Vieira Dourado[3] e Ministério da Saúde.[9]

Tratamento presuntivo de cervicite

Tratamento preconizado pelo CDC – 2006[2]

O tratamento com antibióticos para *Chlamydia trachomatis* deve ser instituído em mulheres portadoras de cervicite e com risco aumentado para essa DST.[2]

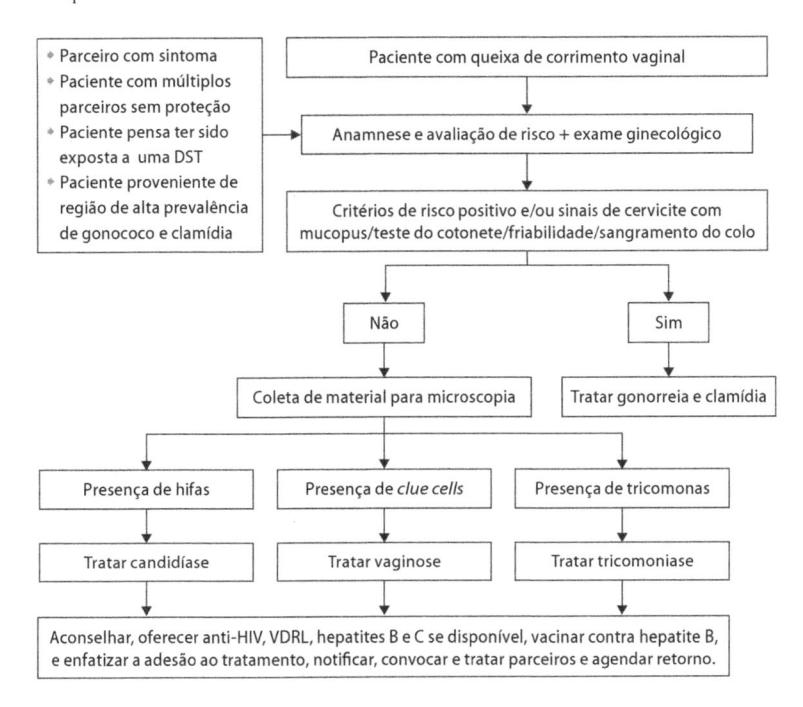

```
• Parceiro com sintoma
• Paciente com múltiplos
  parceiros sem proteção
• Paciente pensa ter sido      →    Paciente com queixa de corrimento vaginal
  exposta a uma DST                              ↓
• Paciente proveniente de           Anamnese e avaliação de risco + exame ginecológico
  região de alta prevalência                     ↓
  de gonococo e clamídia         Critérios de risco positivo e/ou sinais de cervicite com
                                 mucopus/teste do cotonete/friabilidade/sangramento do colo
```

                          Não   Sim
                           ↓   ↓
            Coleta de material para microscopia   Tratar gonorreia e clamídia

    Presença de hifas   Presença de clue cells   Presença de tricomonas
          ↓   ↓   ↓
    Tratar candidíase   Tratar vaginose   Tratar tricomoníase

Aconselhar, oferecer anti-HIV, VDRL, hepatites B e C se disponível, vacinar contra hepatite B, e enfatizar a adesão ao tratamento, notificar, convocar e tratar parceiros e agendar retorno.

Figura 23.4. Fluxograma de corrimento genital (com microscopia).
Fonte: Ministério da Saúde.[9]

Pacientes infectadas com *Neisseria gonorrhoeae* são, frequentemente, infectadas com *Chlamydia trachomatis*. Por isso, recomenda-se que pacientes tratadas por infecção por gonococo sejam também tratadas, rotineiramente, com um regime que seja efetivo contra infecção genital não complicada por *Chlamydia trachomatis*.[26]

Em pacientes com infecção por *Chlamydia trachomatis*, o tratamento concomitante de *Neisseria gonorrhoeae* deve ser considerado, se a prevalência de gonorreia na população é alta (>5%) e para aquelas com fatores de risco para gonorreia.[2]

Clamidíase

Esquema preconizado pelo CDC – 2006[2]

Tratamento para mulheres adultas e adolescentes

Regime recomendado
1. Azitromicina, 1 g, VO, em dose única
2. Ou Doxiciclina, 100 mg, 2 vezes por dia, VO, por 7 dias

Regime alternativo
1. Eritromicina básica, 500 mg, 4 vezes por dia, VO, por 7 dias
2. Ou Etilsuccinato de Eritromicina, 800 mg, 4 vezes por dia, VO, por 7 dias
3. Ou Ofloxacino, 300 mg, 2 vezes por dia, VO, por 7 dias
4. Ou Levofloxacino, 500 mg, 1 vez por dia, VO, por 7 dias

O tratamento do parceiro sexual ajuda a prevenir reinfecção do parceiro índice e infecção de outros parceiros.

Tratamento para crianças

O abuso sexual é uma causa de infecção por clamídia em crianças pré-adolescentes. No entanto, a infecção de nasofaringe, trato urogenital e reto, transmitida durante o período perinatal, pode persistir por mais de 1 ano.

a) Esquema para crianças com peso < 45 kg
   1. Eritromicina básica ou etilsuccinato, 50 mg/kg/dia, 4 vezes por dia, VO, por 14 dias
b) Esquema para crianças com peso ≥ 45 kg e idade < 8 anos
   1. Azitromicina, 1 g, VO, em dose única
c) Esquema para crianças com idade ≥ 8 anos
   1. Azitromicina, 1 g, VO, em dose única
   2. Ou Doxiciclina, 100 mg, 2 vezes por dia, VO, por 7 dias

Esquema recomendado pelo Ministério da Saúde – 2006[9]

a) 1ª opção
   1. Azitromicina, 1 g, VO, em dose única
   2. Ou Doxiciclina, 100 mg, 12/12 horas, VO, por 7 dias
b) 2ª opção
   1. Estearato de Eritromicina, 500 mg, 6/6 horas, VO, por 7 dias
   2. Ou Tetraciclina, 500 mg, 6/6 horas, VO, por 7 dias
   3. Ou Ofloxacino, 400 mg, 12/12 horas, VO, por 7 dias
c) Tratamento de gestantes e menores de 18 anos
   1. Azitromicina, 1 g, VO, em dose única
   2. Ou Estearato de Eritromicina, 500 mg, 6/6 horas, VO, por 7 dias
   3. Ou Amoxicilina, 500 mg, VO, 8/8 horas por 7 dias
   Contraindicação: Ofloxacino

Gonorreia[2]

Esquema preconizado pelo CDC – 2006[2]

Infecção gonocócica não complicada – cérvice, uretra e reto

1. Ceftriaxona, 125 mg, IM, em dose única
2. Ou Cefixima, 400 mg, VO, em dose única

3. Ou Cefixima, 400 mm em suspensão (200 mg/5mL)
4. Ou Ciprofloxacino, 500 mg, VO, em dose única*
5. Ou Ofloxacino, 400 mg, VO, em dose única*
6. Ou Levofloxacino, 250 mg, VO, em dose única*

Tratamento para clamídia (se diagnosticada infecção por clamídia)

Obs.: Recomendação de 2006:
As quinolonas não devem ser usadas para infecções por gonococo em homossexuais masculinos, naquelas com história de viagem recente para o exterior, com novo parceiro sexual em viagem recente, infecção adquirida na Califórnia ou Havaí ou em outras regiões com prevalência aumentada de QRNG (*Neisseria gonorrhoeae* resistente à quinolona).

A QRNG continua a expandir nos EUA, tornando o tratamento de gonorreia com quinolonas, tais como a ciprofloxina, não aconselhável em muitas áreas e populações.[27]

Recomendação de 2007: dados do projeto de supervisão da infecção isolada por gonococo, do CDC, demonstra que a resistência da gonorreia à fluoroquinolona está muito difundida nos EUA e por isso esta classe de antibiótico não é recomendada para o tratamento de gonorreia no país.[2] O tratamento recomendado é apresentado abaixo.

Esquema preconizado pelo CDC – 2006[2]

Infecção gonocócica não complicada – cérvice, uretra e reto

Esquema recomendado
1. Ceftriaxona, 125 mg, IM, em dose única
2. Ou Cefixima, 400 mg, VO, em dose única
3. Ou Cefixima, 400 mg em suspensão (200 mg/5 mL), VO, em dose única
+
Tratamento para clamídia (se diagnosticada infecção por clamídia)

Esquema alternativo
1. Espectinomicina*, 2 g, IM, em dose única (droga frequentemente não disponível nos EUA)
2. Ou Cefalosporina, *em uma única dose*
   ⁕ Ceftizoxima, 500 mg, IM
   ⁕ Cefoxitina, 2g, IM + Probenicida, 1 g, VO

---

* Esses esquemas são recomendados para todos os adultos e adolescentes com comportamento sexual sem proteção ou com histórico de viagem.[2]

- Cefotaxima, 500 m, IM
- Cefpodoxima*, 400 mg, VO
- Cefuroxima acetil*, 1 g , VO

Esquema preconizado pelo CDC – 2006[2]

Esquema recomendado para crianças
Abuso sexual é a causa mais frequente de infecção por gonococo em pré-adolescentes. Vaginite é a manifestação mais comum de infecção gonocócica em garotas pré-adolescentes.

a) Esquema para crianças com peso acima de 45 Kg
   Tratamento semelhante ao da mulher adulta.
   1. Fluoroquinolona: não recomendada para pessoas com menos de 18 anos, porque causam danos em cartilagens de animais jovens.
b) Esquema para crianças com peso < 45 kg
   Portadores de vulvovaginites não complicadas, cervicites, uretrites, faringites e proctites
   1. Ceftriaxona, 125 mg, IM, em dose única
   Em crianças, por causa das implicações legais, deve-se adotar somente procedimentos de cultura para o diagnóstico de infecção por *Neisseria gonorrhoeae*.

Esquema alternativo
1. Espectinomicina: 40 mg/kg (dose máxima: 2 g), IM, em dose única.
   Essa terapia é segura para o tratamento de faringite.

Esquema recomendado pelo Ministério da Saúde – 2006[9]

a) 1ª opção
   1. Ciprofloxacino, 500 mg, VO, em dose única
   2. Ou Ceftriaxona, 250 mg, IM, em dose única
b) 2ª opção
   1. Cefixima, 400 mg, VO, em dose única
   2. Ou Ofloxacino, 400 mg, VO, em dose única
   3. Ou Espectinomicina, 2 g, IM, em dose única
c) Tratamento de gestantes e menores de 18 anos
   Contraindicados: ciprofloxacino e ofloxacino

---

* Alternativas sugeridas por algumas evidências.

Tricomoníase

Esquema preconizado pelo CDC – 2006[2]

Esquema recomendado
1. Metronidazol, 2 g, VO, em dose única
2. Ou Tinidazol, 2 g, VO, em dose única

Esquema alternativo
1. Metronidazol, 500 mg, VO, 2 vezes por dia, por 7 dias
Evitar o consumo de álcool durante o tratamento e continuar a abstinência por mais 24 horas após completar o tratamento com metronidazol e por 72 horas após o término do tratamento com Tinidazol.

Esquema recomendado pelo MS – 2006[9]

a) 1ª opção
   1. Metronidazol, 2 g, VO, em dose única
   2. Ou Metronidazol, 400 mg ou 500 mg, 12/12 horas, por 7 dias
b) 2ª opção
   1. Secnidazol, 2 g, VO, em dose única
   2. Ou Tinidazol, 2 g, VO, em dose única
c) Tratamento de gestantes após 1º trimestre e lactantes
   1. Metronidazol, 400 mg, 12/12 horas, VO, por 7 dias
   2. Ou Metronidazol, 250 mg, 8/8 horas, VO, por 7 dias
   3. Ou Metronidazol, 2 g, VO, em dose única

Dor pélvica[3]

A dor pélvica pode ser de causa ginecológica ou não. Entre as causas não ginecológicas podem ser citadas: apendicite, infecção urinária, litíase urinária, diverticulite, verminose e constipação intestinal.

As causa ginecológicas são: aborto, gravidez ectópica, torção ou rotura de cisto de ovário, dor do meio do ciclo menstrual, degeneração de miomas e DIP.

O diagnóstico de dor pélvica em mulher pode ser desafiante, porque muitos sintomas e sinais não são específicos e sensíveis.[28]

Doença inflamatória pélvica

Vários estudos têm mostrado que 20 a 50% das mulheres com dor pélvica são portadoras de DIP[28] e ser jovem é um dos fatores de risco mais importantes para adquirir DST e DIP.[21]

Ginecologia da infância e adolescência 347

A DIP é uma síndrome clínica, causada por vários agentes: *Neisseria gonorrhoeae, Chlamydia trachomatis* e microrganismos que compõem a flora vaginal, como os aeróbicos, os anaeróbios, *Gardenerella vaginalis, Haemophilus influenzae,* bacilos entéricos gram-negativos e *Streptococcus agalactiae. Cytomegalovirus* (CMV), *Micoplasma hominis, Ureaplasma urealyticum* e *Micoplasma genitalium* podem estar associados a alguns casos de DIP.[2]

Desconforto ou dor pélvica

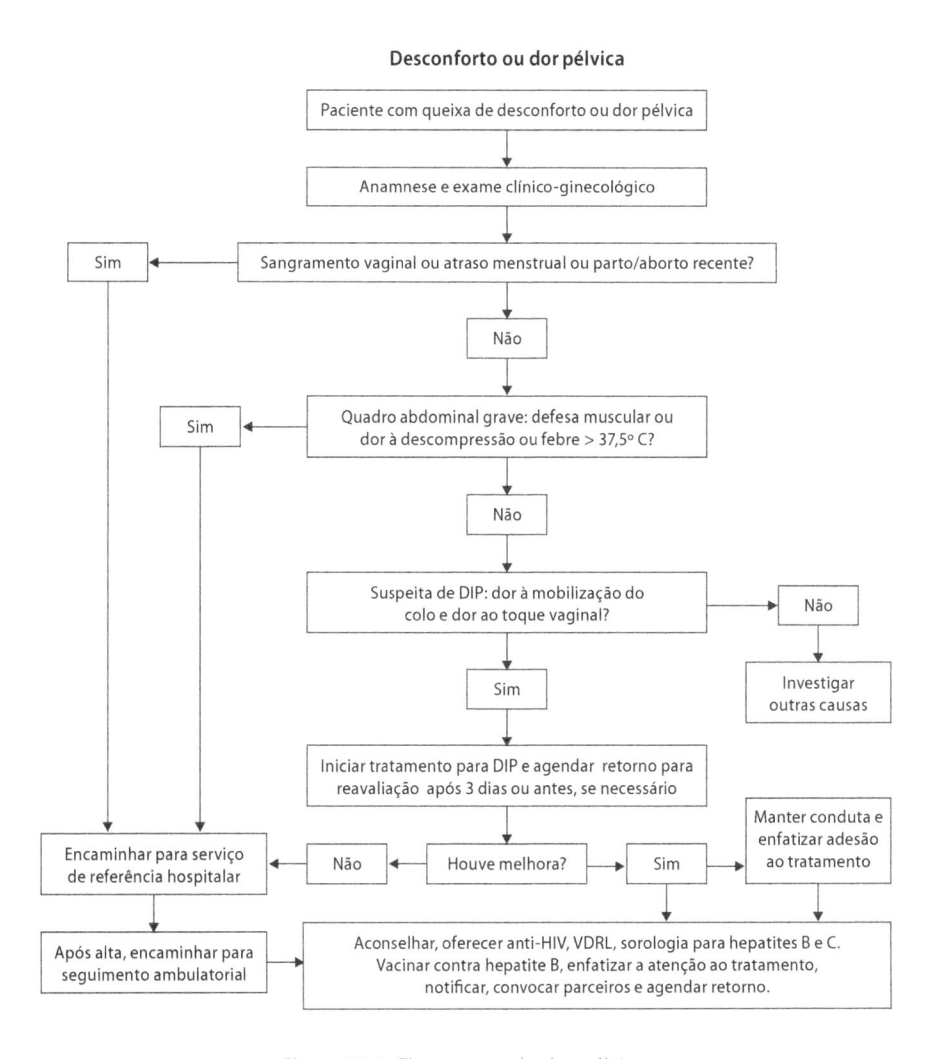

```
Paciente com queixa de desconforto ou dor pélvica
                        ↓
         Anamnese e exame clínico-ginecológico
                        ↓
Sim ← Sangramento vaginal ou atraso menstrual ou parto/aborto recente?
                        ↓ Não
         Quadro abdominal grave: defesa muscular ou
Sim ←    dor à descompressão ou febre > 37,5° C?
                        ↓ Não
         Suspeita de DIP: dor à mobilização do
         colo e dor ao toque vaginal?          → Não → Investigar outras causas
                        ↓ Sim
         Iniciar tratamento para DIP e agendar retorno para
         reavaliação após 3 dias ou antes, se necessário
                        ↓
                                                      Manter conduta e
                                                      enfatizar adesão
Encaminhar para serviço ← Não ← Houve melhora? → Sim → ao tratamento
de referência hospitalar
         ↓
Após alta, encaminhar para    Aconselhar, oferecer anti-HIV, VDRL, sorologia para hepatites B e C.
seguimento ambulatorial       Vacinar contra hepatite B, enfatizar a atenção ao tratamento,
                              notificar, convocar parceiros e agendar retorno.
```

Figura 23.5. Fluxograma de dor pélvica.
Fonte: Fundação de Medicina Tropical Dr. Heitor Vieira Dourado[3] e Ministério da Saúde.[9]

Eles ascendem a partir da vagina, podendo causar infecção na endocérvice e no trato genital superior, determinando o surgimento de endometrite, salpingite, abscesso tubo-ovariano e peritonite pélvica. Os casos sintomáticos e assintomáticos de DIP podem resultar em lesão tubária, além de causar infertilidade e prenhez ectópica.

As pacientes queixam-se de dor ou desconforto pélvico, dor durante a relação sexual e corrimento cervical. No exame físico, sentem dor à palpação abdominal, à mobilização do colo e no hipogástrio, além de apresentar temperatura maior que 37,5°C.

Tratamento proposto pelo CDC – 2006[2]

A terapia oral pode ser instituída em mulheres com DIP aguda moderada ou moderadamente severa, pois os resultados clínicos são similares ao tratamento parenteral. As pacientes que não reagem à terapia oral em 72 horas devem ser novamente avaliadas, e se o diagnóstico for confirmado, deve-se iniciar a terapia parenteral.[2] Optamos por abordar aqui apenas o tratamento oral.

Tratamento oral

Esquema recomendado

Esquema A
1. Ceftriaxona, 250 mg, IM, em dose única
+
2. Doxiciclina, 100 mg, VO, 2 vezes por dia, por 14 dias
   com ou sem
3. Metronidazol, 500 mg, VO, 2 vezes por dia, por 14 dias

Esquema B
1. Cefoxitina, 2 g, IM, em dose única + Probenicida, 1 g, VO, em dose única (em conjunto)
+
2. Doxiciclina, 100 mg, VO, 2 vezes por dia, por 14 dias
   com ou sem
3. Metronidazol, 500 mg, VO, 2 vezes por dia, por 14 dias

Esquema C
1. Outras Cefalosporinas de terceira geração, de uso parenteral: Ceftizoxima ou Cefotaxima,
+
2. Doxiciclina, 100 mg, VO, 2 vezes por dia, por 14 dias
   com ou sem
3. Metronidazol, 500 mg, VO, 2 vezes por dia, por 14 dias

Esquema alternativo

Se a terapia com cefalosporina parenteral não for possível, pode-se indicar o esquema a seguir, caso a prevalência comunitária e o risco individual para gonorreia sejam baixos. Pode-se realizar teste para gonorreia prévio à terapia*.

1. Fluoroquinolonas
   Levofloxacino, 500 mg, VO, 1 vez por dia
   Ou Ofloxacino 400 mg, VO, 2 vezes por dia, por 14 dias
   com ou sem
2. Metronidazol, 500 mg, VO, 2 vezes por dia, por 14 dias

a) Se o teste NAAT** der positivo para gonorreia: prescrever cefalosporina parenteral.
b) Se a cultura for positiva para gonorreia: tratamento baseado no antibiograma. Se isolada QRNG ou a suscetibilidade antimicrobiana não pode ser analisada recomenda-se cefalosporina parenteral.

Embora as informações sobre outros tratamentos em nível ambulatorial sejam limitadas, amoxicilina/ácido clavulânico e doxiciclina ou azitromicina com metronidazol têm demonstrado cura clínica a curto prazo.[2]

Tratamento recomendado pelo Ministério da Saúde – 2006[9]

É um esquema de tratamento para ser realizado em nível ambulatorial para DIP leve, sem febre e sem peritonismo.

Esquema 1
1. Ceftriaxona, 250 mg, IM, em dose única
   +
2. Doxiciclina, 100 mg, 12/12 horas, por 14 dias
   +
3. Metronidazol, 500 mg, 12/12 horas, por 14 dias

Esquema 2
1. Ofloxacino, 400 mg, de 12/12 horas, VO, por 14 dias
2. Ou Ciprofloxacino, 500 mg, de 12/12 horas, VO, por 14 dias
   +
3. Doxiciclina, 100 mg, 12/12 horas, por 14 dias
   +
4. Metronidazol, 500 mg, 12/12 horas, por 14 dias

---

* Teste para gonorreia prévio à terapia – se positivo, deve-se adotar a seguinte conduta.
** NAAT – Teste de amplificação do ácido nucleico: analisa a presença de DNA específica de gonococo (o exame também é usado para diagnóstico de clamídia).

■ CONSIDERAÇÕES FINAIS

Durante a consulta de adolescentes com DST, alguns pontos devem ser destacados:

1. Estar atento ao parceiro sexual e encaminhá-lo para o atendimento clínico.
   Encorajar a paciente a se comunicar com o parceiro sexual (ou parceiros sexuais) do último mês, para que seja atendido e tratado.
2. Oferecer exames sorológicos relativos às outras DST: Anti-HIV, HBs-Ag, Anti-HCV e VDRL.
3. Orientação sobre vacinação.
4. Explicação sobre os riscos de complicações da DST.
5. Enfatizar a adesão ao tratamento: orientar para a conclusão do tratamento, mesmo se houver desaparecimento dos sintomas ou sinais.
6. Notificar o caso em formulário próprio, preconizado pelo Ministério da Saúde.
7. Orientação sobre atividade sexual de risco, como sexo desprotegido e múltiplos parceiros sexuais.
8. Incentivar o uso de preservativo: oferecer e orientar as técnicas de uso.
9. Fornecer educação sexual.

A educação sexual é parte importante durante o atendimento do adolescente com DST. Em trabalho realizado com adolescentes negros americanos, de 14 a 17 anos, foi observado que aqueles com algum teste positivo para DST e que assistiram a um filme de orientação sexual apresentaram 6 meses depois redução no número de parceiros sexuais e de relação sexual sem proteção.[29]

Assim, podemos concluir que, além da propedêutica e tratamento corretos, a educação sexual é parte essencial no atendimento do adolescente portador de uma DST.

■ REFERÊNCIAS

1. Pascom ARP, Arruda MR, Simão MBG, organizadores. Pesquisa de conhecimentos, atitudes e práticas na população brasileira de 15 a 64 anos – PCAP/2008 [Internet]. Brasília: MS; 2011 [capturado em 02 dez. 2011]. Disponível em: http://www.aids.gov.br/sites/default/files/anexos/publicacao/2009/40352/pcap_2008_f_pdf_13227.pdf.
2. Centers for Disease Control and Prevention, Workowski KA, Berman SM. Sexually transmitted diseases treatment guidelines, 2006. MMWR Recomm Rep. 2006;55(RR-11):1-94.
3. Amazonas. Fundação de Medicina Tropical Dr. Heitor Vieira Dourado. Protocolo para diagnóstico e tratamento de DST [Internet]. Amazona: FMT-HVD; [2011] [capturado em 02 dez. 2011]. Disponível em: http://www.fmt.am.gov.br/protocolos/ Protocolo_para_diagn%F3stico_e_tratamento_de_DST.pdf.
4. Bruisten SM. Genital ulcers in women. Curr Womens Health Rep. 2003;3(4):288-98.
5. Centers for Disease Control and Prevention (CDC). Seroprevalence of herpes simplex virus type 2 among persons aged 14-49 years--United States, 2005-2008. MMWR Morb Mortal Wkly Rep. 2010;59(15):456-9.
6. Duarte G. Herpes genital. In: Duarte G. Diagnóstico e condutas nas infecções ginecológicas e obstétricas. 2. ed. Ribeirão Preto: Funpec; 2004. p. 29-33.
7. Hope-Rapp E, Anyfantakis V, Fouéré S, Bonhomme P, Louison JB, de Marsac TT, et al.

Etiology of genital ulcer disease. A prospective study of 278 cases seen in an STD clinic in Paris. Sex Transm Dis. 2010;37(3):153-8.
8. Rodrigues CS, Guimarães MDC; Grupo Nacional de Estudo sobre Sífilis Congênita. Syphilis positivity in puerperal women: still a challenge in Brazil. Rev Panam Salud Publica. 2004;16(3): 168-75.
9. Brasil. Ministério da Saúde. Coordenação Nacional de DST e Aids. Secretaria de Vigilância em Saúde. Programa Nacional de DST e AIDS. Manual de bolso de controle das doenças sexualmente transmissíveis DST. 4. ed. Brasília: MS; 2006.
10. Schiffman M, Rodríguez AC. Heterogeneity in CIN3 diagnosis. Lancet Oncol. 2008;9(5):404-6.
11. Bayas JM, Costas L, Muñoz A. Cervical cancer vacination indications, efficacy, and side effects. Gynecol Oncol. 2008;110(3 Suppl. 2):S11-4
12. Bosch FX, Burchell AN, Schiffman M, Giuliano AR, de Sanjose S, Bruni L, et al. Epidemiology and natural history of human papillomavirus infections and type-specific implications in cervical neoplasia. Vaccine. 2008;26 Suppl. 10:K1-16.
13. de Sanjosé S, Diaz M, Castellsagué X, Clifford G, Bruni L, Muñoz N, et al. Worldwide prevalence and genotype distribution of cervical human papillomavirus DNA in women with normal cytology: a meta-analysis. Lancet Infect Dis. 2007;7(7):453-9.
14. Jalil EM, Duarte G, El Beitune P, Simões RT, Dos Santos Melli PP, Quintana SM. High prevalence of human papillomavirus infection among Brazilian pregnant women with and without human immunodeficiency virus type 1. Obstet Gynecol Int. 2009;2009:485423.
15. Centers for Disease Control and Prevention (CDC). STD Surveillance 2004. Atlanta: CDC; 2005.
16. Miller WC, Ford CA, Morris M, Handcock MS, Schmitz JL, Hobbs MM, et al. Prevalence of chlamydial and gonococcal infections among young adults in the United States. JAMA. 2004;291(18):2229-36.
17. Berg AO, Allan JD, Frame PS, Homer CJ, Lieu TA, Mulrow CD, et al. Screening for chlamydial infection: recommendations and rationale. U.S. Preventive Services Task Force. Am J Nurs. 2002;102(10):87-92; discussion 93.
18. Owusu-Edusei K Jr, Bohm MK, Chesson HW, Kent CK. Chlamydia screening and pelvic inflammatory disease: insights from exploratory time-series analyses. Am J Prev Med. 2010; 38(6):652-7.
19. Duarte G. Clamidíase genital. In: Duarte G. Diagnóstico e condutas nas infecções ginecológicas e obstétricas. 2. ed. Riberão Preto: Funpec; 2004. p. 95-8.
20. Centers for Disease Control and Prevention (CDC); Jajosky RA, Hall PA, Adams DA, Dawkins FJ, Sharp P, et al. Summary of notifiable diseases: United States, 2004. MMWR Morb Mortal Wkly Rep. 2006;53(53):1-79.
21. Gray-Swain MR, Peipert JF. Pelvic inflammatory disease in adolescents. Curr Opin Obstet Gynecol. 2006;18(5):503-10.
22. Gursahaney PR, Meyn LA, Hillier SL, Sweet RL, Wiesenfeld HC. Combined hormonal contraception may be protective against Neisseria gonorrhoeae infection. Sex Transm Dis. 2010; 37(6):356-60.
23. U.S. Preventive Services Task Force. Screening for gonorrhea: recommendation statement. Ann Fam Med. 2005;3(3):263-7.
24. Adad SJ, de Lima RV, Sawan ZT, Silva ML, de Souza MA, Saldanha JC, et al. Frequency of Trichomonas vaginalis, Candida sp and Gardnerella vaginalis in cervical-vaginal smears in four different decades. Sao Paulo Med J. 2001; 119(6):200-5.
25. Passos MRL, Almeida Filho GL, Lopes PC. Tricomoníase. In: Passos MRL. Doenças sexualmente transmissíveis. 2. ed. Rio de Janeiro: Cultura Médica; 1987. p. 114-22.
26. Lyss SB, Kamb ML, Peterman TA, Moran JS, Newman DR, Bolan G, et al. Chlamydia trachomatis among patients infected with and treated for Neisseria gonorrhoeae in sexually transmitted disease clinics in the United States. Ann Intern Med. 2003;139(3):178-85.
27. Tapsall JW. What management is there for gonorrhea in the postquinolone era? Sex Transm Dis. 2006;33(1):8-10.
28. Kruszka PS, Kruszka SJ. Evaluation of acute pelvic pain in women. Am Fam Physician. 2010; 82(2):141-7.
29. Sznitman SR, Carey MP, Vanable PA, DiClemente RJ, Brown LK, Valois RF, et al. The impact of community-based sexually transmitted infection screening results on sexual risk behaviors of African American adolescents. J Adolesc Health. 2010;47(1):12-9.

capítulo 24 | Gravidez na adolescência

Ricardo de Carvalho Cavalli
Geraldo Duarte

Introdução	353
Quantificação do problema	354
Adolescência e gravidez	355
Considerações finais	359

■ INTRODUÇÃO

Segundo o *Dicionário Houaiss da Língua Portuguesa*,[1] a palavra adolescência tem origem no verbo em latim *adolescere*, que significa crescer, ou crescer até a maturidade, resultando em transformações de ordens social, psicológica e fisiológica.

Autores divergem quanto à definição do que vem a ser a adolescência e a faixa etária que a delimita. Além disso, pode-se verificar que cada cultura possui um conceito de adolescência. Ela pode ser conceituada a partir de diferentes perspectivas: biológica, psicológica, jurídica e sociocultural. Dessa forma, nenhuma dessas perspectivas pode, isoladamente, definir esta etapa do desenvolvimento humano.

No Brasil, de acordo com a Lei nº 8.069/90 do Estatuto da Criança e do Adolescente,[2] adolescente é a pessoa com idades entre 12 e 18 anos. Na área de saúde, a delimitação de necessidades dos jovens tem se apoiado em uma definição de adolescência de base etária (10 a 19 anos), período que se considera como caracterizado por grandes transformações físicas, psicológicas e sociais.[3,4] Segundo relatório de especialistas da Organização Mundial de Saúde (OMS),[4] a adolescência corresponde ao período da vida situado entre 10 e 19 anos, dividido em dois subperíodos: de 10 a 14 anos e de 15 a 19 anos. Os referidos especialistas introduziram também o conceito de juventude como o período compreendido entre 15 e 25 anos. Este trabalho tomará como base essa definição.

A gestação durante a adolescência é um tema de destaque em nível mundial, pois constitui um problema de grande relevância no campo da saúde pública. É um fenômeno complexo, pois se somam as particularidades da gestação às ocorrências biológicas e emocionais dessa fase no ciclo vital.

A gravidez precoce constitui problema importante e atual na adolescência. É um desajuste social, porque interfere na vida da adolescente e de sua família, alterando suas perspectivas.[5] É comum a adolescente esconder a gravidez até a fase mais adiantada, impedindo uma assistência pré-natal desde o início da gestação, o que pode trazer complicações para a mãe e a criança.

No Brasil, está ocorrendo um aumento expressivo e contínuo da gravidez na adolescência, ao contrário da tendência nacional de decréscimo da taxa de fecundidade das mulheres de outras faixas etárias. Ao mesmo tempo, pesquisas recentes permitem constatar que a idade da infecção pelo HIV está se tornando cada vez mais precoce. Estes dois fatores revelam a ocorrência de relações sexuais desprotegidas entre adolescentes (Instituto Internacional de Prevenção às Drogas).

Portanto, para atender adequadamente às necessidades de saúde dessa população são necessárias a identificação e o conhecimento precisos da magnitude dos problemas, para se estabelecer prioridades e traçar projetos adequados e viáveis de assistência à saúde.[6]

■ QUANTIFICAÇÃO DO PROBLEMA

Aspectos epidemiológicos

A gravidez precoce é um dos fatos mais preocupantes relacionados à sexualidade da adolescência, com sérias consequências para a vida dos jovens envolvidos, de seus filhos e de suas famílias.

A incidência de gravidez na adolescência está crescendo. Nos EUA, onde existem boas estatísticas, vê-se que de 1975 a 1989 a porcentagem dos nascimentos de adolescentes grávidas e solteiras aumentou 74,4%. Em 1990, os partos de mães adolescentes representaram 12,5% de todos os nascimentos no país. Lidando com esses números, estima-se que aos 20 anos 40% das mulheres brancas e 64% das negras terão experimentado ao menos uma gravidez nos EUA.

No Brasil, a cada ano, cerca de 20% das crianças que nascem são filhas de adolescentes. Hoje em dia, os casos de gravidez em garotas com menos de 15 anos triplicou em relação à década de 1970, segundo o Ministério da Saúde. No ano de 2006, a incidência de gravidez na adolescência foi de 21,80% no Brasil e 16,25% no estado de São Paulo. A maioria dessas adolescentes não tem condições financeiras nem emocionais para assumir a maternidade e por causa da repressão familiar muitas delas fogem de casa e quase todas abandonam os estudos.

A Pesquisa Nacional em Demografia e Saúde, de 1996, mostrou um dado alarmante: 14% das adolescentes já tinham pelo menos um filho e as jovens mais pobres apresentavam fecundidade 10 vezes maior. Entre as garotas grávidas atendidas pelo Sistema Único de Saúde (SUS) no período de 1993 a 1998, houve aumento de 31% dos casos de meninas grávidas entre 10 e 14 anos. Nesses 5 anos, 50 mil adolescentes foram parar nos hospitais públicos devido a complicações de abortos clandestinos; quase 3 mil na faixa dos 10 a 14 anos.

No Departamento de Ginecologia e Obstetrícia da Faculdade de Medicina de Ribeirão Preto, no ano de 2007, a taxa de gravidez na adolescência foi de 17,8% no Hospital das Clínicas (local de atendimento de gestação de alto risco) e de 22,5% no Centro de Referência da Mulher – Mater (local de atendimento de gestação de baixo risco).

Quando a atividade sexual resulta em gravidez, gera consequências tardias e a longo prazo, tanto para a adolescente quanto para o recém-nascido. A jovem poderá apresentar problemas de crescimento e desenvolvimento, emocionais e comportamentais, educacionais e de aprendizado, além de complicações da gravidez e problemas de parto. É por isso que alguns autores consideram a gravidez na adolescência uma das complicações que podem advir da atividade sexual.[7]

O contexto familiar tem uma relação direta com a época em que se inicia a atividade sexual. As adolescentes que iniciam vida sexual precocemente ou engravidam nesse período geralmente vêm de famílias cujas mães se assemelharam a essa biografia, ou seja, também iniciaram vida sexual precoce ou engravidaram durante a adolescência.[7]

■ ADOLESCÊNCIA E GRAVIDEZ

Repercussões psicossociais da gravidez na adolescência

Este tema será abordado no Capítulo 25 – Repercussões psicossociais da gravidez na adolescência.

Repercussões médicas da gravidez na adolescência

A análise das pesquisas sobre as complicações médicas da gravidez na adolescência é dificultada pelas divergências nas definições dos transtornos investigados, pela diversidade das populações estudadas e dos métodos utilizados. Apesar dessas considerações, existem na literatura numerosos trabalhos que relacionam uma série de distúrbios, tanto para a saúde do adolescente quanto para a do concepto. A maioria destas complicações será decorrente de uma série de fatores que se inter-relacionam para determinar os resultados materno e perinatal.

Na literatura, a gravidez na adolescência é classificada como de alto risco desde a gestação até o parto. Esta situação é associada a aumento de risco de intercorrências na gravidez e há vários fatores que influenciam a evolução da gestação.

Fatores

Idade materna

A idade materna baixa tem sido associada a diversas intercorrências do ciclo gravídico puerperal. As principais referem-se a quadros hipertensivos, prematuridade e baixo peso ao nascer, porém estes sintomas decorrem da idade associada a condições psicossociais inadequadas.

Controle pré-natal

A assistência adequada é, sem dúvida, um dos fatores mais benéficos para a evolução da gravidez. Lamentavelmente, em geral, as adolescentes são encaminhadas mais tardiamente ao pré-natal e são menos assíduas que as mulheres adultas, situação que se agrava entre as mais jovens e as multíparas.

A gravidez não desejada e sua ocultação, e a resistência ao controle pré-natal, ou por razões culturais ou por dificuldade de assumir perante a família e a sociedade sua condição, estão entre as razões encontradas para a insuficiência de cuidados durante o pré-natal, típicas da adolescência.

Não se pode, evidentemente, desprezar como fator coadjuvante dessa insuficiência de cuidados pré-natais a precariedade dos serviços oferecidos e também o despreparo das equipes de saúde em lidar com essa população.

Ganho ponderal

O ganho ponderal insuficiente durante a gravidez pode trazer consequências deletérias para sua evolução. Além de más condições de nutrição materna, muitas vezes presente entre as mães de baixa renda, acrescenta-se a observação de hábitos dietéticos inadequados e a diminuição do apetite provocada por estados de ansiedade, típico entre adolescentes. Existem trabalhos na literatura que observaram a associação de baixo peso dos recém-nascidos entre adolescentes relacionado à deficiência nutricional materna ou ao ganho de peso insuficiente para cumprir as exigências do binômio materno fetal.[8]

Paridade

Multíparas adolescentes apresentam nível mais baixo de escolaridade, pouca assistência pré-natal, menor ganho ponderal, maior número de mulheres solteiras e menor intervalo interpartal do que as adultas na mesma paridade. Em relação às complicações médicas, as multíparas adolescentes apresentam risco duas vezes maior para recém-nascidos pequenos para a idade gestacional do que as multíparas adultas.

Fatores socioeconômicos e culturais

O grau de escolaridade, as condições socioeconômicas, a presença ou ausência do companheiro, o apoio ou não dos familiares durante a gravidez e após o parto, e os hábitos de vida (drogas lícitas e ilícitas) são fatores que devem ser identificados e que, sem dúvida, irão influir de forma decisiva sobre os resultados maternos e perinatais da gravidez na adolescência.

A maioria das complicações obstétricas terá íntima relação com os fatores acima citados. A sua correta identificação permite, muitas vezes, a intervenção apropriada visando minimizar os problemas da gestação nessa faixa etária.

Complicações gestacionais

Hipertensão

A incidência relatada entre adolescentes grávidas na literatura varia de 12 a 31%. As cifras mais baixas encontradas são decorrentes do cuidadoso controle dos fatores de risco. No outro extremo, números elevados de gestantes portadoras de pré-eclâmpsia grave e eclâmpsia são resultado de controle pré-natal inadequado ou insuficiente.[9]

Ruptura prematura das membranas

Os dados obtidos em diversos estudos são contraditórios, mas aparentemente não existem razões para atribuir à adolescência maior risco para essa intercorrência.[10]

Anemia

A maior incidência dessa condição clínica entre adolescentes, apresentada em alguns estudos, aparentemente se relaciona à espoliação materna, decorrente de condições nutricionais insatisfatórias. Não existem razões para supor que a adolescência seja um fator que atuaria isoladamente, predispondo à ocorrência de quadros anêmicos durante a gravidez.[11]

Mortalidade materna

Admite-se que a gravidez aumenta o risco de mortalidade materna nas idades extremas do período reprodutivo. As cifras de mortalidade materna são altas para mulheres com menos de 19 anos de idade. Mesmo com a possibilidade de reduzir o risco de mortalidade materna controlando fatores socioeconômicos, como nutrição e cuidados pré-natais, o fator idade materna continua influindo sobre o risco de forma isolada e independente.[12]

Complicações do parto

As características do parto da adolescente também merecem atenção, mediante a suposição de que a pelve óssea, nessa idade, não teria atingido o padrão adulto por ocasião do parto.[13] As piores complicações do parto tendem a acometer meninas abaixo dos 15 anos e são piores ainda em menores de 13 anos. A mãe adolescente tem maior morbidade e mortalidade por complicações da gravidez, do parto e do puerpério. A taxa de mortalidade é 2 vezes maior que entre gestantes adultas.

Apresentação fetal

Alguns estudos fazem referência a um predomínio de apresentação e posição anômalas entre adolescentes. Warman e colaboradores,[14] por exemplo, apontaram porcentagem significativamente aumentada de apresentações pélvicas em adolescentes e relacionaram esta observação à imaturidade da matriz uterina no meses seguintes à menarca. Entretanto, a maioria dos trabalhos não faz referência especial ao predomínio das apresentações anômalas em adolescentes.

Parto pré-termo

Trata-se de complicação muito referida, particularmente incidente entre grávidas adolescentes; alguns autores relacionam o risco para parto pré-termo com a incapacidade funcional da matriz uterina em manter a gravidez até o termo. Entretanto, o parto pré-termo entre as adolescentes é determinado por uma combinação de fatores que atuam de forma independente, gerando a ocorrência do mesmo.[15]

Parto operatório

O maior número de cesarianas em adolescentes, motivadas principalmente pela maior taxa de desproporção cefalopélvica, tem sido referido por alguns autores. Quanto ao fórceps, a maioria dos estudos concorda que não há predomínio desse tipo de parto entre adolescentes quando comparadas a mulheres de outras idades, e que os números muitas vezes superiores devem-se, exclusivamente, à maior coincidência entre gravidez na adolescência e a nuliparidade, quando essa alternativa instrumental é mais utilizada.[10]

Complicações neonatais

A relação entre a maternidade precoce e os agravos ao recém-nascido apresenta resultados discutíveis na literatura. As complicações neonatais, quando presentes, podem resultar de condições ambientais e psicossociais desfavoráveis, ou da associação multifatorial de eventos. A incidência de recém-nascidos de mães adolescentes com baixo peso é 2 vezes maior que em recém-nascidos de mães adultas, e a taxa de morte neonatal é 3 vezes maior. Entre adolescentes com 17 anos ou menos, 14% dos nascidos são prematuros, enquanto entre as mulheres de 25 a 29 anos a taxa é de 6%. A mãe adolescente também apresenta, com maior frequência, sintomas depressivos no pós-parto.

Baixo peso ao nascer

Muitos autores apontam incidência aumentada de baixo peso ao nascer entre filhos de adolescentes. Sobre essa intercorrência atuam diversos fatores: condição socioeconômica, estado nutricional materno, tabagismo, paridade, qualidade da assistência pré-natal e presença de patologias maternas e/ou fetais associadas.

Morbidades neonatal e perinatal

Grandes trabalhos multicêntricos e controlados não encontraram associação destas intercorrências com a gestação na adolescente.

A gestação na adolescência é um problema mundial, considerado um grupo de alto risco com conflitos e dificuldades de protocolo de condutas evidente. Foi estudado um grupo de adolescentes com menos de 19 anos *versus* grupo de gestantes adultas com 19 a 35 anos. No grupo de adolescentes foram 386 mulheres e no grupo de mulheres adultas 3.326. A incidência de gestação na adolescência foi de 10%. As gestantes adolescentes apresentaram risco 3 vezes maior de apresentar anemia (OR, *odds ratio* 2,83) e parto pré-termo (OR 2,97). Em relação às doenças hipertensivas na gestação, as adolescentes apresentaram risco 2 vezes maior (OR 2,2) e houve maior taxa de partos vaginais sem aumento no risco de parto instrumentalizado ou cesariana. Em relação aos resultados perinatais, as mães adolescentes tiveram 2 mais vezes crianças com baixo peso ao nascer (OR 1,8) e apenas 50% geraram crianças com peso adequado ao nascimento.[16]

Dados do município de Ribeirão Preto, em estudo de caso-controle conduzido por Michelazzo e colaboradores,[17] avaliaram resultados obstétricos em 7.134 gestantes adolescentes controladas por 36.199 adultas jovens:

* Hipertensão complicando o parto e puerpério 3,5% contra 4,5% p < 0,01;
* Desproporção cefalopélvica 6,0% × 6,2%;
* Problemas do feto ou placenta afetando conduta materna 7,9% × 10,1% p < 0,01;
* Problemas com cavidade amniótica e membranas 5,0% × 5,1%;
* Trabalho de parto pré-termo ou falso 3,4% × 1,6% p < 0,01.

Estudo retrospectivo, para análise do desempenho obstétrico na gravidez de adolescentes, avaliou um grupo com 194 gestantes de 19 anos de idade e 4.914 no grupo controle. Os autores observaram um aumento de doenças sexualmente transmissíveis com incidência de 5,2% × 1,0% no grupo controle, parto pré-termo 13% *versus* 7,0% no grupo controle, mas decréscimo da incidência de diabetes gestacional 3,1% *versus* 11,4% no grupo controle. A incidência de parto cesárea foi menor no grupo de adolescentes grávidas com 4,1% *versus* 12,6% no grupo controle; entretanto, a incidência de baixo peso ao nascer foi maior no grupo de adolescentes com 13,5% *versus* 6,5% no grupo controle. Não houve diferença estatística na média de peso ao nascimento, idade gestacional do parto, incidência de parto pré-termo e morbimortalidade perinatal. Os bons resultados obstétricos encontrados nesta avaliação são atribuídos a um suporte diferenciado à gestante adolescente e seus familiares na condução desses casos.[18]

■ CONSIDERAÇÕES FINAIS

A gravidez na adolescência é, portanto, um problema que não deve ser subestimado sob hipótese alguma, trabalhando-se com programas de prevenção da ocorrência da gestação, assim como o seguimento do pré-natal e do parto diante de uma gravidez constatada.

Uma vez diagnosticada, se a família da adolescente for capaz de acolher o novo fato com harmonia, respeito e colaboração, esta gravidez tem maior probabilidade de ser levada a termo normalmente e sem grandes transtornos. Porém, se houver rejeição, conflitos traumáticos de relacionamento, punições atrozes e incompreensão, a adolescente poderá sentir-se profundamente só nesta experiência difícil e desconhecida. O bem-estar afetivo da adolescente grávida é muito importante para sua autoestima, para o desenvolvimento da gravidez e para a vida do recém-nascido. A adolescente que não desejava ficar grávida, principalmente a solteira, precisa enxergar sua gravidez como nova perspectiva de vida, sentir segurança e apoio necessários para seu conforto afetivo e dispor de um diálogo esclarecedor. Finalmente, da presença constante de amor e solidariedade que a ajude a superar as turbulências emocionais, tão comuns na gravidez, até o nascimento de seu filho, com apoio familiar e dos profissionais da área de saúde no aspecto multidisciplinar, com presença de acompanhante em todas as fases da gestação, parto e puerpério.

■ REFERÊNCIAS

1. Houaiss A. Dicionário Houaiss da língua portuguesa. Rio de Janeiro: Objetiva; 2001.
2. Brasil. Lei nº 8.069, de 13 de julho de 1990. Dispõe sobre o Estatuto da Criança e do Adolescente e dá outras providências. Diário Oficial da União. 1990;Seção 1:142.
3. Aquino EML, Heilborn ML, Knauth D, Bozon M, Almeida MC, Araújo J, et al. Adolescência e reprodução no Brasil: a heterogeneidade dos perfis sociais. Cad Saúde Pública. 2003;19 Supl. 2:S377-S88.
4. World Health Organization. Young people's health a challenge for society: technical report series 731. Geneva: WHO; 1986.
5. Gomide PIC, Millan DC, Boaron M, Rasquim S, Czeczko NG, Ribas CPM. Práticas parentais educativas e gravidez na adolescência. Rev Med Paraná. 2005;63(2):32-6.
6. Lopez Alegria FV, Schor N, Siqueira AAF. Gravidez na adolescência: estudo comparativo. Rev Saúde Pública. 1989;23(6):473-7.
7. Ballone GJ. Gravidez na adolescência [Internet]. Campinas: PsiqWeb; c2011 [capturado em 20 nov. 2011]. Disponível em: http://sites.uol.com.br/gballone/infantil/ adoelesc3.html.
8. Naeye RL. Teenaged and pre-teenaged pregnancies: consequences of the fetal-maternal competition for nutrients. Pediatrics. 1981; 67(1):146-50.
9. Darzé E. A adolescente e sua saúde reprodutiva: desempenho obstétrico na primigrávida em idade igual ou menor do que 16 anos. Rev Bras Ginecol Obstet. 1989;11(4):64-9.
10. Motta ML. Influência da idade materna e da idade ginecológica sobre os resultados maternos e neonatais da gravidez na adolescência [tese]. Campinas: Universidade Estadual de Campinas; 1993.
11. Sismondi P, Volante R, Giai M. El embarazo y el parto en la adolescente. Rev Chil Obstet Gyenecol. 1984;49(1):41-5.
12. Parpinelli MA. Mortalidade de mulheres em idade reprodutiva no Município de Campinas: análise de 1985 a 1994 [tese]. Campinas: Universidade Estadual de Campinas; 1997.
13. Moerman ML. Growth of the birth canal in adolescent girls. Am J Obstet Gynecol. 1982; 143(5):528-32.
14. Warman R, Coll de Loza A, Giorgio E, Mendez Ribas JM. Evaluacion de embarazo y parto en adolescentes de temprana edad ginecológica. Obstet Ginecol Latinoam. 1983;41(11):499-505.
15. Pinto e Silva JLC. Contribuição ao estudo da gravidez na adolescência [tese]. Campinas: Universidade Estadual de Campinas; 1982.
16. Mahavarkar SH, Madhu CK, Mule VD. A comparative study of teenage pregnancy. J Obstet Gynaecol. 2008;28(6):604-7.
17. Michelazzo D, Yazlle MEHD, Mendes MC, Patta MC, Rocha JSY, Moura MD. Indicadores sociais de grávidas adolescentes: estudo caso controle. Rev Bras Ginecol Obstet. 2004;26(8):633-9.
18. Lao TT, Ho LF. The obstetric implications of teenage pregnancy. Hum Reprod. 1997;12(10):2303-5.

capítulo 25
Repercussões psicossociais da gravidez na adolescência

Adriana Peterson Mariano Salata Romão
Ricardo de Carvalho Cavalli

Introdução 361
Possíveis consequências para as mães adolescentes e seus filhos .. 365
Intervenção/prevenção 366
Considerações finais 367

■ INTRODUÇÃO

A adolescência consiste num período de mudanças físicas e emocionais, considerado um momento conflitivo ou de crise. A adolescência não pode ser considerada uma simples adaptação às transformações corporais, pois trata-se de um importante período no ciclo existencial do indivíduo, em que ele assume sua posição social, familiar, sexual e entre o grupo. Pode ser definida como o período compreendido entre 10 e 19 anos de idade, etapa em que ocorrem modificações corporais e adaptações a novas estruturas psicológicas e ambientais, da infância até a idade adulta.[1]

Esta fase traz o confronto com tarefas importantes para o seu desenvolvimento, como a construção da sua identidade, procura de novas relações significativas (amigos, namorados), afirmação da personalidade, exercício pleno da sexualidade e função reprodutora, crescimento espiritual, conclusão de projetos de vida produtiva, autoestima e independência. Estas experiências adquiridas são necessárias e fundamentais para o seu amadurecimento psicossocial.[2] Desta forma, o bem-estar psicológico do adolescente está relacionado tanto às influências das diversas situações vivenciadas no seu cotidiano quanto às experiências e transformações sofridas nessa época.[3]

A adolescência tem despertado o interesse da mídia e das políticas públicas, especialmente a partir de 1985, ano definido pela

Organização das Nações Unidas (ONU) como o Ano Internacional da Juventude. Desde então, inúmeras iniciativas foram desencadeadas em todo o mundo visando ao levantamento das necessidades sociais desses jovens, que seriam a futura geração do terceiro milênio. Esse processo de institucionalização refletiu as mudanças quanto às expectativas sociais diante desta etapa da vida, no sentido de dar prioridade aos estudos, objetivando capacitar estes jovens para o ingresso no mercado de trabalho com melhores condições.[4]

A delimitação das necessidades dos jovens, na área de saúde, tem se apoiado na definição de adolescência de base.[5] Frequentemente, é percebida uma naturalização do processo de transição da infância à vida adulta e, ao mesmo tempo, apregoa-se o caráter "imaturo" e "irresponsável" dos jovens,[6] ressaltando como principais temas o uso abusivo de drogas, os acidentes de trânsito e a violência, as doenças sexualmente transmissíveis e as gestações não planejadas.[7]

No entanto, a gravidez na adolescência não é um fenômeno recente. Historicamente, esse fato ainda tem se repetido. Mesmo em um contexto de intensa redução da fecundidade, não se constatou no Brasil um deslocamento correspondente da reprodução para faixas etárias mais altas, tal como ocorreu em países industrializados centrais. A maioria das mulheres brasileiras tem gerado, em média, 2 filhos e parte significativa delas têm encerrado precocemente a vida reprodutiva por meio de laqueadura tubária.[8]

O tema da gravidez na adolescência é tratado como problema social, partindo do pressuposto de que as adolescentes seriam "incapazes fisiologicamente para gestar e incapazes do ponto de vista psicológico para criar".[9] Desta forma, a gestação tem sido encarada unicamente como indesejável e causadora de consequências biológicas, psicológicas e sociais negativas.[10] No entanto, alguns autores consideram que há o não planejamento da gravidez, uma vez que "toda gestação carrega a história de um desejo, com todos os seus matizes inconscientes e conscientes".[11] Nessa direção, Guimarães[12] afirma que a gravidez na adolescência não é necessariamente uma tragédia. Muitas vezes, para uma jovem em particular, ela pode ser completamente normal e desejada, principalmente se ocorrer no final da adolescência. A homogeneização da "adolescente grávida", em um país de grande heterogeneidade social e regional, traduz-se em um discurso moral e regulador que coloca as jovens mulheres como vítimas da própria ignorância ou inconsequência, resultando em políticas voltadas ao controle da "gravidez precoce".[7]

Por outro lado, a gravidez na adolescência é um fato recorrente nos serviços de saúde. Em 2000, foram realizados 2,6 milhões de partos pelo Serviço Único de Saúde. Desses, 679 mil, ou 27,13%, foram em jovens de 10 a 19 anos.[13] Em Goiânia, segundo informações coletadas junto ao sistema de informações sobre os nascidos vivos, 22,1% das crianças nascidas em 2000 eram de mães adolescentes; dessas, 2,7% eram filhos de mães com idade compreendida entre 10 e 14 anos. Tais dados são mais preocupantes quando se considera os contextos econômicos, sociais e psicobiológicos da gravidez na adolescência nos dias atuais. Em relação aos primeiros, verifica-se que, diante da modernização ocorrida nas últimas décadas, criou-se uma expectativa de redução da maternidade durante a adolescência como uma consequência do papel social da mulher, passando-se a exigir dela não só o papel de mãe e dona de casa, mas também uma inserção mais efetiva no mercado de trabalho.[14]

Uma questão muito incômoda para muitos pesquisadores são as possíveis causas da gravidez na adolescência. Seria a desorientação, a falta de perspectiva futura ou mesmo o desejo de ser mãe como busca de identidade?

A gravidez na adolescência é um fenômeno complexo e por isso deve ser compreendida levando-se em conta seus vários aspectos. Nesse sentido, mais do que a busca de uma única causa para a gravidez na adolescência, faz-se necessário um olhar multidimensional. Os fatores de risco mais citados na literatura são:[12]

1. O desenvolvimento biológico: puberdade mais precoce ou mais tardia que a média dos adolescentes sugere comportamento de risco para a gravidez precoce.
2. A baixa escolaridade: várias pesquisas demonstram que há relação entre baixa escolaridade e gravidez precoce; além disso, vale ressaltar que a gravidez também é motivo de saída da escola.
3. Casamento e união consensual: nos dias de hoje, verifica-se que o casamento ocorre mais tardiamente, assim, há um aumento da prática sexual antes do casamento. No Brasil, há uma relação importante entre matrimônio e maternidade; contudo, ainda não existem dados que relacionam se a maternidade é eminentemente marital, pois não se sabe se esses arranjos matrimoniais ocorreram antes ou depois da gravidez ou devido a ela.
4. Fatores familiares:
    a) Família uniparental: observa-se que a gravidez pode ser uma resposta à perda de um dos pais, real ou simbólica; ainda, a relação sexual pode estar muito mais relacionada à busca de aceitação, carinho e amor do que ao prazer sexual.
    b) Antecedentes familiares de gravidez na adolescência: estudos demonstram que filhas de mulheres que foram mães na adolescência ou jovens que tiveram irmãs que engravidaram precocemente têm mais risco de serem mães adolescentes.
    c) Moradia fora da família: muitos autores detectaram a importância da supervisão familiar para a inibição da gravidez adolescente, o que não ocorre se o adolescente não estiver vivendo com a família.
5. Religião: não há consenso entre os estudiosos a respeito dessa relação, porém, há hipóteses de que religiões mais rígidas quanto à prática sexual pré-marital podem levar os jovens a começar sua vida sexual mais tardiamente ou de forma escondida.
6. Falta de informação sexual: nesse fator, o mais importante é a abordagem da educação sexual, uma vez que estudos encontram pouca relação entre o conhecimento e a mudança de comportamento.
7. Experiência sexual e contracepção: entre adolescentes, verifica-se um baixo uso de contraceptivos, início da vida sexual em idade precoce, não aceitação da vida sexual pela família e a falta de planejamento. Além disso, como já descrito anteriormente, só a informação não garante o uso do método contraceptivo.

Em relação à prevenção da gravidez, a utilização de métodos anticoncepcionais não ocorre de modo eficaz na adolescência, inclusive devido a fatores psicológicos inerentes ao período. A adolescente nega a possibilidade de engravidar e essa negação é proporcionalmente maior quanto menor for a faixa etária.[15]

Quanto aos aspectos psicobiológicos, destacam-se aqueles referentes às mudanças corporais. Na adolescência ocorrem mudanças significativas, em curto período de tempo, muitas vezes desenvolvendo no adolescente um sentimento de estranheza em relação ao próprio corpo.[16] Nesse sentido, dentre os elementos que estruturam a imagem corporal estão presentes os fatores sociológicos, estabelecidos pelo papel que é dado ao corpo em uma determinada cultura. Geralmente, nessa fase há um conflito entre a imagem idealizada e aquela real do corpo em transformação, gerando assim insatisfação e a prática de hábitos de saúde inadequados, tais como jejum, uso de laxantes e diuréticos.[17]

Diante de uma sociedade que valoriza o corpo esbelto, a imagem da gestante não se encaixa à imagem da adolescente valorizada pelos meios de comunicação. O conflito entre a autoimagem e o corpo idealizado pode ser acentuado quando se considera que, durante a gravidez, as transformações corporais ocorrem em um curto espaço de tempo, exigindo da gestante um processo de adaptação, o que certamente interfere na sua imagem corporal.[18]

Quando se refere à gravidez na adolescência, a literatura indica controvérsias entre os estudos que analisam a satisfação em relação ao ganho de peso e a imagem corporal. Baker e colaboradores[19] em um estudo prospectivo de um grupo de 90 gestantes observou que durante a gestação pode ocorrer aumento na satisfação com o peso e com a imagem corporal. Stevens-Simon e colaboradores,[20] em um estudo com 99 gestantes adolescentes, observaram atitudes positivas destas em relação ao ganho de peso. Matsuhashi e Felice,[21] comparando um grupo de adolescentes gestantes a um grupo de não grávidas, observaram uma autoestima e imagem corporal mais positiva entre as grávidas. Ao contrário, resultados do estudo de Stenberg e Blinn[22] indicam que as gestantes adolescentes apresentaram sentimentos negativos em relação a elas próprias, assim como em relação às mudanças corporais ocorridas.

Estudos recentes têm criticado o enfoque de risco que permeia a literatura sobre sexualidade e reprodução na adolescência, procurando evidenciar a complexidade do fenômeno e os desafios colocados para sua adequada investigação.[10,23] Quanto às implicações sobre as trajetórias escolares e profissionais das jovens mulheres, os autores argumentam que grande proporção de gestações na adolescência acontece depois que as jovens já deixaram a escola, não podendo, portanto, ser consideradas como determinantes da pobreza, mas possivelmente por ela condicionadas.[23,24]

A experiência de uma gravidez inscreve-se em uma etapa de aprendizado da sexualidade, que assume contornos singulares no contexto da cultura sexual brasileira, envolvendo complexas interações entre homens e mulheres, o que torna necessário situá-la no quadro das relações e papéis de gênero.[25] Tem-se como pressuposto que a gravidez na adolescência é vivida de múltiplas formas e os contextos sociais definem universos de possibilidades e de significações diferentes entre os jovens de distintas classes sociais.

Geralmente, a atividade sexual da adolescente é eventual, justificando para muitos a falta de uso rotineiro de contraceptivos. A maioria das jovens também não expõe à família a sua sexualidade, nem a posse do anticoncepcional, que denuncia uma vida sexual ativa. Assim sendo, além da falta ou má utilização de métodos anticoncepcionais, a gravidez e o risco de engravidar na adolescente podem estar associados a uma menor autoestima, a um padrão familiar inadequado, à grande permissividade falsamente apregoada como desejável a uma família moderna ou ao seu tempo livre aproveitado de forma inadequada. De qualquer forma, o que parece ser consensual entre os pesquisadores é que as facilidades de acesso à informação sexual não tem garantido maior proteção contra doenças sexualmente transmissíveis e nem contra a gravidez nas adolescentes.

Nesse sentido, ao estudarem o conhecimento, a atitude e a prática de métodos contraceptivos em adolescentes grávidas, Belo e Silva[26] detectaram, em uma amostra de 156 adolescentes com idades iguais ou menores que 19 anos (média de idade, 16,1 anos), que houve um predomínio de primigestas (78,8%). A primeira relação sexual ocorreu em média aos 14,5 anos. O preservativo (99,4%) e o anticoncepcional hormonal (98%) foram os métodos contraceptivos mais conhecidos, 67,3% não estavam utilizando nenhum método anticoncepcional antes de engravidarem e o principal motivo para não usarem foi o desejo de engravidar (24,5%). Além disso, 54% das adolescentes utilizaram algum método contraceptivo na primeira relação sexual, mas esse uso foi declinando com o tempo, ocorrendo um breve intervalo entre o início da vida sexual e a gravidez. Detectou-se também que as adolescentes mais velhas, pertencentes a alguma religião e de classe socioeconômica mais alta, tinham mais conhecimento sobre os métodos contraceptivos.

■ POSSÍVEIS CONSEQUÊNCIAS PARA AS MÃES ADOLESCENTES E SEUS FILHOS

Um estudo[27] realizado com 120 adolescentes grávidas objetivando verificar idealização suicida em adolescentes grávidas (40 de cada trimestre gestacional), com idades variando entre 14 e 18 anos, atendidas em serviço de pré-natal da Secretaria Municipal de Saúde de Piracicaba teve como resultado: casos de ansiedade em 25 (21%) e casos de depressão em 28 (23%). Desses, 12 (10%) apresentavam ansiedade e depressão. Idealização suicida ocorreu em 19 (16%) das pacientes. Não foram encontradas diferenças nas prevalências de depressão, ansiedade e ideação suicida nos diversos trimestres da gravidez. As tentativas de suicídio anteriores ocorreram em 13% das adolescentes grávidas. A severidade dessas tentativas de suicídio teve associação significativa com o grau da depressão, bem como com o estado civil da paciente, solteira e sem namorado.

A gravidez na adolescência pode ser fator de risco para o desenvolvimento adequado de crianças que nasceram nessa situação. Algumas consequências podem ser vistas quando bebês de mães adolescentes são comparados com os filhos de mulheres adultas:[28] foram encontrados índices mais altos de crianças prematuras, com deficiências orgânicas, baixo peso ao nascimento, irritabilidade e problemas para a regulação do afeto. Além disso, quando essas crianças crescem, surgem mais problemas relacionados à internalização (depressão, ansiedade, isolamento social) e externalização (agressividade e comportamento antissocial). Apresentam também mais dificuldades relacionadas à competência social, bem como problemas de aprendizagem e adaptação social no ambiente escolar.

Quando adolescentes, há uma proporção maior dessas crianças que apresentam comportamentos desviantes. As crianças do sexo feminino, quando adolescentes, correm maior risco de se comportarem de forma promíscua e também se tornarem mães adolescentes, perpetuando esse ciclo.

■ INTERVENÇÃO/PREVENÇÃO

Alguns autores concordam que a intervenção e a prevenção nessa área devem ser multiprofissionais e baseadas em vários aspectos. Guimarães e Sarmento[11,12] listam algumas mudanças e necessidades do sistema brasileiro:

- Devem ser propostos programas que permitam que as adolescentes façam escolhas de fato quanto à sua vida sexual e, no caso de gravidez precoce, que as apoiem;
- Necessidades de programas que estimulem as adolescentes a vislumbrar novas perspectivas, além do casamento ou gravidez precoce;
- Valorizar no atendimento a influência da família e da escola como possíveis fatores de risco ou proteção;
- Educação sexual como parte integrante de todos os programas para adolescentes;
- Ampliar os programas de orientação contraceptiva;
- Valorizar a assistência pré-natal a adolescentes, inclusive buscando-as na comunidade;
- Programas em maternidades públicas e serviços de atendimentos a gestantes adolescentes, visando à prevenção da gravidez precoce (é importante o companheiro também participar dessa conscientização).

Consideramos interessante descrever brevemente um modelo de prevenção e intervenção realizado em outra realidade cultural, a canadense, com a finalidade de analisar a prática realizada em nosso país.

Lacharité[28] descreve que, em Quebec, são desenvolvidos quatro programas de atendimento às adolescentes grávidas e mães.

O primeiro programa é direcionado à melhora da condição biomédica das mães. Trata-se de serviço oferecido durante a gravidez visando melhorar a condição física da mãe, tendo como objetivo a promoção de uma gravidez e um parto saudáveis, com o objetivo de diminuir o índice de prematuridade e baixo peso dos bebês. A avaliação desse programa demonstra que ele tem conseguido atingir seus objetivos, contudo, não tem influência sobre a interação mãe-bebê.

O segundo programa consiste em informar sobre o desenvolvimento normal do bebê, abordando as necessidades da criança e ensinando a mãe a lidar com seu filho. Foi detectado que as mães adquirem as habilidades, mas não são capazes de transferir o que aprendem, naquele momento, para a vida e para os contatos cotidianos com o bebê.

O terceiro objetiva melhorar a rede social de apoio para a mãe. Nesse programa, a adolescente é levada a ter contato com pessoas da sua comunidade que possam ajudá-la no seu papel de mãe. A avaliação desse programa mostra que ele é eficaz no sentido de melhorar a rede de apoio à mãe e também a interação mãe-bebê.

O quarto programa versa sobre a sensibilidade parental. Admite-se que é possível trabalhar com as mães para que elas se tornem mais sensíveis aos seus bebês. Nota-se que embora as mães adolescentes sejam capazes de captar os sinais de seus filhos com facilidade, elas reagem inadequadamente a esses sinais. Há uma dificuldade na interpretação do sinal, na seleção da resposta ou, ainda, na sua aplicação. O método utilizado nesse programa baseia-se na ideia de tornar a mãe sensível ao seu ambiente de forma geral, para que ela possa transferir o que aprender para a sua rotina diária, na sua casa, realizando intervenções em seu ambiente natural.

Em Quebec, todas as mães passam pelo primeiro programa (biomédico) e uma pequena parcela acaba fazendo parte dos outros programas. Destaca-se a necessidade de desenvolver intervenções mais globais.

■ CONSIDERAÇÕES FINAIS

Ao se falar em adolescente é necessário ter uma visão mais ampla sobre este período. Em geral, os adolescentes são considerados como um bloco único e em conflito, e a gravidez na adolescência como indesejada. No entanto, existem diferentes vivências da maternidade e, pelo menos para um grupo de jovens mães, a maternidade pode ser uma experiência de vida plena de significados positivos. Entretanto, assim como todos os indivíduos, os adolescentes têm o direito ao bem-estar e ao pleno desenvolvimento de suas capacidades, necessárias para estabelecer condições de vida adequadas.

Muitas das preocupações da sociedade têm relação com a saúde da adolescente. No entanto, entende-se também que a concepção negativa e reducionista sobre o "problema" da gravidez/maternidade na adolescência pode construir restrições e implicações conceituais no desenvolvimento de pesquisas e na atuação dos profissionais da área.

Em relação à sexualidade, percebe-se uma dupla moral: de um lado a liberação sexual e por outro os valores machistas buscando o controle da sexualidade feminina. Como consequência, as informações sobre sexualidade e contracepção são precárias, visando muitas vezes ao adiamento da iniciação sexual, além de não preparar a adolescente para uma vida sexual segura e prazerosa.

Confirmada a concepção, planejada ou não, faz-se urgente decidir sobre o destino desta gestação, confrontando-se as possíveis repercussões do abortamento, clandestino em nossa legislação, e da maternidade. Entrariam em jogo, aqui, os modelos disponíveis para identificação da jovem gestante, suas expectativas e projetos, bem como as concepções sobre sexualidade, feminilidade e maternidade. É importante também o conhecimento sobre o significado da gravidez e do filho para a adolescente, além dos valores morais vigentes em seu meio. A viabilidade da escolha feita depende da situação concreta de cada adolescente, e os recursos necessários à sua efetivação podem estar ou não disponíveis.

Desta forma, a gravidez na adolescência é um evento complexo e muitas vezes está situado entre desejo e possibilidade. Portanto, seria ingênuo considerá-lo único ou depositário de todas as dificuldades e insucessos posteriores. Cabe atentar para a singularidade de cada caso, evitando possíveis generalizações.

■ REFERÊNCIAS

1. Bianculli CH. Realidade e propostas para absorver e conter a transição adolescente em nosso meio. Adolesc Latinoam. 1997;1(1):31-9.
2. Silva MG, Costa ME. Desenvolvimento psicossocial e ansiedades nos jovens. Análise Psicológica. 2005;2(23):111-27.
3. Wagner A, Ribeiro LS, Arteche AX, Bornholdt EA. Configuração familiar e o bem-estar psicológico dos adolescentes. Psicol Reflex Crit. 1999;12(1):147-56.
4. Sabóia AL. Situação educacional dos jovens. In: Comissão Nacional de População e Desenvolvimento. Jovens acontecendo na trilha das políticas públicas. Brasília: CNPD; 1998. p. 499-518.
5. World Health Organization. Young people's health: world health organization technical report series 731. Geneva: WHO; 1986.
6. Stern C, Garcia E. Hacia un nuevo enfoque en el campo del embarazo adolescente: reflexiones. México: El Colegio de México; 1999.
7. Brasil. Ministério da Saúde. Saúde e desenvolvimento da juventude brasileira: construindo uma agenda nacional. Brasília: MS; 1999.
8. Sociedade Civil Bem-estar Familiar no Brasil. Pesquisa nacional sobre demografia e saúde. Rio de Janeiro: DHS; 1996.
9. Camarano AA. Fecundidade e anticoncepção ca população de 15-19 anos. Trabalhos do Seminário Gravidez na Adolescência; 1998; Rio de Janeiro. Brasília: MS; 1998. p. 35-46.
10. Brandão ER. Individualização e vínculo familiar em camadas médias: um olhar através da gravidez na adolescência [tese]. Rio de Janeiro: Universidade do Estado do Rio de Janeiro; 2003.
11. Sarmento R. Paternidade na adolescência. In: Saito MI, Silva LEV. Adolescência: prevenção e risco. São Paulo: Atheneu; 2001. p. 307-20.
12. Guimarães EB. Gravidez na adolescência: fatores de risco. In: Saito MI, Silva LEV. Adolescência: prevenção e risco. São Paulo: Atheneu; 2001. p. 291-8.
13. Brasil. Ministério da Saúde. Partos atendidos na rede hospitalar do SUS no período de 1993 a 2000 [Internet]. Brasília: MS; 2001 [capturado em 15 mar. 2002]. Disponível em: www.saude.gov.br/sps/areastecnicas/adolescente/doc/partos.
14. Neves DCA. A relação da gravidez com a educação, a profissionalização e a socialização das adolescentes das classes subalternas que frequentam o Hospital das Clínicas/UFG [dissertação]. Goiânia: Universidade Federal de Goiás; 2001.
15. Ballone GJ. Gravidez na adolescência [Internet]. São Paulo: PsiqWeb; c2011 [capturado em 10 nov. 2011]. Disponível em: http://sites.uol.com.br/gballone/infantil/ adoelesc3.html.
16. Knobel M. A síndrome da adolescência normal. In: Aberastury A, Nobel M, organizadores. Adolescência normal: um enfoque psicanalítico. 10. ed. Porto Alegre: Artmed; 1992.
17. Pesa JA, Syre TR, Jones E. Psychosocial differences associated with body weight among female adolescents: the importance of body image. J Adolesc Health. 2000;26(5):330-7.
18. Richardson P. Women's experiences of body change during normal pregnancy. Matern Child Nurs J. 1990;19(2):93-111.
19. Baker CW, Carter AS, Cohen LR, Brownell KD. Eating attitudes and behaviors in pregnancy and postpartum: global stability versus specific transitions. Ann Behav Med. 1999;21(2):143-8.
20. Stevens-Simon C, Nakashima I, Andrews D. Weight gain attitudes among pregnant adolescents. J Adolesc Health. 1993;14(5):369-72.
21. Matsuhashi Y, Felice ME. Adolescent body image during pregnancy. J Adolesc Health. 1991; 12(4):313-5.
22. Stenberg L, Blinn L. Feelings about self and body during adolescent pregnancy. Fam Soc. 1993;74(5):282-90.
23. Stern C, Medina G. Adolescencia y salud en México. In: Oliveira MC, organizador. Cultura, adolescência e saúde: Argentina, Brasil e México. Campinas: Consórcio de Programas em Saúde Reprodutiva e Sexualidade na América Latina; 2000. p. 98-160.
24. Hoffman SD. Teenage childbearing is not so bad after all... or is it? A review of the new literature. Fam Plann Perspect. 1998;30(5):236-9, 243.
25. Heilborn ML, Salem T, Knauth DR, Aquino EML, Bozon M, Rohden F, et al. Aproximações socioantropológicas sobre a gravidez na adolescência. Horiz Antropol. 2002;8(17):13-45.
26. Belo MAV, Silva JLP. Conhecimento, atitude e prática sobre métodos anticoncepcionais entre adolescentes gestantes. Rev Saúde Pública. 2004;38(4):479-87.
27. Freitas GVS, Botega NJ. Gravidez na adolescência: prevalência de depressão, ansiedade e ideação suicida. Rev Assoc Med Bras. 2002; 48(3):245-9.
28. Lacharité C. Crianças em situação de risco psicossocial. [S.l.: s.n]; 1998. Mimeo.

PARTE 5 | Outros temas

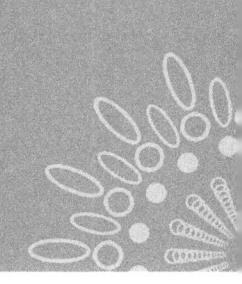

CAPÍTULO 26 | Obesidade, anorexia e bulimia
Adriana Lúcia Carolo e Rosane Pilot Pessa Ribeiro

CAPÍTULO 27 | Aspectos epidemiológicos e reprodutivos da adolescente na comunidade
Marta Edna Holanda Diógenes Yazlle, Rodrigo Coelho Franco, Daniela Michelazzo e Maria Célia Mendes

CAPÍTULO 28 | Vacinação na infância e adolescência
Flávia Raquel Rosa Junqueira e Sílvio Antônio Franceschini

capítulo 26 | Obesidade, anorexia e bulimia

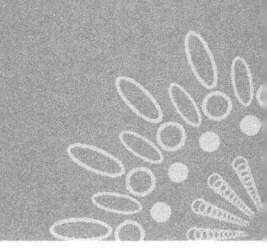

Adriana Lúcia Carolo
Rosane Pilot Pessa Ribeiro

Introdução	371
Obesidade	372
Transtornos alimentares: anorexia e bulimia nervosas	378
Considerações finais	392

■ INTRODUÇÃO

Os adolescentes são um grupo heterogêneo em termos de desenvolvimento, maturidade e estilo de vida, vulnerável nutricionalmente em virtude de vários fatores, como alta necessidade nutricional para o crescimento, padrão alimentar e estilo de vida inadequados, comportamentos de risco e suscetibilidade às influências ambientais.

Durante a puberdade, o crescimento médio anual das meninas é de 8 centímetros por ano e o ganho de peso de 6 a 8 quilos.[1] No final do processo de maturação sexual, os adolescentes terão adquirido de 15 a 25% da estatura final e 37% da massa óssea total é acumulada.[2] Em relação à composição corporal das meninas, há um aumento do tecido adiposo, o que pode explicar o motivo pelo qual a adolescência é considerada um período crítico para o desenvolvimento da obesidade, principalmente abdominal.[3]

A desnutrição, a deficiência específica de nutrientes, a obesidade e outros marcadores de doenças crônicas estão entre os principais problemas de saúde da adolescência. As dietas inadequadas são a causa primária, associadas a estilo de vida e condições de saúde que comprometem o estado nutricional.[2]

A inadequação nutricional pode potencialmente retardar o crescimento e a maturidade sexual, apesar de esse problema ser consequência da má nutrição crônica na infância.[2] Mas o inverso também pode acontecer: Ridder e colaboradores[4] observaram que as meninas que apresentam maior quantidade de tecido adiposo antes da puberdade terão aceleramento na conversão de estrogênio e maior chance de ocorrência de puberdade precoce.[4] Em consequência, as meninas que apresentam a menarca precoce têm mais risco de apresentar obesidade posteriormente.[5]

A baixa disponibilidade energética pode ocorrer nos transtornos alimentares ou dietas restritas em calorias, estas adotadas por meninas com o objetivo de perder peso e tornar-se magra e normalmente associadas ao consumo inadequado de ferro e cálcio.[2] A anemia, cuja causa primária pode ou não ser a deficiência de ferro, é reconhecida como o principal problema nutricional em adolescentes. Estudo em escolares paulistanos mostrou uma alta prevalência de anêmicos entre adolescentes acima de 12 anos, sendo este percentual maior em meninas.[6]

Neste capítulo serão abordados a obesidade e os transtornos alimentares anorexia e bulimia nervosas.

■ OBESIDADE

O sobrepeso e a obesidade são definidos como o acúmulo anormal ou excessivo de gordura corporal que pode prejudicar a saúde. A causa fundamental do sobrepeso e da obesidade é o desequilíbrio energético entre as calorias consumidas e as calorias gastas com o metabolismo basal e as atividades diárias. O aumento global da obesidade está associado principalmente a dois fatores: a adoção de dietas caloricamente densas, ricas em gordura e açúcar e com fonte insuficiente de vitaminas, minerais e outros nutrientes; e a redução da atividade física, relacionada ao aumento do sedentarismo.[7]

A hereditariedade tem influência sobre o desenvolvimento da obesidade, tanto quanto o meio ambiente e a interação entre esses dois aspectos. Uma pesquisa conduzida por Freedman e colaboradores[8] demonstra que as médias de índice de massa corporal (IMC) foram mais altas nos adolescentes com pai e mãe obesos. No Bogalusa Heart Study, foi observada uma correlação positiva entre obesidade materna e obesidade das filhas na idade adulta, talvez pela maior sensibilidade destas ao exemplo de comportamento alimentar da mãe e ao estímulo de maior consumo calórico.[9]

A obesidade está se tornando uma doença crônica e epidêmica, e vem aumentando rapidamente em todos os países do mundo, sem distinção de classe social. No Brasil, a prevalência de obesidade em adolescentes do sexo feminino, entre 10 e 19 anos, variou de 0,7% em 1974/1975 para 2,9% em 2002/2003, segundo dados obtidos pelo Estudo Nacional de Despesas Familiares (Endef) e pela Pesquisa de Orçamentos Familiares (POF), respectivamente.[10]

O aumento da prevalência da obesidade é preocupante, uma vez que o excesso de gordura corporal, principalmente na região abdominal, está associado a uma série de alterações, principalmente no perfil lipídico, pressão arterial e insulinemia – fatores considerados de risco para o desenvolvimento de doenças crônicas, como diabetes tipo 2 e doenças cardiovasculares. Essas alterações, por sua vez, estão associadas à síndrome dos ovários policísticos (SOP), principal causa de anovulação e infertilidade em mulheres na idade adulta. Além disso, a obesidade na infância está associada a grande chance de morte prematura e morbidade na idade adulta.[7]

Diagnóstico de obesidade

O IMC é uma relação simples entre o peso e a altura, habitualmente usado para classificar sobrepeso e obesidade em adultos. É definido pela equação do peso (em quilogramas) dividido pela altura (em metros) ao quadrado.

A avaliação do estado nutricional por meio da antropometria é bem mais complexa em adolescentes por conta da grande variabilidade no crescimento e nas dimensões corporais, que depende do estado nutricional dos indivíduos, mas, também, do desempenho do crescimento nas idades anteriores e de fatores hormonais relacionados ao processo de maturação sexual.

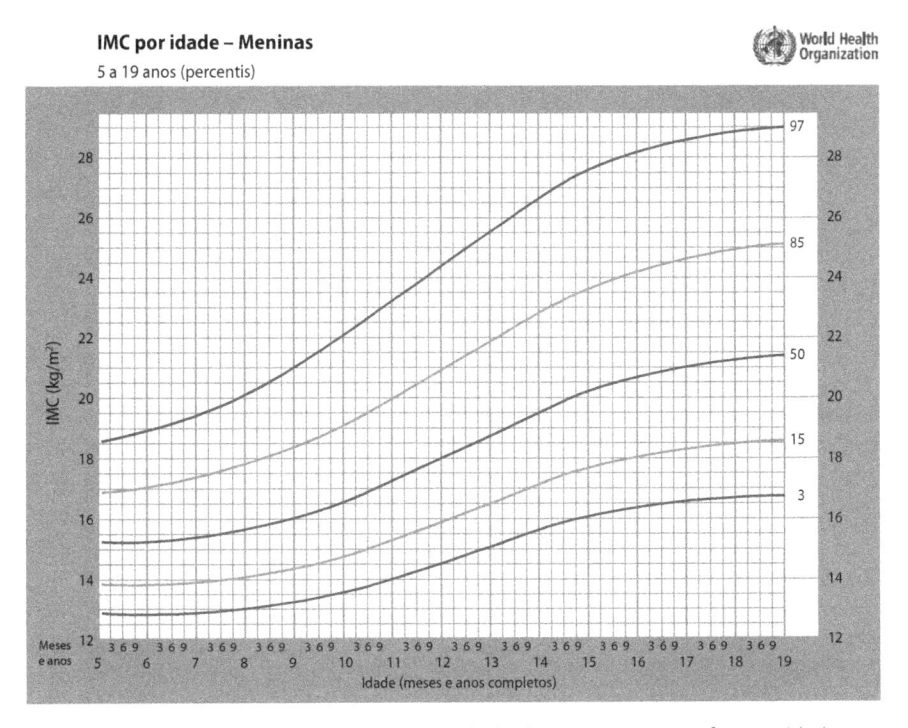

Figura 26.1. Curvas de percentuais de IMC da OMS para meninas, conforme a idade.

O IMC para idades compreendidas na fase adolescente sofre influência do estágio da maturação sexual, porém, reflete o estado nutricional dos indivíduos, em particular o estado do balanço energético e a extensão dos depósitos de tecido adiposo na massa corporal do jovem.[10]

Existem duas formas de diagnosticar a obesidade utilizando o IMC. Uma delas (Fig. 26.1) é utilizar as curvas de percentuais de IMC, conforme a idade, da OMS,[11] classificando o adolescente em risco de obesidade se o valor do IMC ficar entre os percentuais de 85 e 95, e obeso se o valor for acima de 95.

A outra forma de diagnosticar a obesidade é adotar os pontos de corte estabelecidos por Cole e colaboradores,[12] que utilizaram dados do Brasil, Inglaterra, Hong Kong, Holanda, Cingapura e EUA. Foram definidos dois pontos de corte para sobrepeso e obesidade em adolescentes, levando em consideração os pontos de corte de percentuais para adultos,[13] que são de 25 kg/m^2 e 30 kg/m^2, respectivamente. Os valores estão na Tabela 26.1.[12]

Um estudo, conduzido por Van Lenthe e colaboradores,[5] demonstrou relação positiva entre o tempo de maturação sexual e o desenvolvimento de obesidade: indivíduos com maturação sexual mais rápida apresentavam valores maiores de IMC e de soma das dobras cutâneas e, como consequência da maturação precoce, aumento no risco de desenvolver doença cardiovascular.[5]

Alterações metabólicas na obesidade

A presença de alterações, como resistência à insulina, dislipidemia, hipertensão e alterações trombogênicas na infância e adolescência, pode contribuir para o desenvolvimento de lesões precoces de aterosclerose, já nas primeiras décadas de vida. Estudos longitudinais têm demonstrado uma forte associação entre o excesso de peso nas primeiras décadas de vida e a alta taxa de morbidade na vida adulta por doenças cardiovasculares.[14]

O Bogalusa Heart Study, realizado com o objetivo de avaliar fatores de risco para a doença cardiovascular em crianças e adolescentes, demonstrou que 58% dos obesos tinham pelo menos um fator de risco, como dislipidemia, hiperinsulinemia ou hipertensão arterial. Outro dado encontrado foi que as crianças e adolescentes obesos tinham 2,4 vezes e 7,1 vezes mais chances de ter níveis altos de colesterol total e de triglicérides, respectivamente, quando comparados com os eutróficos.[14] Há, assim, aumento do risco de síndrome metabólica na infância e adolescência, associado à obesidade; cabe lembrar também que a síndrome metabólica está relacionada à propensão para doenças cardiovasculares e diabetes melito tipo 2.[15]

Na obesidade, as produções androgênica, adrenal e ovariana são elevadas, o que confirma sua correlação com o IMC. A obesidade abdominal, no caso das mulheres, é fortemente associada ao hiperandrogenismo. A aromatização, reação enzimática responsável pela conversão de andrógenos a estrógenos, ocorre no tecido adiposo de homens e mulheres e está relacionada ao peso corporal.[16]

Tabela 26.1. Valores dos pontos de corte para sobrepeso e obesidade em adolescentes, de acordo com o sexo, definidos a partir dos pontos de corte para adultos

IDADE (ANOS)	ICM 25KG;/M²		IMC 30KG/M²	
	HOMENS	MULHERES	HOMENS	MULHERES
2	18,41	18,02	20,09	19,81
2,5	18,13	17,76	19,80	19,55
3	17,89	17,56	19,57	19,36
3,5	17,69	17,40	19,39	19,23
4	17,55	17,28	19,29	19,15
4,5	17,47	17,19	19,26	19,12
5	17,42	17,15	19,30	19,17
5,5	17,45	17,20	19,47	19,34
6	17,55	17,34	19,78	19,65
6,5	17,71	17,53	20,23	20,08
7	17,92	17,75	20,63	20,51
7,5	18,16	18,03	21,09	21,01
8	18,44	18,35	21,60	21,57
8,5	18,76	18,69	22,17	22,18
9	19,10	19,07	22,77	22,81
9,5	19,46	19,45	23,39	23,46
10	19,84	19,86	24,00	24,11
10,5	20,20	20,29	24,57	24,77
11	20,55	20,74	25,10	25,42
11,5	20,89	21,20	25,58	26,05
12	21,22	21,68	26,02	26,67
12,5	21,56	22,14	26,43	27,24
13	21,91	22,58	26,84	27,76
13,5	22,27	22,98	27,25	28,20
14	22,62	23,34	27,63	28,57
14,5	22,96	23,66	27,98	28,87
15	23,29	23,94	28,30	29,11
15,5	23,60	24,17	28,60	29,29
16	23,90	24,37	28,88	29,43
16,5	24,19	24,54	29,14	29,56
17	24,46	24,70	29,41	29,69
17,5	24,73	24,85	29,70	29,84
18	25	25	30	30

IMC = índice de massa corporal.
Fonte: Cole e colaboradores.[12]

Assim, o hiperestrogenismo e o hiperandrogenismo são comuns em mulheres obesas; cerca de 50% delas apresentam a SOP.[16] A hiperandrogenemia, a hiperinsulinemia e a obesidade abdominal são condições independentes relacionadas à SOP e cada uma é capaz de perpetuar as demais condições.[16]

O acompanhamento das adolescentes com sobrepeso e obesidade se faz necessário para minimizar as alterações clínicas e metabólicas, que podem evoluir para doenças crônico-degenerativas com risco elevado de morbimortalidade e interferência na capacidade reprodutiva.

Tratamento

O tratamento da obesidade deve enfocar não só a perda de peso, mas também formas de manutenção do peso alcançado e de melhora da qualidade de vida, além da autoestima, da ansiedade e da depressão – estados normalmente presentes no indivíduo obeso. A obesidade é uma condição que pode não responder ao tratamento convencional, e por isso seu manejo deve dirigir-se às necessidades individuais do paciente.

O tratamento pode ser dividido em quatro pilares: o dietoterápico, o de incentivo ao exercício físico, o cognitivo-comportamental e o medicamentoso. Em casos extremos, pode-se considerar o tratamento cirúrgico.

Tratamento dietoterápico

Uma abordagem sobre a alimentação saudável, a perda de peso e a prática de exercícios deve ser estimulada, a fim de reduzir o risco de doença cardiovascular e diabetes melito tipo 2.

A terapia mais segura e de baixo custo, que tem mostrado efeitos positivos sobre a obesidade, é a perda de peso pela mudança do estilo de vida. Muitos estudos de pequeno porte demonstram redução dos níveis de insulina, com perda de 10 a 20% do peso inicial.[17]

A reeducação nutricional de adolescentes é um trabalho que deve levar em conta todos os aspectos físicos e emocionais que envolvem esta fase. É um período de crise de identidade, conflitos, dúvidas, insegurança e insatisfação com as mudanças corporais, que podem contribuir para um aspecto muito delicado neste processo: a alimentação como válvula de escape de toda a pressão. Orientações sobre a mudança de comportamento alimentar, isoladamente, nem sempre são suficientes para alcançar a perda de peso.[18]

A prescrição dietética deve ser individualizada, estabelecendo uma redução de 500 cal por dia da quantidade estabelecida pelo gasto energético total (GET).[19,20] Essa redução energética visa à perda de aproximadamente 500 gramas por semana ou de 2 a 3 quilos por mês. O plano alimentar deve respeitar os hábitos alimentares do adolescente e seu estilo de vida. A redução calórica deve ser realizada de forma progressiva, priorizando-se a qualidade dos alimentos ingeridos e, em seguida, a quantidade ideal a ser consumida.

Quando o adolescente apresenta dislipidemia, é necessário fazer um controle sobre a qualidade e a quantidade de gordura consumida, bem como orientá-lo sobre os tipos de gordura existentes, em que alimentos são encontrados e de que modo consumi-los.

Exercício físico

A prática de atividade física deve ser estimulada, pois colabora com a perda de peso e interfere positivamente em alguns parâmetros metabólicos, como a resistência à insulina e o perfil lipídico. A orientação dessa prática deve seguir as recomendações do American College of Sports Medicine (ACSM),[21,22] a saber: 1) frequência de 3 a 5 dias por semana; 2) intensidade de 65 a 90% da frequência cardíaca máxima; 3) tempo de 20 a 60 minutos ou mais por sessão, com atividade contínua e intermitente; 4) tipo aeróbico (caminhada rápida, corrida, andar de bicicleta, dança); e 5) divertimento, de preferência em atividades aeróbicas agradáveis.

Tratamento cognitivo-comportamental

A terapia cognitivo-comportamental (TCC) é uma abordagem de eficácia comprovada no tratamento da obesidade. Nesta linha terapêutica, valoriza-se o "aqui e agora" e a solução do problema por meio de tentativa e erro.

Um aspecto importante para o sucesso desse tratamento é a motivação, uma vez que sua abordagem requer mudanças no comportamento e na rotina que só são alcançados com esforço e perseverança. Tal abordagem tem sido utilizada em pacientes obesos com compulsão alimentar, mas pode ser aplicada em obesos sem esse agravante, por abordar aspectos importantes que colaboram com a mudança do estilo de vida e contribuem para a perda de peso.

As partes da TCC aplicadas aos pacientes obesos são:[23]

- Automonitorização: é o aspecto central da TCC, no qual o paciente deve manter um diário dos seus hábitos alimentares;
- Solução de problemas: o paciente recebe orientações específicas sobre como identificar e lidar com o problema;
- Educação nutricional: é adotada uma dieta balanceada, hipocalórica, em conjunto com um programa de educação nutricional;
- Diminuição da velocidade de ingestão: o objetivo é atingir a saciedade com menor quantidade de alimento;
- Controle do estímulo e reestruturação cognitiva: reduz a exposição do paciente a alimentos e o ajuda a vencer pensamentos autodepreciativos;
- Exercício físico: favorece mudanças no estilo de vida.[23]

Tratamento medicamentoso

O uso de medicamentos na obesidade infantojuvenil deve ser extremamente criterioso, utilizado em casos em que são detectadas situações de agravo à saúde – com influência direta do ganho de peso – e associado à reeducação alimentar. Há, contudo, medicações que levam ao ganho de peso como efeito colateral, as quais, nesse caso devem ser suspensas ou substituídas.[24]

A regra básica é não fazer da medicação a primeira escolha. O tratamento deve ser conservador e contemplar a reeducação alimentar e o exercício físico, durante pelo menos 6 meses e antes do tratamento medicamentoso, que, se adotado, representará mais um recurso dentro de um conjunto de medidas para tratar a obesidade.

Na Tabela 26.2 estão descritos os fármacos que podem ser utilizados no tratamento da obesidade infantojuvenil, segundo a Sociedade Brasileira de Pediatria (SBP).[24]

Tabela 26.2. Fármacos que podem ser usados para auxiliar o tratamento da obesidade infantojuvenil

MEDICAMENTO	INDICAÇÃO	APRESENTAÇÃO	DOSE	IDADE DE LIBERAÇÃO NO BRASIL
Sibutramina	Indução de saciedade	Comprimidos de 10-15 mg	10-15 mg 1 vez ao dia	Uso adulto
Orlistate	Bloqueio de 30% da absorção de gordura intestinal	Comprimidos de 120 mg	120 mg 3 vezes ao dia	Uso adulto
Fluoxetina	Tratamento da depressão	Comprimidos de 20 mg e gotas (1 mg/gota)	Dose inicial de 10 mg ao dia	A partir de 8 anos
Sertralina	Tratamento da compulsão	Comprimidos de 25, 50 e 100 mg	Dose inicial de 25 mg ao dia	A partir de 6 anos
Metformina	Melhora da sensibilidade à insulina	Comprimidos de 500 a 850 mg	Dose inicial de 500 mg ao dia	Indefinida

Fonte: Sociedade Brasileira de Pediatria.[24]

■ TRANSTORNOS ALIMENTARES: ANOREXIA E BULIMIA NERVOSAS

Os transtornos alimentares são quadros psicopatológicos caracterizados por graves alterações no comportamento alimentar, que afetam, predominantemente, adolescentes e adultos jovens do sexo feminino, podendo desencadear prejuízos tanto de natureza biológica quanto psicológica, bem como aumento da morbimortalidade. Por afetarem sobretudo indivíduos que se encontram em processo evolutivo, esses quadros psicopatológicos acarretam riscos potenciais à consolidação de funções orgânicas essenciais e ao amadurecimento de fatores estruturantes da personalidade, ameaçando, assim, o desenvolvimento biopsicossocial.

Considerando a intensidade e severidade dos sintomas e suas consequências disruptivas no processo adaptativo dos indivíduos por eles acometidos, o tratamento deve ser realizado por uma equipe multiprofissional e interdisciplinar atenta a todas as dimensões vitais – clínicas, psicológicas e nutricionais – envolvidas. Assim como ocorre em outras condições crônicas de agravos à saúde, o conhecimento acumulado na área explicita a necessidade de contarmos com o respaldo de um trabalho integrado por diferentes especialidades, que promovam uma conjugação eficiente de saberes, articulados em torno de estratégias de intervenção diversificadas e que busquem metas minuciosamente traçadas para cada paciente. Desse somatório de esforços, resultarão o sucesso terapêutico e a manutenção dos resultados obtidos.

Definição e incidência

Os dois principais transtornos alimentares com que lidamos na clínica contemporânea são a anorexia nervosa (AN) e a bulimia nervosa (BN). Na AN ocorre perda de peso intensa à custa de dieta extremamente restrita, busca desenfreada por um ideal de magreza e distorção da imagem corporal. Já na BN, ocorrem episódios repetidos de grande ingestão alimentar em um curto período de tempo (episódios bulímicos, do termo inglês *binge eating*) e há uma preocupação excessiva com o controle do peso corporal. Neste caso, a paciente chega a adotar medidas extremas, a fim de evitar o ganho de peso resultante da ingestão exagerada de alimentos.[25,26]

A incidência de novos casos de AN em mulheres jovens, de acordo com estudos publicados nos Estados Unidos e na Europa, pode variar de 1,43[27] a 50[28] por 100 mil pessoas anualmente. A incidência de BN é de 2 a 4% em países desenvolvidos.[28,29]

Quadro clínico

O diagnóstico dos transtornos alimentares é predominantemente clínico.

Os sinais clínicos encontrados na AN são relacionados à gravidade ou grau de desnutrição, que pode ser avaliado pelo IMC. Considera-se desnutrido o paciente com IMC abaixo de 18 kg/m².

Os sintomas mais frequentes da AN são: amenorreia, constipação intestinal, dor abdominal, sensação de plenitude gástrica, intolerância ao frio, fadiga, queda de cabelo, extremidades frias (pés e mãos) e dificuldade de concentração.

Os sinais clássicos decorrentes da desnutrição são: presença de lanugo (penugem fina sobre a pele), pele seca, hiperbetacarotenemia (pele amarelada), hipotensão, bradicardia, bradipneia e edema de membros inferiores.

Segundo a Associação Americana de Psiquiatria, os critérios diagnósticos para a AN seguem a classificação do *Manual Diagnóstico e Estatístico de Transtornos Mentais*, 4.ª ed., texto revisado (DSM-IV-TR),[30] e incluem:

a) Recusa em manter o peso corporal em um nível igual ou superior ao mínimo normal adequado à idade e à altura (p. ex., quando a manutenção do peso corporal está 85% abaixo do esperado, seja por perda de peso ou incapacidade de atingir o peso adequado durante o período de crescimento).
b) Medo intenso de ganhar peso ou de engordar, mesmo estando com o peso abaixo do normal.
c) Perturbação no modo de enxergar o peso ou a forma do corpo, influência indevida destes sobre a autoavaliação e negação do baixo peso atual.
d) Nas mulheres pós-menarca: amenorreia, isto é, ausência de pelo menos três ciclos menstruais consecutivos.

Os subtipos de AN são:

* Tipo restritivo: se durante o episódio de AN o indivíduo não manifestar regularmente comportamento de compulsão alimentar ou de purgação (isto é, indução de vômito ou uso indevido de laxantes, diuréticos ou enemas).
* Tipo compulsão periódica/purgativo: se durante o episódio de AN o indivíduo manifestar regularmente comportamento de compulsão alimentar ou de purgação.

Na BN, os pacientes têm peso normal, embora possam, em poucos casos, apresentar sobrepeso. As complicações clínicas são frequentes e estão relacionadas às práticas e manobras compensatórias inadequadas para o controle de peso, como vômitos induzidos, uso de laxantes, diuréticos, inibidores do apetite e de hormônios tireoidianos, que desencadeiam transtornos hidreletrolíticos.

Os sinais clínicos decorrentes da prática de indução de vômito são: dentes gastos, hipertrofia das glândulas salivares e bradicardia como resultado da hipopotassemia. Como também é comum o engajamento intenso e repetitivo em exercícios físicos, há possibilidade de danos aos músculos e ligamentos.

Os critérios diagnósticos para a BN envolvem, segundo a Associação Americana de Psiquiatria:[30]

a) Crises bulímicas recorrentes. Uma crise bulímica é caracterizada pelos seguintes aspectos:
   1. Ingestão, em um período limitado de tempo, de uma quantidade de alimentos definitivamente maior do que a maioria das pessoas consumiria durante período similar e sob circunstâncias similares.
   2. Sentimento de falta de controle sobre o comportamento alimentar durante o episódio – por exemplo, um sentimento de incapacidade de parar de comer ou de controlar o tipo e a quantidade de alimento.
b) Comportamento compensatório inadequado e recorrente, objetivando a prevenção do aumento de peso, com indução de vômito, uso indevido de laxantes, diuréticos, enemas ou outros medicamentos, prática de jejuns ou exercícios excessivos.
c) Ocorrência de crise bulímica e comportamentos compensatórios inadequados pelo menos 2 vezes por semana, em média, por 3 meses.

d) Autoimagem indevidamente influenciada pela forma e pelo peso do corpo.
e) Distúrbio que não ocorre exclusivamente durante episódios de AN.

Nessas situações, também encontramos dois subtipos:

- Tipo purgativo: se durante o episódio de BN o indivíduo não induzir vômitos ou usar indevidamente laxantes, diuréticos ou enemas com regularidade.
- Tipo não purgativo: se durante o episódio de BN o indivíduo manifestar comportamentos compensatórios inadequados, tais como jejuns ou exercícios excessivos, mas não induzir vômitos ou usar indevidamente laxantes, diuréticos ou enemas com regularidade.

Diagnóstico diferencial

Várias doenças sistêmicas cursam com sintomas alimentares, portanto, ao proceder ao diagnóstico de AN ou BN, devem-se excluir outras possibilidades de causas orgânicas que podem afetar o comportamento alimentar.

Deve-se lembrar, ainda, que perdas de peso acentuadas que ocorrem na AN também ocorrem em doenças inflamatórias intestinais, diabetes, doenças consuptivas (câncer) ou infecciosas (Aids), hipertireoidismo, megaesôfago, síndrome da artéria mesentérica superior, depressão e esquizofrenia.

Para pacientes com BN e episódios de compulsão alimentar periódicos, deve-se afastar a possibilidade de lesões hipotalâmicas que podem cursar com hiperfagia. O diagnóstico diferencial poderá ser feito a partir da verificação de prática de atividade compensatória para redução de peso (indução de vômito, uso de laxantes ou diuréticos e alterações na percepção da imagem corporal, fatores estes característicos de transtorno alimentar).[31]

Complicações clínicas

As complicações clínicas decorrentes dos transtornos alimentares são frequentemente graves e estão relacionadas ao grau de desnutrição ou às práticas para diminuição do peso corporal. Algumas surgem em decorrência de atraso no diagnóstico e início do tratamento, uma vez que, por não se considerarem doentes, os pacientes escondem os sintomas e recusam o tratamento.

As principais complicações clínicas são: 1) complicações hidroeletrolíticas – hipopotassemia, hipomagnesemia, hiponatremia, hiperfosfatemia; 2) alterações do equilíbrio acidobásico; 3) alterações metabólicas – hipoglicemia, hiperglicemia; 4) alterações endócrinas – amenorreia, baixos níveis de testosterona, elevação dos níveis de cortisol, elevação dos níveis de hormônio de crescimento, redução dos níveis de hormônios da tireoide; 5) alterações ósseas e do crescimento; 6) alterações hematológicas – anemia, queda do número de glóbulos brancos e de plaquetas; 7) alterações: da pele, visuais, cardiovasculares, pulmonares, renais e gastrintestinais.

Do ponto de vista do curso e evolução da AN, segundo Borges e colaboradores,[32] as taxas de recuperação são variáveis. Estima-se, no entanto, que cerca de 30 a 40% dos pacientes têm recuperação completa, não voltando a apresentar outros episódios do transtorno. Outros 30 a 40% têm uma evolução mediana, oscilando entre períodos de melhora e de recidiva da enfermidade, podendo evoluir para BN. O restante dos pacientes tem um curso grave, com complicações físicas e psicológicas mais sérias. Alguns fatores são preditivos de uma evolução desfavorável, como peso muito baixo no início do tratamento, aparecimento tardio do transtorno, demora para procurar ajuda médica, presença de práticas purgativas, relações familiares comprometidas e comorbidade psiquiátrica.

O curso e a evolução da BN mostram que há recuperação satisfatória em aproximadamente 60% dos pacientes bulímicos, e 30% mostram evolução mediana e 10% seguem com um curso ruim. Neste caso também há fatores considerados preditivos de mau prognóstico, tais como elevada frequência de vômitos, aparecimento tardio do transtorno, maior severidade no quadro e relações interpessoais conturbadas. No entanto, ainda são necessários mais estudos prospectivos.

Aspectos etiológicos

Não há uma etiologia única responsável pelos transtornos alimentares. Acredita-se no modelo multifatorial, com contribuição de fatores biológicos, genéticos, psicológicos, socioculturais e familiares. São reconhecidos como *fatores de predisposição* o sexo feminino, história familiar de transtorno alimentar, baixa autoestima, perfeccionismo e dificuldade em expressar emoções. Entre os *fatores precipitantes*, encontram-se dieta, experiências de separação e perda, alterações da dinâmica familiar, expectativas irreais e proximidade da menarca. Entre os *fatores mantenedores*, figuram alterações endócrinas, distorção da imagem corporal, distorções cognitivas e práticas purgativas.[32]

Nesse contexto, nenhum fator pode ser tomado isoladamente como decisivo no desencadeamento dos sintomas. Logo, não há precedência de um fator sobre outros. Assim, ganha força a hipótese de que haveria uma influência combinada de fatores relacionados a aspectos da personalidade do indivíduo, ambiente, dinâmica familiar e meio sociocultural. Esses fatores concorreriam para a predisposição, instalação e manutenção do problema, e sua concomitância poderia ter um efeito potencializador no sentido de uns exercerem mais efeito sobre os demais.

Tratamento

As complicações clínicas e emocionais dos transtornos alimentares são variadas e, algumas, potencialmente graves. Sendo assim, o diagnóstico e tratamento dos distúrbios devem ser realizados precocemente, por equipe multidisciplinar e interdisciplinar, para obtenção de resultados mais satisfatórios; devem envolver a unidade paciente-família e, dependendo da modalidade terapêutica, o atendimento deve ser individual ou grupal.

Avaliação nutricional

Avaliação do estado nutricional inicial

Segundo Sicchieri e colaboradores,[33] a avaliação nutricional deve ser realizada no primeiro atendimento de maneira mais global, repetida a cada retorno, e envolver:

Avaliação antropométrica: com aferição de peso, altura, circunferência do braço e pregas cutâneas (tricipital, bicipital, subescapular e suprailíaca).

A obtenção do peso e da estatura e a comparação dessas medidas com os padrões de referência de normalidade para a idade e o sexo são essenciais para mensurar a intensidade da desnutrição, assim como para acompanhar a evolução do quadro ao longo do tratamento.[34]

O padrão de referência de normalidade mais utilizado é o do National Center for Health Statistics (NCHS), enquanto o indicador nutricional mais empregado em adolescentes é o IMC. Em adultos, segundo o valor do IMC, o estado nutricional pode ser dividido em quatro grupos:

* Normalidade: IMC ≥ 18,5 E < 25,0
* Desnutrição: IMC < 18,5
* Sobrepeso: IMC ≥ 25,0 E < 30,0
* Obesidade: IMC ≥ 30,0

Em pacientes com menos de 20 anos é necessário comparar, segundo sexo e idade, o valor obtido do IMC com as tabelas de referência do NCHS,[35] considerando-se portador de desnutrição o indivíduo com IMC abaixo do quinto percentual para idade e sexo (Tab. 26.3).

Tabela 26.3. Valores dos percentuais 5 e 50 do IMC (kg/m^2) em pacientes com menos de 20 anos de idade (NCHS)

IDADE (ANOS)	MENINOS P5	MENINOS P50	MENINAS P5	MENINAS P50
10	14,2	16,6	14,0	16,9
11	14,6	17,2	14,4	17,5
12	15,0	17,8	14,8	18,1
13	15,5	18,5	15,3	18,7
14	16,0	19,2	15,8	19,4
15	16,6	19,9	16,3	19,9
16	17,1	20,6	16,8	20,5
17	17,7	21,2	17,2	20,9
18	18,2	21,9	17,6	21,3
19	18,7	22,5	17,8	21,6

Fonte: National Center for Health Statistics.[35]

A avaliação antropométrica deverá ser realizada, de preferência, por apenas um profissional (nutricionista ou enfermeiro), para minimizar a possibilidade de erros. O protocolo para pesagem dos pacientes em um programa de internação ou em regime ambulatorial deve ser definido anteriormente, incluindo quem pesará, quando a pesagem vai ocorrer e se o paciente vai saber ou não o seu peso.[36]

Associada a essas medidas, é também importante a realização de outros métodos de avaliação da composição corporal, quando disponíveis, como, por exemplo, a bioimpedância elétrica, principalmente nos casos em que há grande perda de peso, incluindo perda significativa de massa magra e massa gorda.

Avaliação do padrão e comportamento alimentares

A anamnese alimentar deve ser realizada na primeira consulta, quando o nutricionista investiga em detalhes o padrão de comportamento alimentar do paciente, desde hábitos e rotinas (número e tipo de refeições, horários e local e em companhia de quem) até o consumo (de forma quantitativa, pela ingestão de nutrientes, utilizando o recordatório de 24 horas, e, de forma qualitativa, pela frequência por grupos alimentares). Também interroga sobre preferências e aversões alimentares, mitos e tabus, hábito intestinal e ingestão hídrica, presença de compulsão e vômitos, além do uso de laxantes, diuréticos e suplementos alimentares. De posse desses dados, é possível calcular o valor calórico total da alimentação e compará-lo ao gasto energético, considerando que esses pacientes tendem a desenvolver programas intensivos de atividade física, além daquelas de natureza escolar e de trabalho.

É comum observar, nos casos de AN, práticas alimentares obsessivas e extravagantes, ao mesmo tempo que há preocupação acentuada com a alimentação. Para citar algumas delas: hábito de esconder alimentos nos armários, no banheiro, em roupas, entre outros lugares; dividir os alimentos em pequenas porções antes de comê-los; mastigar lentamente pequena quantidade de alimentos, podendo até cuspi-la; evitar comer na presença dos demais; preparar deliciosos pratos para os outros, sem nada provar; observar curiosamente as refeições alheias e insistir para que os outros comam tudo; interessar-se por tudo o que diga respeito a culinária e a dietas; obter grande conhecimento a respeito das calorias dos alimentos, das dietas da moda e informações sobre nutrição; e fiscalizar a cozinha e a despensa, cuidando da reposição dos estoques de alimento e fazendo compras no supermercado.[37]

Já na BN, outros comportamentos podem estar presentes, como: expressar repugnância pelos alimentos; sentir incômodo em comer na presença dos outros; ter a sensação de não poder comer livremente e ter sentimento de raiva por sentir fome – o paciente interpreta essa vontade como sinal de perda de controle, sensação de incompetência para lidar com o alimento, uso do alimento como meio de adaptação externa e tentativa de controle interno.

Outros padrões que denotam perturbação no comportamento referem-se ao peso e ao formato do corpo, tais como prática de atividade física de modo excessivo e obsessivo; atitudes distorcidas em relação ao corpo e à forma física; senso distorcido de si mesmo; excesso na regulação do peso – como pesar-se antes e depois de comer ou antes e depois de ir ao banheiro; e insatisfação permanente com o peso e o corpo.

Seguimento nutricional e orientação alimentar

As alterações orgânicas encontradas nos transtornos alimentares são consequência da desnutrição severa na AN e dos distúrbios hidreletrolíticos nos pacientes com BN. Em razão disso, o tratamento nutricional realizado pelo médico clínico (de preferência nutrólogo) e pelo nutricionista, de forma concomitante e com a presença de um psiquiatra e um psicólogo, é de imensa importância em associação com a equipe interdisciplinar. Essa estratégia de conjugação de saberes e fazeres torna o atendimento mais completo e amplo, facilitando a obtenção de informações sobre o curso do transtorno, comportamentos alimentares e purgativos envolvidos no quadro, além do estado emocional que acompanha a evolução dos pacientes.

Na assistência clínico-nutricional, o atendimento deve ser com o paciente e família inicialmente e, depois, de maneira individual. Em um contexto de respeito e compreensão das dificuldades do paciente, o profissional negocia constantemente as possíveis mudanças em seus hábitos alimentares para promover melhor qualidade alimentar. É um percurso demorado e nem sempre com resultados satisfatórios, uma vez que as questões emocionais e psicológicas interferem no processo de mudança.

O tratamento nutricional objetiva restabelecer o estado nutricional do paciente, melhorando e equilibrando a ingestão alimentar, o padrão das refeições e outros comportamentos associados, por meio da reeducação alimentar. Ao longo do tratamento, o nutricionista trabalha com o paciente os conceitos de alimentação saudável – utilizando algum guia de orientação (roda de alimentos, pirâmide alimentar) – e o número de refeições ideais, buscando identificar com o paciente o sentimento de fome e saciedade, muitas vezes perdido no decorrer do adoecimento. Inicia-se, assim, a formação do vínculo entre o profissional nutricionista, o paciente e seus familiares, sem perder de vista as dificuldades que esse processo apresenta e as combinações necessárias para que ele seja progressivo.

Para seguimento das orientações alimentares, o nutricionista deve sugerir ao paciente o uso do diário alimentar – técnica comportamental de automonitorização que proporciona controle, disciplina e avaliação constantes. Nesse instrumento são registrados o horário e local das refeições, tipo e quantidade dos alimentos ingeridos, ocorrência de episódios de compulsão alimentar e compensações, além de sentimentos associados àquele momento.[34] Outro aspecto importante nesse registro é estimular o paciente a perceber a sua sensação de fome antes da refeição e a saciedade que advém uma vez que a termina. Desse modo, o profissional pode pensar, com o paciente, a influência dos aspectos emocionais durante o ato alimentar, além das facilidades e dificuldades encontradas a cada período entre os retornos, quando bem estabelecido o objetivo dessa estratégia.

Na anorexia nervosa

As metas para reabilitação nutricional devem ser desenvolvidas pelo nutricionista, após o final das consultas, associadas à negociação constante com o paciente. É fundamental respeitar os limites que ele apresenta quanto à aceitação do que está sendo proposto, e compreender sua resistência como parte do tratamento. O profissional deve entender que essa evolução é lenta, visto que os pacientes têm grande tendência a negar seu estado psicopatológico e a resistir à mudança. O ideal é que se procure manter em equilíbrio as preferências do paciente, levando em consideração suas crenças, mitos e medos, e o que se acredita ser o mais saudável e equilibrado.

O planejamento da dieta é realizado com a colaboração do paciente, incluindo horários das refeições, a fim de ajudá-lo a organizar seu dia alimentar, e proporcionando a realimentação aos poucos, com introdução gradual de novos alimentos além da alimentação restrita que já é praticada espontaneamente, ou, quando não, dos excessos alimentares após jejuns prolongados.

A realimentação com alimentos é a primeira escolha para a recuperação do peso e a mais bem-sucedida na recuperação a longo prazo.[34] Não é necessária a prescrição de dieta modificada em termos de consistência e composição, mas sim orientar para o aumento do número de refeições e do volume em cada uma delas. O plano alimentar tem de ser individualizado, contendo refeições principais e lanches intermediários, com variedade de alimentos; deve ajudar o paciente a consumir, o mais rapidamente possível, uma dieta adequada em energia e balanceada em nutrientes. O aumento de energia precisa ser feito gradualmente, à medida que o paciente consiga reintroduzir novos alimentos à sua dieta, inicialmente com aqueles que já fazem parte do repertório atual, e depois com os mais calóricos.

Nesse sentido, é necessário ter bom senso e compreensão do transtorno como um todo e da evolução do paciente para progredir com as modificações na dieta e nos hábitos alimentares, com metas exequíveis e praticáveis e pequenas exigências de recuperação do quadro nutricional, desde que essa situação não traga riscos ao paciente.[38] Precisa-se de tempo para que todos os membros da equipe, em suas abordagens específicas, possam abordar questões delicadas e cruciais para esses pacientes, como por exemplo: qual o sintoma e quais as forças inconscientes que o sustentam, ganhos e perdas com a enfermidade, ganho de peso e recuperação da condição de subnutrição, melhoras na aceitação da imagem corporal, entre outros fatores. Essas questões, inerentes aos transtornos, são primordiais e precisam ser abordadas com cautela, uma vez que comprometem os resultados do tratamento, caso não sejam trabalhadas simultaneamente com o esquema alimentar direcionado para cada paciente. Há, também, o risco de superalimentá-lo e de consequências clínicas em virtude da busca ansiosa de resultados rápidos.

Sendo assim, as necessidades calóricas nem sempre são atingidas conforme os cálculos indicam no início do seguimento e, consequentemente, a distribuição de macronutrientes (carboidratos, proteínas e lipídios) e micronutrientes (vitaminas e minerais) e a ingestão hídrica não alcançam os limites recomendados por longo tempo. Cunha e colaboradores[39] relatam que nos pacientes anoréxicos com capacidade gástrica limitada é aconselhável distribuir o conteúdo energético em várias refeições durante o dia, evitando desconforto gástrico. A adaptação do número de refeições e a inclusão de alimentos considerados "proibidos" pelos pacientes devem ser feitas de forma lenta, considerando o estágio inicial do tratamento. Inicialmente, deve-se incentivar o consumo dos alimentos preferidos pelos pacientes, intercalando-os com aqueles incomuns em seu cotidiano, de forma a equilibrar a distribuição dos nutrientes e atender às recomendações nutricionais.

Se não houver progressão alimentar e os quadros clínico e antropométrico indicarem desnutrição, no entanto, suplementos por via oral devem ser prescritos de formas concentrada e hipercalórica. Caso não haja sucesso com essa conduta, a nutrição enteral deve ser planejada, utilizando-se fórmulas poliméricas e, como último recurso, pode-se lançar mão da nutrição parenteral. Nessas situações, de alimentação por outras vias, o paciente deve ser monitorizado quanto à possibilidade de apresentar sintomas da síndrome da realimentação, caracterizada por hipofosfatemia grave e súbita, quedas súbitas de potássio e magnésio, intolerância à glicose, hipocalemia, disfunção gastrintestinal e arritmias cardíacas. A retenção de água durante a realimentação deve ser antecipada e discutida com o paciente. Como parâmetros de monitorização, além do peso corporal, a composição corporal deve ser avaliada por meio de pregas cutâneas e/ou de impedância bioelétrica, pois apenas a recuperação do peso não é indicativa de melhora clínica, e forçar ganho de peso rápido sem suportes psicológico e psiquiátrico não é aconselhável.

Após a recuperação e estabilização do peso e do estado nutricional em geral, a orientação e o acompanhamento dietético devem continuar para a manutenção de um peso saudável e de um estilo alimentar mais espontâneo.[34] Os medos e as preocupações ainda podem estar presentes, uma vez que as recaídas e o ganho excessivo de peso são grandes temores dos pacientes, mesmo após a estabilização do quadro.

Na bulimia nervosa

Nessa situação, é necessário um planejamento alimentar que inclua o fracionamento das refeições, evitando-se ingestão energética excessiva e grandes volumes consumidos em pequenos intervalos de tempo. Deve ser priorizada a interrupção do método purgativo ou, pelo menos, a minimização de sua frequência, na tentativa de reduzir os danos.

Deve-se sempre enfatizar o consumo de alimentos habituais e, na maioria dos casos, não é necessária a utilização de alimentos especiais. Suplementos alimentares são raramente indicados e a terapia nutricional enteral ou a nutrição parenteral devem ser reservadas para os casos graves, em que a subnutrição e as complicações associadas aos distúrbios hidreletrolíticos põem em risco a vida do paciente. Essas medidas não são isentas de complicações, podendo levar, por exemplo, à síndrome de realimentação, com retenção hídrica e alterações eletrolíticas graves em pacientes já debilitados.

A ingestão calórica, inicialmente, deve ser suficiente para manter o peso e prevenir a fome, já que esta aumenta a possibilidade da compulsão alimentar.[34] É necessário aprender – ou mesmo redescobrir – o que é "fome", quando se pode/deve comer, quanto de comida é o suficiente, quais seriam os alimentos adequados e o que é comer normalmente; aspectos que parecem simples, mas que se tornam confusos e perturbadores para esses pacientes.

Para alguns autores,[34] o aconselhamento nutricional também faz parte da TCC, uma das estratégias recomendadas para o tratamento da BN, que aborda o controle do peso corporal, balanço energético, efeitos da fome, consequências da purgação, crenças e mitos sobre dietas e peso, assim como procura esclarecer atitudes distorcidas e sentimentos relacionados ao corpo e à forma física. O diário alimentar pode ser uma ótima ferramenta para ajudar o paciente a normalizar o consumo alimentar, pois é um meio de suporte, segurança e educação.

No entanto, se há excesso de peso, uma perda razoável só será conseguida após a estabilização do comportamento alimentar. A interrupção da purgação pode levar a aumento de peso atribuído parcialmente à reidratação. As flutuações de peso devem ser discutidas com o paciente e é possível utilizar a composição corporal como forma de controle. Por outro lado, a retirada dos laxantes às vezes leva à constipação e, assim, deve haver orientação alimentar para promover a função intestinal normal, com estímulo à ingestão de fibras e água.

À medida que o paciente estabiliza o consumo alimentar e o peso, a frequência do acompanhamento vai sendo reduzida. No percurso do tratamento podem ocorrer recidivas dos sintomas, o que não significa retrocesso, mas mais um estágio do árduo processo de recuperação.

Avaliações psicológica e psiquiátrica

Os fatores relacionados à saúde mental são abordados pelo psicólogo e pelo psiquiatra. Na avaliação psicológica, investigam-se o desenvolvimento da personalidade, o nível evolutivo em que se encontram as principais funções mentais, o grau de integridade e força do ego, o funcionamento das defesas psíquicas, as relações familiares e as interações com os demais, em termos qualitativos e quantitativos. Na avaliação psiquiátrica, são examinadas as forças e fragilidades que contribuem ou dificultam o processo adaptativo, com atenção especial ao exame de saúde mental. Tenta-se detectar o nível de comprometimento do contato com a realidade e a presença de manifestações sintomáticas, como ansiedade, depressão, distorção do pensamento e transtornos de senso-percepção.

Tratamento psicológico

O objetivo do tratamento consiste no fortalecimento dos esquemas de autonomia pessoal e na busca pela individuação. Assim, o paciente será capaz de lidar com os problemas de seu desenvolvimento de uma forma direta, em vez de indiretamente por conta de um transtorno alimentar. Do ponto de vista das estratégias psicológicas, utiliza-se, basicamente, psicoterapia individual, em grupo e familiar.

A psicoterapia é um dos principais recursos preconizados para assistência aos portadores de transtornos alimentares. O objetivo de uma psicoterapia é proporcionar, ao paciente e/ou sua família, alívio do sofrimento por meio da compreensão de si mesmo e de seu mundo de relações. O terapeuta procura tornar evidentes ou conscientes os conflitos intrapsíquicos e interpsíquicos. Acredita-se que essa compreensão emocional pode levar à elaboração de seus principais conflitos e, consequentemente, ao fortalecimento de suas defesas psicológicas, contribuindo para promover um desenvolvimento harmônico da personalidade e uma convivência familiar mais saudável.

A psicoterapia se revela útil também para os pais porque – assim como ocorre com a criança – dificilmente o adolescente está bem quando os pais não estão, e vice-versa. A clínica dos transtornos alimentares mostra de maneira inequívoca que os familiares também sofrem e necessitam de acolhimento.

O psicoterapeuta não lida com problemas orgânicos, mas com o significado emocional que os sintomas adquirem na vida dos pacientes. O tratamento da AN e da BN deve ser especificamente dirigido, ao menos nos estágios iniciais, ao fortalecimento do ego das pacientes – um ego que elas próprias consideram fraco e totalmente inadequado.[40] Esse sentimento de debilidade egoica é mascarado por uma fachada de inúmeras atividades e extrema diligência e perfeccionismo no desempenho das tarefas diárias, no caso das anoréxicas.

A psicoterapia nos transtornos alimentares costuma ser de longa duração. A indicação de processos psicoterapêuticos de abordagem psicodinâmica parece ser mais adequada quando se almeja trabalhar os conflitos mais profundos e enraizados na personalidade.

Outras abordagens, como a cognitivo-comportamental, também têm apresentado bons resultados no tratamento dos transtornos alimentares.[41] De qualquer modo, vale lembrar que a reabilitação nutricional é uma condição *sine qua non* para que o paciente possa se engajar de maneira proveitosa em qualquer intervenção de cunho psicoterapêutico. Frequentemente o suporte psiquiátrico é exigido, em combinação com a psicoterapia, para que o paciente possa se sentir mais apoiado e competente para lidar com seus sintomas de ansiedade e depressão. Também para diminuição da compulsão alimentar e da distorção da imagem corporal os psicofármacos têm sido indicados.

É importante que, tanto o paciente como os familiares, saibam que a psicoterapia é regulada por um contrato terapêutico, que estabelece objetivos claros para obtenção de mudanças no estado psicológico. O tempo de duração do encontro geralmente é fixado no inicio do atendimento, podendo variar entre 50 e 60 minutos, embora possa ser modificado em situações especiais, como o atendimento no leito quando ocorrer de o paciente necessitar ser hospitalizado. Já a sessão de terapia familiar costuma ser um pouco mais longa, em geral com duração de uma hora e trinta minutos. A frequência das sessões de psicoterapia também é variável, dependendo do estado do paciente/família e das necessidades psicológicas que apresentam.

Um fenômeno bastante comum no transcorrer da psicoterapia são as recidivas. O recrudescimento dos sintomas deve ser entendido como um estágio no processo de recuperação. Geralmente é muito difícil para pacientes e familiares compreenderem e aceitarem emocionalmente esse revés. O profissional deve esclarecer-lhes desde o início que as "recaídas" são esperadas e que, se ocorrerem, não devem ser encaradas como um retrocesso ou evidência de que o tratamento não estaria surtindo resultado.

Tratamento psiquiátrico

Para que os padrões distorcidos de comportamento alimentar se tornem mais amenos, quando muito intensificados, o medicamento psiquiátrico é de suma importância. Sendo assim, o psiquiatra participa da equipe na avaliação e monitoração de sintomas e comportamentos do transtorno da alimentação, além de outros transtornos psiquiátricos que podem ocorrer com esses quadros.

No tratamento psiquiátrico medicamentoso para NA, em geral, está indicado o uso de antidepressivos, tendo como principal função prevenir recaídas dos sintomas. Nos casos de depressão e de sintomas de ansiedade do tipo obsessivo-compulsivo, indica-se o uso de antidepressivos associados a outras medicações, a depender da ocorrência de sintomas relacionados a outros sintomas psiquiátricos.

Já o tratamento psiquiátrico medicamentoso na BN objetiva a melhora dos episódios de compulsão alimentar e os sintomas comportamentais relacionados. Nessas situações, os antidepressivos são os fármacos mais indicados, tanto por sua atuação nos sintomas bulímicos centrais e sintomas psiquiátricos associados, quanto pela segurança no seu uso.

A experiência do Grata no tratamento dos transtornos alimentares

O Grata (Grupo de Assistência em Transtornos Alimentares) do Hospital das Clínicas da Faculdade de Medicina de Ribeirão Preto da Universidade de São Paulo (Grata-HC-FMRP-USP) foi criado, de forma pioneira no Brasil, em 1982, interessado em ampliar o conhecimento e assistência aos primeiros pacientes com transtornos alimentares que chegaram ao serviço. Um grupo, inicialmente composto por apenas três profissionais (médico nutrólogo, nutricionista e psiquiatra), tinha a curiosidade de tentar entender esses indivíduos portadores de quadros então pouco conhecidos e que desafiavam as abordagens tradicionais, e aceitou buscar estratégias terapêuticas para tratar aqueles jovens doentes que se mostravam tão intrigantes quanto rebeldes ao tratamento. Organizou-se, desse modo, o atendimento hospitalar básico, denominado, naquela época, Ambulatório de Distúrbios da Conduta Alimentar e do Peso.[42-44]

A modesta equipe, com seriedade e perseverança notáveis, foi crescendo e agregando outros profissionais no desenvolvimento das atividades de assistência e pesquisa, publicando as primeiras referências nacionais sobre o assunto. Nesse trajeto de 25 anos, a equipe se ampliou após a inserção de psicólogos e, atualmente, é composta também por médicos nutrólogos, nutricionistas, psiquiatras, enfermeiras e terapeutas ocupacionais. Oferece, assim, tratamento especializado com atendimento individual e em grupo, para o paciente e sua família. É responsável ainda pela capacitação de médicos residentes, graduandos e pós-graduandos, que têm a rica e privilegiada oportunidade de aprender sobre essas graves síndromes psicossomáticas.

O atendimento hospitalar realizado visa manter o principal objetivo, que é restabelecer os estados nutricional e emocional do paciente debilitado, que se encontra, quase sempre, em desnutrição e/ou com distúrbios hidroeletrolíticos.

Inicialmente, negocia-se com o paciente o seu esquema alimentar, concomitantemente com a avaliação antropométrica e análise dos exames médicos.

A alimentação baseia-se na meta de alcançar as necessidades metabólicas basais do paciente, promovendo ganho de peso de forma lenta, porém gradual, nos casos de AN. Na BN, o principal objetivo é organizar a alimentação do paciente em relação ao número mais regular possível de refeições diárias e equilibrar a ingestão dos diversos grupos de alimentos, de forma quantitativa e qualitativa. Isso favorece a diminuição da compulsão alimentar e de comportamentos compensatórios para evitar o ganho de peso.

Nessa fase, negocia-se a escolha da via alimentar entre a equipe e o paciente. Essa via é estabelecida conforme a necessidade de recuperação ponderal, mas sempre priorizando a via oral.

Quando o paciente não consegue se alimentar com o mínimo suficiente para cessar a perda de peso, a equipe indica o suporte nutricional, inicialmente pela via enteral. Por uma sonda de fino calibre, posicionada na primeira porção do intestino delgado, é administrada uma dieta industrializada polimérica durante a noite, por bomba de infusão. Esse procedimento oferece condições de o paciente se alimentar livremente durante o dia, para que possam ser trabalhadas as dificuldades no retorno a uma alimentação saudável – com a qual ele sinta o gosto dos alimentos e sensações, como saciedade, prazer, desprazer, bem como os sentimentos associados, como asco e medo. O volume da dieta em cada horário inicialmente é baixo (50 ml), com densidade calórica de 1 kcal/mL, sendo aumentado gradativamente e concentrando-se, se necessário, em 1,5 kcal/mL. Dessa forma, a sonda é utilizada para complementar as calorias planejadas, de modo lento e com pouco desconforto gastrintestinal.

Apesar de aplicarmos esse protocolo, o sucesso da nutrição enteral pode ser comprometido, à medida que o paciente intensifica sua resistência à administração da dieta e à recuperação de peso, manipulando e desprezando o volume a ser infundido. Dependendo da gravidade do quadro clínico e na presença de desnutrição importante, a nutrição parenteral total (NPT) é indicada, embora em última instância, devido ao risco maior de complicações técnicas, infecciosas e metabólicas, quando comparada com a nutrição por sonda nasoentérica. Vale ressaltar que as vias enteral e parenteral são implementadas principalmente em regime de internação, contudo, a nutrição enteral pode continuar no domicílio quando o seguimento volta a ser ambulatorial.

O peso é aferido uma vez na semana, de preferência sempre no mesmo horário, com poucas vestimentas e somente com a presença do nutricionista e/ou enfermeiro.

A internação na enfermaria da Unidade Metabólica do Hospital das Clínicas conta com a retaguarda de uma equipe de enfermagem e nutrição fixa, fatores que favorecem um melhor controle da ingestão alimentar e um cuidado integral. Além da assistência prestada por uma equipe multiprofissional e interdisciplinar, o paciente se envolve com terapia ocupacional e mantém a psicoterapia individual e em grupo que vinha seguindo.

Na experiência desse serviço, a psicoterapia é um dos recursos complementares ao tratamento nutricional, clínico e psiquiátrico, empregada de forma a combinar as modalidades individual e grupal. Do ponto de vista das pacientes, o psicoterapeuta pode ajudá-las a compreender o significado emocional de sua enfermidade, de maneira que possam aprender a conviver com suas dificuldades sem a necessidade de recorrer à formação de sintomas para se defender dos impasses que encontram no caminho de seu desenvolvimento emocional.

Já a psicoterapia familiar, pela complexidade que envolve, não é uma prática inserida na rotina do serviço. Quando indicada, é realizado o encaminhamento para profissionais e institutos externos. O Grata-HCFMRP-USP oferece regularmente dois grupos de apoio para os familiares, sendo um com foco na orientação clínico-nutricional e outro que aborda especificamente os aspectos psicológicos dos transtornos alimentares.

Apesar desse esquema terapêutico amplo e diversificado, nem por isso o tratamento desses transtornos deixa de ser complexo e desafiador para o paciente, a família e a equipe. No entanto, os avanços alcançados com abordagens mais eficazes, aliados à busca por novas possibilidades terapêuticas e à participação constante da família no tratamento, possibilitam melhores resultados na recuperação da qualidade das condições biopsicossociais do paciente.

■ CONSIDERAÇÕES FINAIS

A obesidade é uma condição de risco potencial à saúde, e em especial ao sistema cardiovascular, o que justifica a atenção multidisciplinar com uma abordagem realista e individualizada, buscando a adesão do adolescente com o objetivo de redução gradual do peso e, por consequência, do IMC.

Os transtornos alimentares são síndromes de forte impacto pessoal, familiar e social, que envolvem o cuidado de profissionais treinados e capacitados frente ao imenso desafio que apresentam. A forma de tratar o paciente e a família deve ser baseada na compreensão de suas limitações, com empatia e respeito, contribuindo para a construção de um vínculo mais próximo entre profissional e paciente.

Sob a ótica do cuidado integral, dentro de um enfoque multi e interdisciplinar, há possibilidades efetivas e concretas de alcançar as metas de evolução clínica estabelecidas para a reabilitação psicossocial.

REFERÊNCIAS

1. Tanner JM, Davies PS. Clinical longitudinal standards for height and height velocity for North American children. J Pediatr. 1985;107(3):317-29.
2. World Health Organization. Nutrition in adolescence: issues and challenges for the health sector: issues in adolescent health and development. Geneva: WHO; 2005.
3. British Nutrition Foundation. Obesity: the report of the British Nutrition Foundation Task Force. London: Blackwell Science; 2000.
4. de Ridder CM, Thijssen JH, Bruning PF, Van den Brande JL, Zonderland ML, Erich WB. Body fat mass, body fat distribution, and pubertal development: a longitudinal study of physical and hormonal sexual maturation of girls. J Clin Endocrinol Metab. 1992;75(2):442-6.
5. van Lenthe FJ, Kemper CG, van Mechelen W. Rapid maturation in adolescence results in greater obesity in adulthood: the Amsterdam Growth and Health Study. Am J Clin Nutr. 1996; 64(1):18-24.
6. Vitolo RM. Nutrição da gestação à adolescência. Rio de Janeiro: Reichmann & Affonso; 2003.
7. World Health Organization. Obesity and overweight [Internet]. Geneva: WHO; 2006 [capturado em 20 ago. 2011]. Disponível em: http://www.who.int/hpr/NPH/docs/gs_ obesity.pdf.
8. Freedman DS, Khan LK, Dietz WH, Srinivasan SR, Berenson GS. Relationship of childhood obesity to coronary heart disease risk factors in adulthood: the Bogalusa Heart Study. Pediatrics. 2001;108(3):712-18.
9. Sociedade Brasileira de Cardiologia. I Diretriz de prevenção da aterosclerose na infância e na adolescência. Arq Bras Cardiol. 2005;85 Supl. 6:3-36.
10. Instituto Brasileiro de Geografia e Estatística. Pesquisa de orçamentos familiares 2002-2003: antropometria e análise do estado nutricional de crianças e adolescentes no Brasil. Rio de Janeiro: IBGE; 2006.
11. World Health Organization. Child growth standards. Geneva: WHO; 2007.
12. Cole TJ, Bellizzi MC, Flegal KM, Dietz WH. Establishing a standard definition for child overweight and obesity worldwide: international survey. BMJ. 2000;320(7244):1240-3.
13. World Health Organization. Obesity: preventing and managing the global epidemic. Geneva: WHO; 1998.
14. Oliveira CL, Mello MT, Cintra IP, Fisberg M. Obesidade e síndrome metabólica na infância e adolescência. Nutr Rev. 2004;17(2):234-45.
15. Krauss RM, Eckel RH, Howard B, Appel LJ, Daniels SR, Deckelbaum RJ, et al. Revision 2000: a statement for healthcare professionals from the Nutrition Committee of the American Heart Association. J Nutr. 2001;131(1):132-46.
16. Lordelo RA, Mancini MC, Cercato C, Halpern A. Eixos hormonais na obesidade: causa ou efeito? Arq Bras Endocrinol Metab. 2007;51(1):34-41.
17. Sharpless JL. Polycystic ovary syndrome and the metabolic syndrome. Clin Diabetes. 2003; 21(4):154-62.
18. Huber-Buchholz MM, Carey DGP, Norman RJ. Restoration of reproductive potential by lifestyle modification in obese polycystic ovary syndrome: role of insulin sensitivity and luteinizing hormone. J Clin Endocrinol Metab. 1999;84(4): 1470-4.
19. Clark AM, Ledger W, Galletly C, Tomlinson L, Blaney F, Wang X, et al. Weight loss results in significant improvement in pregnancy and ovulation rates in an ovulatory obese women. Hum Reprod. 1995;10(3):2705-12.
20. Zwiauer KFM. Prevention and treatment of overweight and obesity in children and adolescents. Eur J Pediatr. 2000;149 suppl. 1:S56-S68.
21. American College of Sports Medicine. ACSM Guideline for exercise testing and prescription. Philadelphia: Lippincott Williams & Wilkins; 2000.
22. American College of Sports Medicine Position Stand. The recommended quantity and quality of exercise for developing and maintaining cardiorespiratory and muscular fitness, and flexibility in healthy adults. Med Sci Sports Exerc. 1998;30(6):975-91.
23. Cooper Z, Fairburn CG, Hawker DM. Terapia cognitivo-comportamental da obesidade. São Paulo: Roca; 2009.
24. Sociedade Brasileira de Pediatria. Obesidade na infância e adolescência: manual de orientação. São Paulo: SBP; 2008.
25. Bruch H. The golden cage: the enigma of anorexia nervosa. Cambridge: Harvard University; 1978.
26. Saito MI, Silva LEV. Adolescência: prevenção e risco. In: Cereser MG, Cordás TA, organizadores. Transtornos alimentares: anorexia nervosa e bulimia. São Paulo: Atheneu; 2001. p. 269-76.
27. Willi J, Giacometti G, Limacher B. Update on the epidemiology of anorexia nervosa in a defined region of Switzerland. Am J Psychiatry. 1990; 147(11):1514-7.
28. Szmukler G, McCance C, McCrone L, Hunter D. Anorexia nervosa: a psychiatric case register study from Aberdeen. Psychol Med. 1986;16(1): 49-58.

29. Doyle J, Bryant-Waugh R. Epidemiology. In: Lask B, Bryant-Waugh R, editors. Anorexia nervosa and related eating disorders in childhood and adolescence. 2nd ed. East Sussex: Psychology; 2000. p. 41-61.
30. American Psychiatric Association. Diagnostic and statistical manual of mental disorders. 4th ed. Washington: APA; 2002.
31. Ribeiro RPP, Monteiro dos Santos PC, dos Santos JE. Distúrbios de conduta alimentar: anorexia e bulimia nervosas. Medicina. 1988;31(1):45-52.
32. Borges NJBG, Sicchieri JMF, Ribeiro RPP, Marchini JS, dos Santos JE. Transtornos alimentares: quadro clínico. Medicina. 2006;39(3):340-8.
33. Sicchieri JMF, Bighetti F, Borges NJBG, dos Santos JE, Ribeiro RPP. Manejo nutricional nos transtornos alimentares. Medicina. 2006;39(3):371-4.
34. Devoraes AMR, Fagundes U. Avaliação e orientação nutricional. In: Claudino AM, Zanella MT, organizadores. Transtornos alimentares e obesidade. Barueri: Manole; 2005. p. 127-35.
35. National Center for Health Statistics. Curvas de crescimento: valores de percentis do índice de massa corporal NCHS [Internet]. Atlanta: CDC; 2000 [capturado em 20 out. 2011]. Disponível em: http://www.cdc.gov/growthcharts.
36. Alvarenga M, Dunker KLL, Romano ECB, Philippi ST. Terapia nutricional nos transtornos alimentares. In: Philippi ST, Alvarenga M, organizadores. Transtornos alimentares: uma visão nutricional. Barueri: Manole; 2004. p. 211-26.
37. Monteiro dos Santos PC, Pessa RP, dos Santos JE. Como diagnosticar e tratar anorexia nervosa e bulimia. Rev Bras Med. 1990;47:155-69.
38. Ribeiro RPP, Sicchieri JMF, Bighetti F. Transtornos alimentares. In: Monteiro PM, Camelo Junior JS, organizadores. Caminhos da nutrição e terapia nutricional: da concepção à adolescência. Rio de Janeiro: Guanabara Koogan; 2007. p. 554-66.
39. Cunha SFC, Sicchieri JMF, Calil LC. Transtornos alimentares. In: Vannucchi H, Marchini JS, organizadores. Nutrição clínica. Rio de Janeiro: Guanabara Koogan; 2007. p. 188-204.
40. Bruch H. Anorexia nervosa: theory and therapy. Am J Psychiatr. 1982;139(12):1531-8.
41. Abreu CN, Filho Cangelli R. Anorexia nervosa e bulimia nervosa: abordagem cognitiva-construtivista de psicoterapia. Rev Psiquiatr Clin. 2004;31(4):177-83.
42. Monteiro dos Santos PC, Iucif Jr N, Ferronato MA, Dutra de Oliveira JE, dos Santos, JE. Anorexia nervosa: uma revisão clínica de 12 casos. Rev Paul Med. 1986;104(5):240-6.
43. Monteiro dos Santos PC, Iucif Jr N, Pessa RP, dos Santos JE. Anorexia nervosa e bulimia: aspectos psicopatológicos, demográficos, diagnósticos e clínicos. Rev Bras Psiq. 1988;10(2):35-41.
44. dos Santos JE. Grata: nossa história, trabalho e desafios. Medicina. 2006;39(3):323-6.

capítulo 27
Aspectos epidemiológicos e reprodutivos da adolescente na comunidade

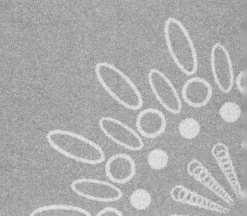

Marta Edna Holanda Diógenes Yazlle
Rodrigo Coelho Franco
Daniela Michelazzo
Maria Célia Mendes

Introdução	395
A atividade sexual na adolescência	396
Problemas decorrentes da gravidez precoce	397
Métodos contraceptivos	399
Educação e saúde sexual	400
Considerações finais	402

■ INTRODUÇÃO

A adolescência, segundo a Organização Mundial de Saúde (OMS), compreende a fase entre 10 e 19 anos de idade. No Brasil, do ponto de vista legal, de acordo com o Estatuto da Criança e do Adolescente (Lei n° 8.069 de 13/07/90), é considerado adolescente o indivíduo entre 12 e 18 anos de idade. Pelo Código Civil Brasileiro (*Código de Processo Civil*. São Paulo: Editora Revista dos Tribunais; 2003), atinge-se a maioridade aos 18 anos, embora seja permitido votar a partir dos 16 anos. Essas diferenças são pouco relevantes diante de todas as modificações biológicas, psicológicas e sociais que caracterizam esse período da vida.[1]

A população de adolescentes no Brasil tem se mantido relativamente estável, segundo dados do Instituto Brasileiro de Geografia e Estatística (IBGE), e não deve crescer nos próximos anos, conforme projeções que podem ser vistas na Figura 27.1.

Ainda segundo o IBGE, mas em relação a mulheres adolescentes, observam-se na Figura 27.2 os mesmos padrões de estabilidade e crescimento da população de adolescentes de ambos os sexos.

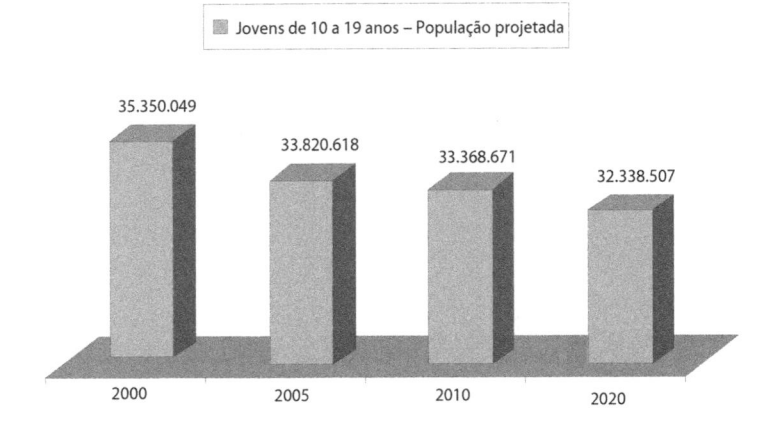

Figura 27.1. População de adolescentes do Brasil.
Fonte: Instituto Brasileiro de Geografia e Estatística.[2]

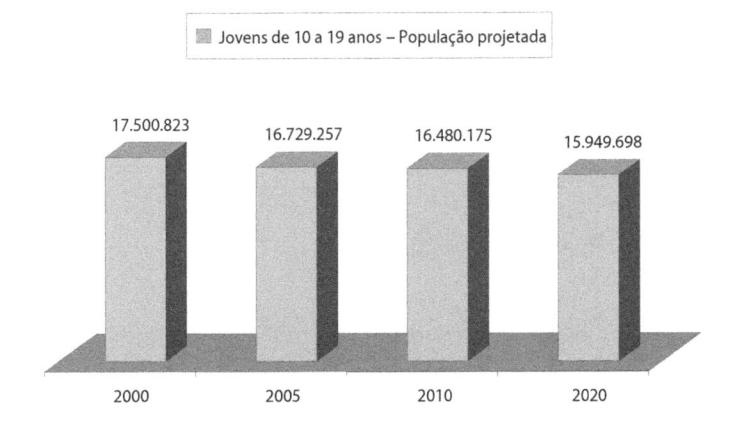

Figura 27.2. População de mulheres adolescentes no Brasil.
Fonte: Instituto Brasileiro de Geografia e Estatística.[2]

■ A ATIVIDADE SEXUAL NA ADOLESCÊNCIA

A iniciação sexual nesta faixa etária tem chamado a atenção; segundo dados do Ministério da Saúde, a idade média da primeira relação sexual em 1998 era de 15,2 anos entre os homens e de 16 anos entre as mulheres. Já em 2005, era de 15 anos entre os homens e de 15,9 anos entre as mulheres.[3]

Em 1998, a atividade sexual nos últimos 12 meses foi relatada por 56,5% dos homens na faixa dos 16 a 19 anos. Nas mulheres, o índice foi de 41,6% na mesma faixa etária. Em 2005, os índices chegaram a 78,4% para os homens de 16 a 19 anos e, nas mulheres, os valores passaram para 68,5%.[3]

Esse comportamento sexual aumenta a preocupação com a possibilidade de gravidez não programada e de contaminação e disseminação de doenças sexualmente transmissíveis. Desperta, também, a conscientização acerca da responsabilidade necessária por parte da paciente de se proteger, e dos profissionais da área de saúde de oferecer meios para estas pacientes evitarem a gravidez.

No Brasil, em 2003, ocorreram cerca de 668 mil partos, e destes 22% eram de mulheres adolescentes. Em 28 mil desses partos, as mães tinham idades entre 10 e 14 anos. Entre 2002 e 2004, nota-se uma pequena tendência de queda nas taxas de gravidez entre adolescentes nas regiões Centro-oeste, Sul e Sudeste, e uma relativa estabilidade no Norte e no Nordeste.[4]

■ PROBLEMAS DECORRENTES DA GRAVIDEZ PRECOCE

A gravidez na adolescência pode comprometer a saúde da mulher e desencadear repercussões sociais importantes que reflitam no seu crescimento pessoal e profissional, além de possíveis repercussões no núcleo familiar. É alta a taxa de evasão escolar entre adolescentes grávidas, aproximando-se dos 30%. Infelizmente, na maioria dos casos, o retorno à escola se dá em pequenas proporções.[5]

Em vários estudos, o resultado da gravidez na adolescência foi pior quando comparado ao de gestantes mais velhas. Evidências convincentes de países desenvolvidos e em desenvolvimento mostram que as adolescentes têm maior incidência de parto pré-termo, estando o grupo mais jovem sujeito a maior risco de complicações.[5]

No que diz respeito a essas complicações, a literatura cita que, entre as adolescentes, além do aumento da incidência de prematuridade, ocorre também maior incidência de restrição de crescimento intrauterino, sofrimento fetal agudo intraparto, diabetes gestacional, pré-eclâmpsia, entre outras complicações.[6-9] Também há aumento do risco de aborto espontâneo, ruptura dos tecidos da vagina durante o parto, dificuldades na amamentação, depressão durante e após a gestação e do número de cesarianas.[10] No entanto, Michelazzo e colaboradores,[6] em estudo realizado no município de Ribeirão Preto, não observaram aumento na incidência de cesarianas entre as adolescentes.

Na infância, tem-se relatado aumento da morbidade principalmente no primeiro ano de vida,[11] observando-se um contexto de desnutrição, acidentes domiciliares, maus tratos, descuidos e uma comunicação verbal negativa da adolescente com os pais.

Existem, entretanto, estudos que não consideram a adolescência como um fator de risco obstétrico, mas a gravidez nessa fase um problema mais de saúde pública do que clínico.[12]

Quando a adolescente engravida, geralmente se vê numa situação não planejada e até mesmo indesejada. Na maioria das vezes, a gravidez ocorre entre a primeira e a quinta relação sexual, e, quando a jovem tem menos de 16 anos, por sua imaturidade física, funcional e emocional, multiplicam-se os riscos de complicações. Por tudo isso, a maternidade antes dos 16 anos é desaconselhável.[10]

Em decorrência dos achados referentes às repercussões médicas e sociais, tanto para a mulher adolescente como para o recém-nascido, fez-se necessário adotar medidas anticonceptivas, embora a taxa de fecundidade total no Brasil tenha mostrado um declínio acentuado desde a década de 1970. Entre os principais fatores que influenciaram as mudanças no comportamento reprodutivo das mulheres, destacam-se a crescente participação no mercado de trabalho e a grande utilização de métodos contraceptivos, que causam, cada vez mais, a diminuição no número de filhos. Tais comportamentos não têm sido observados na população de mulheres adolescentes.[13]

Em 1970, a média de filhos por mulher brasileira em período fértil era de 5,8, que diminuiu para 2,3 filhos em 2000, resultando numa redução de 3,5 filhos por mulher. No período de 1970 a 2000, as taxas específicas de fecundidade, por grupos de idade das mulheres no período reprodutivo, diminuíram acentuadamente, especialmente nas faixas etárias a partir de 30 anos, com quedas de mais de 70%. O único grupo em que houve aumento da taxa específica de fecundidade nesse período foi o de 15 a 19 anos de idade (Tab. 27.1). Já a taxa de fecundidade total na população brasileira mostra um declínio no período de 1940 a 2000, segundo dados do IBGE, caindo de 6,16% em 1940 para 2,38% no ano 2000.[10]

Tabela 27.1. Taxa específica de fecundidade (por mil mulheres) por grupos de idade e variação percentual (Brasil, de 1970 a 2000).

GRUPOS DE IDADE	ANOS – VARIAÇÃO (%)				
	1970	1980	1991	2000	1970 A 2000
15-19	74,8	79,8	76,9	85,1	14
20-24	254,6	213,1	163,7	145,8	-43
25-29	295,0	226,0	148,2	117,6	-60
30-34	242,9	173,1	93,9	69,8	-71
35-39	131,2	117,0	47,3	34,4	-74
40-44	35,0	53,7	17,2	10,6	-70
45 ou mais	22,3	10,8	3,1	1,5	-93

Fonte: Instituto Brasileiro de Geografia e Estatística.[10]

Pelo exposto, nota-se a real necessidade de considerar a inclusão da população de adolescentes nos programas de assistência à saúde da mulher, com ênfase em anticoncepção e orientações sexuais, e, mais ainda, classificar a assistência a essa faixa etária como uma das prioridades na atenção primária à saúde.

■ MÉTODOS CONTRACEPTIVOS

À exceção da esterilização definitiva, todos os métodos contraceptivos apropriados para adultos saudáveis também são apropriados para adolescentes saudáveis. Na escolha do método, devem ser considerados o comportamento sexual, a frequência de coito, o risco para doenças sexualmente transmissíveis (DST), a eficácia do método, seus efeitos colaterais, custos e conveniência, além da habilidade do jovem em compreender usos e mecanismos de ação, suas crenças religiosas, atitudes dos parceiros e fatos pessoais adicionais que possam influenciar na decisão da escolha.[14]

Quando a atividade sexual for irregular e/ou existir promiscuidade sexual, os preservativos devem ser uma prioridade. As pílulas emergenciais são opção quando ocorre o rompimento dos preservativos, relação sexual não planejada ou outras situações de sexo desprotegido.[14]

Entre os métodos contraceptivos disponíveis na atualidade, temos os de barreira, hormonal combinado (injetável, oral, vaginal ou adesivos), hormonal com progestogênio exclusivo (injetável, oral ou implantes), pílulas emergenciais, dispositivos intrauterinos (cobre e medicado), método da amenorreia lactacional (LAM) e esterilização definitiva.[14]

A anticoncepção tem um papel fundamental na prevenção dos problemas causados pela gestação não planejada, no entanto, existem várias dificuldades para tal prática entre as adolescentes. Na maioria das vezes, elas não possuem autonomia financeira, o que limita o uso dos métodos.[15]

Os departamentos de Bioética e Adolescência da Sociedade de Pediatria de São Paulo e da Sociedade Brasileira de Pediatria apresentam, entre outras recomendações, a de que o adolescente, desde que identificado como capaz de avaliar seu problema e de conduzir-se por seus próprios meios para solucioná-lo, tem o direito de ser atendido sem a presença dos pais ou responsáveis no ambiente da consulta, garantindo-se a confidencialidade e a execução dos procedimentos diagnósticos e terapêuticos necessários. Dessa forma, o jovem tem o direito de fazer opções sobre procedimentos diagnósticos, terapêuticos ou profiláticos, assumindo integralmente seu tratamento. Os pais ou responsáveis somente seriam informados sobre o conteúdo das consultas, como, por exemplo, nas questões relacionadas à sexualidade e prescrição de métodos contraceptivos, com o expresso consentimento do adolescente.[1]

Uma pesquisa realizada nos Estados Unidos mostrou que a maioria dos jovens não revelaria certas informações aos profissionais da saúde se a confidencialidade destas não fosse garantida.[16] Em nosso país, o sigilo é regulamentado pelo artigo 103 do *Código de Ética Médica*.[17]

Existem várias dificuldades no início da contracepção efetiva. Estão incluídas a falta de um aconselhamento adequado, atrasos no início da menarca e/ou a falta de testes laboratoriais para o diagnóstico de uma gravidez, contraindicações relativas ao método, profissionais capacitados e recursos financeiros. Tais barreiras poderiam explicar, ao menos parcialmente, o porquê de quase a metade das gestações nos Estados Unidos ser indesejada e ocorrer predominantemente numa pequena proporção da população feminina sexualmente ativa que não usa métodos contraceptivos.[18]

A descontinuidade no uso do método contraceptivo é outro motivo de gravidez indesejada. Estudos com este grupo de adolescentes observaram que essa descontinuidade no uso do método está relacionada ao alto índice de relações sexuais não planejadas, à crença de que a gravidez indesejada seria muito improvável e até à intenção de engravidar sem o conhecimento do parceiro. Dentre as principais características de pacientes nessa condição, estão a atividade sexual iniciada há mais de seis meses, o fato de serem adolescentes mais velhas e as dúvidas sobre a necessidade do método contraceptivo.[19]

Outros fatores que também podem influenciar na adesão ao método são a idade, o grau de instrução, a disponibilidade de opções, os aspectos comportamentais e culturais, incluindo a atitude do parceiro, e as informações que se têm.[20] Um significativo número de adolescentes tem parceiros sexuais mais velhos, relacionamentos estes sujeitos a comportamento sexual com maior risco de gravidez e doenças sexualmente transmissíveis. A idade do parceiro é um importante item para os profissionais da saúde na análise da saúde sexual e no aconselhamento da paciente jovem.[21]

Cabe citar, ainda, a religião como influente na contracepção. Manlove e colaboradores,[22] estudando o papel da religiosidade dos pais de adolescentes na contracepção, concluíram que essa participação melhora o uso de métodos anticoncepcionais e está associada ao retardo do início da primeira relação em adolescentes brancos dos sexos masculino e feminino.

A mãe da adolescente pode ser uma aliada importante na orientação anticoncepcional; ela pode influenciar no uso e não uso dos métodos em diversas fases, inclusive no pós-parto da jovem, evitando, assim, uma segunda gestação. Ao advertir sobre as consequências de uma gravidez e entender as atitudes e crenças do período pós-parto em relação aos métodos anticoncepcionais, as mães podem orientar suas filhas no sentido de conseguir intervenções efetivas em anticoncepção.[23]

■ EDUCAÇÃO E SAÚDE SEXUAL

O comportamento sexual humano, quando vivenciado sem riscos, em geral está ligado à alegria, ao prazer e à satisfação. Em contrapartida, quando há falta de informações e despreparo, o resultado pode ser desagradável e provocar sofrimento, principalmente se ocorrer gravidez não programada e/ou surgirem as DSTs.[24]

A educação também é importante na prevenção da gravidez e de doenças sexualmente transmissíveis. O ensino sobre métodos anticoncepcionais não está associado a aumento da atividade sexual ou a incidência de doenças sexualmente transmissíveis.

Adolescentes que receberam educação sexual foram expostos a menores riscos de gravidez, quando comparados com adolescentes sem essa oportunidade.[25]

Estudando a prevenção da transmissão de doenças sexuais em adolescentes e adultos jovens, Williams e Wimberly[26] concluíram que, para promover a educação sexual em uma sociedade conservadora no assunto, é essencial formar instrutores capacitados, fazer com que o conhecimento chegue aos pacientes e fornecer as diversas opções de tratamentos. A promoção da educação sexual é tão importante quanto a de outras socialmente aceitas na área da saúde, e deve incluir informações sobre práticas sexuais de risco.[24]

Algumas das práticas sexuais podem ocasionar lesões, que vão desde irritações e fissuras de mucosa até lacerações teciduais de maior gravidade. Essas lesões representam um elevado risco para a transmissão de doenças sexualmente transmissíveis, especialmente o vírus da Aids. Existindo lesão, torna-se fácil o contato com secreção vaginal, sêmen, sangue, fezes e urina, e, se o vírus estiver nela presente, cresce a chance de sua passagem à corrente sanguínea.

Entre as doenças sexualmente transmissíveis, pode-se destacar a alta incidência de papilomavírus humano – responsável por muitas verrugas genitais[27] – de *Chlamydia trachomatis* e *Neisseria gonorrhoeae* – na doença inflamatória pélvica[28,29] – de herpes simples tipo 2 – no herpes genital[30] – e, mais gravemente, de infecções pelos vírus da imunodeficiência humana[31] e da hepatite B.[32]

A participação dos serviços primários de saúde com ambulatórios não especializados é fundamental na anticoncepção de adolescentes. Jacobson e colaboradores[33] relataram que adolescentes ingleses procuram os serviços primários como forma de aconselhamento, e que encorajar esses adolescentes a procurar atendimento quando percebem problema de saúde pode ajudar consideravelmente na prevenção de DST e gravidez.

Desde a Conferência Internacional sobre População e Desenvolvimento em 1994, na cidade do Cairo, o reconhecimento sobre a necessidade de cuidados específicos para a saúde reprodutiva e sexual de adolescentes vem gradualmente crescendo. As tentativas para promover a saúde sexual na população jovem tem se focado na prevenção, educação e aconselhamento para aqueles adolescentes que ainda não se iniciaram sexualmente; para os que já iniciaram sua vida sexual, o foco está na provisão de serviços, principalmente para jovens engajados em relações sem proteção, bem como em suas consequências, que incluem gravidez, infecções e violência sexual.[34]

No atendimento à saúde dos adolescentes, os profissionais devem estar capacitados para contextualizar os temas à vida dos pacientes; avaliar, na ocasião, as competências destes; conhecer leis e estatutos; documentar cuidadosamente as informações; consultar o Ministério Público e as Sociedades Legais; e compartilhar e discutir o caso em equipe, para que haja maior proteção da população jovem e mais segurança por parte de quem a atende.[35]

Os ambulatórios de Ginecologia e Obstetrícia nas Unidades Básicas de Saúde devem preparar-se para o atendimento das adolescentes com diretrizes focadas em três principais tópicos: anticoncepção, prevenção das doenças sexualmente transmissíveis e assistência pré-natal. Ressalte-se que o apoio profissional nas áreas de enfermagem, assistência social, nutrição e psicologia é de considerável importância. Dessa forma, seria dada aos adolescentes a oportunidade de receber orientações sobre aspectos relacionados à saúde sexual e reprodutiva.

■ CONSIDERAÇÕES FINAIS

No Brasil tem-se registrado que a iniciação sexual é cada vez mais precoce entre as adolescentes brasileiras, as quais constituem um importante grupo de risco para gravidez indesejada. A possibilidade de reversão desse quadro está na elaboração e na efetivação de programas de educação sexual inseridos na grade curricular das escolas, com ampla discussão sobre o tema sexualidade e envolvendo adolescentes, pais, cuidadores e professores.

■ REFERÊNCIAS

1. Oselka G, Troster EJ. Aspectos éticos do atendimento médico do adolescente. Rev Assoc Med Bras. 2000;46(4):306-7.
2. Instituto Brasileiro de Geografia e Estatística. População de adolescentes do Brasil [Internet]. Rio de Janeiro: IBGE; [2010] [capturado em 15 mar. 2009]. Disponível em: http://ftp.ibge.gov.br/Estimativas_Projecoes_Populacao/.
3. Brasil. Ministério da Saúde. Cresce uso de preservativo na primeira relação sexual dos jovens brasileiros [Internet]. Brasília: MS; 2005 [capturado em 05 abr. 2009]. Disponível em: http://www.aids.gov.br/data/Pages/LUMISE77B47C8I TEMID10441 17875604A8A9426E62218CA3 D0DLUMISADMIN1PTBRIE.htm.
4. Brasil. Ministério da Saúde. Painel de indicadores do SUS. Brasília: Secretaria de Gestão Estratégica e Participativa; 2006.
5. World Health Organization. Adolescent pregnancy: discussion papers on adolescence. Geneva: WHO; 2004.
6. Michelazzo D, Yazlle MEHD, Mendes MC, Patta MC, Rocha JSY, Moura MD. Indicadores sociais de grávidas adolescentes: estudo caso-controle. Rev Bras Ginecol Obstet. 2004;26(8):633-9.
7. Keskinoglu P, Bilgic N, Picakciefe M, Giray H, Karakus N, Gunay T. Perinatal outcomes and risk factors of Turkish adolescent mothers. J Pediatr Adolesc Gynecol. 2007;20(1):19-24.
8. Lira Plascencia J, Oviedo Cruz H, Pereira LA, Dib Schekaiban C, Grosso Espinoza JM, Ibargüengoitia Ochoa F, et al. Analysis of the perinatal results of the first five years of the functioning of a clinic for pregnant teenagers. Ginecol Obstet Mex. 2006;74(5):241-6.
9. García H, Avendaño-Becerra NP, Islas-Rodríguez MT. Neonatal and maternal morbidity among adolescent and adult women. A comparative study. Rev Invest Clin. 2008;60(2):94-100.
10. Instituto Brasileiro de Geografia e Estatística. Jovens mães [Internet]. Rio de Janeiro: IBGE; [2010] [capturado em 15 mar. 2009]. Disponível em: http://www.ibge.gov.br/ibgeteen/datas/saude/jovensmaes.html.
11. Malamitsi-Puchner A, Boutsikou T. Adolescent pregnancy and perinatal outcome. Pediatr Endocrinol Rev. 2006;3 Suppl. 1:170-1.
12. Zeck W, Walcher W, Tamussino K, Lang U. Adolescent primiparas: changes in obstetrical risk between 1983-1987 and 1999-2005. J Obstet Gynaecol Res. 2008;34(2):195-8.
13. Brasil. Ministério da Saúde. Saúde reprodutiva: gravidez, assistência pré-natal, parto e baixo peso ao nascer: uma análise da situação da saúde [Internet]. Brasília: MS; 2004 [capturado em 15 mar. 2009]. Disponível em: http://portal.saude.gov.br/portal/ arquivos/pdf/capitulo2_sb.pdf.

14. World Health Organization. Contraception: discussion papers on adolescence. Geneva: WHO; 2004.
15. Cook RJ, Erdman JN, Dickens BM. Respecting adolescents' confidentiality and reproductive and sexual choices. Int J Gynaecol Obstet. 2007; 98(2):182-7.
16. Reddy DM, Fleming R, Swain C. Effect of mandatory parental notification on adolescent girls' use of sexual health care services. JAMA. 2002; 288(6):710-4.
17. Conselho Federal de Medicina. Resolução nº 1.931, de 24 de setembro de 2009. Aprova o Código de Ética Médica. Diário Oficial da União. 2009;Seção 1:90-2.
18. Leeman L. Medical barriers to effective contraception. Obstet Gynecol Clin North Am. 2007; 34(1):19-29, vii.
19. Kinsella EO, Crane LA, Ogden LG, Stevens-Simon C. Characteristics of adolescent women who stop using contraception after use at first sexual intercourse. J Pediatr Adolesc Gynecol. 2007;20(2):73-81.
20. Pons JE. Hormonal contraception compliance in teenagers. Pediatr Endocrinol Rev. 2006;3 Suppl. 1:164-6.
21. Langille DB, Hughes JR, Delaney ME, Rigby JÁ. Older male sexual partner as a marker for sexual risk-taking in adolescent females in Nova Scotia. Can J Public Health. 2007;98(2):86-90.
22. Manlove JS, Terry-Humen E, Ikramullah EN, Moore KA. The role of parent religiosity in teens' transitions to sex and contraception. J Adolesc Health. 2006;39(4):578-87.
23. Lemay CA, Cashman SB, Elfenbein DS, Felice ME. Adolescent mothers' attitudes toward contraceptive use before and after pregnancy. J Pediatr Adolesc Gynecol. 2007;20(4):233-40.
24. Yazlle MEHD, Duarte G, Gir E. Sexo seguro na adolescência. Reprod Clim. 1999;14(1):16-8.
25. Kohler PK, Manhart LE, Lafferty WE. Abstinence-only and comprehensive sex education and the initiation of sexual activity and teen pregnancy. J Adolesc Health. 2008;42(4):344-51.
26. Williams CR, Wimberly Y. Sexually transmitted disease prevention in adolescents and young adults. J Natl Med Assoc. 2006;98(2):275-6.
27. Giuliano AR. Human papillomavirus vaccination in males. Gynecol Oncol. 2007;107(2 Suppl. 1): S24-6.
28. Trent M, Chung SE, Forrest L, Ellen JM. Subsequent sexually transmitted infection after outpatient treatment of pelvic inflammatory disease. Arch Pediatr Adolesc Med. 2008;162(11):1022-5.
29. Gray-Swain MR, Peipert JF. Pelvic inflammatory disease in adolescents. Curr Opin Obstet Gynecol. 2006;18(5):503-10.
30. Tyler I. Herpes Simplex Type 2 Virus: a new horizon. ABNF J. 2005;16(3):63-4.
31. Decker MR, Silverman JG, Raj A. Dating violence and sexually transmitted disease/HIV testing and diagnosis among adolescent females. Pediatrics. 2005;116(2):272-76.
32. Slonim AB, Roberto AJ, Downing CR, Adams IF, Fasano NJ, Davis-Satterla L, et al. Adolescents' knowledge, beliefs, and behaviors regarding hepatitis B: insights and implications for programs targeting vaccine-preventable diseases. J Adolesc Health. 2005;36(3):178-86.
33. Jacobson LD, Mellanby AR, Donovan C, Taylor B, Tripp JH. Teenagers' views on general practice consultations and other medical advice. The Adolescent Working Group, RCGP. Fam Pract. 2000;17(2):156-8.
34. World Health Organization. Sexually transmitted infections among adolescents. Geneva: WHO; 2006.
35. Stella R, Taquette SR, Vilhena MM, Silva MM, Vale MP. Conflitos éticos no atendimento à saúde de adolescentes. Cad Saúde Pública. 2005;21(6):1717-25.

capítulo 28
Vacinação na infância e adolescência

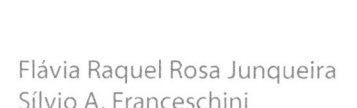

Flávia Raquel Rosa Junqueira
Sílvio A. Franceschini

Introdução 405
Vacina contra o HPV 407
Calendários de vacinação 410
Considerações finais 415

■ INTRODUÇÃO

A atenção à saúde integral da mulher deve incluir a preocupação com a vacinação, desde a infância. Assim, neste capítulo serão apresentados, de modo geral, os princípios da vacinação, além dos calendários vacinais para infância e adolescência.

No Brasil, a vacinação data de 1804, com a introdução da vacina antivariólica.[1] Desde então, o desenvolvimento da imunologia e da epidemiologia tem permitido grandes avanços na produção e comercialização de novas vacinas, com alta eficácia e segurança. Isso permitiu que, já em 2006, no Brasil, fosse liberada para comercialização a vacina contra o papilomavírus humano (HPV), vacina esta de grande interesse para a ginecologia e obstetrícia. Outras vacinas encontram-se em desenvolvimento, e relacionadas à saúde da mulher, há duas em fase de ensaios clínicos: contra o vírus herpes simples 1 (HSV-1) e contra o estreptococo do grupo B (GBS).[1]

A vacinação é um procedimento que visa à indução do desenvolvimento de mecanismos de defesa contra uma dada infecção (ou infecções) pelo sistema imunológico. Vale ressaltar que vacinar não é o mesmo que imunizar; o objetivo da vacinação é a imunização, mas nem sempre este será o resultado obtido, a depender do sistema imunológico do indivíduo.[1] Logo, nenhuma vacina é totalmente eficaz.

Da mesma forma, nenhuma vacina é totalmente isenta de efeitos colaterais, seja por constituir-se de agentes atenuados ou inativados, seja pela presença de componentes reatogênicos. Assim, a incidência de efeitos colaterais varia de acordo com as características do produto aplicado, do indivíduo que o recebe e também da técnica de aplicação. Os efeitos colaterais podem ser divididos em locais e sistêmicos.[1] Dentre os locais, temos dor, vermelhidão e inchaço, e raramente abscessos e lesões em nervos atingidos por agulhas. Dentre os sistêmicos, destacam-se febre, mal-estar geral, mialgia, irritabilidade, cefaleia, náuseas, vômitos e sonolência. No Brasil, desde 2005, os eventos adversos relacionados à vacinação possuem caráter de agravo de notificação compulsória.[2]

As vacinas podem ser classificadas quanto à característica de seus antígenos e conforme a sua composição.[1] Em relação ao primeiro item, temos:

- Vacinas constituídas por agentes infecciosos inativados.
- Vacinas constituídas por agentes infecciosos atenuados.
- Vacinas constituídas de organismos modificados em laboratórios.
- Vacinas de componentes (produtos, frações ou subunidades) dos agentes infecciosos.

Vacinas vivas atenuadas têm características diferentes em relação às demais (Tab. 28.1). As primeiras, em geral, promovem proteção mais completa e duradoura

Tabela 28.1. Características das vacinas

	VACINAS ATENUADAS	DEMAIS VACINAS
Necessidade de reforço	A imunidade, uma vez induzida, geralmente é de longa duração; a repetição de doses visa cobrir falhas da vacinação anterior	Em geral, são necessários vários reforços para induzir boa imunidade
Risco para imunocomprometidos e gestantes	Sim	Não
Tempo para provocar reação adversa sistêmica	O tempo de incubação da doença	Imediato (até 24 horas)
Tipo de reação adversa sistêmica mais comum	Semelhante à doença	Febre, irritabilidade e reações locais
Conservação	Podem ser congeladas. Resistem pouco à temperatura ambiente	Não devem ser congeladas. Resistem mais à temperatura ambiente
Vacinas	Tríplice viral, varicela, febre amarela, rotavírus, pólio oral e BCG	Tríplice bacteriana, dupla bacteriana, pólio inativada, anti-hepatite A, anti-hepatite B, antirrábica, antipneumocócica e antimeningocócica

Fonte: Adaptada de Ballalai.[3]

com menor número de doses. Contudo, podem causar doença e por isso estão contraindicadas em pacientes imunocomprometidos e gestantes.

Já, de acordo com a composição, as vacinas classificam-se em:

* Monovalentes: compostas por apenas um antígeno.
* Combinadas: compostas por mais de um antígeno, a fim de agir contra variantes de um mesmo microrganismo ou contra diferentes microrganismos. Têm como vantagem a redução do número de aplicações necessárias ao esquema vacinal.

É preciso não confundir as vacinas combinadas com as conjugadas. Nestas, o componente antigênico encontra-se ligado a outra substância, em geral uma proteína, com o objetivo de aumentar sua imunogenicidade, como ocorre, por exemplo, com a vacina contra *Haemophilus influenzae* tipo b.

O calendário vacinal consiste em uma sequência cronológica de vacinas administradas sistematicamente em determinado país ou região geográfica, sofrendo variações de acordo com as doenças prevalentes em cada local. No Brasil, temos três calendários vacinais: o do Ministério da Saúde, o da Sociedade Brasileira de Pediatria (SBP) e o da Sociedade Brasileira de Imunizações (SBIm).

É importante que o profissional médico, sobretudo o ginecologista que trabalha nas áreas de infância e adolescência, sempre avalie a carteira de vacinação de suas pacientes, orientando a complementação de eventuais esquemas vacinais interrompidos. O fundamental é que a criança, adolescente ou mulher adulta receba todas as doses de vacinas necessárias. Caso haja atraso entre uma dose e outra, não é preciso recomeçar o esquema vacinal, mas retomá-lo, com aplicação das doses faltantes. Além disso, adolescentes e adultas precisam receber as vacinas que, porventura, não estavam disponíveis em sua infância.[3]

■ VACINA CONTRA O HPV

O HPV é um DNA vírus extremamente prevalente em todo o mundo. Existem mais de cem genotipos de HPV, sendo os genitais os mais importantes sob o ponto de vista médico. Os HPVs genitais são transmitidos sexualmente e podem ser classificados em baixo e alto risco oncogênico. Os HPVs de baixo risco estão relacionados às lesões intraepiteliais de baixo grau e, principalmente, às verrugas genitais; os tipos 6 e 11 são os mais prevalentes. Já os de alto risco estão relacionados às lesões intraepiteliais de alto grau e ao câncer do colo do útero, sendo os tipos 16 e 18 encontrados em cerca de 70% dos casos deste câncer.

Estima-se que cerca de 70% das mulheres com vida sexual ativa se infectarão com um ou mais tipos de HPV. Após a infecção, cerca de 80% das mulheres evolui para a cura espontânea, eliminando o vírus, porém, em cerca de 10% delas o vírus persiste. Essa infecção persistente é a condição mais importante para a transmissão e o desenvolvimento de lesões pré-neoplásicas e câncer.

A colpocitologia oncótica, ou papanicolau, sempre foi o maior aliado do médico na prevenção do câncer do colo uterino, no entanto, não havia, além do uso de preservativos, modo de evitar a infecção pelo HPV. O desenvolvimento de vacinas contra o HPV foi o grande avanço na prevenção da infecção por esse vírus, e, consequentemente, das doenças por ele provocadas.

Em 2006, a Agência Nacional de Vigilância Sanitária (Anvisa) licenciou em nosso país a vacina quadrivalente contra o HPV, produzida pelo laboratório Merck Sharp & Dohme e conhecida internacionalmente como Gardasil®, e, em 2008, a vacina bivalente contra o HPV, produzida pela Glaxo Smith Kline e conhecida internacionalmente por Cervarix®. Na Tabela 28.2 encontram-se as principais características de cada uma delas.

Tabela 28.2. Perfil das vacinas contra o HPV

	GARDASIL® VACINA QUADRIVALENTE CONTRA O HPV	CERVARIX® VACINA BIVALENTE CONTRA O HPV
Composição	Tipos 6, 11, 16, 18	Tipos 16, 18
Esquema	0, 2, 6 meses	0, 1, 6 meses
Aplicação	IM Deltoide ou vasto lateral da coxa	IM Deltoide
Indicação	Prevenir câncer de colo, vagina e vulva Prevenir lesões pré-cancerígenas Colo: NIC 1/NIC 2/NIC 3 Adenocarcinoma *in situ* Vagina: NIVa 1/NIVa 2/NIVa 3 Vulva: NIV 1/NIV 2/NIV 3 Verrugas genitais Exposta ou não ao HPV Mulheres e homens de 9 a 26 anos	Prevenir câncer de colo Prevenir lesões pré-cancerígenas Colo: NIC 1/NIC 2/NIC 3 Adenocarcinoma *in situ* Exposta ou não ao HPV Mulheres de 10 a 25 anos
Adjuvante	225µg alumínio Sulfato de hidroxifosfato	AS04 50 µg MPL (monofosforil lipídio A3-deacilatado) 500 µg hidróxido de alumínio
EFEITOS COLATERAIS		
Muito frequente	Reação no local da aplicação e febre	Reação no local da aplicação, dor de cabeça e mialgia
Frequente	Sangramento e prurido no local da aplicação	Sintomas gastrintestinais, prurido, erupção/urticária, artralgia e febre ≥ 38°C
Pouco frequente	Broncoespasmo e lipotímia	Tontura, endurecimento e parestesia no local da aplicação

Fonte: Adaptada de Farhat e colaboradores.[1]

Ginecologia da infância e adolescência   409

A produção das vacinas baseia-se no desenvolvimento de partículas semelhantes ao vírus (VLP) através de técnica recombinante, em que a principal proteína do capsídeo (L1) é expressa sem o DNA, tornando-se, portanto, não infectante.

Ambas as vacinas apresentaram excelentes resultados nas fases II e III dos ensaios clínicos, na prevenção de infecções e lesões pré-neoplásicas pelos tipos de HPV existentes nas vacinas, com eficácia acima de 90%. Além disso, mostraram uma proteção cruzada parcial contra os tipos 31 e 45, geneticamente relacionados aos tipos 16 e 18, respectivamente.[4] A vacina quadrivalente também mostrou notável eficácia contra as verrugas genitais, geralmente provocadas pelos tipos 6 e 11, além de lesões pré-neoplásicas em vulva e vagina. Nenhuma delas tem qualquer efeito contra lesões já existentes relacionadas ao HPV ou, ainda, contra infecção persistente pelo HPV já estabelecida. O objetivo é prevenir que esses tipos de HPV estabeleçam infecção após a primeira exposição da paciente.

Na Austrália, desde julho de 2007, o governo financia uma campanha de vacinação com a vacina quadrivalente contra o HPV. Associado à vacinação, iniciou-se um programa de vigilância do HPV, o qual, em pouco tempo, já demonstrou impacto na redução do número de casos novos de verrugas genitais em mulheres com idade inferior a 28 anos,[5] como pode-se observar na Figura 28.1.

A duração esperada da proteção após a imunização ainda não foi determinada, no entanto, os trabalhos clínicos mostram proteção por mais de 8 anos, e alguns modelos matemáticos mostram eficácia teórica de mais de 20 anos.[6] Na verdade, estudos clínicos em andamento, como a coorte sentinela nos países nórdicos, indicarão se há necessidade de doses de reforço.

A vacina se mostrou segura e eficaz, com eventos adversos leves e de curta duração. Foi licenciada no Brasil para uso em meninas e mulheres de 9 a 26 anos de idade. O ideal seria que as meninas fossem vacinadas precocemente, isto é, antes do início da atividade sexual, porém, mulheres que ainda não se infectaram ou que já tiveram contato com algum dos tipos de HPV podem se beneficiar protegendo-se contra os demais. Em 26/05/2011, a Anvisa liberou a vacina quadrivalente também para uso em meninos e homens, entre 9 e 26 anos de idade,

Recentemente, no Brasil, confirmou-se uma alta incidência de alterações citopatológicas, logo no início da vida sexual, relacionadas ao HPV. Estudo em adolescentes com até 19 anos mostrou que 67% dos casos de lesão intraepitelial de alto grau ocorreram ainda no primeiro ano de atividade sexual.[7] Esse dado reforça a necessidade de orientação, por parte do ginecologista que atua nas áreas de infância e adolescência, acerca da possibilidade e da importância da vacinação contra o HPV.

A SBIm recomenda, em seu calendário atual, o uso rotineiro, da vacina contra o HPV, em meninas entre 11 e 12 anos de idade, para prevenção do câncer cervical.[8] Além disso, desde 2011, recomenda a vacina quadrivalente contra o HPV também para meninos e homens de 9 a 26 anos.

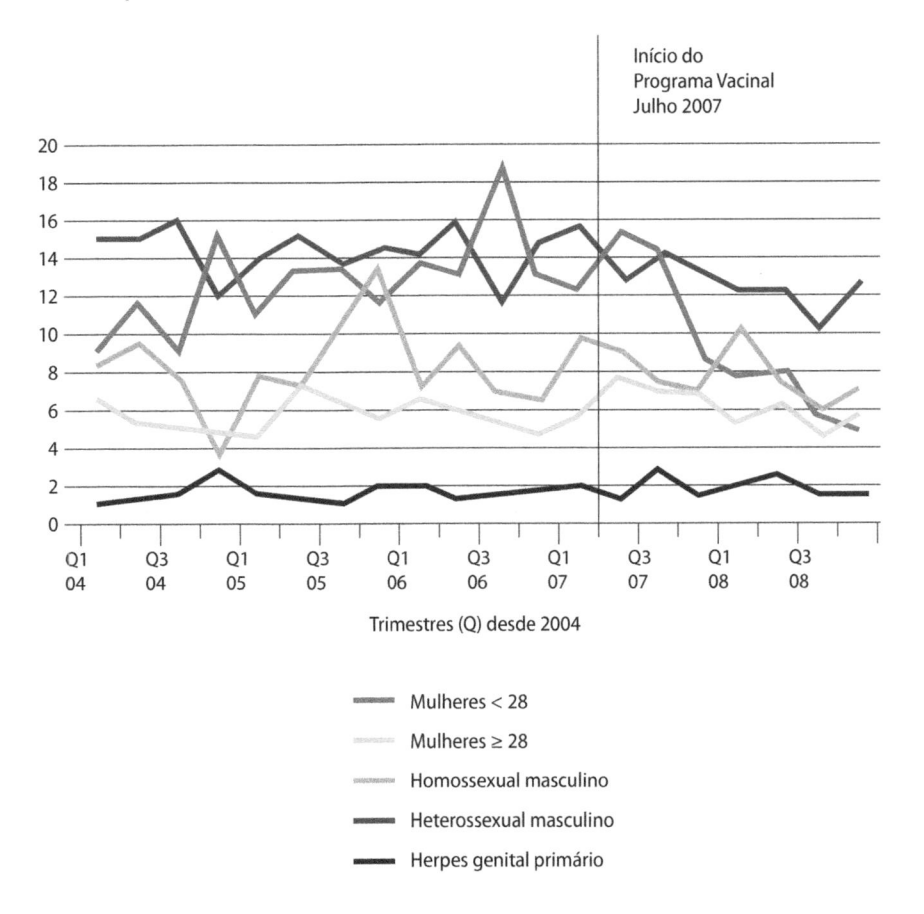

Figura 28.1. Mudanças da proporção de novos paciente com verrugas vaginais por quartil, mostrando a redução do número de casos novos em mulheres com idade inferior a 28 anos (linha vermelha).
Fonte: Adaptada de Fairley e colaboradores.[5]

É importante salientar que a vacina não substitui outros métodos de prevenção de câncer de colo, como a colpocitologia oncótica, tampouco permite o abandono do uso de preservativos na prevenção das doenças sexualmente transmissíveis.

■ CALENDÁRIOS DE VACINAÇÃO

A seguir, nas Tabelas 28.3, 28.4 e 28.5, encontram-se os calendários de vacinação do Ministério da Saúde e o calendário sugerido pela SBIm.

Tabela 28.3. Calendário básico de vacinação da criança

IDADE	VACINAS	DOSES	DOENÇAS EVITADAS
Ao nascer	BCG – ID	dose única	Formas graves de tuberculose
	Vacina contra hepatite B (1)	1ª dose	Hepatite B
1 mês	Vacina contra hepatite B	2ª dose	Hepatite B
2 meses	Vacina tetravalente (DTP + Hib) (2)	1ª dose	Difteria, tétano, coqueluche, meningite e outras infecções causadas pelo *Haemophilus influenzae* tipo b
	VOP (vacina oral contra poliomielite)	1ª dose	Poliomielite (paralisia infantil)
	VORH (vacina oral de rotavírus humano) (3)	1ª dose	Diarreia por rotavírus
4 meses	Vacina tetravalente (DTP + Hib)	2ª dose	Difteria, tétano, coqueluche, meningite e outras infecções causadas pelo *Haemophilus influenzae* tipo b
	VOP (vacina oral contra poliomielite)	2ª dose	Poliomielite (paralisia infantil)
	VORH (vacina oral de rotavírus humano) (4)	2ª dose	Diarreia por rotavírus
6 meses	Vacina tetravalente (DTP + Hib)	3ª dose	Difteria, tétano, coqueluche, meningite e outras infecções causadas pelo *Haemophilus influenzae* tipo b
	VOP (vacina oral contra poliomielite)	3ª dose	Poliomielite (paralisia infantil)
	Vacina contra hepatite B	3ª dose	Hepatite B
9 meses	Vacina contra febre amarela (5)	Dose inicial	Febre amarela
12 meses	SRC (tríplice viral)	Dose única	Sarampo, rubéola e caxumba
15 meses	VOP (vacina oral contra poliomielte)	reforço	Poliomielite (paralisia infantil)
	DTP (tríplice bacteriana)	1º reforço	Difteria, tétano e coqueluche
4-6 anos	DTP (tríplice bacteriana)	2º reforço	Difteria, tétano e coqueluche
	SRC (tríplice viral)	Reforço	Sarampo, rubéola e caxumba
10 anos	Vacina contra febre amarela	Reforço	Febre amarela

(1) A primeira dose da vacina contra a hepatite B deve ser administrada na maternidade, nas primeiras 12 horas de vida do recém-nascido. O esquema básico se constitui de 3 doses, com intervalos de 30 dias da primeira para a segunda dose e 180 dias da primeira para a terceira dose.
(2) O esquema de vacinação atual é feito aos 2, 4 e 6 meses de idade com a vacina tetravalente e dois reforços com a tríplice bacteriana (DTP); o primeiro reforço aos 15 meses e o segundo entre 4 e 6 anos.
(3) É possível administrar a primeira dose da vacina oral de rotavírus humano a partir de 1 mês e 15 dias a 3 meses e 7 dias de idade (6 a 14 semanas de vida).
(4) É possível administrar a segunda dose da vacina oral de rotavírus humano a partir de 3 meses e 7 dias a 5 meses e 15 dias de idade (14 a 24 semanas de vida). O intervalo mínimo preconizado entre a primeira e a segunda dose é de 4 semanas.
(5) A vacina contra febre amarela está indicada para crianças a partir dos 9 meses de idade, que residam ou que pretendam viajar para área endêmica (estados: AP, TO, MA MT, MS, RO, AC, RR, AM, PA, GO e DF), área de transição (alguns municípios dos estados: PI, BA, MG, SP, PR, SC e RS) e área de risco potencial (alguns municípios dos estados BA, ES e MG). Se ocorrer viagem para áreas de risco, deve-se vacinar contra febre amarela, 10 dias antes da viagem.
Fonte: Ministério da Saúde.[9]

Tabela 28.4. Calendário de vacinação da criança

VACINAS	DO NASCIMENTO AOS 2 ANOS DE IDADE										
	Ao nascer	Um mês	Dois meses	Três meses	Quatro meses	Cinco meses	Seis meses	Sete meses	Oito meses	Nove meses	12 meses
BCG ID	1ª dose										
Hepatite B	1ª dose	2ª dose ⁽¹⁾					3ª dose ⁽¹⁾				
Tríplice bacteriana (DTP ou DTPa) ⁽²⁾			1ª dose ⁽¹⁾		2ª dose ⁽¹⁾		3ª dose ⁽¹⁾				
Hemófilos tipo b			1ª dose ⁽¹⁾		2ª dose ⁽¹⁾		3ª dose ⁽¹⁾				
Poliomielite (vírus inativados)			1ª dose ⁽¹⁾		2ª dose ⁽¹⁾		3ª dose ⁽¹⁾				
Rotavírus ⁽³⁾			Duas ou três doses, de acordo com o fabricante								
Pneumocócica conjugada ⁽⁴,⁵⁾			1ª dose		2ª dose		3ª dose				
Meningocócica conjugada ⁽⁶⁾				1ª dose		2ª dose					
Influenza (gripe) ⁽⁷⁾							1ª dose	2ª dose			
Poliomielite oral (vírus vivos atenuados)							DIAS NACIONAIS DE VACINAÇÃO				
Febre amarela ⁽⁸⁾										1ª dose	
Hepatite A											1ª dose
Tríplice viral (sarampo, caxumba e rubéola) ⁽¹⁰⁾											1ª dose ⁽¹⁾
Varicela (catapora) ⁽⁹,¹⁰⁾											1ª dose
HPV ⁽¹¹,¹²⁾											
Tríplice bacteriana acelular do tipo adulto (dTpa)											

1. Vacinas combinadas – o uso de vacinas combinadas é considerado estratégico para o alcance de coberturas vacinais ideais, permite a inclusão de novos imunobiológicos e a melhor adesão da população e deve ser adotado sempre que possível.
   VACINA SÊXTUPLA ("HEXA") – com seis componentes – hepatite B, tríplice bacteriana acelular, hemófilos do tipo b e poliomielite de vírus inativados.
   VACINA QUÍNTUPLA ("PENTA") – com cinco componentes – tríplice bacteriana acelular hemófilos do tipo b e poliomielite de vírus inativados.
   VACINA QUÁDRUPLA BACTERIANA DE CÉLULAS INTEIRAS COM Hib – com quatro componentes – tríplice bacteriana de células inteiras e hemófilos do tipo b.

Ginecologia da infância e adolescência

			DOS 3 AOS 14 ANOS					DISPONIBILIZAÇÃO DAS VACINAS	
15 meses	18 meses	Três anos	Quatro anos	Cinco anos	Seis anos	11 anos	12 anos	14 anos	Postos públicos de vacinação	Clínicas privadas de imunização
									SIM	SIM
									SIM	SIM
REFORÇO (1)		REFORÇO (1)							DTP	DTPa
REFORÇO (1)									SIM	SIM
REFORÇO (1)		REFORÇO (1)							NÃO	SIM
									SIM	SIM
REF									SIM VPC 10V	SIM VPC 10V e 13V
REFORÇO					REFORÇO				SIM	SIM
		REFORÇO ANUAL							SIM, até 2 anos	SIM
DIAS NACIONAIS DE VACINAÇÃO									SIM	NÃO
					REF				SIM	SIM
2ª dose									NÃO	SIM
			2ª dose (1)						SIM	SIM
			2ª dose (1)						NÃO	SIM
					Três doses				NÃO	SIM
						REFORÇO			NÃO	SIM

VACINA QUÁDRUPLA BACTERIANA ACELULAR COM Hib – com quatro componentes – tríplice bacteriana acelular e hemófilos do tipo b.
VACINA QUÁDRUPLA BACTERIANA COM PÓLIO INATIVADA – com quatro componentes – tríplice bacteriana acelular e poliomielite de vírus inativados.
VACINA QUÁDRUPLA VIRAL – com quatro componentes: sarampo, caxumba, rubéola e varicela.
2. O uso da vacina tríplice bacteriana acelular (DTPa) é preferível ao da vacina tríplice bacteriana de células inteiras (DTPw), pois a sua eficiência é semelhante à da DTPw e porque os eventos adversos associados com sua administração são menos freqüentes e menos intensos do que os induzidos pela DTPw. Além disso, as apresentações combinadas à DTPa permitem o uso da vacina inativada

contra poliomielite. Para crianças com mais de 7 anos e em atraso com os reforços de DTPw ou DTPa, recomenda-se o uso da vacina tríplice bacteriana acelular do tipo adulto (dTpa) ou tríplice bacteriana combinada à vacina inativada para a poliomielite (DTPa-IPV).
3. As vacinas contra infecções por rotavírus licenciadas para uso no Brasil devem ser indicadas o mais precocemente possível, a partir de 6 semanas de idade. A vacina monovalente está disponível na rede pública, no esquema: primeira dose aos dois meses de vida e segunda dose aos 4 meses de vida, sendo que a primeira dose não poderá ser aplicada após 14 semanas de vida e a segunda após 24 semanas de vida. A vacina pentavalente está disponível apenas na rede privada, com esquema de 3 doses: a primeira dose aos 2 meses de vida, a segunda dose aos 4 meses de vida e a terceira dose aos 6 meses de vida, sendo que a primeira dose não poderá ser aplicada após 15 semanas de vida, o intervalo mínimo entre as doses deverá ser de 30 dias e a última dose não poderá ser aplicada após os 8 meses de idade. As vacinas contra o rotavírus estão contraindicadas para imunodeprimidos.
4. Começar o esquema de vacinação com a vacina pneumocócica conjugada 10-valente ou 13-valente o mais precocemente possível (no segundo mês de vida). Quando a aplicação dessa vacina não tiver sido iniciada aos 2 meses de vida, o esquema de sua administração varia conforme a idade em que a vacinação for iniciada: entre 7 e 11 meses de idade: 2 doses com intervalo de 2 meses, e terceira dose aos 15 meses de idade; entre 12 e 23 meses de idade: 2 doses com intervalo de 2 meses; a partir do segundo ano de vida, dose única, exceto em imunodeprimidos, que devem receber 2 doses com intervalo de 2 meses entre elas. A vacina 10-valente não está licenciada para maiores de 2 anos de idade.
5. Crianças com esquema completo da vacina pneumocócica 7 ou 10 valente podem ampliar a proteção recebendo uma dose extra da vacina 13 valente com intervalo mínimo de 2 meses após a última dose.
6. A vacina meningocócica C conjugada pode ser aplicada a partir dos 2 meses de vida. Recomenda-se iniciar a vacinação ainda no primeiro ano devido à maior incidência e letalidade da doença nessa faixa etária. É recomendada dose de reforço no segundo ano de vida e na adolescência. Dose adicional da vacina meningocócica C conjugada deve ser considerada 5 anos após a primovacinação, especialmente para crianças vacinadas no primeiro ano de vida. A vacina meningocócica conjugada quadrivalente (sorogrupos A,C,W135 e Y) deve ser considerada para a imunização do adolescente (a partir dos 11 anos).
7. A vacina contra a influenza (gripe) deve ser aplicada a partir dos 6 meses de idade, respeitando-se a sazonalidade da doença.
8. A vacina contra a febre amarela deve ser indicada para habitantes de áreas endêmicas e pessoas que vão viajar para essas regiões.
9. Estima-se que uma só dose da vacina contra a varicela induza imunidade contra a infecção em 70% a 90% das crianças que a receberam, e em 95% a 98%, contra as formas graves da doença. Contudo, não é incomum a ocorrência dessa virose em crianças que já receberam uma dose dessa vacina. Portanto, recomenda-se a aplicação de duas doses da vacina contra varicela, com intervalo mínimo de 3 meses.
10. A vacina Quádrupla Viral – constituída pela combinação da vacina tríplice viral com a vacina contra varicela é uma opção quando coincidir a indicação dessas duas vacinas para menores de 12 anos. Riscos aumentados para febre alta e ocorrência mais frequente de exantema após a primeira aplicação dessa vacina combinada devem ser considerados.
11. Sempre que possível, a vacina contra HPV deve ser aplicada preferencialmente na adolescência, antes de iniciada a vida sexual, entre 11 e 12 anos de idade. Duas vacinas estão disponíveis no Brasil: uma contendo os tipos 6, 11, 16, 18 de HPV com esquemas de intervalos de 0-2-6 meses, indicada para meninas, meninos e jovens de nove a 26 anos de idade; outra, contendo os tipos 16 e 18 de HPV com esquemas de intervalos de 0-1-6 meses, indicada para meninas e mulheres de dez a 25 anos de idade.
12. A ANVISA licenciou a vacina quadrivalente contra o HPV (contendo os tipos 16, 18, 6 e 11) para a proteção de meninos e jovens entre 9 e 26 anos de idade com esquema de doses 0-2-6 meses.

Fonte: Sociedade Brasileira de Imunizações.[8]

Ginecologia da infância e adolescência   415

Tabela 28.5. Calendário de vacinação do adolescente (1)

IDADE	VACINAS	DOSES	DOENÇAS EVITADAS
De 11 a 19 anos (na primeira visita ao serviço de saúde)	Hepatite B	1ª dose	Hepatite B
	dT (dupla tipo adulto) (2)	1ª dose	Difteria e tétano
	Febre amarela (3)	reforço	Febre amarela
	SCR (Tríplice viral) (4)	Dose única	Sarampo, caxumba e rubéola
1 mês após a 1ª dose contra hepatite B	Hepatite B	2ª dose	Hepatite B
6 meses após a 1ª dose contra hepatite B	Hepatite B	3ª dose	Hepatite B
2 meses após a 1ª dose contra difteria e tétano	dT (dupla tipo adulto)	2ª dose	Difteria e tétano
4 meses após a 1ª dose contra difteria e tétano	dT (dupla tipo adulto)	3ª dose	Difteria e tétano
A cada 10 anos, por toda a vida	dT (dupla tipo adulto) (5)	Reforço	Difteria e tétano
	Febre amarela	Reforço	Febre amarela

(1) Para adolescente que não tiver comprovação de vacina anterior, seguir este esquema. Se apresentar documentação com esquema incompleto, completar o esquema já iniciado.
(2) Para adolescente que já recebeu anteriormente três doses ou mais das vacinas DTP, DT ou dT, aplicar uma dose de reforço. São necessárias doses de reforço da vacina a cada 10 anos. Em caso de ferimentos graves, antecipar a dose de reforço para 5 anos após a última dose. O intervalo mínimo entre as doses é de 30 dias.
(3) Para adolescente que resida ou que pretenda viajar para área endêmica (estados: AP, TO, MA, MT, MS, RO, AC, RR, AM, PA, GO e DF), área de transição (alguns municípios dos estados PI, BA, MG, SP, PR, SC e RS) e área de risco potencial (alguns municípios dos estados BA, ES e MG). Em viagem para essas áreas, vacinar 10 dias antes da viagem.
(4) O adolescente que tiver 2 doses da vacina tríplice viral (SCR) devidamente comprovadas no cartão de vacinação não precisa receber esta dose.
(5) Adolescente grávida, que esteja com a vacina em dia, mas recebeu sua última dose há mais de 5 anos, precisa receber uma dose de reforço. A dose deve ser aplicada no mínimo 20 dias antes da data provável do parto. Em caso de ferimentos graves, a dose de reforço deve ser antecipada para cinco anos após a última dose.
Fonte: Ministério da Saúde.[10]

■ CONSIDERAÇÕES FINAIS

O ginecologista, enquanto clínico geral da mulher, tem papel fundamental tanto orientando a importância da vacinação quanto conferindo o seguimento correto do calendário vacinal estabelecido em nosso país.

Além disso, com a introdução da vacinação contra o HPV, o ginecologista passou a ter um novo aliado na prevenção das doenças causadas por esse vírus, ampliando, assim, seu papel na orientação vacinal.

■ REFERÊNCIAS

1. Farhat CK, Campaner AB, Moura MM, Vespa Jr NV. Guia prático de imunização da mulher. São Paulo: Doctor; 2010.
2. Secretaria de Vigilância em Saúde. Portaria nº 33, de 14 de julho de 2005. Inclui doenças à relação de notificação compulsória, define agravos de notificação imediata e a relação dos resultados laboratoriais que devem ser notificados pelos Laboratórios de Referência Nacional ou Regional. Diário Oficial da União. 2005;Seção 1:111.
3. Ballalai I. Guia de vacinação em ginecologia e obstetrícia [Internet]. São Paulo: Sbim; 2006 [capturado em 20 out. 2010]. Disponível em: http://www.sbim.org.br/ sbim_gvgo.pdf.
4. World Health Organization. Human papillomavirus vaccines WHO position paper. Wkly Epidemiol Rec. 2009;84(15):117-32.
5. Fairley CK, Hocking JS, Gurrin LC, Chen MY, Donovan B, Bradshaw CS. Rapid decline in presentations of genital warts after the implementation of a national quadrivalent human papillomavirus vaccination programme for young women. Sex Transm Infect. 2009;85(7):499-502.
6. David MP, Van Herck K, Hardt K, Tibaldi F, Dubin G, Descamps D, et al. Long-term persistence of anti-HPV-16 and -18 antibodies induced by vaccination with the AS04-adjuvanted cervical cancer vaccine: modeling of sustained antibody responses. Gynecol Oncol. 2009;115(3 Suppl.):S1-6.
7. Monteiro DL, Trajano AJ, Silva KS, Russomano FB. Incidence of cervical intraepithelial lesions in a population of adolescents treated in public health services in Rio de Janeiro, Brazil. Cad Saude Publica. 2009;25(5):1113-22.
8. Sociedade Brasileira de Imunizações. Calendário de vacinação da criança [Internet]. São Paulo: Sbim; 2008 [capturado em 26 out. 2010]. Disponível em: http://www.sbim. org.br/sbim_calendarios2008_crianca.pdf.
9. Brasil. Ministério da Saúde. Calendário básico de vacinação da criança [Internet]. Brasília: MS; 2008 [capturado em: 20 out. 2010]. Disponível em: http://portal.saude. gov.br/portal/saude/visualizar_texto.cfm?idtxt=21462.
10. Brasil. Ministério da Saúde. Calendário de vacinação do adolescente [Internet]. Brasília: MS; 2008 [capturado em: 20 out. 2010]. Disponível em: http://portal.saude. gov.br/portal/saude/visualizar_texto.cfm?idtxt=21463.

Anexos

ANEXO 1 | Estádio de Tanner e Marshal

ANEXO 2 | Escore semiquantitativo de Ferriman e Gallwey modificado

ANEXO 3 | Tabelas de Bayley e Pinneau: porcentagens e estaturas finais estimadas para meninas utilizando a idade óssea

ANEXO 4 | Curvas de velocidade de crescimento

ANEXO 5 | Apresentações de estrogênios e progestagênios passíveis de serem utilizados como TH, disponíveis no Brasil

ANEXO 6 | Protocolo de diagnóstico e acompanhamento de puberdade precoce do AGIP

ESTÁDIO DE TANNER E MARSHAL

Marshal WA, Tanner JM. Variations in patterns of pubertal changes in girls. Archives of Disease in Childhood. 1969;44:291-303.

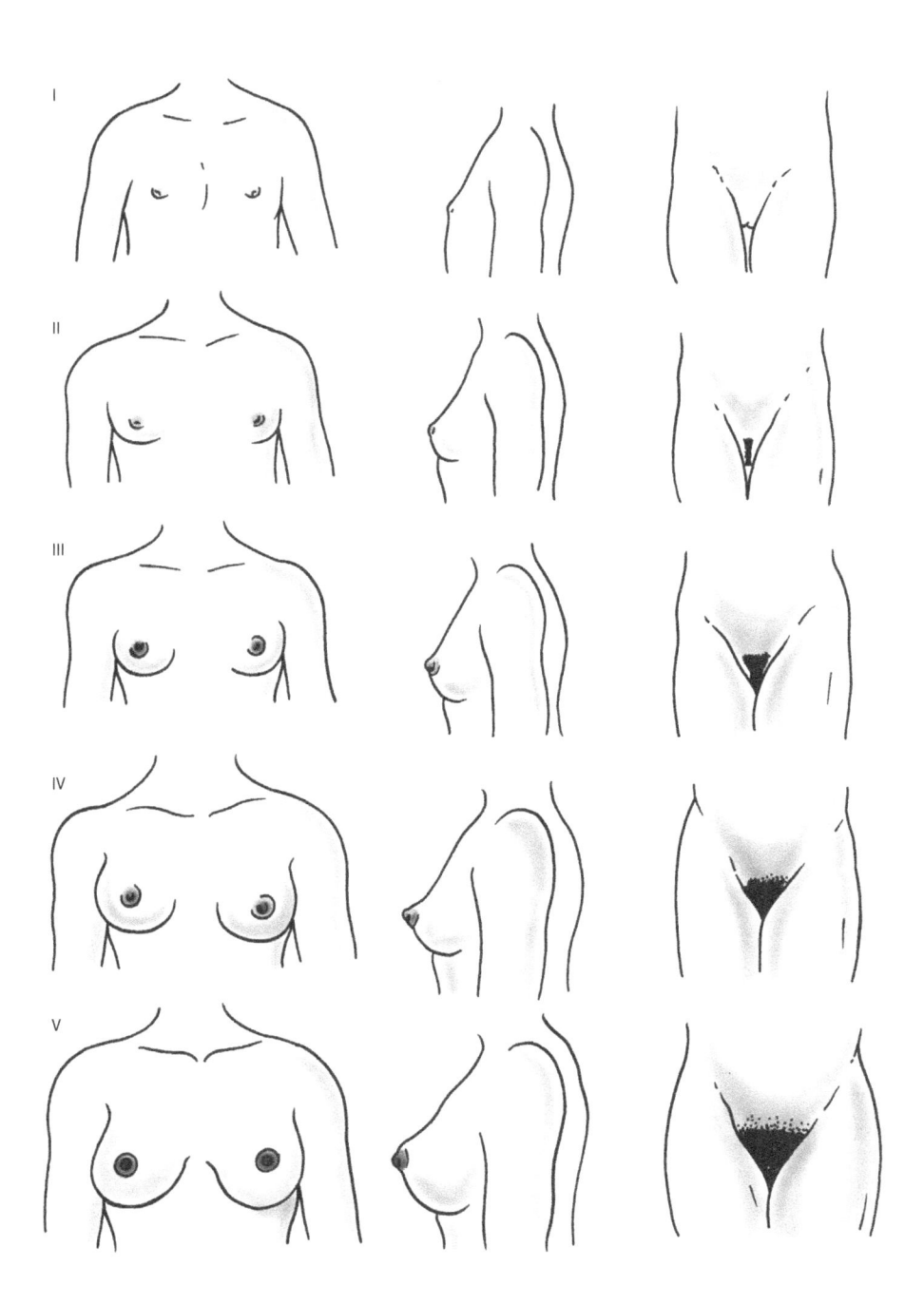

ANEXO 1

ANEXO 2

ESCORE SEMIQUANTITATIVO DE FERRIMAN E GALLWEY MODIFICADO

Ferriman D, Gallwey JD. Clinical assessment of body hair growth in women. J Clin Endocrinol Metab. 1961;21:1440-7.
Hatch R, Rosenfield RL, Kim MH, Tredway D. Hirsutism: implications, etiology, and management. Am J Obstet Gynecol. 1981;140:815-30.

Os pelos são graduados através de uma escala de 0 (ausência de pelo terminal) a 4 (máximo crescimento do pelo terminal), em nove locais, com um escore máximo de 36. Um escore maior ou igual a 8 indica hirsutismo.

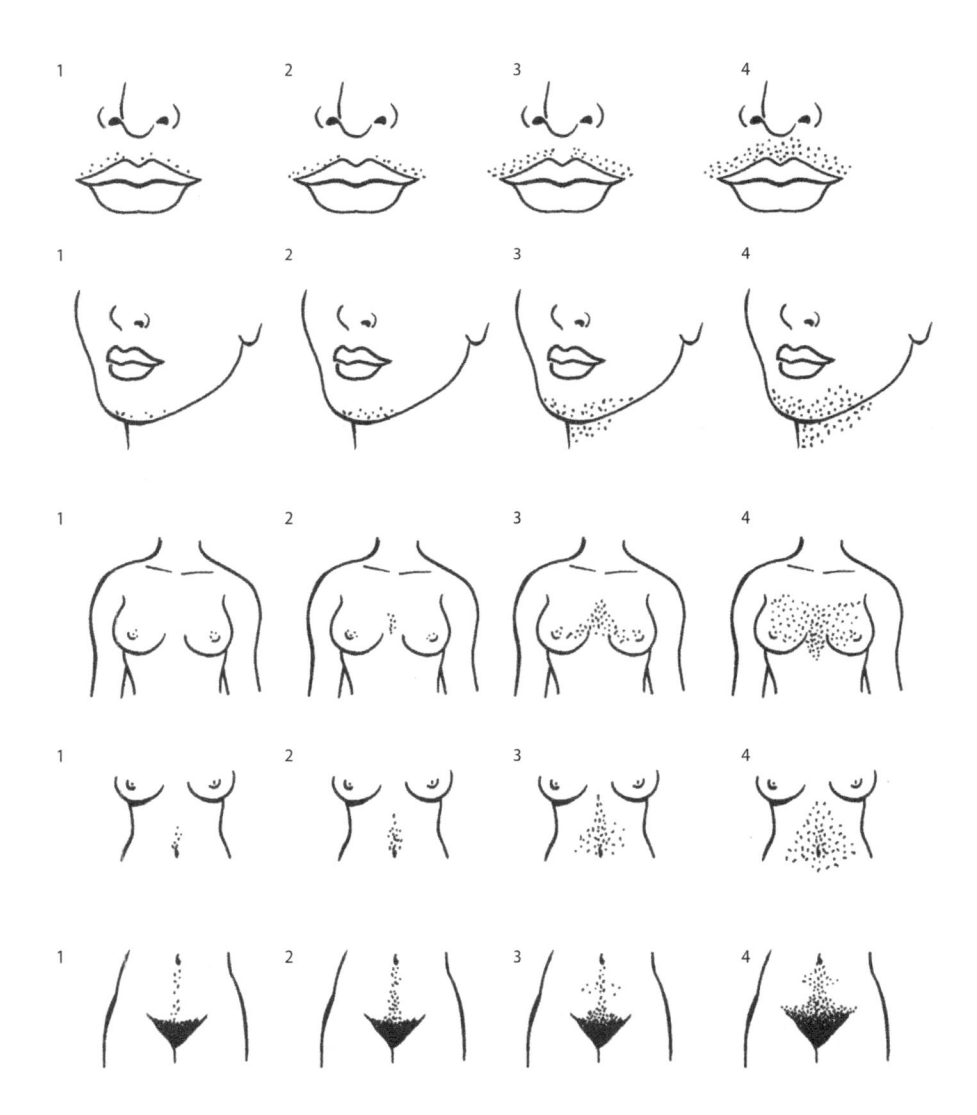

421

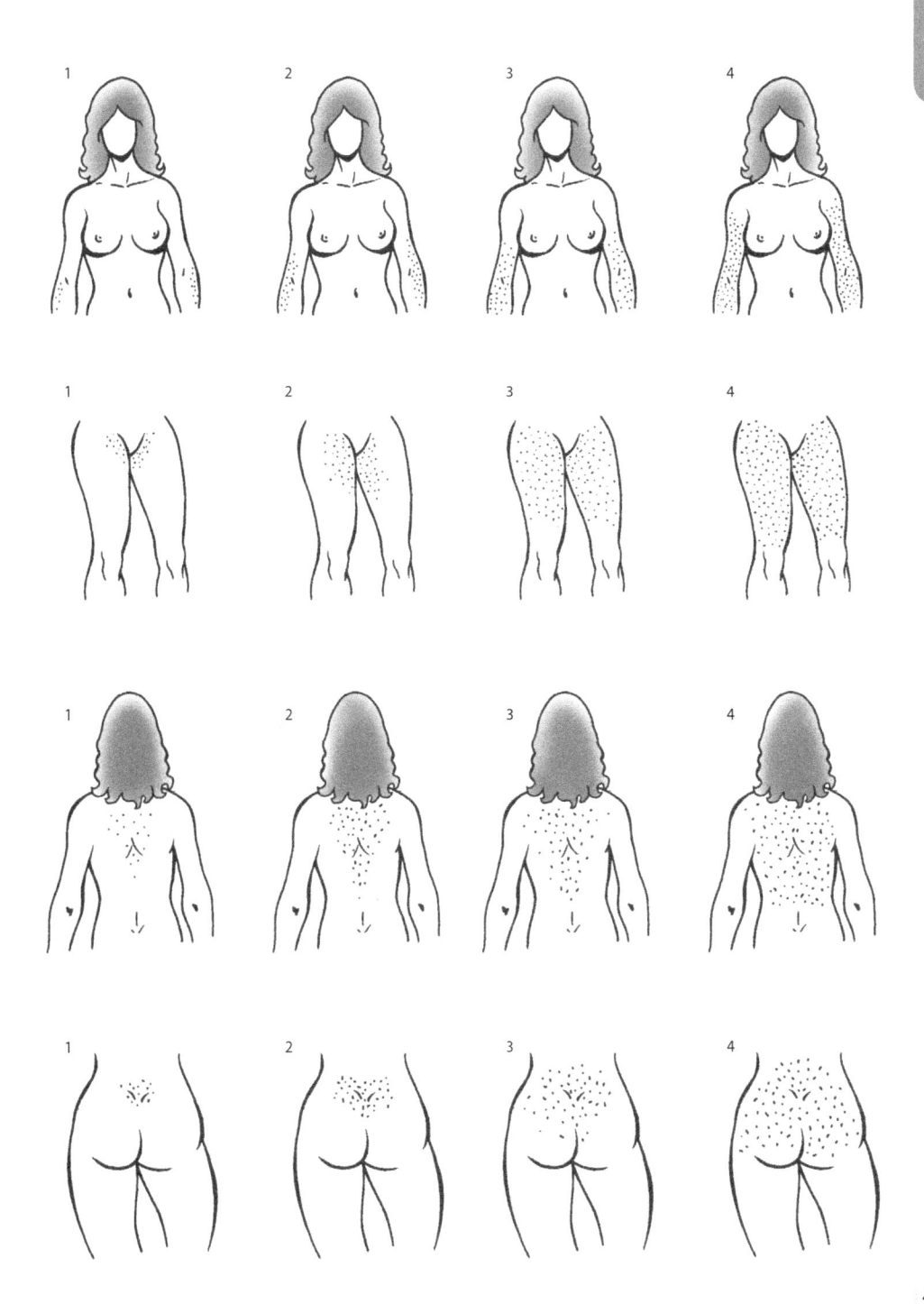

ANEXO 3

TABELAS DE BAYLEY E PINNEAU: PORCENTAGENS E ESTATURAS FINAIS ESTIMADAS PARA MENINAS UTILIZANDO A IDADE ÓSSEA

Adaptado de: Bayley N, Pinneau SR. Tables for predicting adult height from skeletal age: revised for use with the Greulich-Pyle hand standards. J Pediatr. 1952;40:423.

Tabela 7.1. Crescimento médio em meninas: porcentagens e estaturas finais estimadas para meninas com idade óssea na faixa de 1 ano em relação à idade cronológica: idade óssea – 6 a 11 anos

IDADE ÓSSEA (ANOS-MESES)	6-0	6-3	6-6	6-10	7-0	7-3	7-6	7-10	8-0	8-3	8-6
% da estatura final	72	72,9	73,8	75,1	75,7	76,5	77,2	78,2	79	80,1	81
Altura (cm)											
94,0	130,6										
96,5	134,1	132,3	130,8								
99,1	137,7	135,9	134,1	132,1	130,8	129,5					
101,6	141,2	139,4	137,7	135,4	134,1	132,8	131,6	130,0			
104,1	144,5	142,7	141,2	138,7	137,7	136,1	134,9	133,1	131,8	130,0	
106,7	148,1	146,3	144,5	142,0	141,0	139,4	138,2	136,4	135,1	133,1	131,8
109,2	151,6	149,9	148,1	145,5	144,3	142,7	141,5	139,7	138,2	136,4	134,9
111,8	155,2	153,4	151,4	148,8	147,6	146,1	144,8	143,0	141,5	139,4	137,9
114,3	158,8	156,7	154,9	152,1	150,9	149,4	148,1	146,1	144,8	142,7	141,2
116,8	162,3	160,3	158,2	155,7	154,4	152,7	151,4	149,4	147,8	145,8	144,3
119,4	165,9	163,8	161,8	159,0	157,7	156,0	154,7	152,7	151,1	149,1	147,3
121,9	169,4	167,1	165,1	162,3	161,0	159,3	158,0	156,0	154,4	152,1	150,6
124,5	173,0	170,7	168,7	165,6	164,3	162,8	161,3	159,3	157,5	155,4	153,7
127,0	176,3	174,2	172,2	169,2	167,9	166,1	164,6	162,3	160,8	158,5	156,7
129,5	179,8	177,8	175,5	172,5	171,2	169,4	167,9	165,6	164,1	161,8	160,0
132,1	183,4	181,1	179,1	175,8	174,5	172,7	171,2	168,9	167,1	164,8	163,1
134,6	186,9	184,7	182,4	179,3	177,8	176,0	174,5	172,2	170,4	168,1	166,1
137,2		188,2	185,9	182,6	181,1	179,3	177,5	175,5	173,7	171,2	169,4
139,7			189,2	185,9	184,7	182,6	180,8	178,6	176,8	174,5	172,5
142,2				189,5	188,0	183,4	184,2	181,9	180,1	177,5	175,5
144,8						189,2	35,1	185,2	183,4	180,8	178,8
147,3									188,5	186,4	183,9	181,9
149,9										189,7	187,2	184,9
152,4											190,2	188,2
154,9											
157,5											
160,0											
162,6											
165,1											
167,6											
170,2											
172,7											

8-10	9-0	9-3	9-6	9-9	10-0	10-3	10-6	10-9	11-0	11-3	11-6	11-9
82,1	82,7	83,6	84,4	85,3	86,2	87,4	88,4	89,6	90,6	91	91,4	91,8

8-10	9-0	9-3	9-6	9-9	10-0	10-3	10-6	10-9	11-0	11-3	11-6	11-9
130,0												
133,1	132,1	130,6										
136,1	135,1	133,6	132,3	131,1	129,5							
139,2	138,2	136,7	135,4	134,1	132,6	130,8						
142,2	141,2	139,7	138,4	136,9	135,6	133,6	132,1	130,3				
145,3	144,3	142,7	141,5	140,0	138,4	136,7	135,1	133,4	131,8	131,1	130,6	130,0
148,6	147,3	145,8	144,5	143,0	141,5	139,4	137,9	136,1	134,6	133,9	133,4	132,8
151,6	150,6	148,8	147,6	145,8	144,3	142,5	140,7	138,9	137,4	136,7	136,1	135,6
154,7	153,7	151,9	150,4	148,8	147,3	145,3	143,8	141,7	140,2	139,4	138,9	138,4
157,7	156,7	154,9	153,4	151,9	150,4	148,3	146,6	144,5	143,0	142,2	141,7	141,2
160,8	159,8	158,0	156,5	154,9	153,2	151,1	149,4	147,3	145,8	145,0	144,5	143,8
164,1	162,8	161,0	159,5	157,7	156,2	153,9	152,4	150,4	148,6	147,8	147,3	146,6
167,1	165,9	164,1	162,6	160,8	159,0	157,0	155,2	153,2	151,4	150,6	150,1	149,4
170,2	168,9	167,1	165,6	163,8	162,1	159,8	158,0	156,0	154,2	153,4	152,9	129,3
173,2	172,0	170,2	168,7	166,9	165,1	162,8	160,8	158,8	157,0	156,2	155,7	154,9
176,3	175,0	173,2	171,5	169,7	167,9	165,6	163,8	161,5	159,8	159,0	158,5	157,7
179,3	178,1	176,3	174,5	172,7	170,9	168,7	166,6	164,3	162,6	161,8	161,3	160,5
182,6	181,1	179,3	177,5	175,8	173,7	171,5	169,4	167,1	165,4	164,6	164,1	163,3
185,7	184,4	182,4	180,6	178,6	176,8	174,5	172,5	170,2	168,1	167,4	166,6	165,4
188,7	187,5	185,4	183,6	181,6	179,8	177,3	175,3	173,0	170,9	170,2	169,4	168,7
		188,5	186,7	184,7	182,6	180,1	178,1	175,8	173,7	173,0	172,2	171,5
			189,5	187,7	185,7	183,1	181,1	178,6	176,5	175,8	175,0	174,2
					188,5	185,9	183,9	181,4	179,3	178,6	177,8	177,0
						189,0	186,7	184,2	182,1	181,4	180,6	179,8
							189,7	187,2	185,2	184,2	183,4	182,6
								190,0	188,0	186,9	186,2	185,4
										189,7	189,0	188,2

Tabela 7.2. Crescimento médio em meninas: porcentagens e estaturas finais estimadas para meninas com idade óssea na faixa de 1 ano em relação à idade cronológica: idade óssea – 12 a 18 anos

IDADE ÓSSEA (ANOS-MESES)	12-0	12-3	12-6	12-9	13-0	13-3	13-6	13-9	14-0	14-3
% da estatura final	92,2	93,2	94,1	95	95,8	96,7	97,4	97,8	98	98,3
Altura (cm)										
119,4	129,5									
121,9	132,3	130,8	129,5							
124,5	134,9	133,6	132,3	131,1	129,8					
127,0	137,7	136,1	134,9	133,6	132,6	131,3	130,3	129,8	129,5	
129,5	140,5	138,9	137,7	136,4	135,1	133,9	133,1	132,3	132,1	131,8
132,1	143,3	141,7	140,5	138,9	137,9	136,7	135,6	135,1	134,9	134,4
134,6	146,1	144,5	143,0	141,7	140,5	139,2	138,2	137,7	137,4	136,9
137,2	148,8	147,1	145,8	144,3	143,3	141,7	140,7	140,2	140,0	139,4
139,7	151,6	149,9	148,3	147,1	145,8	144,5	143,5	142,7	142,5	142,2
142,2	154,2	152,7	151,1	149,6	148,6	147,1	146,1	145,5	145,0	144,8
144,8	157,0	155,4	153,9	152,4	151,1	149,6	148,6	148,1	147,8	147,3
147,3	159,8	158,0	156,5	155,2	153,7	152,4	151,1	150,6	150,4	149,9
149,9	162,6	160,8	159,3	157,7	156,5	154,9	153,9	153,2	152,9	152,4
152,4	165,4	163,6	162,1	160,5	159,0	157,5	156,5	155,7	155,4	154,9
154,9	168,1	166,4	164,6	163,1	161,8	160,3	159,0	158,5	158,0	157,7
157,5	170,7	168,9	167,4	165,9	164,3	162,8	161,8	161,0	160,8	160,3
160,0	173,5	171,7	170,2	168,4	167,1	165,4	164,3	163,6	163,3	162,8
162,6	176,3	174,5	172,7	171,2	169,7	168,1	166,9	166,1	165,9	165,4
165,1	179,1	177,0	175,5	173,7	172,2	170,7	169,4	168,9	168,4	167,9
167,6	181,9	179,8	178,1	176,5	175,0	173,5	172,2	171,5	170,9	170,4
170,2	184,7	182,6	180,8	179,1	177,5	176,0	174,8	174,0	173,7	173,2
172,7	187,5	185,4	183,6	181,9	180,3	178,6	177,3	176,5	176,3	175,8
175,3	190,0	188,0	186,2	184,4	182,9	181,4	179,8	179,3	178,8	178,3
177,8		189,0	187,2	185,7	183,9	182,6	181,9	181,4	180,8	180,3
180,3			189,7	188,2	186,4	185,2	184,4	183,9	183,4	182,9
182,9				189,2	187,7	186,9	186,7	185,9	185,4	
185,4					190,2	189,5	189,2	188,7	188,0	
188,0										

14-6	14-9	15-0	15-3	15-6	15-9	16-0	16-3	16-6	16-9	17-0	17-6	18-0
98,6	98,8	99	99,1	99,3	99,4	99,6	99,6	99,7	99,8	99,9	99,95	100

131,3	131,1	130,8	130,8	130,6	130,3	130,0	130,0	130,0	129,8	129,8	129,5	129,5
133,9	133,6	133,4	133,4	133,1	132,8	132,6	132,6	132,6	132,3	132,3	132,1	132,1
136,7	136,1	135,9	135,9	135,6	135,4	135,1	135,1	135,1	134,9	134,9	134,6	134,6
139,2	138,9	138,4	138,4	138,2	137,9	137,7	137,7	137,7	137,4	137,4	137,2	137,2
141,7	141,5	141,2	141,0	140,7	140,5	140,2	140,2	140,2	140,0	140,0	139,7	139,7
144,3	144,0	143,8	143,5	143,3	143,0	142,7	142,7	142,7	142,5	142,5	142,2	142,2
146,8	146,6	146,3	146,1	145,8	145,5	145,3	145,3	145,3	145,0	145,0	144,8	144,8
149,4	149,1	148,8	148,6	148,3	148,1	147,8	147,8	147,8	147,6	147,6	147,3	147,3
151,9	151,6	151,4	151,1	150,9	150,9	150,4	150,4	150,4	150,1	150,1	149,9	149,9
154,7	154,2	153,9	153,7	153,4	153,4	152,9	152,9	152,9	152,7	152,7	152,4	152,4
157,2	156,7	156,5	156,5	156,0	156,0	155,4	155,4	155,4	155,2	155,2	154,9	154,9
159,8	159,5	159,0	159,0	158,5	158,5	158,0	158,0	158,0	157,7	157,7	157,5	157,5
162,3	162,1	161,5	161,5	161,0	161,0	160,8	160,8	160,5	160,3	160,3	160,0	160,0
164,8	164,6	164,1	164,1	163,6	163,6	163,3	163,3	163,1	162,8	162,8	162,6	162,6
167,4	167,1	166,9	166,6	166,4	166,1	165,9	165,9	165,6	165,4	165,4	165,1	165,1
169,9	169,7	169,4	169,2	168,9	168,7	168,4	168,4	168,1	167,9	167,9	167,6	167,6
172,7	172,2	172,0	171,7	171,5	171,2	170,9	170,9	170,7	170,4	170,4	170,2	170,2
175,3	174,8	174,5	174,2	174,0	173,7	173,5	173,5	173,2	173,0	173,0	172,7	172,7
177,8	177,3	177,0	176,8	176,5	176,3	176,0	176,0	175,8	175,5	175,5	175,3	175,3
179,8	179,6	179,3	179,1	178,8	178,6	178,6	178,3	178,1	178,1	177,8	177,8	
182,6	182,1	181,9	181,6	181,4	181,1	181,1	180,8	180,6	180,6	180,3	180,3	
185,2	184,7	184,7	184,2	183,9	183,6	183,6	183,4	183,1	183,1	182,9	182,9	
187,7	187,2	187,2	186,7	186,4	186,2	186,2	185,9	185,7	185,7	185,4	185,4	
190,2	189,7	189,7	189,2	189,0	188,7	188,7	188,5	188,2	188,2	188,0	188,0	

Tabela 7.3. Crescimento acelerado em meninas: porcentagens e estaturas finais estimadas para meninas com idade óssea avançada um ano ou mais em relação à idade cronológica: idade óssea – 7 a 11 anos

IDADE ÓSSEA (ANOS-MESES)	7-0	7-3	7-6	7-10	8-0	8-3	8-6	8-10	9-0
% da estatura final	71,2	72,2	73,2	74,2	75	76	77,1	78,4	79
Altura (cm)									
94,0	132,1	130,0							
96,5	135,6	133,6	131,8	130,0					
99,1	139,2	137,2	135,4	133,6	132,1	130,3			
101,6	142,7	140,7	138,7	136,9	135,4	133,6	131,8	129,5	
104,1	146,3	144,3	142,2	140,5	138,9	136,9	135,1	132,8	131,8
106,7	149,9	147,8	145,8	143,8	142,2	140,5	138,4	136,1	135,1
109,2	153,4	151,4	149,1	147,3	145,5	143,8	141,7	139,2	138,2
111,8	157,0	154,7	152,7	150,6	149,1	147,1	145,0	142,5	141,5
114,3	160,5	158,2	156,2	153,9	152,4	150,4	148,3	145,8	144,8
116,8	164,1	161,8	159,5	157,5	155,7	153,7	151,6	149,1	147,8
119,4	167,6	165,4	163,1	160,8	159,3	157,0	154,9	152,1	151,1
121,9	171,2	168,9	166,6	164,3	162,6	160,5	158,2	155,4	154,4
124,5	174,8	172,5	169,9	167,6	165,9	163,8	161,5	158,8	157,5
127,0	178,3	176,0	173,5	171,2	169,4	167,1	164,8	162,1	160,8
129,5	181,9	179,3	177,0	174,5	172,7	170,4	167,9	165,4	164,1
132,1	185,4	182,9	180,3	178,1	176,0	173,7	171,2	168,4	167,1
134,6	189,0	186,4	183,9	181,4	179,6	177,0	174,5	171,7	170,4
137,2		190,0	187,5	184,9	182,9	180,6	177,8	175,0	173,7
139,7				188,2	186,2	183,9	181,1	178,3	176,8
142,2					189,7	187,2	184,4	181,4	180,1
144,8							187,7	184,7	183,4
147,3								188,0	186,4
149,9									189,7
152,4									
154,9									
157,5									
160,0									
162,6									
165,1									
167,6									
170,2									

9-3	9-6	9-9	10-0	10-3	10-6	10-9	11-0	11-3	11-6	11-9
80	80,9	81,9	82,8	84,1	85,6	87	88,3	88,7	89,1	89,7

9-3	9-6	9-9	10-0	10-3	10-6	10-9	11-0	11-3	11-6	11-9
130,3										
133,4	131,8	130,3								
136,7	135,1	133,4	131,8	129,8						
139,7	138,2	136,4	134,9	132,8	130,6					
143,0	141,2	139,4	137,9	135,9	133,6	131,3	129,5			
146,1	144,5	142,7	141,2	138,9	136,4	134,4	132,3	131,8	131,1	130,3
149,4	147,6	145,8	144,3	142,0	139,4	137,2	135,1	134,6	133,9	133,1
152,4	150,6	148,8	147,3	145,0	142,5	140,2	138,2	137,4	136,9	135,4
155,7	153,9	151,9	150,4	148,1	145,3	143,0	141,0	140,2	139,7	139,2
158,8	157,0	155,2	153,4	151,1	148,3	146,1	143,8	143,3	142,5	141,5
162,1	160,0	158,2	156,5	153,9	151,4	148,8	146,8	146,1	145,3	144,5
165,1	163,3	161,3	159,5	157,0	154,2	151,9	149,6	148,8	148,3	147,3
168,4	166,4	164,3	162,6	160,0	157,2	154,7	152,4	151,9	151,1	150,1
171,5	169,4	167,4	165,6	163,1	160,3	157,7	155,4	154,7	153,9	152,9
174,8	172,7	170,7	168,7	166,1	163,3	160,5	158,2	157,5	156,7	155,7
177,8	175,8	173,7	171,7	169,2	166,1	163,6	161,0	160,3	159,5	158,5
181,1	179,1	176,8	174,8	172,2	169,2	166,4	164,1	163,3	162,6	161,3
184,2	180,6	179,8	177,8	175,3	172,2	169,4	166,9	166,1	165,4	164,3
187,5	185,2	182,9	181,1	178,3	175,0	172,2	169,7	168,9	168,1	167,1
	188,5	186,2	184,2	181,1	178,1	175,3	172,7	171,7	170,9	169,9
		189,2	187,2	184,2	181,1	178,1	175,5	174,8	174,0	172,7
			190,2	187,2	183,9	181,1	178,3	177,5	176,8	175,5
				190,2	186,9	183,9	181,1	180,3	179,6	178,3
					190,0	186,9	184,2	183,4	182,4	181,1
						189,7	186,9	186,2	185,2	184,2
							189,7	189,0	188,2	186,9
										189,7

Tabela 7.4. Crescimento acelerado em meninas: porcentagens e estaturas finais estimadas para meninas com idade óssea na faixa de 1 ano ou mais em relação à idade cronológica: idade óssea – 12 a 17 anos

IDADE ÓSSEA (ANOS-MESES)	12-0	12-3	12-6	12-9	13-0	13-3	13-6	13-9	14-0	14-3
% da estatura final	90,1	91,3	92,4	93,5	94,5	95,5	96,3	96,8	97,2	97,7
Altura (pol)										
116,8	129,8									
119,4	132,6	130,8								
121,9	135,4	133,6	131,8	130,3						
124,5	138,2	136,4	134,6	133,1	131,8	130,3	129,3			
127,0	141,0	139,2	137,4	135,9	134,4	133,1	131,8	131,3	130,6	130,0
129,5	143,8	142,0	140,2	138,4	137,2	135,6	134,6	133,9	133,4	132,6
132,1	146,6	144,8	143,0	141,2	139,7	138,4	137,2	136,4	135,9	135,1
134,6	149,4	147,6	145,8	144,0	142,5	141,0	139,7	139,2	138,4	137,7
137,2	152,1	150,1	148,3	146,8	145,0	143,5	142,5	141,7	141,2	140,5
139,7	154,9	152,9	151,1	149,4	147,8	146,3	145,0	144,3	143,8	143,0
142,2	158,0	155,7	153,9	152,1	150,6	148,8	147,8	147,1	146,3	145,5
144,8	160,8	158,5	156,7	154,9	153,2	151,6	150,4	149,6	148,8	148,1
147,3	163,6	161,3	159,5	157,5	156,0	154,2	152,9	152,1	151,6	150,9
149,9	166,4	164,1	162,3	160,3	158,5	157,0	155,7	154,9	154,2	153,4
152,4	169,2	166,9	164,8	163,1	161,3	159,5	158,2	157,5	156,7	156,0
154,9	172,0	169,7	167,6	165,6	164,1	162,3	160,8	160,0	159,5	158,5
157,5	174,8	172,5	170,4	168,4	166,6	164,8	163,6	162,6	162,1	161,3
160,0	177,5	175,3	173,2	171,2	169,4	167,6	166,1	165,4	164,6	163,8
162,6	180,3	178,1	176,0	173,7	172,0	170,2	168,9	167,9	167,1	166,4
165,1	183,1	180,8	178,6	176,5	174,8	173,0	171,5	170,4	169,9	168,9
167,6	186,2	183,6	181,4	179,3	177,3	175,5	174,0	173,2	172,5	171,7
170,2	189,0	186,4	184,2	182,1	180,1	178,3	176,8	175,8	175,0	174,2
172,7		189,2	186,9	184,7	182,9	180,8	179,3	178,3	177,8	176,8
175,3			189,7	187,5	185,4	183,6	182,1	181,1	180,3	179,3
177,8				190,2	188,2	186,2	182,1	183,6	182,9	181,9
180,3						188,7	187,2	186,2	185,4	184,7
182,9								190,0	189,0	188,2	187,2
185,4										189,7
188,0										

14-6	14-9	15-0	15-3	15-6	15-9	16-0	16-3	16-6	16-9	17-0	17-6
98	98,3	98,6	98,8	99	99,2	99,3	99,4	99,4	99,7	99,8	99,95

129,5											
132,1	131,8	131,3	131,1	130,8	130,6	130,6	130,3	130,3	130,0	129,8	129,5
134,9	134,4	133,9	133,6	133,4	133,1	133,1	132,8	132,8	132,6	132,3	132,1
137,4	136,9	136,7	136,1	135,9	135,6	135,6	135,4	135,4	135,1	134,9	134,6
140,0	139,4	139,2	138,9	138,4	138,2	138,2	137,9	137,9	137,7	137,4	137,2
142,5	142,2	141,7	141,5	141,0	140,7	140,7	140,5	140,5	140,2	140,0	139,7
145,0	144,8	144,3	144,0	143,5	143,5	143,3	143,0	143,0	142,7	142,5	142,2
147,8	147,3	146,8	146,6	146,3	146,1	145,8	145,5	145,5	145,3	145,0	144,8
150,4	149,9	149,4	149,1	148,8	148,6	148,3	148,1	148,1	147,8	147,6	147,3
152,9	152,4	151,9	151,6	151,4	151,1	150,9	150,9	150,6	150,4	150,1	149,9
155,4	154,9	154,7	154,2	153,9	153,7	153,4	153,4	153,2	152,9	152,7	152,4
158,0	157,7	157,2	156,7	156,5	156,2	156,0	156,0	155,7	155,4	155,2	154,9
160,8	160,3	159,8	159,5	159,0	158,8	158,5	158,5	158,2	158,0	157,7	157,5
163,3	162,8	162,3	162,1	161,5	161,3	161,0	161,0	160,8	160,5	160,3	160,0
165,9	165,4	164,8	164,6	164,1	163,8	163,6	163,6	163,3	163,1	162,8	162,6
168,4	167,9	167,4	167,1	166,9	166,4	166,4	166,1	165,9	165,6	165,4	165,1
170,9	170,4	169,9	169,7	167,9	168,9	168,9	168,7	168,4	168,1	167,9	167,6
173,7	173,2	172,7	172,2	172,0	171,5	171,5	171,2	170,9	170,7	170,4	170,2
176,3	175,8	175,3	174,8	174,5	174,2	174,0	173,7	173,5	173,2	173,0	172,7
178,8	178,3	177,8	177,3	177,0	176,8	176,5	176,3	176,0	175,8	175,5	175,3
181,4	180,8	180,3	179,8	179,6	179,3	179,1	178,8	178,6	178,3	178,1	177,8
183,9	183,4	182,9	182,6	182,1	181,9	181,6	181,4	181,4	180,8	180,6	180,3
186,7	185,9	185,4	185,2	184,7	184,4	184,2	183,9	183,9	183,4	183,1	182,9
189,2	188,7	188,0	187,7	187,2	186,9	186,7	186,4	186,4	185,9	185,7	185,4
			190,2	189,0	189,5	189,2	189,0	189,0	188,5	188,2	188,0

Tabela 7.5. Crescimento atrasado em meninas: porcentagens e estaturas finais estimadas para meninas com idade óssea retardada um ano ou mais em relação à idade cronológica: idade óssea – 6 a 11 anos

IDADE ÓSSEA (ANOS-MESES)	6-0	6-3	6-6	6-10	7-0	7-3	7-6	7-10	8-0	8-3	8-6
% da estatura final	73,3	74,2	75,1	76,3	77	77,9	78,8	79,7	80,4	81,3	82,3
Altura (cm)											
96,5	131,6	130,0									
99,1	135,1	133,6	131,8	129,8							
101,6	138,7	136,9	135,4	133,1	131,8	130,3					
104,1	142,0	140,5	138,7	136,4	135,1	133,6	130,6				
106,7	145,5	143,8	142,0	139,7	138,4	136,9	135,4	133,9	132,6	131,3	129,5
109,2	149,1	147,3	145,5	143,3	141,7	140,2	138,7	137,2	135,9	134,4	132,6
111,8	152,4	150,6	148,8	146,6	145,0	143,5	141,7	140,2	138,9	137,4	135,9
114,3	156,0	153,9	152,1	149,9	148,3	146,8	145,0	143,5	142,2	140,7	138,9
116,8	159,5	157,5	155,7	153,2	151,6	150,1	148,3	146,6	145,3	143,8	142,0
119,4	162,8	160,8	159,0	156,5	154,9	153,2	151,4	149,9	148,6	146,8	145,0
121,9	166,4	164,3	162,3	159,8	158,2	156,5	154,7	152,9	151,6	149,9	148,1
124,5	169,9	167,6	165,6	163,1	161,5	159,8	158,0	156,2	154,7	153,2	151,1
127,0	173,2	171,2	169,2	166,4	164,8	163,1	161,3	159,3	158,0	156,2	154,4
129,5	176,8	174,5	172,5	169,7	168,1	166,4	164,3	162,6	161,0	159,3	157,5
132,1	180,1	178,1	175,8	173,2	171,5	169,7	167,6	165,6	164,3	162,6	160,5
134,6	183,6	181,4	179,3	176,5	174,8	172,7	170,9	168,9	167,4	165,6	163,6
137,2	187,2	184,9	182,6	179,8	178,1	176,0	174,0	172,2	170,7	168,7	166,6
139,7		188,2	185,9	183,1	181,4	179,3	177,3	175,3	173,7	172,0	169,7
142,2			189,5	186,4	184,7	182,6	180,6	178,6	177,0	175,0	172,7
144,8				189,7	188,0	185,9	183,6	181,6	180,1	178,1	176,0
147,3						189,2	186,9	184,9	183,1	181,1	179,1
149,9								190,2	188,0	186,4	184,4	182,1
152,4										189,5	187,5	185,2
154,9												188,2
157,5											
160,0											
162,6											
165,1											
167,6											
170,2											
172,7											
175,3											

8-10	9-0	9-3	9-6	9-9	10-0	10-3	10-6	10-9	11-0	11-3	11-6	11-9
83,6	84,1	85,1	85,8	86,6	87,4	88,4	89,6	90,7	91,8	92,2	92,6	92,9
130,6	129,8											
133,6	132,8	131,3	130,3									
136,7	135,9	134,4	133,1	132,1	130,8							
139,7	138,9	137,4	136,1	134,9	133,6	132,1	130,3					
142,7	142,0	140,2	139,2	137,9	136,7	135,1	133,4	131,6	130,0	129,5		
145,8	145,0	143,3	142,0	140,7	139,4	137,9	136,1	134,4	132,8	132,3	131,6	131,3
148,8	148,1	146,3	145,0	143,8	142,5	140,7	138,9	137,2	135,6	134,9	134,4	133,9
151,9	151,1	149,4	148,1	146,6	145,3	143,8	141,7	140,0	138,4	137,7	137,2	136,7
154,9	153,9	152,1	150,9	149,6	148,3	146,6	144,5	142,7	141,2	140,5	140,0	139,4
158,0	157,0	155,2	153,9	152,4	151,1	149,4	147,3	145,5	143,8	143,3	142,7	142,2
161,0	160,0	158,2	157,0	155,4	153,9	152,4	150,4	148,3	146,6	146,1	145,3	145,0
164,1	163,1	161,3	159,8	158,5	157,0	155,2	153,2	151,1	149,4	148,8	148,1	147,6
167,1	166,1	164,1	162,8	161,3	159,8	158,0	156,0	153,9	152,1	151,6	150,9	150,4
170,2	169,2	167,1	165,9	164,3	162,8	160,8	158,8	156,7	154,7	154,2	153,7	153,2
173,2	172,2	170,2	168,7	167,1	165,6	163,8	161,5	159,5	157,7	157,0	156,5	156,0
176,3	175,3	173,2	171,7	170,2	168,7	166,6	164,3	162,3	160,5	159,8	159,0	158,5
179,3	178,3	176,0	174,8	173,0	171,5	169,4	167,1	165,1	163,3	162,6	161,8	161,3
182,4	181,1	179,1	177,5	176,0	174,5	172,5	170,2	168,1	166,1	165,4	164,6	164,1
185,4	184,2	182,1	180,6	178,8	177,3	175,3	173,0	170,9	168,7	168,1	167,4	166,9
188,5	187,2	185,2	183,6	181,9	180,1	178,1	175,8	173,7	171,5	170,7	170,2	169,4
	189,7	188,0	186,4	184,7	183,1	181,1	178,6	176,5	174,2	173,5	172,7	172,2
			189,5	187,7	185,9	183,9	181,4	179,3	177,0	176,3	175,5	175,0
					189,0	186,7	184,2	182,1	179,8	179,1	178,3	177,8
						189,7	187,2	184,9	182,6	181,9	181,1	180,3
							190,0	187,7	185,4	184,7	183,9	183,1
									188,2	187,5	186,4	185,9
										190,0	189,2	188,7

Tabela 7.6. Crescimento atrasado em meninas: porcentagens e estaturas finais estimadas para meninas com idade óssea retardada um ano ou mais em relação à idade cronológica: idade óssea – 12 a 17 anos

IDADE ÓSSEA (ANOS-MESES)	12-0	12-3	12-6	12-9	13-0	13-3	13-6	13-9	14-0
% da estatura final	93,2	94,2	94,9	95,7	96,4	97,1	97,7	98,1	98,3
Altura (cm.)									
121,9	130,8	129,5							
124,5	133,6	132,1	131,1	130,0					
127,0	136,1	134,9	133,9	132,6	131,8	130,8	130,0	129,5	
129,5	138,9	137,4	136,4	135,4	134,4	133,4	132,6	132,1	131,8
132,1	141,7	140,2	139,2	137,9	136,9	136,1	135,1	134,6	134,4
134,6	144,5	143,0	141,7	140,7	139,7	138,7	137,7	137,2	136,9
137,2	147,1	145,5	144,5	143,3	142,2	141,2	140,5	139,7	139,4
139,7	149,9	148,3	147,3	146,1	145,0	143,8	143,0	142,5	142,2
142,2	152,7	150,9	149,9	148,6	147,6	146,6	145,5	145,0	144,8
144,8	155,4	153,7	152,7	151,4	150,1	149,1	148,1	147,6	147,3
147,3	158,0	156,5	155,2	153,9	152,9	151,6	150,9	150,1	149,9
149,9	160,8	159,0	158,0	156,7	155,4	154,4	153,4	152,7	152,4
152,4	163,6	161,8	160,5	159,3	158,0	157,0	156,0	155,4	154,9
154,9	166,4	164,6	163,3	161,8	160,8	159,5	158,5	158,0	157,5
157,5	168,9	167,1	165,9	164,6	163,3	162,3	161,3	160,5	160,3
160,0	171,7	169,9	168,7	167,1	165,9	164,8	163,8	163,1	162,8
162,6	174,5	172,5	171,2	169,9	168,7	167,4	166,4	165,6	165,4
165,1	177,0	175,3	174,0	172,5	171,2	169,9	168,9	168,4	167,9
167,6	179,8	178,1	176,5	175,3	174,0	172,7	171,7	170,9	170,4
170,2	182,6	180,6	179,3	177,8	176,5	175,3	174,2	173,5	173,2
172,7	185,4	183,4	182,1	180,6	179,1	177,8	176,8	176,0	175,8
175,3	188,0	185,9	184,7	183,1	181,9	180,6	179,3	178,6	178,3
177,8		188,7	187,5	185,7	184,4	183,1	181,9	181,4	180,8
180,3		190,0	188,5	186,9	185,7	184,7	183,9	183,4	182,9
182,9				189,7	188,5	187,2	186,4	186,2	185,4
185,4						189,7	189,0	188,7	188,0
188,0									

14-3	14-6	14-9	15-0	15-3	15-6	15-9	16-0	16-3	16-6	16-9	17-0
98,6	98,9	99,2	99,4	99,5	99,6	99,7	99,8	99,9	99,9	99,95	100
131,3	131,1	130,6	130,3	130,3	130,0	130,0	129,8	129,8	129,8	129,5	129,5
133,9	133,6	133,1	132,8	132,8	132,6	132,6	132,3	132,3	132,3	132,1	132,1
136,7	136,1	135,6	135,4	135,4	135,1	135,1	134,9	134,9	134,9	134,6	134,6
139,2	138,7	138,2	137,9	137,9	137,7	137,7	137,4	137,4	137,4	137,2	137,2
141,7	141,2	140,7	140,5	140,5	140,2	140,2	140,0	140,0	140,0	139,7	139,7
144,3	143,8	143,5	143,0	143,0	142,7	142,7	142,5	142,5	142,5	142,2	142,2
146,8	146,3	146,1	145,5	145,5	145,3	145,3	145,0	145,0	145,0	144,8	144,8
149,4	148,8	148,6	148,1	148,1	147,8	147,8	147,6	147,6	147,6	147,3	147,3
151,9	151,6	151,1	150,9	150,6	150,4	150,4	150,1	150,1	150,1	149,9	149,9
154,7	154,2	153,7	153,4	153,2	152,9	152,9	152,7	152,7	152,7	152,4	152,4
157,2	156,7	156,2	156,0	155,7	155,4	155,4	155,2	155,2	155,2	154,9	154,9
159,8	159,3	158,8	158,5	158,2	158,0	158,0	157,7	157,7	157,7	157,5	157,5
162,3	161,8	161,3	161,0	160,8	160,8	160,5	160,3	160,3	160,3	160,0	160,0
164,8	164,3	163,8	163,6	163,3	163,3	163,1	162,8	162,8	162,8	162,6	162,6
167,4	166,9	166,4	166,1	165,9	165,9	165,6	165,4	165,4	165,4	165,1	165,1
169,9	169,4	168,9	168,7	168,4	168,4	168,1	167,9	167,9	167,9	167,6	167,6
172,7	172,0	171,5	171,2	170,9	170,9	170,7	170,4	170,4	170,4	170,2	170,2
175,3	174,8	174,2	173,7	173,5	173,5	173,2	173,0	173,0	173,0	172,7	172,7
177,8	177,3	176,8	176,3	176,0	176,0	175,8	175,5	175,5	175,5	175,3	175,3
180,3	179,8	179,3	178,8	178,8	178,6	178,3	178,1	178,1	178,1	177,8	177,8
182,4	181,9	181,4	181,4	181,1	180,8	180,6	180,6	180,6	180,6	180,3	180,3
184,9	184,4	183,9	183,9	183,6	183,4	183,1	183,1	183,1	183,1	182,9	182,9
187,5	186,9	186,4	186,4	186,2	185,9	185,7	185,7	185,7	185,7	185,4	185,4
190,0	189,5	189,0	189,0	188,7	188,5	188,2	188,2	188,2	188,2	188,0	188,0

CURVAS DE VELOCIDADE DE CRESCIMENTO

* 0 a 2 anos

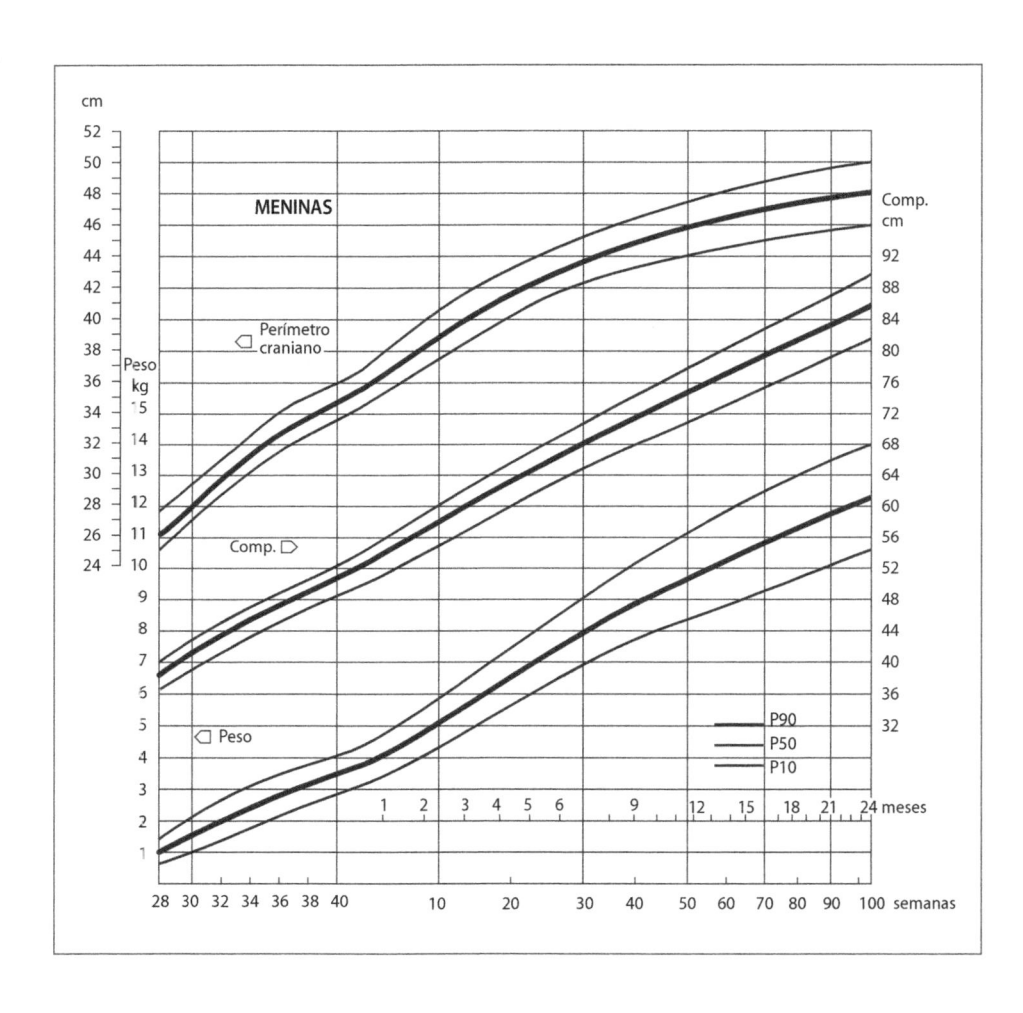

* 2 a 19 anos

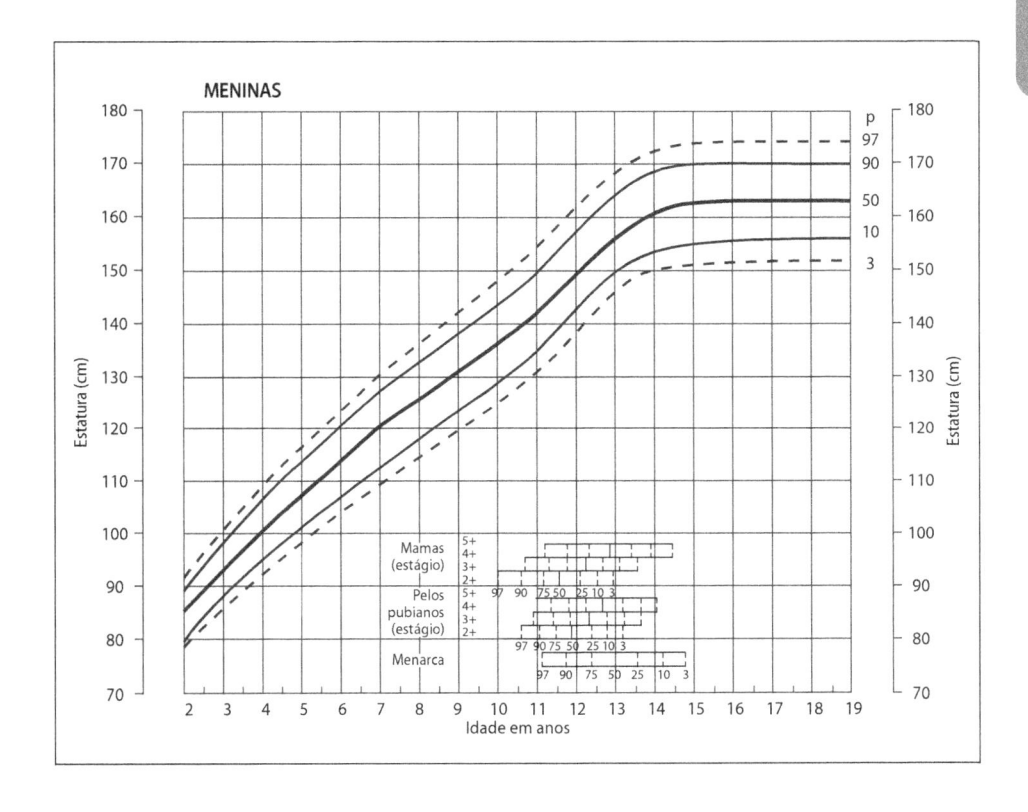

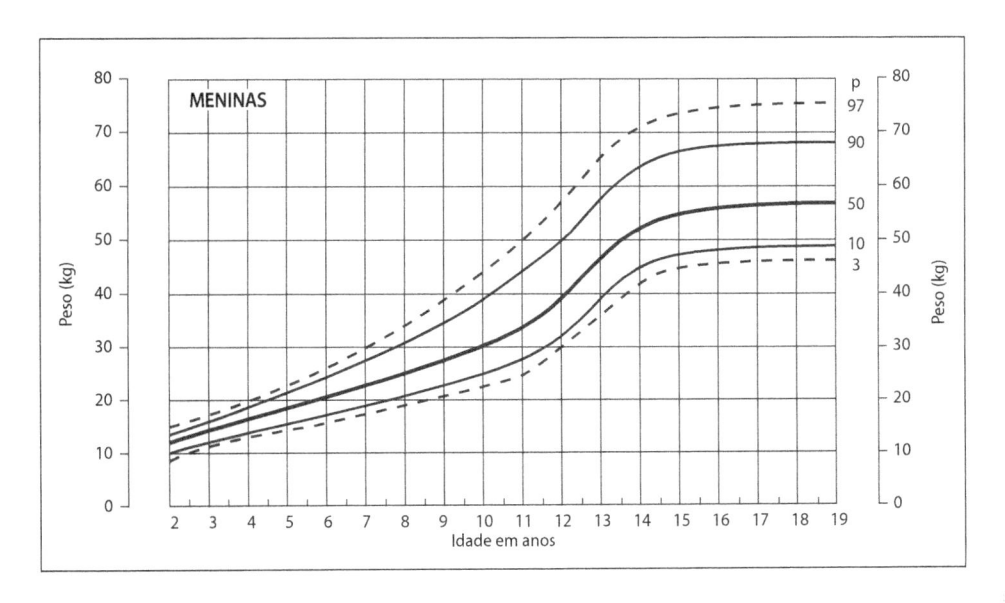

ANEXO 5

APRESENTAÇÕES DE ESTROGÊNIOS E PROGESTAGÊNIOS PASSÍVEIS DE SEREM UTILIZADOS COMO TH, DISPONÍVEIS NO BRASIL

ESTROGÊNIOS			
Tipo	Nome comercial	Via de administração	Dose habitual
17 ß-estradiol	Riselle®	Implante subcutâneo	25 mg
	Estradot® 25, 50 e 100 mcg Systen® 25, 50 e 100 mcg, Lindic® 50	Transdérmico (selo)	0,5-1 mg/dia
	Estreva® [1 puff = 0,5 mg (0,5 g do gel)] Oestrogel® [régua dosadora = 1,5 mg (2,5 g do gel)] Sandrena® [sachês de 0,5 mg e 1 mg (0,5 g e 1 g de gel)]	Transdérmico (gel)	1-2 mg/dia
	Estrofem® 1 e 2 mg, Natifa® 1 mg	Oral	1-2 mg/dia
Valerato de estradiol	Primogyna® 1 mg, Merimono® 1 mg	Oral	1-2 mg/dia
Estrogênio equino conjugado	Estroplus® 0,625 mg	Oral	0,3-0,625-1,25 mg/dia

PROGESTAGÊNIOS			
Tipo	Nome Comercial	Via de administração	Dose diária
Acetato de medroxiprogesterona	Farlutal® 2,5; 5 e 10mg, Provera® 2,5; 5 e 10mg	Via oral	2,5-5mg
Progesterona natural micronizada	Evocanil® 100 e 200mg, Utrogestan® 100 e 200mg	Via oral ou vaginal	100-200 mg
Di-hidrogesterona	Duphaston® 10mg	Via oral	10mg
Acetato de noretisterona	Primolut-nor® 10mg	Via oral	10mg
Acetato de nomegestrol	Lutenil® 5mg	Via oral	5mg

PROTOCOLO DE DIAGNÓSTICO E ACOMPANHAMENTO DE PUBERDADE PRECOCE DO AGIP

ANEXO 6

■ **PUBERDADE PRECOCE**

Diagnóstico

Estadiamento puberal: M _____ P _____

Velocidade de crescimento: _____ cm/ano **ou** _____ cm/6 meses

Cálculo do canal familiar: pai _____ m   mãe _____ m   canal familiar: _____

$$\text{Estatura estimada} = \frac{\text{altura do pai (cm)} + \text{altura da mãe (cm)} - 13 \pm 10 \text{ cm}}{2}$$

Cálculo da estatura adulta predita, através do método de Bayley-Pinneau:

    estatura atual: _____   estatura predita: _____

US pélvico: relação corpo/colo: _____ (>2/1)
              comprimento uterino: _____ (>3,4-4,0 cm)
              eco endometrial: _____ (se presente, 100% específico)
              volume ovariano: OD _____ OE _____ 0-6 anos > 1,78 cm^3
                                                                           6-8 anos > 1,96 cm^3
                                                                          8-10 anos > 2,69 cm^3

Idade óssea: _____   **Idade cronológica:** _____

Dosagens basais: LH: _____   FSH: _____   Estradiol: _____

Teste do aGnRH: LH 3 horas: _____ (> 3,9 UI/L-ICMA)
                            Estradiol 24 horas: _____ (> 74,15 pg/mL-ICMA)

Monitorização do tratamento

Início do tratamento:

* Imediato, caso estádio M3 ou superior, sobretudo se associado ao avanço da idade óssea
* Estádio M2 comprovar progressão por 3 a 6 meses

Em todas as consultas: estadiamento puberal **e** estatura
3 meses da primeira aplicação: LH 3 horas após leuprolida 3,75mg IM (<3,3UI/L-ICMA)
6 meses da primeira aplicação: idade óssea (sempre que fizer idade óssea, refazer estatura estimada pelo método de Bayley-Pinneau)
Anual: idade óssea
Suspensão do tratamento:

* 11 anos de idade cronológica
* 12 anos de idade óssea

Seguimento

Data de início: _____ / _____ / _____   aGnRH em uso:

DATA	IDADE CRONOL	MAMA	PELO	ESTATURA	LH 3H	IDADE ÓSSEA	BAYLEY PINNEAU	OBSERVAÇÃO

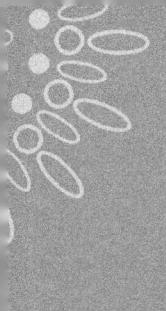

Índice

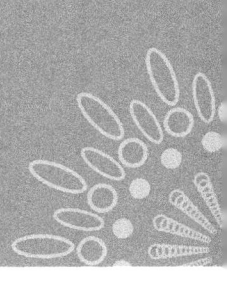

A

Acetato de ciproterona, 216
Acne, 45-46
    síndrome dos ovários policísticos, 203
Adolescente, 40-46
    abordagem ginecológica
        anamnese, 41-42
        exame físico, 42-46
Adrenarca, 26
    prematura isolada, 64
Agenesia
    ou hipoplasia, 123
    vaginal, tratamento da, 131-140
        neovaginoplastia, 135-138
        técnica de Frank, 131-134
aGnRH, 273-274
Alterações fibrocísticas, 152
Alterações mamárias, 141-155
    alterações congênitas, 145-146
    alterações de desenvolvimento, 146-149
        forma, 146-148
        transtornos funcionais, 148-149
    câncer de mama, 153
    desenvolvimento, 142-143
    embriologia, 142
    exame físico, 143-145
    ginecomastia, 153-154
    tumores benignos, 149-152
        alterações fibrocística, 152
        fibroadenoma de estroma hipercelular, 151-152
        fibroadenomas, 149-150
        papiloma intraducal, 152
Amenorreia primária, 159-167
    adolescentes, 66
    classificação, 160
    conduta terapêutica, 164-166
        de causa hipotalâmica, 164-165
        de origem canalicular, 166
        de origem hipofisária, 165
        de origem ovariana, 165
    diagnóstico, 160-163
    etiologia, 159-160
Anemia, 357
Anorexia nervosa, 378-392
    avaliação nutricional, 386-387
Anovulação crônica hipotalâmica, 169-178
    diagnóstico, 172-177

clínico, 173-174
    complementar, 175-176
    tratamento, 176-177
    fisiopatologia, 170-172
        distúrbios funcionais, 170-172
        outras causas, 172
Antiandrogênios, 215-217
Anticoncepcionais
    combinados orais, 314-318
        endometriose, 271-275
        hirsutismo, 215
    de progestagênio exclusivo, 318-320
    injetáveis combinados, 318
Anticoncepcionais *ver também* Contracepção
Aplasia mülleriana, 110
Aspectos epidemiológicos e reprodutivos
    adolescência na comunidade, 395-403
        atividade sexual na adolescência, 396-397
        educação e saúde sexual, 400-402
        gravidez precoce, problemas da, 397-399
        métodos contraceptivos, 399-400
Atividade sexual na adolescência, 396-397
Avaliação nutricional, 383-388
    estado nutricional inicial, 383-384
    na anorexia nervosa, 386-387
    na bulimia nervosa, 387-388
    padrão e comportamento alimentares, 384-385
    seguimento nutricional e orientação alimentar, 385
Avaliação psicológica e psiquiátrica, 388-390
    tratamento psicológico, 388-390
    tratamento psiquiátrico, 390

B

Bayley e Pinneau, tabelas de, 422-433
Bromocriptina, 184-185
Bulimia, 378-392

C

CA-125, 271
Calendário de vacinação, 415
Câncer de mama, 153

Cancro mole, 331, 334
Cervicite, tratamento presuntivo de, 341-342
Ciclo menstrual, controle endócrino do, 224
Cistos ovarianos hemorrágicos, 69
Citrato de clomifeno, teste do, 53, 55-56
Clamidíase, 339, 342-343
Complicações neonatais, 358-359
    baixo peso ao nascer, 358
    morbidades neonatal e perinatal, 359
Concentração basal de FSH, 55
Contracepção, 311-328
    abordagem e acompanhamento, 313-314
    aspectos físicos, 312-313
    contraceptivos, 399-400
        injetáveis de progestagênio, 321-322
        orais de progestagênio isolado, 320-321
    hiperprolactinemia na adolescência, 188
    métodos de barreira, 324-326
        diafragma, 325
        esterilização, 325-326
        métodos comportamentais, 325
        preservativo, 324-325
    métodos hormonais combinados, 314-324
        anticoncepcionais combinados orais, 314-318
        anticoncepcionais de progestagênio exclusivo, 318-320
        anticoncepcionais injetáveis combinados, 318
        contracepção de emergência, 323
        contraceptivos injetáveis de progestagênio, 321-322
        contraceptivos orais de progestagênio isolado, 320-321
        dispositivo intrauterino, 323-324
        implante subdérmico liberador de etonogestrel, 322
        sistema intrauterino liberador de levonorgestrel, 322-323
        preservativo, 324-325
Controle pré-natal, 356
Corrimento genital, 339-341
    clamidíase, 339
    gonorreia, 340
    tricomoníase, 340-341
Cortrosina (teste do ACTH), 53-54
Crescimento
    curvas de velocidade, 434-435
    estirão, 23-24
    regulação hormonal, 25-27

D

Danazol, 273
DDS
　ovotesticular, 105
　testicular, 105-106
Deficiência isolada de gonadotrofinas, 164-165
Desenvolvimento puberal normal, 21-33
　mecanismos postulados, 27-31
　　estimulação neural, hipótese da, 29-30
　　gonadostato humoral, hipótese do, 27-28
　　hipótese somatométrica, 30-31
　　inibição neural, hipótese da, 28
　puberdade, alterações físicas na, 23-25
　　características sexuais, 24-25
　　estirão de crescimento, 23-24
　　menarca, 25
　puberdade, cronologia da, 21-22
　regulação hormonal, 25-27
　　adrenarca, 26-27
　　caracteres sexuais secundários, 26
　　crescimento, 25-26
　　gonadarca, 26
Diafragma, 325
Disfunções sexuais, abordagem das, 306-308
Disgenesia
　gonadal, 165
　sexual XX, 106
　sexual XY, 106-107
Dismenorreia, 239-253
　diagnóstico, 246-247
　diagnóstico diferencial, 247-248
　epidemiologia, 240
　etiologia, 240-241
　fisiopatologia, 241-244
　morbidade, 240
　quadro clínico, 245-246
　tratamento, 248-252
Dispositivo intrauterino, 323-324
Doenças sexualmente transmissíveis, 329-351
　abordagem sindrômica, 330-349
　　cancro mole, 331
　　cervicite, tratamento presuntivo de, 341-342
　　clamidíase, 342-343
　　corrimento genital, 339-341
　　doença inflamatória pélvica, 346-349
　　dor pélvica, 346
　　gonorreia, 343-344
　　herpes genital, 331, 332
　　sífilis, 331-332, 334-336
　　tratamento oral, 348-349
　　tricomoníase, 346
　　úlceras genitais, 330
　　verrugas genitais, 336-338
Dor pélvica, 346
Dosagens hormonais basais, 49

E

Educação
　saúde sexual, 400-402
　sexual, 303
Endocrinologia, testes de, 47-60
Endométrio, alterações locais no, 224-226
Endometriose, 265-276
　diagnóstico, 269-271
　　exames de imagem, 270
　　laboratorial, 270
　etiopatogenia, 266-269
　　aderência ao peritônio pélvico, 266
　　estresse oxidativo, 267-268
　　invasão da MEC, 266
　　localização e diferentes lesões, 269
　　novos implantes, crescimento e sobrevivência dos, 266-267
　　sistema imune, papel do, 267
　tratamento, 271-275
　　aGnRH, 273-274
　　clínico, 271
　　danazol, 273
　　laparoscópico, 274-275
　　progestagênios e anticoncepcionais combinados orais, 271-273
Epidemiologia e reprodução (adolescência na comunidade), 395-403
Escore semiquantitativo de Ferreman e Gallwey modificado, 420-421
Espironolactona, 215-216
Estádio de Tanner Marshal, 419
Estados intersexuais, 95-117
　desenvolvimento anormal, 99-115
　　alterações do sexo genético, 100-101
　　alterações do sexo gonodal, 105
　　alterações do sexo fenotípico, 107
　　aplasia mülleriana, 110
　　critérios e diagnóstico, 113-115
　　deficiência da enzima 5a-redutase, 111
　　disgenesia sexual XX, 106

disgenesia sexual XY, 106-107
estigmas da síndrome de Turner e do cromossomo Y, 102-104
hermafroditismo verdadeiro ou DDS ovotesticular, 105
hiperplasia adrenal congênita, 107-110
hipogonadismo hipogonadotrófico, 112-113
homem XX ou DDS testicular, 105-106
insensibilidade aos andrógenos, 111-112
síndrome de Klinefelter, 101
síndrome de Turner, 102
desenvolvimento normal, 97-99
Esterilização, 325-326
Estimulação estrogênica, 64
Estimulação neural, hipótese da, 29-30
Estirão de crescimento, 23-24
Estresse oxidativo, 267-268
Estrogênios
    passíveis de uso, 436
    teste do, 48
Etonogestrel, implante subdérmico liberador de, 322
Ferreman, escore semiquantitativo de, 420-421

Gestação, 187-188 *ver também* Gravidez
Ginecomastia, 153-154
Glicocorticóides, 218
Glicose oral, teste de tolerância à, 57-58, 213
Gonadarca, 26
Gonadostato humoral, hipótese de, 27-28
Gonadotrofinas, hormônio libertador de, 218-220
Gonorreia, 340, 343-344
Gravidez, 353-368
    adolescência, 355-359
        fatores, 355-357
        repercussões médicas, 355
        repercussões psicossociais, 355
    desejo de engravidar, 176
    ectópica, 70
    quantificação do problema, 354-355
        aspectos epidemiológicos, 354-355
        complicações gestacionais, 357
        complicações neonatais, 358-359
        morbidade neonatal e perinatal, 359
        parto, complicações do, 357
    repercussões psicossociais, 363-368
        intervenção/prevenção, 366-367
        possíveis consequências para as mães, 365-366

F

Fatores (gravidez na adolescência), 355-357
    idade materna, 355
    controle pré-natal, 356
    ganho ponderal, 356
    paridade, 356
    socioeconômicos e culturais, 356-357
Feto (apresentação fetal), 358
Fibroadenoma, 149-150
    de estroma hipercelular, 151-152
Finasterida, 217
Flutamida, 216-217
Fluxo menstrual
    início do fluxo, 225
    término do fluxo, 225-226

G

Gallwey modificado e escore quantitativo de Ferreman, 420-421
Ganho ponderal, 356
Genitália ambígua, 66

H

Hermafroditismo verdadeiro ou DDS ovotesticular, 105
Herpes genital, 331, 333
Hiperandrogenismo
    de origem adrenal, 218-220
    de origem ovariana, 214-215
Hiperplasia Adrenal Congênita, 107-110
Hiperprolactinemia, 219
Hiperprolactinemia na adolescência, 179-192
    acompanhamento, , 186-189
        cirúrgico, 186-187
        prolactinoma maligno, 188-189
        radioterapia, 187-188
    contracepção, 188
    diagnóstico laboratorial, 183
    etiologia, 180-182
    fisiopatologia dos sintomas, 182
    prolactina, 180
    quadro clínico, 182-183
    tratamento, 184-186
        cabergolina, 185-186
        medicamentoso, 184-186
        pergolide equinagolide, 186

Hipertensão, 357
Hipogonadismo hipogonadotrófico, 112-113
Hipoplasia ou agenesia, 123
Hipótese somatométrica, 30-31
Hirsutismo, 209-221
    agonista do hormônio libertador de gonadotrofinas, 218-220
        hiperandrogenismo de origem adrenal, 218-220
    antiandrogênios, 215-217
        acetato de ciproterona, 216
        análise comparativa, 217
        espironolactona, 215-216
        finasterida, 217
        flutamida, 216-217
    anticoncepcionais combinados orais, 215
    diagnóstico, 211-214
        anamnese, 211
        avaliação de imagem, 213-214
        avaliação laboratorial e testes funcionais, 212-213
        exame complementares, 212
        exame físico, 212
    etiologia e quadro clínico, 209-211
    síndrome dos ovários policísticos, 203-204
    tratamento, 214-215
        hiperandrogenismo de origem ovariana, 214-215
Hormônio
    anti-mülleriano, concentração basal de, 55
    regulação hormonal, 25-27
HPV, vacina contra o, 407-410

I

Idade materna, 355-356
Inibição neural, hipótese da, 28
Inibina B, concentração basal de, 55
Insulina
    níveis de insulina, 58
    obesidade e a resistência à, 203-204

L

Levonorgestrel, sistema intrauterino liberador de, 322-323

M

Malformações müllerianas, 119-130
    classificação, 121-124
        agenesia ou hipoplasia, 123
        útero arqueado, 124
        útero bicorno, 124
        útero didelfo, 123-124
        útero septado, 124
        útero unicorno, 123
    embriologia das vias genitais femininas, 119-120
    não obstrutivas, 68
    obstrutivas, 67
    prevalência e avaliação diagnóstica, 120-121
    síndrome de Herlyn-Werner-Wunderlich, 127-128
    síndrome de Mayer Rokitansky-Küster-Hauser, 125-126
    uterovaginais, 66
Mama (alterações mamárias), 141-155
Massa
    corporal, índice de, 44
    óssea reduzida para a idade, 177
    ovariana, 68
Membranas, ruptura prematura das, 357
Menarca, 25
Menina na puberdade (abordagem ginecológica), 40
Menina pré-púbere (abordagem ginecológica), 37-40
Menstruação
    ciclo menstrual, controle endócrino do, 224
    fluxo menstrual, início do, 225
    fluxo menstrual, término do, 225-226
    síndrome de tensão pré-menstrual, 255-263
    irregularidade, 202
Métodos contraceptivos, 399-400
Método contraceptivo *ver também* Contracepção
Mortalidade materna, 357

N

Neovaginoplastia, 135-138
Nutrição, 371-394 *ver também* Avaliação nutricional

O

Obesidade, anorexia e bulimia 371-394
    anorexia e bulimia nervosas, 378-392
        aspectos etiológicos, 382
        avaliação nutricional, 383-388
        avaliação psicológica e psiquiátrica, 388-390
        complicações clínicas, 381-382
        definição e incidência, 379
        diagnóstico diferencial, 381
        Grupo de Assistência em Transtornos Alimentares, 390-392
        quadro clínico, 379-381
        tratamento, 382
    obesidade, 372-378
        alterações metabólicas, 374-376
        diagnóstico, 373-374
        tratamento, 376-378
            cognitivo-comportamental, 377
            dietoterápico, 376-377
            medicamentoso, 378
Ovários e útero, 62-64
Ovulação, 48

P

Pan-hipopituitarismo, 177
Papiloma intraductal, 152
Paridade, 356
Parto
    operatório, 358
    pré-termo, 358
Pinneaus e Bayley, tabelas de, 422-433
Preservativo, 324-325
Progestagênios
    e anticoncepcionais combinados orais, 271-273
    passíveis de uso, 436
Progesterona, teste da, 48
Prolactina, 180
Prolactinoma maligno, 188-189
Puberdade
    abordagem ginecológica, 40
    desenvolvimento puberal normal, 21-33
    precoce, 81-93
        avaliação diagnóstica, 83-90
        etiologia dependente e independente de GNRH, 82-83

    protocolo de diagnóstico e acompanhamento, 437-438
    ultrassonografia, 65-66
Pulsatilidade dos hormônios hipofisários, 49

R

Rabdomiossarcoma vaginal, 65
Radiocontrastes, 75-76
Recém-nascida, abordagem ginecológica da, 36-37
Regulação hormonal, 25-27
Repercussões psicossociais (gravidez na adolescência), 355, 361-368
Ressonância magnética, 74-75
    endometriose, 270

S

Sangramento uterino disfuncional, 223-238
    diagnóstico, 227-232
        causas do sangramento, 228
        roteiro, 229-232
    fisiopatologia, 224-227
        ciclo menstrual, controle endócrino do, 224
        do SUD, 226-227
        endométrio, alterações locais no, 224-225
    tratamento, 232-237
        moderado e leve, 234-237
        severo, 232-233
Sangramento vaginal em crianças pré-púberes, 64
Saúde sexual, 400-402
Semiologia ginecológica na infância e adolescência, 35-46
    adolescente, 40-46
    menina na puberdade, 40
    menina pré-púbere, 37-40
    recém-nascida, 36-37
Sexo reverso XX, 105-106
Sexualidade, 289-310
    adolescência
        agravos na prática sexual, 304-305
        iniciação sexual, 297-303
    atividade sexual na adolescência, 396-397
    desenvolvimento da, 293
        adolescência, 294-295

etapa precoce da adolescência, 294
   fase anal, 293
   fase de latência, 294
   fase genital, 293-294
   fase oral, 293
disfunções sexuais, abordagem das, 306-308
educação sexual, 303
ginecologista, atuação do, 303-304
identidade sexual, formação da, 292
   gênero, 292
   sexo, 292
infância, 295-297
resposta sexual humana, 290-292
transtornos, 305-306
Sífilis, 331-332, 334-336
Síndrome
   da tensão pré-menstrual, , 255-263
      classificação, 259
      conceito, 256
      diagnóstico, 258-259
      diagnóstico diferencial, 259-260
      etiologia, 257
      histórico, 256
      morbidade, 260
      prevalência, 256-257
      quadro clínico, 257-258
      tratamento, 260-262
   de Herlyn-Werner-Wunderlich, 127-128
   de Kallmann, 164-165
   de Klinefelter, 101
   de Mayer Rokitansky-Küster-Hauser, 125-126
   de Turner, 66, 102-104
   dos ovários policísticos, 193-208
      diagnóstico, 197
      diagnóstico diferencial, 201
      exame físico, 198-199
      exames complementares, 199-201
      fisiopatologia, 193-196
      hirsutismo e acne, 203
      história clínica, 198
      irregularidade menstrual, 202
      obesidade e resistência à insulina, 203-204
      tratamento, 202
Sinéquia de pequenos lábios, 283
Sistema imune, papel do, 267

T

Tabelas de Bayley e Pinneau, 422-433
Técnica de Frank, 131-134

Telarca prematura isolada, 64
Testes endocrinológicos de uso clínico, 47-60
   avaliação laboratorial, 49
   eixo hipotálamo-hipófise-ovariano, 47
   ovulação, 48
      teste da progesterona, 48
      teste do estrogênio, 48
   resposta hipofisária, 50-59
      insulina, níveis de, 58
      teste do GnRH, 50-51
      teste do agonista do GnRH, 51-52
      teste do TRH, 52-53
      teste do citrato de clomifeno, 53
      teste das glândulas-alvo, 53-54
      teste da reserva ovariana, 54-55
      teste da supressão da adrenal com
         dexametasona, 56-57
      teste de tolerância à glicose oral, 57-58
      teste pan-hipofisário ou megateste, 58-59
Tireoide, disfunção da, 219
Tomografia computadorizada e ressonância
magnética, 73-77
   radiocontrastes, 75-76
   ressonância magnética, 74-75
      crânio e sela túrcica, 74-75
      abdome e pelve, 75
   tomografia computadorizada, 73-74
      crânio e sela túrcica, 74
      abdome e pelve, 74
Torção de ovário normal, 68-69
TPM *ver* Síndrome da tensão pré-menstrual
Transtorno da sexualidade, 305-306
Tratamento da obesidade, 376-378
   tratamento cognitivo-comportamental, 377
   tratamento dietoterápico, 376-377
   tratamento medicamentoso, 378
Tricomoníase, 340, 346
Tumores
   adrenais, 219
   ovarianos, 218

U

Úlceras genitais, 330
Ultrassom
   endoanal, 270
   transvaginal, 270

Ultrassonografia, 61-71
    adrenarca prematura, 64
    amenorreia primária em adolescentes, 66
    cistos ovarianos hemorrágicos, 69
    doença inflamatória pélvica, 69-70
    genitália ambígua, 66
    gravidez ectópica, 70
    influência hormonal em meninas, 64
    malformações não obstrutivas, 68
    malformações obstrutivas, 67
    malformações uterovaginais, 66
    massas ovarianas, 68
    puberdade precoce, 65-66
    rabdomiossarcoma vaginal, 65
    sangramento vaginal em crianças pré-púberes, 64
    síndrome de Turner, 66
    telarca prematura, 64
    torção de ovário normal, 68-69
    útero e ovários, 62-64
    vagina, corpo estranho na, 64
Útero
    arqueado, 124
    bicorno, 124
    didelfo, 123-124
    e ovários, 62-64
    septado, 124
    unicorno, 123

V

Vacinação, 405-416
    calendário de vacinação, 410-415
    HPV, 407-410
Verrugas genitais, 336-338
    condiloma ou infecção pelo HPV, 336-337
    tratamento, 337-338
Vulvovaginites em meninas, 277-285
    diagnóstico, 280-281
    etiologia, 278-280
        fatores anatômicos e fisiológicos, 278
        fatores comportamentais, 280
        fatores imunológicos, 280
        fatores microbiológicos, 278-280
    outras causas, 281
    sinéquia de pequenos lábios, 283
    tratamento, 282-283